国家卫生和计划生育委员会"十三五"规划教材

全国高等学校教材

供生物医学工程专业（临床工程方向）用

医用材料概论

主　编　胡盛寿

副主编　奚廷斐　孔德领　王　琳　欧阳晨曦

U0319370

编　委（以姓氏笔画为序）

王　琳	华中科技大学同济医学院附属协和医院
王云兵	国家生物医学材料工程技术研究中心
王友法	武汉理工大学
王春仁	中国食品药品检定研究院
孔德领	南开大学生命科学学院
冯晓明	中国食品药品检定研究院
宁成云	华南理工大学
刘连新	哈尔滨医科大学第一临床医学院
刘国金	武汉杨森生物技术有限公司
刘建民	中国人民解放军海军军医大学第一附属医院
刘祖国	厦门大学医学院
杨　柯	中国科学院金属研究所
肖　苒	中国医学科学院整形外科医院
吴成铁	中国科学院上海硅酸盐研究所
张　旭	天津医科大学口腔医院
张　杰	首都医科大学附属北京天坛医院

张　雷	天津大学化工学院
张德元	先健科技（深圳）有限公司
陈学思	中国科学院长春应用化学研究所
欧阳晨曦	中国医学科学院阜外医院
胡　勇	香港大学李嘉诚医学院
胡盛寿	中国医学科学院阜外医院
敖　强	中国医科大学
徐卫林	武汉纺织大学
奚廷斐	北京大学深圳研究院
黄　楠	西南交通大学
康裕建	四川大学再生医学研究中心
梁兴杰	国家纳米科学中心
蒋　青	南京大学医学院附属鼓楼医院
景在平	全军血管外科研究所
谢　挺	上海交通大学医学院附属第九人民医院
雷　霞	中国人民解放军陆军军医大学第三附属医院
薛　骏	复旦大学附属华山医院

学术秘书　蒲江波　中国医学科学院生物医学工程研究所

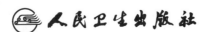

人民卫生出版社

图书在版编目（CIP）数据

医用材料概论/胡盛寿主编.—北京：人民卫生出版社,2017

全国高等学校生物医学工程专业（临床工程方向）第一轮规划教材

ISBN 978-7-117-24754-2

Ⅰ.①医…　Ⅱ.①胡…　Ⅲ.①生物材料-高等学校-教材

Ⅳ.①R318.08

中国版本图书馆 CIP 数据核字（2017）第 179928 号

人卫智网　www.ipmph.com	医学教育、学术、考试、健康，购书智慧智能综合服务平台	
人卫官网　www.pmph.com	人卫官方资讯发布平台	

医用材料概论

主　　编：胡盛寿

出版发行：人民卫生出版社（中继线 010-59780011）

地　　址：北京市朝阳区潘家园南里 19 号

邮　　编：100021

E - mail：pmph @ pmph. com

购书热线：010-59787592　010-59787584　010-65264830

印　　刷：北京机工印刷厂

经　　销：新华书店

开　　本：850×1168　1/16　印张：31

字　　数：679 千字

版　　次：2017 年 8 月第 1 版　2017 年 8 月第 1 版第 1 次印刷

标准书号：ISBN 978-7-117-24754-2/R · 24755

定　　价：68.00 元

打击盗版举报电话：010-59787491　E-mail：WQ @ pmph. com

（凡属印装质量问题请与本社市场营销中心联系退换）

全国高等学校生物医学工程专业（临床工程方向）

第一轮规划教材编写说明

生物医学工程专业自 20 世纪七八十年代开始创办，经过四十多年的不断发展与努力，逐渐形成了自己的专业特色与人才培养目标。生物医学工程是工程技术向生命科学渗透形成的交叉学科，尤其是临床工程方向亚学科的逐渐形成，使其与医疗卫生事业现代化水平和全民健康与生活质量的提高密切相关。它的理论和技术可直接用于医学各个学科，为医学诊断、治疗和科研提供先进的技术和检测手段，是加速医学现代化的前沿科学。生物医学工程已成为现代医学发展的重要支柱。我国现阶段的临床工程教育是生物医学工程教育的重要组成部分，并在教学与工作实践中逐步形成了中国临床工程教育的特点。现代临床工程教育强调"紧密结合临床"的教育理念，临床工程教材的建设与发展始终坚持和围绕这一理念。

2016 年 5 月 30 日，在全国科技创新大会上习近平总书记指出，我国很多重要专利药物市场绝大多数为国外公司占据，高端医疗装备主要依赖进口，成为看病贵的主要原因之一。先进医疗设备研发体现了多学科交叉融合与系统集成。

2014 年 8 月 16 日，国家卫生计生委、工业和信息化部联合召开推进国产医疗设备发展应用会议。会上国家卫生计生委李斌主任指出，推动国产医疗设备发展应用，是深化医药卫生体制改革，降低医疗成本的迫切要求，是促进健康服务业发展，支持医药实体经济的有力举措，也是实施创新驱动战略，实现产业跨越式发展的内在需求。并强调，国家卫生计生委要始终把推广应用国产设备、降低医疗成本作为重点工作来抓紧抓实。要加强研发与使用需求的对接，搭建产学研医深度协作的高起点平台，探索建立高水平医疗机构参与国产医疗设备研发、创新和应用机制。工业和信息化部苗圩部长指出，进一步推进国产医疗设备产业转型升级；发展医疗服务新模式；引导激励医疗卫生机构使用国产创新产品，解决不好用和不愿用的问题，提升国产医疗设备的市场比重和配套水平。努力改变产学研医脱节的情况。

综上所述，我国生物医学工程专业尤其是临床工程教育亟待规范与发展，为此 2016 年初，人民卫生出版社和中华医学会医学工程学分会共同组织召开了教材编写论证会议，将首次以专业规划教材建设为抓手和契机，推动本学科子专业的建设。会上，在充分调研论证的基础上，成立了第一届教材评审委员会，并决定启动首轮全国高等学校生物医学工程专业（临床工程方向）国家卫生和计划生育委员会"十三五"规划教材，同时确定了第一轮规划教材及配套教材的编写品种。

本套教材在坚持教材编写"三基、五性、三特定"的原则下紧密结合专业培养目标、高等医学教育教学改革的需要，借鉴国内外医学教育的经验和成果，努力实现将每一部教材打造成精品的追求，以达到为专业人才的培养贡献力量的目的。

本套教材的编写特点如下：

1. **明确培养目标**　生物医学工程专业（临床工程方向）以临床工程为专业特色，培养具备生命科学、电子技术、计算机技术及信息科学有关的基础理论知识以及医学与工程技术相结合的科学研究能力，能在医疗器械、医疗卫生等相关企事业单位从事研究、开发、教学、管理工作，培养具备较强的知识更新能力和创新能力的复合型高级专业人才。本套教材的编撰紧紧围绕培养目标，力图在各部教材中得以体现。

2. **促进医工协同**　医工协同是医学发展的动力，工程科学永恒的主题。本套教材创新性地引入临床视角，将医疗器械不单单看作一个产品，而是延伸到其临床有效性、安全性及合理使用，将临床视角作为临床工程的一个重要路径来审视医疗器械，从而希望进一步促进医工协同的发展。

3. **多学科的团队**　生物医学工程是多学科融合渗透形成的交叉学科，临床工程继承了这一特点。本套教材的编者来自医疗机构、研究机构、教学单位和企业技术专家，集聚了多个领域的知识和人才。本套教材试图运用多学科的理论和方法，从多学科角度阐述临床工程的理论、方法和实践工作。

4. **多元配套形式**　为了适应数字化和立体化教学的实际需求，本套规划教材全部配备大量的融合教材数字资源，还同步启动编写了与理论教材配套的《学习指导与习题集》，形成共 10 部 20 种教材及配套教材的完整体系，以更多样化的表现形式，帮助教师和学生更好地学习本专业知识。

本套规划教材将于 2017 年 7 月陆续出版发行。希望全国广大院校在使用过程中，能够多提供宝贵意见，反馈使用信息，为下一轮教材的修订工作建言献策。

全国高等学校生物医学工程专业（临床工程方向）

第一轮教材目录

理论教材目录

序号	书名	主编	副主编			
1	临床工程管理概论	高关心	许 锋	蒋红兵	陈宏文	
2	医疗设备原理与临床应用	王 成 钱 英	刘景鑫	冯靖祎	胡兆燕	
3	医用材料概论	胡盛寿	奚廷斐	孔德领	王 琳	欧阳晨曦
4	医疗器械技术评价	曹德森	陈真诚	徐金升	孙 欣	
5	数字医学概论	张绍祥 刘 军	王黎明	钱 庆	方驰华	
6	医疗设备维护概论	王 新	郑 焜	王 溪	钱国华	袁丹江
7	医疗设备质量检测与校准	杨昭鹏	何文胜	刘文丽	刘 刚	郭永新
8	临床工程技术评估与评价	夏慧琳 赵国光	刘胜林	黄 进	李春霞	杨 海
9	医疗器械技术前沿	李 斌 张 锦	金 东	蔡 葵	付海鸿	肖 灵
10	临床工程科研导论	张 强	李迎新	张 旭	魏建新	

学习指导与习题集目录

序号	书名	主编
1	临床工程管理概论学习指导与习题集	乔灵爱
2	医疗设备原理与临床应用学习指导与习题集	刘景鑫
3	医用材料概论学习指导与习题集	欧阳晨曦
4	医疗器械技术评价学习指导与习题集	陈真诚
5	数字医学概论学习指导与习题集	钱 庆
6	医疗设备维护概论学习指导与习题集	王 新
7	医疗设备质量检测与校准学习指导与习题集	何文胜
8	临床工程技术评估与评价学习指导与习题集	刘胜林
9	医疗器械技术前沿学习指导与习题集	张 锦 李 斌
10	临床工程科研导论学习指导与习题集	郑 敏

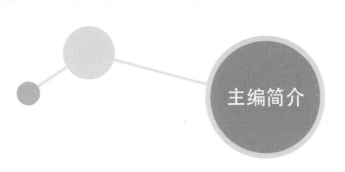

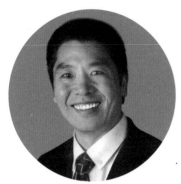

胡盛寿

　　心血管外科学专家,中国工程院院士。现任国家心血管病中心主任,中国医学科学院阜外医院院长,心血管疾病国家重点实验室主任、国家心血管疾病临床医学研究中心主任,国家"973项目"首席科学家,"国家杰出青年科学基金"获得者,教育部"创新团队"学科带头人,美国心脏病学会会员,美国胸外科协会会员,法国医学科学院外籍院士,两届中华医学会胸心血管外科分会主任委员、亚洲胸心血管外科医师学会轮值主席。

　　胡盛寿教授在生物医学工程方面成绩卓著,他发明的 FWII 型轴流泵左心辅助装置完成了中国第一例相关临床实验,目前是中国生物医学工程学会候任理事长。他长期从事心血管外科临床、教学、科研工作,同时也建立了我国冠心病外科微创系列治疗技术,开拓了"复合技术"治疗心血管疾病的新模式;创建我国首个心血管再生医学重点实验室,取得了从心肌细胞再生到心脏移植和人工心脏研制的系列研究成果;创立了主动脉-肺动脉"双根部调转手术(DRT)",显著提高了我国复杂先天性心脏病治疗方面在国际上的影响力。先后承担了国家"973"项目、"863"项目、"支撑计划项目"等研究课题,以第一完成人获国家科技进步二等奖 2 项、省部级科技进步一等奖 3 项、二等奖 3 项;作为第一作者或通讯作者发表论文 200 余篇,其中 SCI 收录论著 90 余篇。

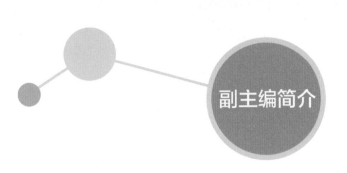

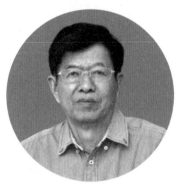

奚廷斐

研究员,博士生导师。国际生物材料科学和工程 Fellow,卫生部有突出贡献的中青年专家,享受国务院政府特殊津贴,中央组织部联系专家。科技部"十三·五"重点专项"生物医用材料和组织器官修复替代"实施方案编写专家。现兼任中国生物材料学会副理事长(并兼心血管材料分会主任委员),中国生物医学工程学会会员代表委员会主任,中国生物医学工程学报副主编,全国医疗器械生物学评价标准化技术委员会(ISO TC194)顾问(前主任委员),生物电子学国家重点实验室学术委员会委员,国家人体组织功能重建工程技术研究中心工程技术委员会委员,国家医疗保健器具工程技术研究中心第二届工程技术委员会委员,教育部心血管介入治疗技术与器械工程研究中心专家委员会主任委员,上海市骨科内植物重点实验室学术委员会副主任,深圳市人体组织再生与修复重点实验室学术委员会主任。

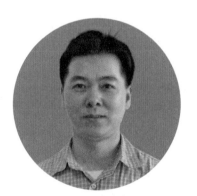

孔德领

教授,博士生导师。国家杰出青年基金获得者,现任南开大学生命科学学院院长,生物活性材料教育部重点实验室主任,"心血管组织工程"教育部创新团队带头人,入选国家百千万人才工程、国际生物材料科学与工程联合会 Fellow。中国生物医学工程学会常务理事,中国生物材料学会常务理事。

研究方向是心血管生物材料与组织工程。主要开展小口径人工血管、干细胞治疗和相关活性多肽水凝胶研究。主持国家"973"项目课题和国家自然科学基金委重点项目多项。发表 SCI 收录论文 200 余篇,SCI 他引 4000 余次,拥有中国授权发明专利 15 项。获得国家科技进步二等奖、天津市自然科学一等奖和二等奖等多项奖项。

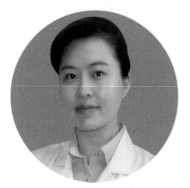

王琳

教授,研究员,博士生导师。现任华中科技大学同济医学院附属协和医院再生医学中心主任,长期致力于再生医学与转化医学研究,研究方向兼具科研和临床转化前景。作为主编、副主编撰写权威医学教材2部,参编美国权威教材;主持国家及省部级科研项目十余项;多次担任国际著名SCI期刊审稿人。现任科技部重点研发专项、中组部千人计划、自然基金面上项目评审专家。曾获布朗大学"药学学者"荣誉称号,2012年入选中组部"青年千人"。2014年任中华医学会再生医学分会常委,2015年获"王正国创伤医学创新奖"、"霍英东青年教师奖"。2016年获中国科协"中国青年女科学家"奖,2017年入选科技部"中青年科技创新领军人才"。

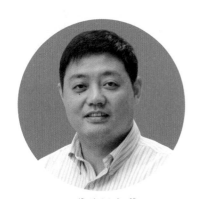

欧阳晨曦

硕士生导师。中国医学科学院阜外医院副主任医师,6病区副主任,武汉市第十三届政协委员,中国生物医学工程学会副秘书长,中国管理科学研究院企业管理创新研究所兼职副所长。美国斯坦福大学客座教授,德国"艾伯特"奖学金获得者,曾获德国行医执照。国家创新人才推进计划入选专家,湖北省特聘专家,入选湖北省"百人计划",武汉市青年联合会委员。国际血管外科协会(ISVS)会员,国际血管联盟(IUA)中国分会青年委员,美国遗传协会会员,美国化学协会会员,中德医学会会员。曾获"国家技术发明二等奖"、"教育部科技进步二等奖"、"2014年度中国十二五重大课题研究成果奖"、"湖北省青年五四奖章"和"湖北省有突出贡献中青年专家"称号,教育部驻外后备干部。担任《亚洲心脑血管病例研究》与《亚洲外科手术病例研究》两本开源国际期刊的主编,以及 *World Journal of Cardiovascular Surgery* 杂志的副主编。

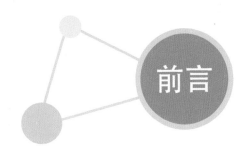

前言

　　生物医用材料是生物医学工程最核心的领域之一。所有的医疗器械和医疗产品都离不开对材料的研究，针对不同的医疗产品，选择合适的医用材料至关重要。比如对于骨科的医疗器械，很多是以金属材料为主，需要符合高强度，高韧性，耐腐蚀，不易被降解等特点；而心血管的支架，虽然大部分也使用金属材料，但是其产品的要求是要有很好的血液相容性，有一定柔韧度，抗疲劳等特点。

　　生物医用材料是生物医学工程中涉及学科最广泛的多学科交叉领域，包括无机材料、有机材料、化学、生物学、临床医学、药学、工程学等10余种学科。为了编好这本教材，我们聚集了国内在各个相关领域极有造诣的专家，经过多次的集中组稿、编稿和审稿，终于完成国内第一部针对生物医学工程专业本科生的教材。此教材深入浅出，高度浓缩当今生物医用材料领域及医疗器械方面最新知识，不仅适用于本科生的教学，也适用于从事相关领域工作的企业工程师、投资分析师以及科研院所的研究人员作为参考教材。更难得的是该教材还邀请了众多临床医生参与编写，真正做到了医工结合，使教材的内容更贴近临床需求，也使生物医学工程专业的人员对临床的知识有更准确的认识。这本教材也适合于医学本科生，甚至临床医生进行参考和学习，使他们在临床学习和实践中，有针对性地利用有关知识发明创造，以解决临床未解的问题，提高中国医疗创新的整体水平。

　　此教材整体上分为总论和各论两大部分，总论主要是综合介绍各种能够用于医疗器械的医用材料的特点，包括金属材料、无机非金属材料、高分子材料、磁性材料、纳米材料，以及目前热门的3D材料等；接着详细介绍医用材料的评价方法、医用材料的常用改性方法和医用材料的灭菌方法。在各论部分，主要是按照临床学科的分类进行相关医疗材料的介绍，主要涉及心血管科、骨科、眼科、整形科、口腔科、血液净化等主要学科，同时也介绍了一些常规医疗耗材的医用材料。

　　感谢本书的各位编委都在百忙之中利用业余时间来参编这本著作，限于编写时间和笔者的水平，本书难免有缺陷或偏颇，恳请同行专家、使用本书的师生和其他读者批评指正。

　　生命现象极其复杂，是在几百万年的进化过程中适应生存需要的结果，生命具有一定的生长、再生、修复和精确调控能力，这是目前所有生物医用材料所无法比拟的。因此，目前的生物医用材料还待我们继续努力发掘和延伸它们的功能，希望学习生物医学工程专业的莘莘学子们，能学好此教材，为人类医学事业的发展作出更大的贡献。

胡盛寿

2017 年 6 月 8 日

目录

第一章　导论

第二章　医用材料分类

第三章　医用材料的评价方法

第四章　医用材料的改性方法

第五章　医用材料的灭菌方法

第六章　医用材料的临床应用

生物医用材料的展望

第一章

导 论

在临床上，各种医疗产品所使用的材料多样而复杂。在二战以前很长一段时间，人类主要使用一些原始的天然材料进行疾病和外伤的处理。在二战以后，一些有想法的外科医生用工业上使用的聚合物或金属来做植入体或医疗器械。这种几乎没有任何政府约束和有据可循的行为，虽然取得了一些显著的效果，但是也不可避免的导致很多失败；但是我们还是要肯定这些有创新意识的医生为人类探索出了很多切实有效的医用材料，给未来医用材料的研究和发展带来了突破性的变革。现在的医用材料检测越来越全面，审评越来严格，轻易不能在人体试错，这就需要医生们努力寻求和物理学、生物学、材料学等方面的专家共同合作发展，从而诞生一个新的交叉学科——"生物医学工程"。

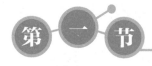

生物医用材料发展历程

　　随着经济的发展和全球人口老龄化,人类对自身健康的关注度不断提高。在科学技术的推动下,生物医用材料及其产业高速发展,在各个医学领域得到广泛应用,并显著降低了心脑血管、癌症等疾病和重大创伤的死亡率,极大地提高了人类的健康水平和生命质量。

　　毫无疑问,材料是人类文明和技术发展的物质基础,因此传统材料学历史悠久。然而,现代意义上的生物医用材料仅起源于 20 世纪 40 年代中期。与传统材料学相比,生物医用材料学是一个崭新的学科。不过,医用材料本身却有着古老的历史。据记载,早在 3000 多年前,古埃及人就开始用棉花纤维、马鬃缝合伤口,2000 年前的古罗马人、中国人就曾用黄金修补牙齿,中世纪的欧洲人还曾将肠线用作缝合线。历史上,玻璃义眼和木制义齿也曾被普遍使用。20 世纪初,高分子材料开始得到应用。"二战"期间,人们偶然发现蹦入飞行员眼睛内的聚甲基丙烯酸甲酯(polymethyl methacrylate, PMMA)碎片不会引起强烈的排异反应,促进了 PMMA 在人工晶状体中的广泛应用。随后,人们开始试验用高分子材料制造人工血管、人工关节,并取得了成功。

　　20 世纪 60 年代开始,人们首先根据生物相容性对传统工业化材料进行研究筛选,开发了第一代生物医用材料,并将其应用于临床,以骨钉、骨板、人工关节、人工血管、人工晶状体和人工肾等为代表。第一代生物材料具有一个共性:生物惰性,即在生物体内能保持稳定,几乎不发生化学和降解反应,通常只是在植入体表面形成一层包被性纤维膜,与组织间的结合主要是靠组织长入其粗糙不平的表面或孔中,从而形成一种物理嵌合。部分氧化物陶瓷、医用碳素材料及大多数医用金属和高分子材料都是生物惰性材料。第一代生物材料制备的各种医疗器械至今仍在临床大量使用。

　　20 世纪 80 年代中期,生物活性玻璃、生物陶瓷、玻璃-陶瓷及其复合物等多种生物活性材料开始应用于整形外科和牙科。因这些生物活性材料本身无毒,又具有高度的生物相容性,且在体内可与组织发生化学反应,被称为第二代生物材料。除具有生物活性外,第二代生物材料的另一优势在于材料在体内具有可控的降解性,即随着机体组织的逐渐生长,植入的材料不断被降解,并最终完全被新生组织替代,在植入部位和宿主组织间不再有明显的界面区分。第二代生物材料以生物活性玻璃、羟基磷灰石和可吸收缝线为代表。

　　尽管第一代和第二代生物材料在临床的成功应用对患者意义重大,很大程度上改善了生活质量,然而任何用于修复和恢复机体的人工生物材料只能作为暂时性的替代品,植入失败后需要重新接受修复手术。于是 20 世纪 90 年代后期,人们把重心转移到基于生物学方法进行组织修复和再生上来,开始第三代生物材料的研究。

　　第三代生物材料将生物活性材料与可降解材料这两个独立的概念结合起来,在可降解材料上进行分子修饰,与细胞整合素结合,诱导细胞增殖、分化,以及细胞外基质的合成与组装,从而启动机体的再生系统,属于再生医学范畴。基于细胞、分子水平的第三代生物材料将在产生最小损伤的前提下,为原位组织再生和修复提供科学基础。第三代生物材料以组织工程支架材料、原位组织再生材料、可降解复合细胞和(或)生长因子材料等为代表。

综上所述,现代生物医用材料学和工程的发展至今经历了生物惰性材料、生物活性材料、可降解组织工程材料三个阶段。

(胡盛寿)

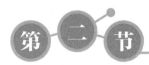

第二节　生物医用材料的概念及未来发展方向

人们一直试图对快速发展的生物医用材料下定义,然而说法不一、解释各异。目前比较公认的定义是:生物医用材料(biomedical materials)又称生物材料(biomaterials),是用于诊断、治疗、修复或替换人体组织和器官或增进其功能的一类高技术新材料,可以是天然的,也可以是合成的,或是它们的复合。这里需要指出的是,医用材料是保障人类健康的必需品,但不是药物,其作用不必通过药理学、免疫学或代谢手段实现,为药物所不能替代,却可与之结合,促进其功能的实现。按国际惯例,其管理划属医疗器械范畴,所占医疗器械市场份额大于40%。

生物医用材料可按不同方法分成不同种类,生物惰性材料、生物活性材料不仅是生物医用材料发展经历的不同阶段,也是一种分类方法。除此之外,最常用的是按材料的组成和性质将其分成:医用金属材料、医用无机非金属材料、医用高分子材料、生物衍生材料以及它们复合而成的医用复合材料。

本教材第二章除了以上传统材料,还将介绍近年来发展迅速的医用纳米材料、组织工程材料和医用3D打印材料。作为医用材料导论,本教材第六章将用更多的篇幅介绍各个临床领域所用的生物医用材料,包括心脑血管、骨科、眼科、整形科、口腔科等领域应用,以及非血管内管腔医用材料、术中常用医用材料、血液过滤材料、其他常用医用材料等。

本教材同时兼顾生物医用材料的评价方法、表面改性方法和灭菌方法,在第三、四、五章分别介绍,最后在第七章对生物医用材料未来发展几个代表性方向进行展望。

生物医学材料的应用虽已取得极大成功,但是长期临床应用暴露出不少的问题,突出表现在功能性、免疫性、服役寿命等方面不能很好地满足临床应用的要求。如人工心脏瓣膜植入12年后死亡率达58%,血管支架植入后血管再狭窄率约5%,人工关节有效期老年组为12~15年,中青年组仅约5年等,其根本原因是材料或植入体基本上以异物存在体内。当代医学对于组织及器官的修复,已向再生和重建人体组织或器官,恢复和增进其生物功能,个性化和微创伤治疗等方向发展,传统的生物医学材料已难于满足临床要求。赋予材料生物结构和生物功能,充分调动人体自我康复的能力,再生和重建被损坏的人体组织或器官,恢复和增进其生物功能,实现被损坏的组织或器官的永久康复,已成为当代生物医学材料的发展方向。主要前沿领域集中于:可诱导被损坏的组织或器官再生的材料和植入器械(包括组织工程化产品);以及用于治疗难治愈疾病、恢复和增进组织或器官生物功能的药物和生物活性物质(疫苗、蛋白、基因等)靶向控释载体和系统等。

虽然前沿研究正在取得重大进展,但是由于技术及其他原因,传统材料至少仍将是未来20~30年内生物医学工程产业的基础和临床应用的重要材料。传统生物医学材料生物学性能的改进和提高,亦是当代生物医用材料发展的另一个重点。生物医用材料植入体内与机体的反应首先发生于植入材料的表面(界面),即材料表面(界面)对体内蛋白(细胞)的吸附/黏附。传统材料的主要问题是对蛋白(细胞)的随机吸附(黏附),包括蜕变蛋白的吸附,从而导致炎症、异体反应、植入失效。控制材料表面(界面)对蛋白的吸附,进而控制细胞行为,是控制和引导其生物学反应、避免异体反应的关键。因此,深入研究生物材料的表面/界面,发展表面改性技术及表面改性植入器械,是现阶段改进和提高传统材料的主要途径,也是发展新一代生物医用材料的基础。

可以预料,在未来20~30年内,生物医用材料和植入器械科学和产业将发生革命性变化:一个为再生医学提供可诱导组织或器官再生或重建的生物医用材料和植入器械新产业将成为生物医用材料产业的主体;表面改性的常规材料和植入器械作为其重要的补充。保守估计,未来20~30年两者可能导致世界高技术生物材料市场增长至约8000亿美元,与此相应,带动相关产业新增间接经济效益可达3万亿美元。

在上述总的发展趋势引导下,当代生物医用材料重点发展的产品和核心技术包括:

(1)组织诱导性生物医用材料,以及赋予材料诱导组织再生的设计和工程化制备技术:所谓组织诱导性生物材料是指可通过材料自身优化设计,而不是外加生长因子或活体细胞,刺激细胞沿特定组织细胞系分化,形成特定组织的材料。这是在中国科学家原创性理论基础上发展出的新一代生物医用材料。目前诱导骨形成的人工骨已在中国取证上市,在美国等国家正新建企业投入生产。进一步的发展集中于软骨、皮肤、肌腱、神经等非骨组织诱导性材料的设计及其制备工艺,预计5~10年内将陆续上市。

(2)组织工程化产品:美国FDA已批准组织工程化皮肤及软骨等7个产品上市,中国SFDA亦批准了组织工程皮肤上市,产业规模已开始形成。当前最有希望突破的是骨、软骨、肌腱、角膜、神经等组织工程化制品及组织工程化人工肝和肾。优选支架材料并优化其制备工艺,干细胞和成体细胞的提取和体外传代、增殖、模拟生物环境的体外细胞培养,以及生长因子的提取及生物衍生材料免疫原性消除和防钙化技术是其发展的关键核心技术。预计未来10年内,组织工程产业规模将初步形成,并萌生一个500亿美元的市场。

(3)材料表面改性以及表面改性植入器械的设计和制备的工程化技术:包括增进骨、牙等植入器械表面生物活性的表面生物活化技术;增进血液接触材料和器械的表面抗凝血及防组织增生改性技术;赋予表面抗菌、抗磨损、选择性固定生物分子等的表面功能化技术,以及植入器械形态结构设计系统及软件开发等。

(4)用于微创或无创治疗的介(植)入治疗器械和辅助器械:如血管支架、介/植入治疗辅助器械等。虽然用于心血管系统的血管支架已产业化并用于临床,但其性能还需不断改进和提高。例如全降解支架的研发可能导致血管支架的更新换代,在未来5年将大量用于临床。关键技术是可降解材料研发,植入器械的精密和微加工,以及表面抗凝血和防组织增生的改性等技术。同时,新的应用领域还有待进一步开拓,其发展有着很大的空间和市场。

(5)生物衍生材料和生物人工器官:材料和植入器械的组成和结构越是接近于人体组织越能为人体所接受,最好的生物材料就是人体自身的组织。因此,生物仿生是发展具有生物结构和生物功能的生物材料的最佳途径。来自动植物组织及其衍生的材料和生物人工器官是当代生物材料产业的一个重点。医用胶原、透明质酸钠、几丁糖、丝素蛋白、生物人工瓣膜、异体及异种组织修复片已在临床广泛应用并已产业化生产,但是质量和品种有待进一步提高和扩大,核心技术是动植物组织及其衍生材料免疫原性消除和防钙化等的工程化技术。

(6)纳米生物医用材料、植入器械和软纳米技术(包括纳米涂层等):从材料学观点,人体组织可被视为纳米复合材料。纳米生物医用材料制备技术及其生物学效应,包括生物学风险试验和评价,是研究和发展的重点。人体自身形成的具有纳米结构的组织并未表现出生物学风险,因此模拟生理条件下人体组织形成的纳米生物材料装配和合成技术,即软纳米技术,是发展纳米生物医用材料的关键技术。纳米羟基磷灰石-聚合物复合人工骨已在我国取证上市。未来10年左右,纳米生物医用材料和器件,包括纳米药物控释载体和系统会有一个大的发展。

(7)与信息和电子学技术相结合的有源植入或部分植入器械:如生物芯片、人工耳蜗、神经调节与刺激装置、可植入的生物传感器、心脏起搏器等。这类器械既可用于离体和在体细胞及细胞内蛋白和基因的实时动态检测,早期发现重大疾病,又可用于中枢神经系统功能恢复、治疗(如帕金森等中枢神经系统病的治疗)、心律管理和调节等,国际上正在大力发展并已用于临床,中国基本上处于起步阶段。这类器械的发展将为生物材料产业开拓新的市场和空间。关键核心技术是精密微加工,包括表面微图案加工、高灵敏度弱电信号检测、生理环境响应传感器的设计和制备以及长寿命微电池的研发和制备等技术。

(8)通用基础生物医用材料的原材料的开发和质量控制技术:迄今的生物医用材料基本上是沿用其他高技术材料,生物学基础研究薄弱,是导致临床应用出现问题的主要原因。提高材料的生物相容性和质量稳定性、研发新的原材料,如可降解医用镁合金、丝素蛋白等,对生物材料的发展有很大意义。

(9)计算机辅助仿生设计及3D打印的生物制造及设备:包括精密加工及自动化生产技术、个性化植入器械的制备技术、组织工程化仿生活体器械的快速成型和制备技术等。

其发展可为临床提供一批生物制造设备。

（10）除上述产品外，生物医用材料和植入器械的灭菌、消毒、封装和储存技术，可生物降解和吸收的医用材料技术等亦是正在发展的关键技术。

（奚廷斐）

第二章
医用材料分类

医用材料有多种分类方法。按用途可分为硬组织和软组织，心血管系统材料和口腔材料，植入体材料和诊断材料，血液系统材料和药物释放材料等。按照生物材料在生理环境中的生物化学反应水平，可分为惰性生物材料、活性生物材料、可降解和吸收生物材料等。在很多情况下，生物医用材料按照组成和性质进行分类，如医用金属材料、医用无机非金属材料或称为生物陶瓷、医用高分子材料、生物衍生材料等。本章将以这种分类方式介绍几类主要的生物医用材料，同时，考虑到生物材料的新技术发展，分别介绍一下组织工程材料、医用纳米材料和医用 3D 打印材料。

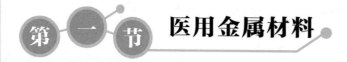

第一节 医用金属材料

生物医用金属材料(biomedical metallic materials)又称外科植入金属材料、医用金属材料。由它制成的医疗器件植入人体内,起到治疗、修复、替代或增进人体组织或器官的作用,是生物医用材料中的一个重要组成部分。

金属材料在医学上的应用已有很长的历史,发展至今已经形成若干体系和种类。按临床应用分为齿科金属材料、骨科金属材料、软组织修复金属材料及辅助治疗用金属材料等。但是通常按照金属材料本身的特性来分类,主要有医用不锈钢、医用钴基合金、医用钛和钛合金、医用形状记忆合金、医用贵金属、医用钽等材料,以及最近几年兴起研究的生物可降解金属,包括可降解镁合金和可降解铁合金等。

一、医用不锈钢

用作医学用途的不锈钢具有良好的耐腐蚀性能和综合力学性能,加工工艺简便,是生物医用金属材料中应用最多、最广的一类材料。1913 年工业用不锈钢发明之后,不锈钢才真正成为生物医用金属材料而获得应用。1926 年,含 18% 铬(Cr)和 8% 镍(Ni)的不锈钢首先用作骨科植入材料,随后在口腔科也得到了应用。1952 年,研究发现钼的添加能够提高不锈钢在含有氯离子盐溶液中的耐点蚀能力,从而推动了 316 不锈钢的临床应用,并逐渐取代了 302 和 304 不锈钢。为了解决不锈钢的晶间腐蚀问题,20 世纪 60 年代又发展了更适宜于人体体液环境的超低碳不锈钢 316L 和 317L,这两类奥氏体不锈钢均具有良好的生物相容性和综合力学性能,加工工艺简便,成本低廉,在医学临床领域得到广泛应用。

(一)医用不锈钢的分类

医用不锈钢(biomedical stainless steels)按其组织结构可分为医用奥氏体不锈钢、医用马氏体不锈钢、医用铁素体不锈钢和医用沉淀硬化不锈钢四大类,其中医用奥氏体不锈钢是最常用的医用不锈钢,以超低碳 316L、317L 不锈钢为代表,在医疗领域得到了广泛的应用。表 2-1-1 列出了常用医用不锈钢的代表钢种和主要用途。

(二)医用不锈钢的临床应用

医用不锈钢在骨骼系统的置换和修复方面,以及齿科中的应用最多。不锈钢被广泛用来制作各种人工关节和骨折内固定器械,如各种人工全髋关节、半髋关节、膝关节、肩关节、肘关节、腕关节、踝关节、指关节等,各种规格的截骨连接器、加压钢板、鹅头骨螺钉、加压螺钉、脊椎钉、骨牵引钢丝、哈氏棒、鲁氏棒、颅骨板、人工椎体等。这些植入件可替代生物体因关节炎或外伤损坏的关节,可应用于骨折修复、骨排列错位校正、慢性脊柱矫形、保护脊髓以及颅骨缺损修复等。在齿科方面,医用不锈钢被广泛应用于镶牙、齿科矫形、牙根种植,以及辅助器件,如各种齿冠、齿桥、固定支架、卡环、基托等,各种规格的嵌件、牙齿矫形弓丝、义齿和颌骨缺损修复等。在心血管方面,用于制作心血管支架等。此外,具有高强度的医用马氏体不锈钢还用于加工各种各样的医疗手术器械或工具。

表 2-1-1　常用医用不锈钢的代表钢种和主要用途

种类	代表钢种	用途
奥氏体	302、303、304、304L、316、316L、317、317L 等	外科植入器械等
铁素体	430F、XM-34 等	
马氏体	410、416、420(A,B,C,X,F)、431、440(A,B,C,F)等	手术器械或工具等
沉淀硬化	630、631、XM-13、XM-16、XM-25 等	

(三)医用不锈钢临床应用中存在的主要问题

医用不锈钢临床应用过程中面临的问题主要包括应力遮挡效应(stress shielding effect)和生物腐蚀以及相关的生物相容性问题。

1. 应力遮挡　应力遮挡是指当两种或者多种具有不同刚度的材料共同承载外力时,刚度较高的材料将会承担较多的载荷,而刚度较低的材料则只需承载较低的载荷。当骨组织中发生应力遮挡时,骨承受的应力水平往往长期处于较低的水平,从而使得骨组织会逐渐发生吸收,造成骨折部位的骨质疏松,成为术后再骨折的重要诱因。应力遮挡和医用不锈钢的弹性模量相关,而弹性模量作为医用不锈钢的一个物理量,通常在200GPa左右,远大于人体骨骼的20GPa左右。因此,医用不锈钢的应力遮挡问题只能通过植入器件结构方面的优化设计来解决。

2. 生物腐蚀　医用不锈钢的生物腐蚀问题主要涉及不锈钢在人体内的腐蚀行为,以及植入人体后由于金属元素离子溶出所引起的组织学反应等。医用不锈钢在体内的腐蚀行为涉及均匀腐蚀、点蚀、缝隙腐蚀、晶间腐蚀、磨蚀和腐蚀疲劳等。临床应用上不锈钢的少量腐蚀所引起的组织学变化是微小的,通常在临床上没有实际意义,即医用不锈钢的均匀腐蚀危害较小。但不锈钢的局部腐蚀现象却时有发生,点蚀即是其中一类。此外,医用不锈钢植入人体以后,由于不可避免的微量腐蚀或磨损,必然导致其中含有的潜在有害金属离子溶出,可能会引起水肿、过敏、感染、组织坏死等不良组织学反应。医用316L和317L不锈钢中均含有10%以上的镍(Ni),临床研究已经证明,医用金属材料中镍离子的溶出,除引起致敏和发炎反应外,还可能会诱发肿瘤或血栓的形成。因此近年来,研究开发新型医用无镍不锈钢已经成为医用不锈钢的主要发展趋势。

(四)医用不锈钢的发展趋势

表 2-1-2 列出了美国 ASTM 标准中几种外科植入用奥氏体不锈钢,可以从标准中的外

科植入用不锈钢化学成分变化看到医用不锈钢的发展趋势,即不锈钢从高镍到无镍、高氮的变化。从20世纪70年代初,高镍含量的Fe-18Cr-14Ni-2.5Mo奥氏体不锈钢(316L或317L,等同于ISO 5832-1、GB 4234)逐渐发展到21世纪初期的无镍高氮高锰奥氏体不锈钢Fe-21Cr-23Mn-1Mo-1N(ASTM F2229)和高碳含量的Fe-17Cr-11Mn-3Mo-0.5N(ASTM F2581),其中经历了20世纪90年代初期的Fe-22Cr-11Ni-5Mn-2.5Mo-0.3N(ASTM F1314)和20世纪90年代中期的Fe-21Cr-10Ni-3Mn-2.5Mo-0.4N(ASTM F1586)。

表 2-1-2　美国 ASTM 标准中的外科植入用不锈钢的化学成分,wt. %

不锈钢	C	Cr	Ni	Mn	N	Mo	Cu	Si	其他
F138, 139	≤0.03	17~19	13.0~15.0	≤2.0	≤0.1	2.25~3.0	≤0.5	≤0.75	
F745	≤0.06	16.5~19.0	11.0~14.5	≤2.0	≤0.2	2.0~3.0	≤0.5	≤1.0	
F1314	≤0.03	20.5~23.5	11.5~13.5	4.0~6.0	0.2~0.4	2.0~3.0	≤0.5	≤0.75	V, Nb: 0.1~0.3
F1586	≤0.08	19.5~22.0	9.0~11.0	2.0~4.25	0.25~0.5	2.0~3.0	≤0.25	≤0.75	Nb: 0.25~0.8
F2229	≤0.08	19.0~23.0	≤0.05	21.0~24.0	0.85~1.1	0.5~1.5		≤0.25	≤0.75
F2581	0.15~0.25	16.5~18.0	≤0.05	9.5~12.5	0.45~0.55	2.7~3.7		≤0.25	0.2~0.6

医用不锈钢以氮(N)和锰(Mn)代替镍的发展趋势不仅避免了使用镍元素的潜在危害,更重要的是高氮含量的无镍奥氏体不锈钢具有优良的力学性能和生物相容性。表 2-1-3 列出了近几年研究中开发的医用高氮无镍奥氏体不锈钢中的氮含量和力学性能。新开发的高氮无镍不锈钢不仅具有高强度和高硬度,而且还具有优于传统铬-镍医用不锈钢的耐体液局部腐蚀性能及生物相容性,因此非常有望逐步替代医用铬-镍不锈钢。

表 2-1-3　新型医用高氮无镍不锈钢植入材料

医用无镍不锈钢	N 含量	抗拉强度(MPa)	屈服强度(MPa)	延伸率(%)	断面收缩率(%)
316L(GB4234)	未添加	490~690	≥190	≥40	—
PANACEA P558	0.48	923	600	54	74
Biodur108	0.97	931	586	52	75

续表

医用无镍不锈钢	N 含量	抗拉强度（MPa）	屈服强度（MPa）	延伸率（%）	断面收缩率（%）
BIOSSN4	0.86	1032	616	59	68
10%冷变形	0.86	1180	990	42	68
30%冷变形	0.86	1470	1380	24	64

我国医用高氮无镍不锈钢的研究开始于 21 世纪初期,中国科学院金属研究所开发出具有自主知识产权的新型医用高氮无镍奥氏体不锈钢 BIOSSN4（Fe-17Cr-15Mn-2Mo-N）,N 含量为 0.5%~1.0%,并且在 2008 年就由中国科学院金属研究所修订发布了医用高氮不锈钢的企业标准（Q/KJ.05.10-2008,外科植入用高氮无镍奥氏体不锈钢）。《科学时报》在 2010 年 1 月 18 日对中国科学院金属研究所在医用高氮无镍不锈钢方面的研究进展做了《医用植入不锈钢迎来无镍时代》的特别报道。目前采用这类具有高强韧和抗凝血特性的新型无镍不锈钢制作的冠状动脉支架产品已经进入二期临床阶段,美国某公司利用高强韧性无镍不锈钢制成的空心骨螺钉已经通过美国 FDA 的认证。

通过在现有医用不锈钢中添加适量具有生物功能的铜（Cu）,中国科学院金属研究所近年来在国际上首次开发出具有多重生物功能的新型医用含铜不锈钢,其在发挥不锈钢原有力学强度的基础上,利用含铜不锈钢在人体环境中的微量 Cu 离子的持续释放,还兼具抗菌、促成骨、促血管化、调控炎性反应、抗结石等生物功能,从而进一步提高不锈钢植入器械的医疗效果。目前已运用在骨科抗菌不锈钢植入器械及外科手术器械的研发,有望早日得到临床应用。

二、医用钴基合金

钴基合金（cobalt-based alloys）是一类能耐多种类型磨损和腐蚀以及高温氧化的硬质合金。钴基合金是以钴作为主要成分,含有一定量的铬、镍、钨,以及少量的钼、铌、钽、钛、镧等合金元素。医用钴基合金最初是从飞机发动机用材料转化为齿科铸造用材料,并逐渐用于人工关节。

（一）医用钴基合金的成分和性能

钴基合金的耐磨性能是所有医用金属材料中最好的,以 Co-Cr-Mo 合金为典型代表。在 ISO 国际标准中总共规范了 6 种医用钴基合金,表 2-1-4 列出了国际标准 ISO 5832 中可用于外科植入物的外科植入用钴基合金的成分。表 2-1-5 是国际标准 ISO 5832 中相应外科植入用钴基合金的力学性能。

表 2-1-4　ISO 国际标准中规范的外科植入用钴基合金的化学成分，wt. %

钴基合金	C	Cr	Ni	W	Mo	Fe	Mn	Si	其他
铸态 Co-Cr-Mo 合金（ISO 5832-4）	≤0.35	26.5~30	≤1.0	--	4.5~7.0	≤1.0	≤1.0	≤1.0	
可锻 Co-Cr-W-Ni 合金（ISO 5832-5）	≤0.15	19~21	9~11	14~16	--	≤3.0	≤2.0	≤1.0	
可锻 Co-Ni-Cr-Mo 合金（ISO 5832-6）	≤0.025	19~21	33~37	Ti≤1.0	9~10.5	≤1.0	≤0.15	≤0.15	P≤0.015; S≤0.01
可锻 Co-Cr-Ni-Mo-Fe 合金（ISO 5832-7）	≤0.15	18.5~21.5	14~18	--	6.5~8	8~20	1~2.5	≤1.0	P≤0.015; S≤0.015
可锻 Co-Ni-Cr-Mo-W-Fe 合金（ISO 5832-8）	≤0.05	18~22	15~25	3~4	3~4	4~6	≤1.0	≤0.5	Ti:0.5~3.5 S≤0.01
锻造 CoCrMo 合金（ISO 5832-12）	≤0.14	26.5~30	≤1.0	N≤0.25 0.15~0.35	5~7	≤0.75	≤1.0	≤1.0	

表 2-1-5　ISO 国际标准规范的外科植入用钴基合金的力学性能

钴基合金	状态	屈服强度（MPa）	抗拉强度（MPa）	延伸率（%）
铸造 Co-Cr-Mo 合金（ISO 5832-4）	铸态	≥450	≥665	≥8
可锻 Co-Cr-W-Ni 合金（ISO 5832-5）	退火	≥310	≥860	≥10
可锻 Co-Ni-Cr-Mo 合金（ISO 5832-6）	退火	≥300	≥800	≥40
	硬化	≥1000	≥1200	≥10
可锻 Co-Cr-Ni-Mo-Fe 合金（ISO 5832-7）	退火	≥450	≥950	≥65
	30%冷处理	≥1300	≥1450	≥8
可锻 Co-Ni-Cr-Mo-W-Fe 合金（ISO 5832-8）	退火	≥275	≥600	≥50
	硬化	≥1170	≥1310	≥12
锻造 Co-Cr-Mo 合金（ISO 5832-12）	退火	≥517	≥897	≥20
	温加工	≥827	≥1192	≥12

从 ISO 标准中可以看出，外科植入用钴基合金在不同状态下均比外科植入用不锈钢 ISO 5832-1（Fe-18Cr-14Ni-2.5Mo）具有较高的强度，在冷加工硬化后强度可以成倍提高。除了 Co-28Cr-6Mo 合金外，其他四种医用钴基合金均含有 10% 以上的 Ni，其中 35Co-35Ni-20Cr-10Mo（ISO 5832-6）合金中含有高达 35% 的 Ni。针对医用钴基合金存在镍的潜在危害问题，中国科学院金属研究所已开发新型医用无镍钴基合金，其表现出优良的力学性能、耐蚀性能和生物相容性。

（二）医用钴基合金的临床应用

与医用不锈钢相比,医用钴基合金更适合于制造体内承载苛刻的长期植入件。在整形外科,钴基合金被用来制作各种型号的人工髋关节、膝关节、肩关节、肘关节、踝关节、指关节等,以及各种型号的接骨板、骨钉、关节扣钉、骨针、接骨丝等内固定器械;在心脏外科,用于制造人工心脏瓣膜、心血管支架等;在口腔科,适用于制作卡环、基托、舌杆、义齿,以及各种铸造冠、嵌件、固定桥和颌垫等。此外还可用于脊椎矫形、颅骨修复等。

三、医用钛和钛合金

医用钛和钛合金(biomedical titanium and titanium alloys)主要是指用于制造植入人体内的医疗器件、假体或人工器官和辅助治疗设备的纯钛和钛合金。20 世纪 40 年代,纯钛就已经被用作外科植入材料,并证实钛具有良好的生物相容性。直到 20 世纪 60~70 年代,纯钛和钛合金才被广泛应用于临床,目前应用较多的医用钛合金是 Ti-6Al-4V 和 Ti-5Al-2.5Sn。

（一）医用钛合金分类

医用钛合金按其相组织结构分为 α 相、β 相和 α+β 双相 3 类。医用钛及钛合金的应用发展经历了三个时期:第一个时期是 α 型,以纯钛为代表;第二个时期是 α+β 型,以 Ti-6Al-4V、Ti-5Al-2.5Fe 和 Ti-6Al-7Nb 为代表;第三个时期是目前正在开发的生物相容性更优、弹性模量更低的 β 型钛合金。目前已开发的 β 型钛合金中含有 Nb、Zr、Mo 和 Ta 等 β 相稳定元素,包括 Ti-13Nb-13Zr、Ti-35Nb-7Zr-5Ta、Ti-12Mo-6Zr-2Fe、Ti-15Nb、Ti-29Nb-13Ta-4.6Zr 和 Ti-24Nb-4Zr-8Sn 等。

表 2-1-6 列出了国际标准中规范的医用纯钛和钛合金的化学成分,表 2-1-7 列出了国际标准中规范的医用纯钛和钛合金的力学性能。

表 2-1-6　ISO 国际标准中医用纯钛和钛合金的化学成分，wt.%

医用钛和钛合金		N	C	H	O	Fe	Al	V	Nb
ISO 5832-2-1999	纯钛 1 级 ELI	≤0.012	≤0.03	≤0.0125	≤0.1	≤0.1	-	-	-
	纯钛 1 级	≤0.03	≤0.1	≤0.0125	≤0.18	≤0.2	-	-	-
	纯钛 2 级	≤0.03	≤0.1	≤0.0125	≤0.25	≤0.3	-	-	-
	纯钛 3 级	≤0.05	≤0.1	≤0.0125	≤0.35	≤0.3	-	-	-
	纯钛 4 级	≤0.05	≤0.1	≤0.0125	≤0.4	≤0.5	-	-	-
ISO 5832-3	Ti6Al4V	≤0.05	≤0.08	≤0.015	≤0.2	≤0.3	5.5~6.75	3.5~4.5	-
ISO 5832-10	Ti5Al2.5Fe	≤0.05	≤0.08	≤0.015	≤0.2	2~3	4.5~5.5	3.5~4.5	-
ISO 5832-11	Ti6Al7Nb	≤0.05	≤0.08	≤0.009	≤0.2	≤0.25	5.5~6.5	Ta≤0.5	6.5~7.5

表 2-1-7　ISO 国际标准中医用纯钛和钛合金的力学性能

医用钛及钛合金		状态	屈服强度（MPa）	抗拉强度（MPa）	延伸率（%）	断面收缩率（%）
ISO 5832 - 2 -1999	纯钛 1 级 ELI	退火态	≥140	≥200	≥30	-
	纯钛 1 级	退火态	≥170	≥240	≥24	-
	纯钛 2 级	退火态	≥275	≥345	≥20	-
	纯钛 3 级	退火态	≥380	≥450	≥18	-
	纯钛 4 级	退火态	≥483	≥550	≥15	-
ISO 5832 -3	Ti6Al4V	退火态	≥780	≥860	≥8	≥10
ISO 5832 -10	Ti5Al2.5Fe	退火态	≥780	≥860	≥8	
ISO 5832 -11	Ti6Al7Nb	退火态	≥800	≥900	≥10	≥25

与其他医用金属材料相比,钛合金的最显著性能特点是密度较小、弹性模量较低,故与人体组织的力学匹配也优越很多,其密度也更接近人体硬组织。目前临床上应用较多的医用钛合金主要是具有 α+β 两相混合组织的 Ti-6Al-4V 和 Ti-5Al-2.5Sn,但是这类合金中还含有对人体存在潜在危害的 Al 和 V 元素。近年来国内外都在发展的 β 型钛合金兼具比强度高、弹性模量低、断裂韧性高、优异的耐腐蚀性以及平滑的疲劳强度等更为优异的性能,使 β 型钛合金替代 Ti-6Al-4V 等医用钛合金成为必然趋势。此外,利用微量释放 Cu 离子的强烈杀菌作用而发展的含铜医用钛合金,有望显著降低钛合金植入物引发的细菌感染风险。

（二）医用钛合金的临床应用

医用钛和钛合金主要应用于整形外科,尤其是四肢骨和颅骨整复。在创伤骨科,用于制作各种骨折固定器械,如接骨板、骨螺钉、骨髓腔内小棒及骨固定针等。由于钛和钛合金的比重小,弹性模量比其他金属材料更接近天然骨,故广泛应用于各种髋、膝、肘、肩、指、踝等人造关节。但钛合金的耐磨性能不好,且存在咬合现象,因此用钛合金制造组合式全关节需注意材料间的配合。钛合金还被用来制作脊柱矫正稳定的 U 形卡环。在颅脑外科,微孔钛网可修复损坏的头盖骨,能有效保护脑组织。钛合金也可制作颅骨板应用于临床。在口腔及颌面外科,纯钛网作为骨头托架已用于颌骨再造手术,钛和钛合金可制作义齿、牙床、托环、牙桥和牙冠等,在口腔正畸、口腔种植等领域也有良好的临床效果。在心血管方面,纯钛可用来制造人工心脏瓣膜和瓣笼。

四、医用形状记忆合金

医用形状记忆合金(biomedical shape memory alloy)是一种特殊的功能材料,这种金属在低温马氏体相发生塑性变形后,经过相变温度范围加热时,马氏体晶体结构发生热弹性改变,恢复到初始形状。形状记忆合金由于具有许多优异的性能,因而广泛应用于航空航天、机械电子、生物医疗、桥梁建筑、汽车工业及日常生活等多个领域。

(一)镍钛形状记忆合金

1959年,Willian Buehler发现了一种镍钛(Ni-Ti)合金,将其发展成为一种极具商业化应用潜力的形状记忆合金。镍钛合金是性能最为优异的形状记忆合金,其在医学领域的应用始于20世纪70年代,较早实现临床应用的是镍钛形状记忆合金丝。镍钛形状记忆合金是等原子比的金属间化合物,高温相(奥氏体)是体心立方结构,低温相(马氏体)是单斜结构。医用镍钛形状记忆合金的形状记忆恢复温度为(36±2)℃,与人体温度相同。医用镍钛形状记忆合金的成分为:Ni50.5-Ti49.5(at%),其力学性能和物理性能见表2-1-8。其力学性能明显优于316L不锈钢,耐磨性也优于不锈钢和钴基合金,同时又兼有高耐蚀性。

表2-1-8 医用镍钛形状记忆合金的力学性能和物理性能

抗拉强度 (MPa)	疲劳强度 (MPa)	延伸率 (%)	弹性模量 (GPa)	密度 (g/cm^3)	记忆恢复 温度(℃)	热导率 W/(m·K)
>980	558	>20	62	6.45	30~40	12.8

(二)医用形状记忆合金的临床应用

形状记忆合金具有独特而优异的功能特性,比如超弹性、形状记忆和阻尼性能,同时还具有优异的生物相容性、耐蚀性、耐磨性和综合力学性能。目前,Ni-Ti形状记忆合金已被广泛用于医疗器械领域中,包括口腔科、胸外科、肝胆科、泌尿外科、妇科、心血管科、脑血管科和骨科等。在骨科,用于制作脊椎侧弯症矫形器械、人工颈椎椎间关节、加压骑缝钉、人工关节、髌骨整复器、颅骨板、颅骨铆钉、接骨板、髓内钉、髓内鞘,以及接骨超弹性丝、关节接头等。在口腔科,用作齿列矫正用唇弓丝、齿冠、托环(可撤式补缀物)、颌骨固定、齿根种植等。在心血管科,用于制作血栓过滤器、人工心脏用人工肌肉和血管扩张支架、血管成形架、脑动脉瘤夹、血管栓塞器等。在其他方面,用作前列腺扩张固定支架、节育环等。

五、医用贵金属

医用贵金属(biomedical noble metals)指用于医学领域中的金(Au)、银(Ag)、铂(Pt)及其合金的总称。贵金属具有独特、稳定的物理和化学性能,其耐蚀性能优异,对生物组织无毒,生物相容性好。同时贵金属美观、高贵的属性能够满足人们的心理要求。

金与金合金具有美丽的色泽、良好的生物相容性和耐蚀性能。医用金合金包括金银铜和金银钯铜等合金,除主要用于口腔科外,在颅骨修复及植入电极电子装置等方面也有临床应用。纯银具有优异的导电性能,可少量用作植入型电极或电子检测装置。银还可与金、钽和铂形成合金,在口腔科中作为龋齿治疗的充填材料得到广泛应用。

铂与铂合金的耐蚀性能优异,常用的铂合金有铂铱合金、铂金合金、铂银合金等。铂及其合金制造的微探针广泛应用于神经系统检测,如神经修复装置、耳蜗神经刺激装置、横膈膜神经刺激装置、视觉神经装置和心脏起搏器用铂合金电极等。

六、医用钽、铌、锆

(一)医用钽

钽的密度为 $16.6g/cm^3$,是化学活性很高的金属,在生物或其他环境中,甚至在缺氧环境中,其表面都能立即生成一层化学稳定的钝化膜,从而使钽表现出更为优异的化学稳定性和耐生理腐蚀性能,并具有良好的生物相容性。钽的氧化物基本上不被吸收和不呈现毒性反应。在临床上,钽片用于修补颅盖和腹肌;钽丝、钽箔可缝合神经、肌肉和血管;钽板和钽条用于修补骨缺损;钽网可用于修补肌肉组织。此外,在金属血管支架表面镀一层钽,能明显提高血管支架的抗血栓性能,这种镀钽的金属血管支架已商品化,应用于心血管病的治疗。

(二)医用铌

铌发现于1944年,铌和钽都是元素周期表中第 V 族元素,具有极相似的化学性质。纯铌与纯钽同样具有很强的耐蚀性、良好的加工性能和生物相容性。用铌制成的骨髓内钉已应用于临床。

(三)医用锆

锆发现于1789年,锆和钛同属元素周期表中第 IV 族元素,具有相似的组织结构和化学性能。锆在室温下呈 α 相,具有密排六方结构;在高温下转变成 β 相,具有体心立方结构。锆具有很强的耐蚀性、良好的冷加工性能和生物相容性。

七、生物可降解金属

生物可降解金属(biodegradable metals)是21世纪初开始迅速发展的以镁基合金和铁合金为代表的新一代医用金属材料,这类新型医用金属材料巧妙地利用镁基合金和铁合金在人体环境中易发生腐蚀(降解)的特性,在使用过程中逐渐降解直至最终消失。由于镁、铁是人体必需的微量元素,具有良好的生物相容性,因而其医学应用前景极为诱人和广阔。

（一）可降解镁合金

早在 20 世纪 30~40 年代,就有人尝试将镁金属作为医用植入材料,但由于其在体内的降解过快而失败。随着材料制备和加工技术的发展及表面防护技术的改进,目前已能够很好地控制镁基金属的降解速度。因而近年来,生物可降解镁合金成为医用金属材料领域中的新的研究热点。镁合金还具有弹性模量和密度更接近于骨组织等优势,其在骨科植入器件及心血管支架等方面的临床应用受到了人们的高度重视。德国某公司采用 WE43 镁合金制作出可吸收心血管支架,公布了在欧盟 10 个国际医疗机构进行的 63 例临床试验结果,重新使人们认识到了镁合金作为可降解吸收材料的生物安全性和可行性,增加了科学家和临床医生的信心,由此推动了生物可降解镁合金研究在世界范围内的迅速发展。到目前为止,德国 2 家公司分别生产的可降解镁合金心血管支架和骨钉产品均获得了 CE 认证,韩国 1 家公司生产的可降解镁合金骨钉产品获得了 KFDA 认证。我国在生物可降解镁合金的研究方面走在国际前列,目前正在推动相关的骨科及心血管支架产品的取证过程。

（二）可降解铁合金和锌合金

除了镁合金用于可降解金属研究外,许多研究者还研究了纯铁、铁锰合金及锌合金等可降解金属材料,探索其在生物医学领域中的应用。

八、外科手术器械用金属材料

手术器械是指在手术时需要用到的各种医疗器械的总称,手术器械的种类非常繁杂,包括各种专科器械。由于外科手术器械对强度、硬度、刚性、韧性、耐磨性和耐腐蚀性能等方面的特殊要求,因此外科手术器械通常采用不锈钢或合金工具钢制造。根据手术器械的种类和用途不同,目前使用的材料主要有 GB/T 1220 中规定的不锈钢,如 2Cr13、3Cr13、3Cr13Mo、4Cr13、17-4、17-7 等,以及 65Mn、60SiMn 等合金钢,还有少量的铜合金用于制作手术器械。

由于马氏体不锈钢具有较高的硬度和耐磨性,所以对一些需要较高强度、硬度、刚性和耐磨性的器械一般采用马氏体不锈钢制造,如手术刀片、止血钳、手术剪等。例如医用剪标准 YY/T 0167 中规定应选用 GB/T 1220 中规定的 2Cr13、2Cr13Mo、4Cr13、3Cr13Mo 马氏体不锈钢制作。医用镊子标准 YY/T 0295.1 中则规定既可以选用 GB/T 1220 中规定的 2Cr13 和 1Cr13 马氏体不锈钢,也可以选择 1Cr18Ni9 奥氏体不锈钢,或选用 GB/T 3621 中规定的 TC4 钛合金或其他适用的材料。医用骨锯标准 YY 1137 中规定锯片材料通常采用 GB/T 1220 中规定的不锈钢或者 65Mn、60SiMn 合金钢制作。手术刀柄标准 YY/T 0175 中规定刀柄材料选用 GB/T 1220 中规定的 1Cr18Ni9 或 2Cr18Ni9 奥氏体不锈钢制作。

还有部分手术器械采用两种以上的金属材料加工制作,例如医用咬骨钳标准 YY 1122

中规定头部选用 GB/T 1220 中规定的 2Cr13、3Cr13、3Cr13Mo、4Cr13 马氏体不锈钢,而钳身可选择 1Cr18Ni9 等奥氏体不锈钢制作。

手术器械由于按照 1 类和 2 类医疗器械管理,并不长期接触人体组织,所以使用材料的选用更多要求其力学性能要满足功能需要。除了特殊部位对生物相容性有特殊要求的器械必须严格选用医用金属材料外,部分手术器械材料的选用并不限于医用金属材料的范围,工业领域中的工具钢等特种合金钢均可以用于制作各种各样具有特殊使用功能的手术器械。

九、医用金属材料的发展趋势

医用金属材料由于具有优良的力学性能和良好的生物相容性而广泛应用于临床中的各个领域,但在临床应用中也存在与骨组织弹性模量相差较大引起的力学适配性差、离子溶出引起的生物相容性不良、体内不可降解需二次手术取出等问题。因此医用金属材料的研究与发展主要集中在进一步优化和提高材料性能,避免和减少医用金属材料在人体组织替代和修复过程中的相关问题。生物可降解金属的开发与应用已经成为新一代医用金属材料研究发展的重要方向。近几年由于磁共振成像(magnetic resonance imaging,MRI)现代检测设备的大量普及,发现传统的医用金属材料在 MRI 检查过程中普遍存在不同程度的不兼容问题,产生的图像伪影等问题严重影响诊断结果。因此 MRI 磁兼容医用金属材料的开发也受到人们的关注。

（杨　柯）

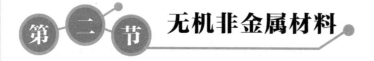

第二节　无机非金属材料

医用的无机非金属材料以多种生物陶瓷为主体,可根据其与组织之间是否形成化学键合分为两大类:生物惰性材料和生物活性材料。

一、生物惰性材料

在植入体内后,生物惰性材料不与组织相结合,既不能被吞噬系统所吞噬,也无法作为异物被排出体外,而是被体内分泌的纤维结缔组织膜所包覆,与正常组织隔离开。这类材料往往分子键力较强,具有较高的化学稳定性、机械强度和耐磨损性能。目前,以氧化铝和氧化锆为主体的生物惰性陶瓷已被作为一类重要的替代型硬组织修复材料广泛用于临床。

（一）氧化铝生物陶瓷

氧化铝陶瓷以刚玉(α-Al$_2$O$_3$)为主晶相,人工合成氧化铝的方法主要包括提拉法、导模法、焰熔法、气相化学沉积生长法等,根据制造方式的不同,主要分为单晶氧化铝、多晶氧化铝和多孔氧化铝三种产物。一般地,氧化铝陶瓷烧结制品的抗弯强度约为250~450MPa,热压产品强度则可达500MPa以上。由于该相以离子键为主,键力较强,使得氧化铝陶瓷具有很高的熔点(>2000℃)和耐化学腐蚀性。与不锈钢、钛及钛合金等常见的医用金属材料相比,氧化铝陶瓷密度小(主晶相 α-Al_2O_3 的密度为 3.99g/cm³),质量轻,优势显著。另一方面,由于氧化铝表面的亲水性,在其应用于体内环境时,能够形成很薄的水合层,进而形成生物相容性良好的保护膜,而氧化铝本身稳定的物理和生物化学性能,能够满足无反应植入和长期使用的要求。1970年,法国整形外科医生 Boutin 首次将氧化铝多晶制成了人工股关节头和关节窝用于临床治疗,此后,随着各种氧化铝医用制品的问世(图2-2-1为代表性的氧化铝髋臼),氧化铝陶瓷在人工骨、牙根、关节、螺栓等方向的应用从欧洲被推广至全世界。

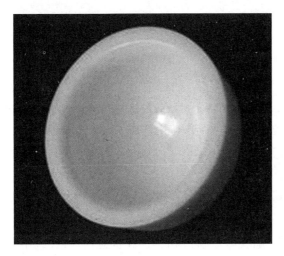

图2-2-1　医用氧化铝陶瓷髋臼

当然,氧化铝陶瓷也存在着一些缺陷:由于不能与骨组织发生化学结合,随着时间的增长,骨固定部位会发生松弛;机械强度不够高,弹性模量、摩擦系数和磨耗速度不够低等。

(二)氧化锆生物陶瓷

与氧化铝相比,虽然氧化锆陶瓷的硬度和耐磨性略差,但它具有更高的常温强度、断裂韧性和更低的弹性模量。氧化锆作为一种多晶型转化化合物,人工氧化锆的合成方法主要有化学法和成型烧结法。通过在固溶体制备过程中加入适当的添加剂,可以得到在室温下仍保持稳态的该种多晶体,抗弯强度最高可超过2000MPa,断裂韧性高达15~30MPa。主要作为医用材料的氧化锆多晶体就是通过这种途径制得的,主要包括镁离子掺杂部分稳定氧化锆,氧化锆增韧氧化铝、氧化铝增韧氧化锆以及应用最广泛的氧化钇掺杂四方氧化锆多晶体。由于其机械强度优于氧化铝,且具有很好的光传导性,通过研磨可以制得外形合适个体要求的陶瓷基桩,其颜色与牙齿相匹配,与牙龈黏膜配合十分美观,已在牙科领域得到了广泛的应用。氧化锆陶瓷作为一种口腔种植材料,与氧化铝类似,也具有良好的生物相容性和生物功能,能够长期保持稳定状态,不会对组织产生损伤和破坏。除了口腔科领域之外,氧化锆也被用作骨科的修复材料。除此之外,氧化锆材料的另一大特点是热膨胀系数较大,可以与金属部件配合用于制作更为复杂的医用材料。图2-2-2为氧化锆全瓷牙。

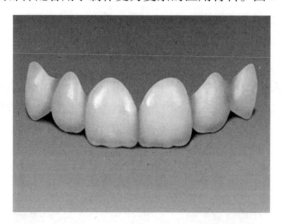

图 2-2-2　氧化锆全瓷牙

与氧化铝类似,除了不能与体内组织发生化学结合,后期会发生固定部位松弛外,氧化锆陶瓷的耐磨损性能也比较差,给临床应用造成了一定的限制。

(三)其他惰性材料

除了以上两种材料,还有比如碳素材料等无机非金属材料被用于医学研究和临床。碳素材料作为一种化学惰性材料,不仅具有良好的润滑性和疲劳特性,以及接近人骨水平的弹性模量和致密度,还具有良好的血液相容性和抗血栓性,在医用领域价值巨大。其中低温热解同性碳具有独特的抗凝血性能,可用于心血管系统,是人工机械心脏瓣膜的主要成分;碳纤维的力学性能优越,其织物可用于修复损伤的韧带和肌腱。此外,通过与其他高分子材料的复合,碳素材料可用于制备内骨板等骨科材料用于肢体延长矫正等。但随着体内植入时间的延长,可能存在碳粒子和纤维易脱落等问题,造成安全隐患。

近年来,针对生物惰性材料的各种改性技术方兴未艾,主要集中在通过一定的物理、化学手段对其进行表面处理或是加入生物活性材料,在充分利用惰性材料高强度等优势的同时,增强其表/界面的生物活性,促进其与生物组织之间的结合作用,增强其矿化能力等。在本章节中不再展开赘述。

二、磷酸盐类生物活性材料

20世纪80年代之后,生物材料的发展从惰性转向活性或可降解材料。活性材料的显著特点是,在植入体内后,材料表面能与周围组织形成牢固的化学键合作用;其中可降解材料能够通过体液溶解、细胞吞噬吸收或者被代谢系统排出体外,使得缺损部位最终完全被新生的组织所取代。这一类材料中,以羟基磷灰石、磷酸三钙等为代表的磷酸盐类材料由于与人体骨组成的相似性,被广泛研究应用。

(一)羟基磷灰石

羟基磷灰石($Ca_{10}(PO_4)_6(OH)_2$, hydroxylapatite, HA)是自然骨骼和牙齿的主要矿物组成,钙/磷摩尔比为 1.67。HA 晶体为六方晶系,结构为六角柱体,单位晶胞中含有 10 个 Ca^{2+}、6 个 PO_4^{3-} 和 2 个 OH^-。这些离子之间通过配位形成的网络结构具有良好的稳定性。图 2-2-3 为扫描电子显微镜下羟基磷灰石的形态。

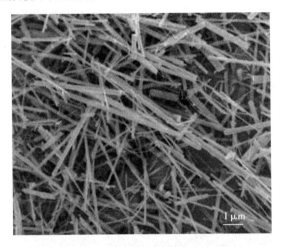

1 μm

图 2-2-3　扫描电镜下的羟基磷灰石形貌

由于在组成上与自然骨相似,羟基磷灰石与人体的硬组织、皮肤、肌肉组织等都有良好的生物相容性,植入体不仅安全无毒,还具有优良的生物活性,能够引导新骨的生长。植入体内一段时间后,新骨会在植入体与原骨结合处沿着界面或内部空隙攀附生长,与惰性材料表面形成结缔组织不同,成骨细胞会在羟基磷灰石表面直接分化形成骨基质,之后在此区域和细胞间长入胶原纤维束,形成骨盐结晶。随着矿化的成熟,植入体和骨的键合得以实现。这一结合强度超过两种材料自身的强度,一般情况下,如果发生断裂,往往是在羟基磷灰石或者骨组织内部,而不是在界面上。羟基磷灰石的制备一般有固相反应法、水热反应法和衬垫反应法等。临床上,羟基磷灰石以及以此为基础的生物活性材料受到了极大的重视,主要用于牙槽骨缺损、脑外科手术的修补、填充,制造耳听骨链、整形手术、治疗骨结核等。

除了以上提到的显著的生物性能方面的优势,羟基磷灰石也存在如下几点不足:力学强度较差,特别是断裂韧性较低,机械可加工性差,并且随着陶瓷体空隙率的增加,材料的强度呈指数级下降,限制了材料在硬组织受力部位的应用。另外,由于其晶体结构的化学稳定性好,导致材料的降解性差。在磷酸盐类的陶瓷材料中,羟基磷灰石是热力学和动力学最稳定的物质,几乎不降解。多年来,针对这些问题的改性研究多有突破。学者通过引入惰性材料进行增韧、掺杂微量元素进行改性等,来提高羟基磷灰石的力学性能和降解性能。

（二）磷酸三钙

磷酸三钙（$Ca_3(PO_4)_2$，tricalcium phosphate，TCP）钙/磷原子摩尔比是 1.50，有 α-TCP 和 β-TCP 两种晶相。目前作为生物活性陶瓷广泛应用的是 β-TCP（图 2-2-4 为扫描电镜下的磷酸三钙粉体形貌），属于三方晶系。常规的制备方法主要有固相反应法、液相反应法、醇化合物法、前驱体法等。β-TCP 的生物相容性良好，植入体内后能够与骨直接结合，且不会引起局部的炎症反应或是全身毒副作用，安全可靠，可以作为人体硬组织缺损修复和替代材料。研究表明，材料钙磷比对于其在体内溶解性和吸收趋势有着重要的影响，和钙/磷比高达 1.67 的羟基磷灰石相比，磷酸三钙在体内的溶解度约为羟基磷灰石的 10~20 倍，具体的降解速率与材料表面构造、结晶构型孔隙率和植入动物体种类都存在联系。一般地，可降解的磷酸三钙主要是多孔型和颗粒型，其致密形态在体内相对稳定。在体液溶解和细胞吞噬的共同作用下，磷酸三钙部分被吸收，另一部分可能向更为稳定的羟基磷灰石转变。

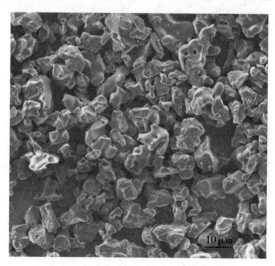

图 2-2-4　扫描电镜下的磷酸三钙粉体形貌

磷酸三钙的主要缺点之一是机械强度偏低，经不起外力冲击。通过混合其他材料，可以在一定程度上提高其力学性能。另一方面，对于可降解的骨修复材料来说，降解速率能否与新骨生成速率相匹配至关重要。通过调节磷酸三钙的孔隙率、晶粒尺寸和形态、结晶度、掺杂元素等方式，可以对其降解速率进行优化。

（三）磷酸盐类骨水泥

除了常见的块体或颗粒形式的生物陶瓷之外，还有一种特殊的自固化骨修复材料——骨水泥。骨水泥具有低温固化和可塑形性的特点，能够满足一些特殊的临床应用需求。20 世纪 80 年代中期，磷酸钙骨水泥（CPC）作为一种新型的自固化生物活性骨修复材料引起了关注（图 2-2-5 为磷酸钙骨水泥浆体）。它能在体内形成蜂窝状结构使组织长入，与骨形成牢固的生物性键合，可作为非承重的修复体使用。

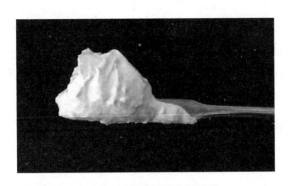

图 2-2-5　磷酸钙骨水泥浆体

磷酸钙骨水泥由固相和液相组成,其中固相中至少含除了羟基磷灰石以外的两种磷酸钙盐(一种偏酸性,一种偏碱性),液相可以是蒸馏水、稀磷酸、生理盐水或手术部位的血液等。用固化液调和固相,骨水泥在室温或者接近人体体温的条件下发生水解反应而自行结晶固化。最终产物的成分磷酸钙类和羟基磷灰石与骨组织的无机成分相似,晶相结构也与骨组织相近,并且在植入体内后,可以被逐渐降解吸收。典型的磷酸钙骨水泥配方有:单一 α-TCP,β-TCP、二水磷酸氢钙(DCPD)和碳酸钙($CaCO_3$)的混合物等。

结合实际应用情况,磷酸钙骨水泥主要有以下这些优点:生物相容性好,植入后能与自然骨发生骨性结合;具有一定的强度,能够避免直接使用粉体和颗粒力学性能差、易流失的缺陷;操作简便,可注射,可任意成形,且固化过程放热小;成分可调,并可以通过添加调节剂使其组成更接近人体骨。当然,骨水泥也存在一些不可避免的缺点,比如由于材料体内存在气孔,导致力学强度不够高,只能用于非承重骨缺损的修复;骨结合强度和骨传导能力不足以及体内降解速率过慢等。

三、硅酸盐类生物活性材料

硅酸盐类生物活性材料的研究于 20 世纪 90 年代起步,略晚于磷酸盐类材料。学者在对玻璃陶瓷的研究中发现了硅灰石相(硅酸钙,$CaSiO_3$)的存在,继而开始了对于硅酸盐体系的深入探索。研究发现相对于磷酸盐类陶瓷在力学、降解性和生物学效应方面的表现,硅酸盐都有着独特的优势。从元素作用来看,硅能够与钙协同促进骨组织的早期钙化,硅的缺失则会导致新骨畸变。硅酸盐陶瓷作为另一种重要的生物活性材料,在最近的几十年里得到了迅猛的发展。

(一)二元硅酸盐类陶瓷

二元硅酸盐体系主要包括硅酸钙陶瓷、硅酸二钙和硅酸三钙。硅酸钙($CaSiO_3$,calcium silicate,CS),又称硅灰石,是一种偏硅酸类矿物。研究表明,在模拟体液中浸泡的硅酸钙表面能够生成羟基磷灰石,具有良好的生物活性,并且能够持续降解,是一种性能良好的陶瓷材料。自然界的硅酸盐矿物一般含有有害物质,因此一般通过人工方式合成高纯粉体,主要方法有化学共沉淀法、溶胶凝胶法和水热合成法等。通过对合成工艺的控制,可以调节粉体的形貌、微观结构和相对密度,从而影响其力学性能,以满足临床上不同部位的强度需求。除了硅酸钙以外,硅酸二钙和硅酸三钙多现于自固化材料的研究中,作为陶瓷材料的报道非常少见,我们将在后续章节中介绍这两者。

(二)多元硅酸盐类陶瓷

三元乃至四元、五元的硅酸盐陶瓷($CaO\text{-}SiO_2\text{-}M, M = MgO, Na_2O, ZnO$ 等)是在二元钙硅基材料的基础上发展起来的(表 2-2-1 为常见硅酸盐陶瓷材料的名称、组成及制备方法),它们中的很多都展示了良好的生物活性。典型的代表有镁黄长石($Ca_2MgSi_2O_7$),白硅钙石($Ca_7MgSi_4O_{16}$),菱硅钙钠石($Na_2Ca_2Si_3O_9$)等。这些陶瓷材料不仅能在模拟体液中诱导羟基磷灰石的形成,而且能够支付成骨细胞的黏附和增殖,并释放出不同浓度的离子产物刺激细胞增殖。这些性能的发现对于第三代"具有特定活性组成和结构的"生物陶瓷材料的发展意义重大。与羟基磷灰石这种典型的磷酸盐类生物陶瓷相比,多元硅酸盐陶瓷(如常规烧结的透辉石、硅酸二镁等)具有更高的抗弯强度,其断裂韧性、弹性模量等力学性能等与磷酸盐类相比也都更为接近人体致密骨水平。在矿化诱导能力方面,硅酸盐根据组分的不同差异较大,比如白硅钙石具有非常优良的类骨磷灰石矿化能力,而硅酸二镁几乎不具备矿化能力。通过诸如三维打印等成形工艺,硅酸盐可以被加工为各种不同的宏观形态(图 2-2-6 为三维打印的硅酸盐陶瓷支架)。

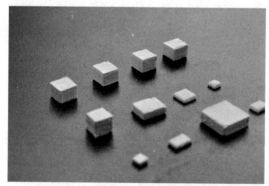

图 2-2-6　三维打印的硅酸盐陶瓷支架

表 2-2-1　常见硅酸盐陶瓷材料的名称、组成及制备方法

体系	名称	化学式	制备方法
二元硅酸盐	硅灰石	$CaSiO_3$	熔融法
	硅酸二钙	Ca_2SiO_4	化学沉淀法
	硅酸三钙	Ca_3SiO_5	溶胶-凝胶法
	硅酸镁	$MgSiO_3$	化学沉淀法
	硅酸锶	$SrSiO_3$	化学沉淀法

续表

体系	名称	化学式	制备方法
二元硅酸盐	镁黄长石	$Ca_2MgSi_2O_7$	溶胶-凝胶法
	透辉石	$CaMgSi_2O_6$	化学沉淀法
	钙镁橄榄石	$CaMgSiO_4$	溶胶-凝胶法
三元硅酸盐	镁硅钙石	$Ca_2MgSi_2O_8$	溶胶-凝胶法
	锌黄长石	Zn_xCaSiO_{3+x}	溶胶-凝胶法
	榍石	$CaTiSiO_5$	溶胶-凝胶法
	硅锆钙石	$Ca_3ZrSi_2O_9$	溶胶-凝胶法
四元硅酸盐	--	$(Sr,Ca)_2ZnSi_2O_7$	溶胶-凝胶法

（三）硅酸盐类骨水泥

硅酸盐体系中,二元的硅酸二钙和硅酸三钙是波特兰水泥的主要成分之一,具有水化特性(图 2-2-7 为可注射的硅酸钙骨水泥)。其糊状物的自固化性质与材料中硅酸根离子的水化聚合密切相关。当这些材料与水接触后,钙离子和硅酸根很快进入溶液,在颗粒表面形成纳米级别的无定形水合硅酸钙凝胶的沉积层。随着时间的增长,凝胶聚合、硬化。另外,硅酸二钙、硅酸三钙等可以与半水石膏复合,以提高力学强度、减少凝固时间,亦可与磷酸氢钙等磷酸盐类材料复合,以降低碱性水平和凝固时间,同时提高细胞相容性。这种基于硅酸盐材料的复合骨水泥,具有良好的可注射性、类骨磷灰石矿化性、可降解性和细胞生物学活性,有望为骨微创注射治疗创造可能。

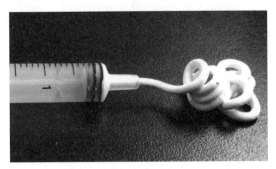

图 2-2-7　可注射的硅酸钙骨水泥

四、生物活性玻璃

作为最早的可以与人体骨组织发生结合的人造生物材料,生物活性玻璃自 1969 年进入人类视线以来一直被广泛关注。最早合成的生物玻璃45S5,与玻璃陶瓷、羟基磷灰石等一起,都是第三代生物医用材料的典型代表。并且,以45S5生物玻璃为黄金标准,一系列具有优良的骨传导性、骨诱导性、血管新生促进性的生物玻璃被学者们成功地合成制备。从最初的高温烧结法,到更简便易行的溶胶凝胶法,生物玻璃在制备、成分、功能上都经历了巨大的革新。

（一）45S5生物活性玻璃

45S5生物玻璃的氧化物主要成分如下(摩尔百分比):46.1%二氧化硅,24.4%氧化钠,26.9%氧化钙和2.6%五氧化二磷。传统的45S5玻璃由熔融法制备。这种方法主要是通过混合一定化学计量比的含有氧化硅、氧化钙、钠盐和磷酸盐的粉体材料球磨之后,在高温下(1300~1500℃)将其熔融烧结。

在植入体内后,生物活性玻璃通过钙、钠、硅等离子的溶解释放以及随后在接触面处电子密度带的形成以及羟基磷灰石沉积层的形成,能够与人体骨之间形成强烈的化学键合,并且不会引起排异、炎症、组织坏死等反应,且松动程度低于绝大部分已知的高分子、钛合金、氧化铝和磷灰石等材料,界面结合能力能达到12MPa;生物活性玻璃的成骨速度较快,一般1个月后骨矿物代谢就能进入高峰期;可按照使用目的的不同选择不同的孔隙率,以方便骨细胞长入,促进修复过程,常用于修复耳小骨、制备骨组织工程支架等。

（二）溶胶-凝胶法生物活性玻璃

与传统的玻璃制备工艺一样,最早的生物活性玻璃通过熔融法制备合成,20世纪90年代以后,随着溶胶-凝胶技术的发展,这一方法被应用到了生物活性玻璃的制备中。该法主要通过选择一定比例的反应物,在酸或碱的催化条件下发生水解成胶,再经过干燥和较低温度(几百摄氏度)的煅烧得到产物。与熔融法相比,这种方法不仅能避免过高温度的煅烧条件,操作工艺简单,对设备要求低,而且可以获得化学组成更为丰富、结构多孔、低密度、高比表面、高生物活性的产品。

溶胶凝胶法制备的生物活性玻璃中,氧化硅的含量可高达90%,不同的元素如钠(Na)、镁(Mg)、锌(Zn)、铝(Al)、硼(B)、氟(F)等都可以被添加到玻璃中,不仅能诱导矿物的沉积,而且能活化骨细胞的基因表达,加快骨细胞的增殖。并且,随着骨组织的生长,玻璃不断溶解,然后被组织吸收或随体液被排出,速率明显快于熔融法制备的玻璃。目前,生物玻璃已被用于牙齿、颌面骨、椎间盘等的临床治疗。然而,受到力学强度等的限制,目前仍无法用于承重部位的骨修复。

（三）介孔生物活性玻璃

介孔,是指介于微孔和大孔之间,尺寸大小在2~50纳米之间的孔。介孔生物玻璃(图2-2-8为扫描电子显微镜下的介孔生物活性玻璃颗粒)的合成主要是在溶胶-凝胶的过程中引入超分子表面活性剂(十六烷基溴化铵、聚乙二醇、聚环氧乙烷-聚环氧丙烷-聚环氧乙烷三嵌段共聚物等)作为孔道模板,通过后续的高温热处理或者其他的物理化学手段去除模板之后得到介孔孔道(图2-2-9为透射电子显微镜下的介孔孔道)。所制得的介孔玻璃一般会有高达几百平方米每克的比表面积。这一类材料可以用来吸附装载生物大分子和装载各种药物,可以用于传输抗生素类的药物应对植入部位可能的炎症感染等不良反应,也可以传输促进骨骼、血管新生的生长因子等增强材料的生物学性能,在解决复杂的临床状况方面具有强大的潜力,进一步借助聚合物模板、三维打印等方法,可制备多功能的支架用于骨组织工程。

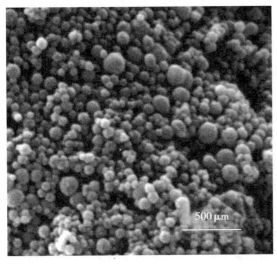

图 2-2-8　扫描电子显微镜下的介孔生物活性玻璃颗粒

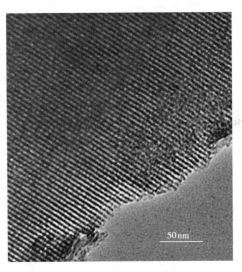

图 2-2-9　透射电子显微镜下的介孔孔道

除了对于材料孔道结构的控制,近年来,学者们还通过在合成过程中引入铜(Cu)、锂(Li)、锶(Sr)等具有特殊生物学效果的微量元素对介孔玻璃进行改性,进而影响其在体内的修复效果。作为无机非金属骨修复材料的研究热点之一,针对这一部分的研究工作如火如荼,具体的作用机制等还有待进一步的发掘探索。

(吴成铁)

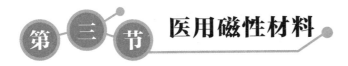

第三节　医用磁性材料

一、概述

物质的磁性来源于物质内部电子与核的磁性质,磁性是所有物质的最普遍属性之一。人类很早就认识到物质的磁性,并利用物质的磁性为人类造福。现代文明更是离不开磁性材料。磁性材料主要指由过渡元素铁、钴、镍及其合金等直接或间接产生磁性的物质。

磁生物学是研究磁场与生物之间相互联系、相互影响的一门学科。生物体组织的物质电性、物质磁性，在外磁场作用下，导致生物体相关组织的生物物理、生物化学效应的产生。电磁场促进组织再生的作用机制主要有两种观点：①电动势假说认为，电磁场首先与细胞和组织中代谢的生物电过程相互作用，进而影响了生物体中带电颗粒的运动；②液晶假说则认为，生物体的组成成分如高分子团具有液晶结构，有着空间的电磁各向异性，也就是说，它们的生物学特性依赖于方向。在电磁场的影响下，这些结构成分的空间定向发生变化，从而导致生物学活性发生改变。例如，磁场直接作用于组成细胞膜的磷脂的液晶结构，并由此引起细胞膜通透性的变化，进而影响代谢过程。其实，电磁场的生物学作用机制是十分复杂的，尤其在发育与分子生物学方面有待进行更加深入的研究。

近年来，应用电磁场促进损伤组织修复与再生的研究蓬勃兴起，这方面在临床上主要用于治疗骨折、神经系统损伤，以及软组织损伤的康复。20世纪七八十年代开始，人们进行了一系列的体内外实验，从细胞生物学、生物化学、分子生物学以及组织形态学等不同角度证实了电磁场在加速组织再生修复方面的有效性。治疗方式可以分为外用磁场治疗和磁性植入材料。目前临床上主要还是依靠体外磁疗器具产生电磁场，随着医学生物技术及材料科学的交叉发展，磁性材料参与体内组织修复、组织工程、细胞移植、基因工程以及磁感应热疗中的应用受到越来越多的关注。目前，磁性植入材料主要以纳米磁性材料的应用最为广泛，通常应用的磁性物质主要是四氧化三铁（Fe_3O_4），因其粒子直径小、灵敏度高、磁响应性强、毒性低、性质稳定、原材料易得而被广泛采用。

二、外用磁场治疗

（一）外用磁场对骨折愈合影响的实验研究

1974年，Bassett CA在*Science*杂志上报道了应用脉冲电磁场促进实验动物骨折愈合取得成功，并且比较了两种不同强度和频率的脉冲电磁场对狗腓骨骨折愈合的影响。第一组脉冲波宽为1毫秒，频率为1Hz，在骨中产生峰值电压为2mV/cm的电场；第二组用脉冲波宽150微秒，频率为65Hz，在骨中产生峰值电压为20mV/cm的电场。结果第一组治疗28天未见明显效果，第二组却能促进骨折的修复。作者认为，体外脉冲电磁场可以使偶联组织产生感应电流，加速组织修复；但每种不同的组织需要有合适的脉冲频率、波宽、电场强度等参数，方能取得预期的效果。人们用不同频率的电磁辐射所进行的实验表明，低频脉冲电磁场（10~100Hz）对于刺激组织再生是最为理想的。这种电磁辐射的最大脉冲强度大约是地磁场强度的十倍。在实验性骨折治疗中证实，这种电磁场能促进骨胶原的合成，增加骨组织的血液供应，从而加速骨折的愈合。不同于骨折部位插入电极导入电流的方法，体外电磁场的应用具有无创、操作简便、适应证广以及无并发症等优点，对于具有大面积肌肉损伤的骨折治疗尤为有效。

（二）外用磁场治疗骨折的临床应用与观察

在动物实验研究的基础上,应用磁场治疗骨折延迟愈合和新鲜骨折已在临床上广泛开展。Sharrad 将 45 例经保守治疗 16~32 周的胫骨骨折延迟愈合患者,采用双盲法随机分为脉冲电磁场治疗组和对照组,分别由放射专家和矫形外科专家进行诊断,都认为脉冲电磁场组要明显优于对照组(P 值分别为 0.002 和 0.02)。对于新鲜骨折,魏天鸥选择了两组(每组各 30 例)小儿麻痹胫骨截骨延长术病例,停止延长后其中一组采用 Mz-C 型脉冲电磁场治疗仪治疗,另一组为对照组。治疗组 3 个月内骨愈合者为 13 例,而对照组仅有 6 例愈合,两组间有显著性差异($P<0.05$)。静磁场在临床上的应用也有大量报道。意大利帕尔马医院的医生把天然磁材料镶嵌到石膏中用于固定腕掌部骨折患者 40 例(20~80 岁),明显加速了骨折的愈合时间,比"标准"的骨折愈合时间平均提前了 35%。

（三）外用磁场促进骨折愈合的机制研究

文献报道磁场治疗促进骨折愈合的过程,在电磁场是以内骨痂形成为主,在静磁场内、外骨痂均有形成,但其成骨过程及其作用机制仍不明确(图 2-3-1)。实验证实脉冲电磁场能提高体外培养的成纤维细胞的碱性磷酸酶活性,刺激成纤维细胞增殖并发生形态学的改变。而另有研究认为脉冲电磁场是通过促进损伤部位成骨细胞的分化而不是通过刺激细胞增殖实现其促进骨愈合的作用,体内可能存在一种对抗磁场促进有丝分裂的因素。有学者认为脉冲磁场可以提高 I 型胶原 mRNA 的表达而促进骨基质的形成。又有研究证实脉冲磁场可以促进骨折后 BMP-2 和 BMP-4 mRNA 的表达。脉冲电磁场可以促进骨折后成骨细胞 TGF-β1 的表达并提高碱性磷酸酶的活性;并且激活钙调节蛋白,使细胞内钙释放增加。另外也有研究证实磁场可以改善血液循环从而为加速骨折愈合提供条件。由于组织细胞生物学行为以及电磁场本身的复杂性,对于不同类型的电磁场如何影响、在什么水平影响细胞的行为目前还远远没有认识清楚;需要进一步进行方法可靠的随机对照研究,尤其是要考虑到研究样本、治疗参数以及由此产生的治疗结果的差异。

三、磁性材料在体内组织修复中的应用

（一）磁性植入材料在骨修复中的应用

临床上修复骨缺损的方法通常是自体骨移植,这必然面临着"拆东墙补西墙"的问题;另外,缺损较大的情况下,自体骨来源也不能满足需求。近年来,异体骨移植和人工骨替代材料(如羟基磷灰石、磷酸三钙)有较快的发展,但也存在异体骨来源不足和人工骨缺乏生物活性的问题。外置磁场对骨折间隙较小的骨不连完成骨愈合有效,但对于缺损较大者却

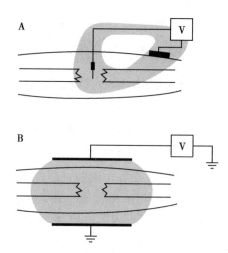

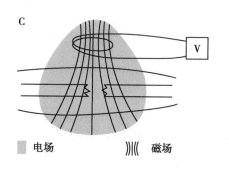

图 2-3-1　应用电磁场促进骨愈合的方法图示
A. 电极直接接触骨折损伤部位,通常情况下是两个电极分别位于体表和新骨形成区,电流在两个电极间通过体内骨折部位;B. 一对电板之间的电场诱导骨折损伤部位产生电流,不需要电极直接接触骨折损伤部位;C. 应用磁场治疗,在骨折部位产生电场,电场同样会导致感生电流

▨ 电场　　)||(磁场

无能为力。徐晓虹等根据骨移植材料磷酸三钙可以填充较大骨缺损以及磁场可以刺激成骨细胞分化的特性,研制了磁性多孔磷酸三钙陶瓷人工骨材料(MPTCP)。MPTCP 是由具有微弱静磁场效应的以 $ZnFe_2O_4$ 及 $LiTe_2O_8$ 为主晶相的磁性材料,将多孔磷酸三钙陶瓷(PTCP)、高强度的生物玻璃及造孔剂等以一定的粒度及配比,经成型、高温烧成复合而成。生物相容性及毒性试验表明生物相容性好,无整体和局部毒性,不致癌、不致畸。将 MPTCP、PTCP 植入鼠股骨体内对照实验表明,二者具有良好的生物降解性,成骨方式相同,但前者成骨能力明显优于后者。为进一步了解 MPTCP 治疗较大骨缺损的效果及是否能刺激新骨形成,对 MPTCP 和 PTCP 进行了治疗兔骨缺损的对比研究。用兔桡骨中段 0.8cm 骨缺损为实验模型,通过左、右两侧分别植入 MPTCP 和 PTCP 作为相互对照。结果表明,MPTCP 产生的磁场确能刺激新骨形成,新骨形成量比 PTCP 大,且新骨的结构优于 PTCP 组。MPTCP 产生的磁场强度、磁场作用时间与新骨形成的速度关系以及这种磁场刺激成骨的机制等有待进一步从细胞、分子水平研究探讨。近几年来已将这种磁性骨修复材料用于临床,结果拭目以待。

(二)磁性植入材料在口腔修复中的应用

盖髓术是在外伤暴露或有轻度炎症的暴露牙髓上覆盖一层盖髓剂,利用其药物作用清除炎症并诱导成牙本质细胞在露髓的创面上形成牙本质桥,从而隔绝外界刺激,使牙髓损伤修复并保持健康生活状态的一种治疗方法。有研究用磁性生物材料 MPTCP 作为盖髓剂对狗牙进行了动物实验,结果表明其具有诱导修复牙本质形成的能力并与牙髓组织有良好的相容性。目前尚未见临床应用报道。

还有研究者将磁性材料应用于根管治疗术中,采用组织病理学和同位素骨扫描方法观察了磁性胶体根管充填材料对猴牙尖周病愈合的影响,最长观察期 6 个月。发现磁性胶体根管充填材料对猴牙实验性尖周病变的早期愈合及骨性修复有一定的促进作用,结果好于常用材料组。作者认为,他们研制的磁性胶体根管充填材料无毒副作用,填充根管后,在尖周区域会形成磁场,磁场可调节局部组织细胞内生化反应,维持细胞正常的生理状态。还具有改善局部微循环及组织渗出,促进吸收,提高成骨细胞活性,加速骨组织生长和进行性改建等效能。磁胶根管充填料另一个优点是可在外磁场引导下迅速进入弯细根管。

近年来各种口腔磁性附着体被应用于义齿修复中。其原理是利用埋入牙根的衔铁和置于义齿内的磁体形成的闭合磁路产生磁力,从而达到增强义齿固位的效果。有研究者对应用该材料做口腔颌面修复 1~4 年的 38 名患者进行了随访观察。修复成功率达 94.7%,2 只种植磁附着体可为下颌总义齿提供 1417N 的固位力,能满足各种功能要求,磁性固位力随使用时间延长而衰减。研究表明种植磁附着体具有固位可靠,不传递侧向力,取戴方便,便于种植体和缺损区自洁,利于组织健康等优点,适用于多种口腔颌面缺损的修复。对牙槽嵴重度吸收的无牙颌患者,采用种植磁附着体全口义齿修复能显著提高义齿的固位力、咀嚼效率及最大咬合力。

四、磁性纳米粒子在组织工程方面的应用

组织工程一词最早是在 1987 年美国科学基金会在华盛顿举办的生物工程小组会上提出的,1988 年将其正式定义为:应用生命科学与工程学的原理与技术,在正确认识哺乳动物的正常及病理两种状态下的组织结构与功能关系的基础上,研究开发用于修复、维护、促进人体各种组织或器官损伤后的结构和功能的生物替代物的一门新兴学科。其基本原理和方法是将体外培养扩增的正常组织细胞吸附于一种具有优良细胞相容性并可被机体降解吸收的生物材料上形成复合物,然后将细胞-生物材料复合物植入人体组织、器官的病损部位,在作为细胞生长支架的生物材料逐渐被机体降解吸收的同时,细胞不断增殖、分化,形成新的并且其形态、功能与相应组织、器官一致的组织,从而达到修复创伤和重建功能的目的。组织工程要求的一项核心技术就是构建三维的、类似活体组织结构,一般要包含各种类型细胞的有序组装。自从发现磁性纳米微粒标记的细胞可以被磁铁引导后,Ito 等就提出了一种新的采用磁场和磁性纳米粒间的磁力作用来构建各种组织工程化组织器官的方法,并将此方法命名为"磁力组织工程"(Mag-TE)(图 2-3-2)。Ito 等报道,人表皮角质化细胞和磁微粒一起培养 4 小时以上,细胞就可以摄取 70% 的磁微粒。这种磁粒标记的细胞

在磁场作用下可沉积于培养板的孔底并形成三维结构的多层细胞薄片,而未被磁标记的细胞在磁场下或没有磁场作用的磁标记细胞都没有出现这种现象。他们又采用磁场把磁标记的人主动脉细胞精确地定位于鼠的肝细胞层上,形成异型细胞紧密接触的层状三维结构,实现异型细胞的共同培养;并且发现这种有序的层状结构明显地增强了肝细胞清蛋白表达量,高于同型细胞培养或者异型细胞培养而未用磁场的肝细胞清蛋白表达。他们相继进行了一系列实验,构建了不同构型含有各种细胞的组织工程杂化体系,比如用于骨组织工程的人间充质干细胞的三维立体结构,用于神经和血管组织工程的管形分层结构等。这种基于磁力和磁场作用的组织工程研究方法为广大科研与临床工作者提供了一条新的思路。

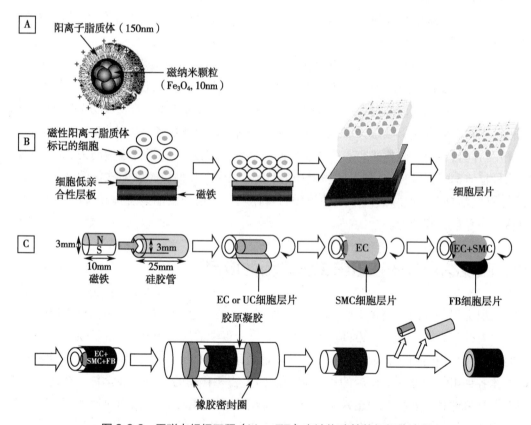

图 2-3-2 用磁力组织工程（Mag-TE）方法构建管状组织的流程

A. 磁性阳离子脂质体(MCL)示意图;B. 用磁力组织工程的方法制作细胞层:标记 MCLs 的细胞被种植到超低亲和性平板上,然后把一个圆柱形磁铁置于平板下方,被磁力吸附在表面的细胞形成一层平片,去除磁铁以后,取下细胞层片;C. 用 Mag-TE 方法构建管状结构组织:把磁极位于曲线表面的磁铁插入硅胶管,然后在管外面缠绕磁标记的细胞层片,膀胱上皮细胞(UC)用来构建组织工程输尿管。为了构建血管,首先应用主动脉上皮细胞(EC)层,然后应用主动脉平滑肌细胞(SMC)和成纤维细胞(FB)层,把此细胞复合体塞入一个塑料管,注入胶原溶液形成凝胶,最后得到多层细胞组织工程复合体

五、磁性材料与移植细胞示踪

细胞移植是将正常处于不同发育阶段的细胞,通过不同途径移植到受体适当的靶位,并发挥相应的生物学功能。如何无创性地在活体内动态监测移植细胞的迁移、生存状态是研究者关注的重要问题。磁共振(magnetic resonance,MR)是目前无创、活体示踪及评估细胞移植策略的最佳影像学工具。在运用 MR 活体示踪时,要求所使用的对比剂在有效标记目的细胞的同时,不会对细胞产生任何毒副作用。细胞磁性标记示踪技术是指通过某种方法,将磁性对比剂复合物结合于细胞膜表面,并通过胞吞作用使其进入胞内,然后研究者可利用 MR 成像设备追踪经对比剂标记后的细胞。

目前应用于细胞标记研究的 MR 成像磁性对比剂主要是纳米尺度的超顺磁性氧化铁粒子(superparamagnetic iron oxide,SPIO)。与未标记细胞相比,标记细胞的生存能力、分化能力和凋亡率都没有随着时间的推移而发生变化。SPIO 体内半衰期较长,可达 200 分钟,标记效率高,用 MR 即刻在活体内显示磁标记干细胞,空间分辨率高。但是单纯应用 SPIO 标记细胞效率较低。因细胞膜与磁颗粒都带负电荷,两者相互排斥使得氧化铁颗粒很难进入胞内,相对标记率低,所以必须对氧化铁颗粒进行适当的修饰,改变其粒子的带电属性。当它与带正电荷的转染剂相结合,通过静电荷作用,包裹氧化铁颗粒,促使带负电荷的细胞通过非特异性膜表面吸收作用摄取胞外的铁颗粒进入胞内。

标记细胞移植体内后可以在磁共振上显示其存活和迁徙的情况。标记细胞内的铁颗粒在外界磁场中可引起局部磁场紊乱,标记细胞所在部位及其周围一定空间范围内产生无信号或低信号区,从而可借此判断被标记细胞的位置,根据铁颗粒位置的改变或信号的衰减还可判断细胞的迁移、空间分布及增殖情况。

目前,应用磁性纳米颗粒标记移植细胞并进行示踪还处于动物试验阶段。

六、磁性材料与基因治疗

基因治疗是利用质粒、病毒等载体携带外源基因插入目的细胞,修复遗传缺陷和错误,从基因水平治疗遗传病、肿瘤等。基因治疗载体材料(gene delivery material),或称基因载体(gene vector),是以治疗为目的将基因导入细胞的材料。基因载体可以把目的基因送入靶细胞内,然后将目的基因释放出来,有的目的基因还可以整合到细胞核中,从而发挥目的基因的治疗功能。基因治疗的载体主要分为两类:病毒载体和非病毒载体。病毒载体基因传递效率较高,但病毒载体存在制备困难、装载外源 DNA 大小有限、能诱导宿主免疫反应及潜在的致瘤性等缺点。多价阳离子聚合物如目前广泛应用的脂质体可以克服病毒载体的上述缺点,但聚合物的颗粒过大影响了基因转染的效率。

20 世纪 60 年代有学者研究发现磁颗粒可与核酸有效地结合。磁性纳米粒子直径可达 10nm 以下,在外磁场作用下具有靶向性。2002 年 Scherer 提出了磁转染(magnetofection)的概念,磁转染指先将核酸类物质与磁性颗粒结合,然后在外磁场作用下把核酸递送到宿主细胞并表达的过程,它具有效率高、适用范围广、无免疫毒性等优点。为了提高核酸物质与磁颗粒的结合效率及转染效率,保护核酸的活性,一般需对磁性颗粒进行阳离子化。在最初的研究中,研究者们大多采用聚乙烯亚胺(polyethylenimine,PEI)对磁性颗粒进行修饰,它可以提高转染的效率、降低所需载体用量、缩短有效转染时间。但是由于PEI具有一定的生物毒性,因此更高效安全的修饰剂仍在不断研发之中,如葡萄糖、硅等。

七、磁感应热疗介质

磁感应热疗是利用铁磁性物质能在交变磁场中升温的物理特性,将磁性物质作为热介质引入肿瘤组织,磁介质在外加交变磁场作用下升温将肿瘤组织加热到治疗温度。本方法能够将热能集中到肿瘤部位,使正常组织免受损伤,具有安全性好、升温时间短、热分布均匀和微创等特点。应用于肿瘤治疗的磁感应热疗介质主要为铁磁热籽与磁性微/纳米粒子。

(一)铁磁热籽

铁磁热籽是一种特殊的合金,种类包括可植入肿瘤组织内的金属棒(或粒子)和可置入腔道内的金属支架。热籽多为镍铜、铁铂、钯钴、镍锶合金等,表面镀一层对人体无害的包膜以防止有害金属材料对周围组织的损害。热籽可在影像学的导引下,经皮穿刺或术中植入肿瘤组织,随后即可将已植入热籽的肿瘤组织置于交变磁场中进行治疗。

铁磁热籽的产热主要源自涡流损耗和磁滞损耗。另外,热籽的产热量还与热籽本身的尺寸,植入的数量和加热时热籽与磁场的方向有关。依靠两种损耗所产生的热量,在短时间内就可以将肿瘤加热到治疗所需的温度。铁磁热籽利用其铁磁-顺磁相变(对应的温度称为居里点)可以实现自控温。当温度处于居里点以下时,热籽具有铁磁性,在交变磁场的作用下可产生较大热量;当温度达到居里点以上时,铁磁性消失,热籽产热能力大大下降,血液循环也将导致温度下降;而温度下降到居里点以下时,热籽将继续产热。根据这一变化,使得加热温度可以保持在居里点附近,有效地维持治疗时所需温度。

(二)磁性微/纳米粒子

微米级磁性颗粒主要作为栓塞剂用于栓塞热疗中,在磁场的引导下利用磁性颗粒靶向进入病灶部位并滞留于末梢血管,而不再通过其他通路进入静脉循环引起栓塞失败或异位栓塞。应用微米级磁性颗粒进行栓塞的同时,还可结合化疗、热疗、放疗等方法一起实施,提高其治疗效果。微米级磁性颗粒主要是通过磁滞损耗产热,其植入主要通过直接血管内注射。栓塞热疗比较适合于肝恶性肿瘤,原因在于肝恶性肿瘤的绝大部分供血都来自肝动脉系统,而正常组织则有一部分来自静脉系统,所以栓塞肝动脉系统将有可能阻断肿瘤的血液供应并更好地将磁性颗粒定位于肿瘤内部,从而确保热疗效果。

纳米级磁流体是把表面活性剂处理过的超细铁磁性或超顺磁性颗粒高度分散在基液中形成的一种磁性溶液或悬浊液(图2-3-3)。主要由基液、表面活性剂和磁性粒子组成。基液决定磁流体的用途,表面活性剂起中间介质的作用。磁流体的磁性由磁性粒子提供,目前应用最多的磁性材料是 Fe_3O_4。磁流体既具有固体磁性材料的磁性,又能像液体一样流动,其流动性可由外加磁场定向定位,在交变磁场作用下磁流体将吸收的电磁波能量转化为热能。同时,磁流体中的磁性纳米颗粒还可与药物结合,做到热疗、化疗同时进行。

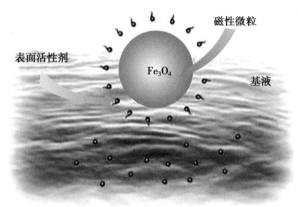

磁流体组成示意图

图 2-3-3　纳米磁流体的组成

(敖　强)

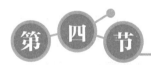

医用高分子材料

高分子,也叫聚合物,是一类由许多重复结构单元组成的大分子量的化合物。目前,高分子材料已广泛应用于人类生活的各个领域,也成为了现代医学领域里应用最广泛的材料之一。医用高分子材料是制造人工器官、药物缓控释载体和医疗器械等的材料基础。在"高分子"概念出现之前,一些天然的高分子材料如棉、麻制品等已被人们应用于伤口缝合和包扎。20世纪40~50年代,随着高分子学科的发展和兴起,医用高分子材料也获得了长足的进步。早期的医用高分子材料主要包括聚甲基丙烯酸甲酯(PMMA)、硅橡胶、聚氯乙烯(PVC)和高分子量聚乙烯(PE)等。它们的共同特征是"生物惰性",即在体液环境或组织中,组成和结构保持稳定,不与周围组织发生任何化学反应,且不会引起宿主免疫反应。基于这些特点,这类高分子材料主要被用于制造人工器官/组织、手术缝合线、美容整形支架等。随后,人们开始寻求用于特殊医学领域的新型高分子材料,比如可在生理环境下可降解吸收的高分子材料以及具有与组织细胞相互作用且促进细胞黏附增殖的高分子材料等。20 世纪 50~70 年代,各种人工合成可吸收高分子材料的手术缝合线开始在临床上应用。20 世纪 90 年代,可吸收的骨折内固定钉、板、棒等器件也陆续开始临床应用。20 世纪 80~90 年代,具有靶向和响应性的高分子被大量开发出来,并且应用于智能药物载体,并有数个基于高分子的药物进入临床研究。进入 21 世纪,随着高分子合成化学、高分子制造技术(如 3D 打印技术)和纳米技术的发展,越来越多的功能性高分子和高性能器件被广泛应用于生物医学的各个领域,如体内固定器件、支撑器件、组织工程支架、纳米药物递送体系和体内外诊断等。

作为一种与人体体液、组织、器官直接接触的材料,医用高分子材料需要满足以下基本条件:①生物相容性好,即无毒,无热原反应,不致癌,不致畸,无过敏反应,不干扰免疫系统,不破坏相邻组织,不发生材料表面钙化沉着,血液相容性好(即不发生凝血、溶血,不扰乱电解质平衡等);②物理、力学性能与医学应用的匹配性好,即强度、弹性、耐磨性、耐老化性,透气性、降解性等需要与相应的医学应用相匹配;③可加工性、可制造性能良好,即材料需易于加工、制造,并适用于灭菌和消毒。医用高分子材料按照来源不同,可以分为合成高分子材料和天然高分子材料。其中,合成高分子材料可分为可降解高分子材料和不可降解高分子材料。本节将按照这些分类,系统介绍一些典型的医用高分子材料,包括化学结构特征、物理性能特点及其医学应用类型。

一、医用合成高分子材料

(一)不可降解医用高分子材料

不可降解医用高分子材料是最早应用于医学领域的高分子材料。它们的特点是在生理环境中能长期保持稳定,不易发生降解、交联或物理磨损等,并具有良好的物理机械性能。主要的应用为人工关节、人工血管、骨水泥、眼科透镜等。一些常见的不可降解医用高分子的化学结构见图 2-4-1。

聚乙烯(polyethylene,PE)通常由乙烯经催化聚合制得,也包括与少量 α-烯烃的共聚物。聚乙烯无臭、无毒、化学稳定性好、不易被酸碱腐蚀、几乎不吸水、透水透气性较差。聚乙烯的机械性质与支化程度、结晶结构和分子量有密切关系。聚乙烯常见的类型有超高分子量聚乙烯、高密度聚乙烯、中密度聚乙烯、线性低密度聚乙烯和交联聚乙烯等。聚乙烯是最早应用于医学领域的高分子材料之一。其中,超高分子量聚乙烯具有极长的分子链,分子量通常大于 150 万,具有较高的抗冲击强度,在医学上常用于髋关节和膝关节的人工关节置换材料以及牙科填料等。

聚丙烯(polypropylene,PP)是由单体丙烯聚合而成,根据甲基在碳主链位置的不同可分为全同聚丙烯、间同聚丙烯和无规聚丙烯。其中以齐格勒-纳塔催化剂制成的全同聚丙烯最常见。聚丙烯的一些性质与聚乙烯相似,其密度较低,耐热性和耐疲劳性较好,化学稳定性稍差。聚丙烯在医学上常用于制造丙纶手术缝合线、外科手术用修补网、一次性输液

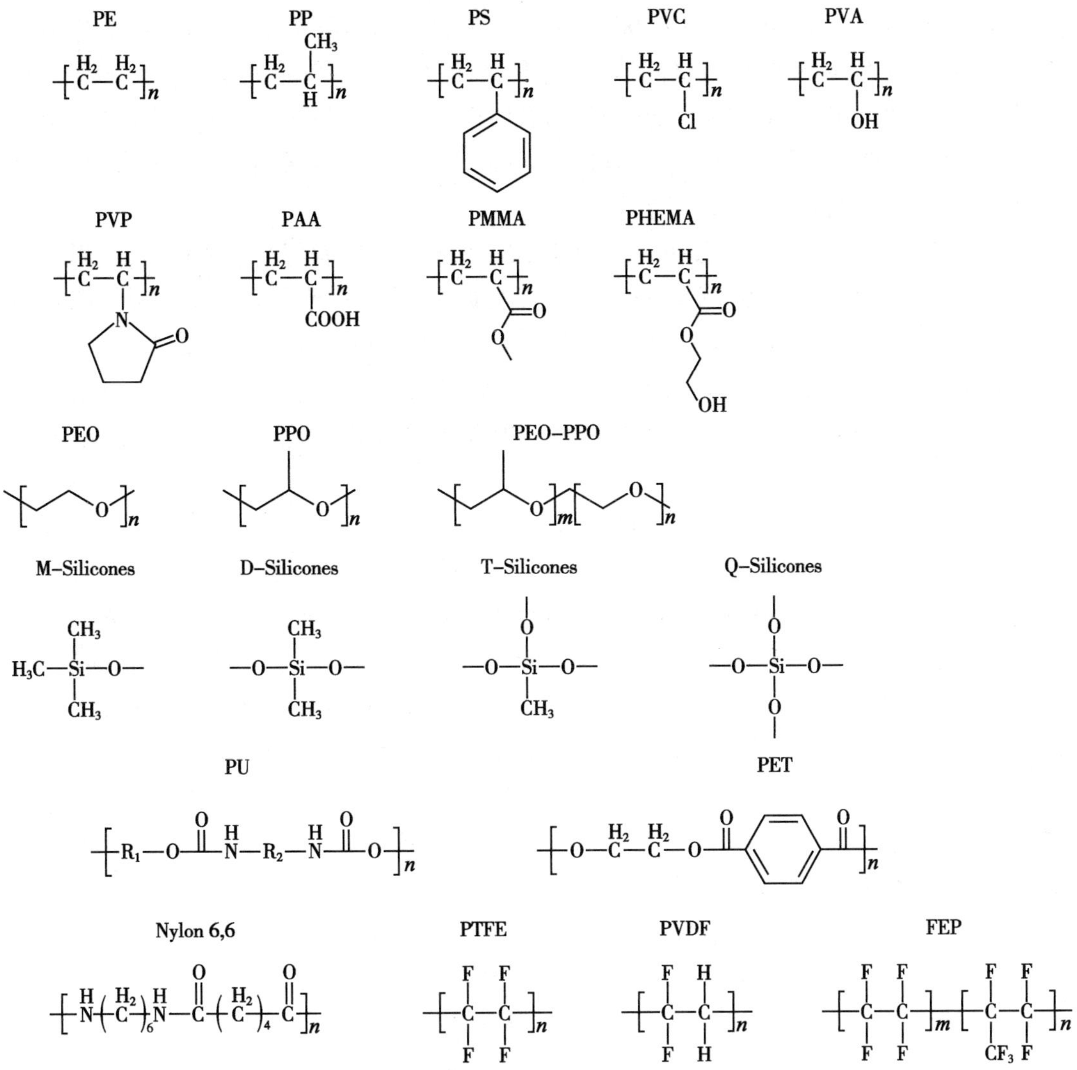

图 2-4-1　一些不可降解医用高分子的化学结构

袋和注射器等。与聚乙烯相比,聚丙烯共聚物具有更好的抗冲击强度。对聚丙烯进行表面改性可以改善聚丙烯的生物相容性。

聚苯乙烯(polystyrene,PS)是一种芳香族合成高分子,单体为苯乙烯。聚苯乙烯通常为固态或泡沫状态,固态的聚苯乙烯硬而脆,与丁二烯共聚得到高抗冲聚苯乙烯。聚苯乙烯本身是透明的,常用作包装和食品容器等。聚苯乙烯泡沫隔热性能较好,但不能完全阻隔水汽。聚苯乙烯在生物医学领域的重要作用是制造细胞培养器皿、医用真空罐和过滤材料等。

聚氯乙烯(polyvinyl chloride,PVC),是由氯乙烯单体聚合得到,其主链为碳-碳单键连接而成,主要是氯乙烯头-尾连接形式,也存在少量的头-头(或者尾-尾)连接,通常这些位置的化学键不稳定。由于链转移的存在,PVC也存在少量的支链。PVC一般为无定型的白色粉末,分子量在 40 000 到 110 000 之间。它具有很好的阻燃性,耐酸碱腐蚀,耐电击穿,高抗冲击强度,耐溶剂性,价格低等优点。但是,PVC 耐热性较差,加热到 140~170℃左右开始分解放出氯化氢,其耐光性也比较差,长时间阳光照射会分解产生氯化氢。纯聚合物的脆性高,通常需要添加大量的增韧增塑剂共混使用。PVC 主要应用于透析导管、塑料输液瓶、输液器、呼吸面罩、吸氧管等。

聚乙烯醇(polyvinyl alcohol,PVA)由聚醋酸乙烯酯水解或者部分水解得到,不同长度的聚醋酸乙烯酯经过不同程度的水解会得到不同的聚乙烯醇,分子量在 20 000~400 000 之间。PVA 是一种水溶性高分子,不溶于苯、甲苯、甲醇、丙酮、二氯甲烷等常见溶剂。加热到 200℃开始分解,耐光性好,在明火下可燃烧。抗张强度高,耐有机溶剂,折光率 1.49~1.53,无毒无味,具有很好的黏结性和成膜性。PVA 可用于制备软骨材料、隐形眼镜、人造玻璃体,还可以用于口服药物辅料等。

聚乙烯吡咯烷酮(polyvinyl pyrrolidone,PVP)由 N-乙烯基-2-吡咯烷酮聚合而成,一般为线性聚合物,也有部分交联的形式。分子量一般以 K 值描述,分为 K15、K30、K60、K90,分别代表分子量为 10 000、40 000、160 000、360 000 的聚合物。PVP 一般为白色粉末,无毒,无味,对皮肤无刺激,生理相容性好。易溶于水,同时还能溶于许多有机溶剂,例如醇、羧酸、卤代烃等。PVP 具有很强的络合作用,可以和很多化合物络合。PVP 主要用于药物辅料,如:注射剂的增溶剂、口服药物的分散剂、缓释药物的载体、眼药的润滑剂及成膜剂,还有各种导管的涂层,如导尿管、输血管、导气管等。

聚丙烯酸(polyacrylic acid,PAA)是一种无色或者浅黄色的透明液体,干燥的 PAA 为一种白色、蓬松的粉末。PAA 是一种无毒且可以在水中溶解的聚合物,可以通过丙烯酸的自由基反应得到,是一种侧基为羧基的乙烯基聚合物。侧链的羧基使其具有一定的酸性,可以与醇、氨等反应。其液体单体可以在光引发剂的条件下进行固化。在中性 pH 值条件下,PAA 带有阴离子,这种性质使 PAA 可以作为一种聚电解质,具有吸收和保持水分的能力。如果在 PAA 的水溶液中加入无机盐离子(铝离子、钙离子、镁离子等),则聚合物会发生交联。PAA 的透明性好、硬度高,可以黏附在搪瓷上。PAA 可以应用在牙齿修复、药物缓释载体和医用水凝胶等方面。

聚甲基丙烯酸甲酯〔poly(methyl methacrylate),PMMA〕俗称有机玻璃,是一种无毒、不可降解的高分子材料。PMMA 是一种疏水性材料,机械强度高、韧性好,化学稳定性良好,玻璃化转变温度在 80~100℃,分解温度在 200℃以上。PMMA 可以溶于有机溶剂,例如丙酮、氯仿等。不同于普通的玻璃,PMMA 在碎裂时不易产生锋利的碎片。PMMA 是无定形聚合物,因此具有很好的透明性,允许光通过。MMA/PMMA 的混合物被广泛地应用在骨科方面,例如骨水泥、骨黏固剂,可用于骨的缝合。MMA 与具有不饱和双键的甲基丙烯酸乙烯酯共聚得到适当黏度的低聚物,在紫外光的照射下固化用做牙齿修复材料。另外,还可以应用在人工晶状体、硬性隐形眼镜等方面。

聚羟乙基甲基丙烯酸甲酯〔poly(2-hydroxyethyl methacrylate),PHEMA〕是由高亲水性的单体甲基丙烯酸-2-羟基乙酯(HEMA)合成,通过自由基聚合形成的无规聚合物。干燥时,PHEMA 是透明的。由于侧基中极性羟基的存在,PHEMA 能吸收将近 40wt% 的水。PHEMA 是在黏合剂和黏合树脂方面应用最广泛的材料之一。第一种软性隐形眼镜的材料是由 PHEMA 弱交联形成的。PHEMA 吸收水分可使得材料塑化,变成一种更软的材料,减少了对眼睛的刺激。纯的 PHEMA 不能对眼睛的角膜提供足够的氧气。因此,PHEMA 经常和其他单体共聚,例如氟化或硅烷化的甲基丙烯酸盐,可以增加氧气的传送,提高氧气的溶解度,有助于生产一种更薄的眼镜。此外,PHEMA 还可应用于植入型多孔支架、载药水凝胶以及表面涂层等。

脂肪族聚醚是一类含有醚键的重要聚合物,常由环氧单体开环聚合而得。由于其独特的理化特性,如高弹性、低玻璃化温度和高亲水性,使得聚醚材料在生物医药领域有着广泛的应用。其中最具代表性的是聚环氧乙烷(PEO)、聚环氧丙烷(PPO)以及它们的共聚物(PEO-PPO)。PEO 是一种典型的水溶性高分子。它具有优异的生物相容性、无免疫原性、无抗原性、无毒性、并能抵抗蛋白质的非特异性吸附,常被用于各类药物载体和抗吸附涂层等。与 PEO 相比,PPO 不溶于水,但同样具有优秀的稳定性和生物相容性,常与 PEO 配合使用,即 PEO-PPO 共聚物。PEO-PPO 共聚物是一类典型的非离子型表面活性剂,它的溶液性质直接与 EO 和 PO 的单体比例相关。其在生物医用材料领域有着重要的应用,比如温敏材料、药物载体、微创生物医学中的可注射材料。其中,Pluronic 系列共聚物更是被FDA 批准可用作药用辅料。

硅橡胶材料在医药领域的应用已经有 60 多年历史,是最早应用的医用高分子材料之一。硅橡胶有四种基本的结构,即 M,D,T,Q,分子结构见图 2-4-1。硅橡胶无味无毒,具有很好的热稳定性、绝缘性、耐臭氧和耐大气老化等性能。硅橡胶化学性质稳定,在很大的温度范围内能维持材料的弹性,储存条件可以从零度以下到蒸汽高压范围。由于这些优异的性能,硅橡胶在现代医学中发挥了重要作用,常用于制备人造血管、气管、肺和鼓膜补片等。但硅橡胶的抗张强度和抗撕裂强度等机械性能较差,在常温下其物理机械性能较差。

聚氨酯(polyurethanes,PU)为主链含—NHCOO—重复结构单元的一类聚合物,可由双端羟基的聚合物/单体和双异氰酸酯单体缩聚而成。实际上,大多数商品化的聚氨酯都是嵌段共聚物,由可结晶的"硬段"和非晶的"软段"组成。PU 的性能决定于单体的选择以及软硬段的比例。PU 机械性能优异,稳定性好,并有很好的生物相容性。在医学领域有着广泛的应用,可用作人工心脏起搏器、人工心脏膀胱、心脏辅助球囊泵、导管、血管移植、伤口敷料等。

含氟高分子是指全部或部分的碳-氢键为碳-氟键取代的高分子化合物,也是一类应用较广泛的医用高分子材料。其中最具代表性的有三类:聚四氟乙烯(polytetrafluoroethylene,PTFE)、聚偏氟乙烯〔poly(vinylidene fluoride),PVDF〕和氟化乙烯丙烯共聚物(fluorinated ethylene propylene,FEP)。PTFE,别称"塑料之王",具有高度稳定、高韧性、非黏合性和疏水性、耐高温、能抵御酶和微生物的侵袭、无毒等特点。PTFE 可用作人工心脏瓣膜、软组织填充物、疝气膜、人工血管、组织间隙填料等。PVDF 兼具氟树脂和通用树脂的特性,除具有良好的耐化学腐蚀性、耐高温性、耐氧化性、耐候性、耐射线辐射性外,还具有压电性、介电性、热电性等特殊性能,主要应用于无菌过滤终端滤芯,可以有效去除热原。FEP 是由四氟乙烯和六氟丙烯共聚而成的,是聚四氟乙烯的改性材料。其耐高低温性很好、可在-250～200℃下长期使用。同时,FEP 耐辐射、耐磨、耐化学腐蚀,电绝缘性、自润滑性、血液相容性好,与金属和玻璃黏结力强。FEP 主要应用于修补心脏瓣膜和细小气管。

聚对苯二甲酸乙二醇酯(PET)的分子式为$(C_{10}H_8O_4)_n$,是一种常见的聚酯类高分子,通常由对苯二甲酸二甲酯和乙二醇通过酯交换反应和缩聚制成。PET 耐冲击强度高,耐磨损,耐溶剂,对水汽的阻隔性较好,常用于生产合成纤维(涤纶)及制造食品和液体的容器。由于高结晶度和疏水性在体内相当稳定,PET 在医学上可用作缝线、人工韧带、血管支架材料和伤口敷料等。为了减少血栓形成和炎症反应,常在 PET 表面涂覆含氟高分子或亲水性高分子。

尼龙 66 是聚酰胺的一种,由两种含 6 个碳原子的单体己二胺和己二酸通过缩聚合成。尼龙 66 具有较高的机械强度,耐热性和化学稳定性较好。尼龙 66 常用作可植入医疗器械的组分,用来增强复合材料的力学强度,例如作为骨修复支架的填充材料,也可用于制造手术缝合线。相对于其他材料,尼龙对细菌感染的抵抗性较好。

(二)可降解医用高分子材料

可降解(可吸收)医用高分子材料在生物环境中能自发降解,并且降解产物无毒。其具体应用如可吸收手术缝合线、药物/基因传递载体、骨科固定材料、可吸收心血管支架、组织工程和再生支架等。一般认为,生物可降解医用高分子材料需要具备以下特征:①材料进入机体后,不引起免疫反应和毒性反应;②材料的降解时间需要与材料在体内发挥作用的时间相匹配,最终代谢出体外;③材料的降解产物也需无毒、无免疫原性;④材料可加工性能良好。一些医用合成高分子材料的结构、应用及相应的优点、缺点总结于表 2-4-1 中。

表 2-4-1 一些医用合成高分子材料的应用、优点、缺点和结构的总结

名称	应用	优点	缺点	结构
聚磷腈	组织工程;疫苗佐剂	合成灵活;力学性能可控	合成复杂	
聚酸酐	药物载体;组织工程	单体多样;降解速率可控	分子量低;力学性能较弱	
聚原酸酯	药物载体	降解速率可控;pH 敏感性降解	力学性能较弱;合成复杂	

续表

名称	应用	优点	缺点	结构
聚磷酸酯	药物载体；组织工程	生物分子相容性；降解产物生物相容性好	合成复杂	$\left[R_1-O-\overset{\overset{O}{\|\|}}{\underset{\underset{R_2}{\|}}{P}}-O\right]_n$
聚己内酯	药物传递；组织工程	易加工；商业产品多	有限的降解	$\left[\overset{\overset{O}{\|\|}}{C}-(\overset{H_2}{C})_5-O\right]_n$
聚氨酯	人工假体；组织工程	力学性能强；耐应力性好	有限的降解；需要与其他高分子共聚	$\left[R-\overset{H}{\underset{}{N}}-\overset{\overset{O}{\|\|}}{C}-O\right]_n$
聚乳酸	组织工程；药物载体	易加工；商业产品多	有限的降解；降解产物酸性较强	$\left[\overset{\overset{O}{\|\|}}{C}-\overset{H}{\underset{\underset{CH_3}{\|}}{C}}-O\right]_n$
聚碳酸酯	药物传递；组织工程；固定架	力学性能与化学结构相关；表面耐腐蚀	有限的降解；需要与其他高分子共聚	$\left[\overset{\overset{O}{\|\|}}{C}-O-R-O\right]_n$
聚氨基酸	药物传递	可连接其他侧基；降解产物生物相容性好	有限的降解；电荷引发毒性	$\left[R-\overset{H}{\underset{}{N}}-\overset{\overset{O}{\|\|}}{C}\right]_n$

　　聚乙醇酸〔poly(glycolide acid)，PGA〕是在催化剂作用下由乙交酯(GA)(乙醇酸的二聚体)开环聚合制备而成。通过控制反应温度、反应时间、催化剂浓度和引发剂(链长控制剂)的浓度可以控制 PGA 的分子量。PGA 是高度结晶的聚合物(结晶度 45%～55%)，因而具有较高的拉伸模量。PGA 是最早研究用于生物医学领域的可降解聚合物。通过自加强(SR)技术制成的移植物可用于骨折和截骨手术，还可用于牙龈成纤维细胞的支架和软骨组织工程支架。

　　聚乳酸〔poly(lactic acid)，PLA〕是最主要的脂肪族聚酯之一。PLA 通常是在催化剂作用下由丙交酯(LA)(乳酸的二聚体)开环聚合(ROP)或直接通过乳酸缩聚制备而成。LA 开环聚合最常用的催化剂是有机锡化合物，其中最典型的是 Sn(Oct)$_2$。乳酸有 L 型和 D 型两种对映异构体。天然的乳酸是 L-乳酸，其聚合物称为 PLLA。与 PGA 不同，由于 PLA 的重复单元中含有—CH$_3$，因而 PLA 具有更强的疏水性；由于酯键上取代的 CH$_3$—的立体屏蔽效应，PLA 具有较低的降解速率，在体内其完全降解的时间大概需要 2～6 年。PLA 的物理性质和生物可降解性还可以通过在共聚时引入其他羟基酸单体或利用 D-,L-对映异构体的外消旋作用来调节。作为一种具有优异生物相容性的可降解高分子材料,PLA 常用作手术缝合线、药物传输、血管支架、人造皮肤、骨固定器件、组织工程修复支架、固定或支撑植入物等。

乳酸-羟基乙酸共聚物〔乙交酯-丙交酯共聚物,poly(lactic-co-glycolic acid),PLGA〕是由乳酸和乙醇酸单体共缩聚,或乙交酯-丙交酯开环共聚合而成。和 PGA、PLA 相比,PLGA 通常具有更低的结晶度和熔点。PLGA 的降解速率比 PLA 更快,而且其降解速率可以通过调节共聚物中 LA/GA 比例来调节,完全降解时间能够从 1 周到 6 年调节。由于 PLGA 具有较好的加工性能和可控的降解速率,常被用于组织工程和微米/纳米药物传输体系。

聚 ε-己内酯(poly(ε-caprolactone),PCL)同样是一种半结晶性的脂肪族聚酯。它可以通过 ε-己内酯单体开环聚合得到。PCL 结晶度高、柔韧性好,具有较低的玻璃化转变温度(-60℃)和熔点(55~60℃)、良好的生物降解性、良好的生物相容性和生物吸收性。因此,PCL 常被作为手术缝合线、骨科内固定器件、伤口敷料、微纳米药物递送系统、避孕药具和牙科材料等。

聚对二氧环己酮(polydioxanone,PDO)是一种无色结晶性的生物可降解高分子,由对二氧环己酮开环聚合获得。与其他脂肪族聚酯类相比,PDO 具有更高的抗拉伸强度和优异的柔韧性。PDO 作为一种生物可降解和生物相容性良好的医用高分子,可用于生物可吸收缝合线、心脏补片,血管和尿路支架以及骨固定材料等。

聚碳酸酯(polycarbonate,PC)是一类主链含有碳酸酯结构的生物可降解高分子。它可以通过环状碳酸酯单体的开环聚合而得。由于环状碳酸酯单体具有可功能化位点,经开环聚合后,可获得多种侧基功能化的聚碳酸酯材料。这其中,聚三亚甲基碳酸酯(PTMC)是一类结构最简单的聚碳酸酯,由于其良好的生物降解性能,已被用作手术缝合线以及骨科矫形钉和螺钉等。而通过功能化单体开环聚合得到的侧基功能化的聚碳酸酯材料,则常被用于制备医用可降解水凝胶、功能化药物/基因载体等。

聚氨基酸(polyamino acid)是一类由氨基酸单体构成的医用高分子,单体之间一般是由 α-氨基和羧基缩合的肽键连接。聚氨基酸具有与天然蛋白/多肽类似的二级结构,其降解产物是氨基酸单体,生物相容性良好。聚氨基酸由于其侧基可功能化的特点,目前常被用作药物和基因传输的载体。此外,聚氨基酸还可以通过分子设计,模拟天然抗菌肽结构,从而获得具有广谱抗菌效果的材料。

聚磷酸酯(polyphosphoester,PPE)是一种分子链中含有磷酸酯重复单元结构的医用高分子。早期它是通过传统的缩聚、酯交换聚合而获得的。20 世纪 90 年代开始,随着功能化环状磷酸酯单体的开发和开环聚合催化剂的发展,聚磷酸酯的合成进入可控和功能化的阶段。聚磷酸酯拥有和天然核酸类似的磷酸酯连接方式,其生物相容性非常好、结构较易进行修饰和功能化,可以应用于药物缓释材料、组织工程材料、基因治疗载体等领域。

聚原酸酯〔polyorthodester,POE〕是一种"表面溶蚀型"的生物可降解高分子。它可以通过二醇单体和二乙氧基四氢呋喃酯交换聚合而得(POE Ⅰ),也可以通过二醇单体和双烯酮单体催化缩合而成(POE Ⅱ)或者是通过三元醇单体和原酸酯直接聚合而成(POE Ⅲ)。

POE还是一类pH敏感的高分子材料,它的敏感性可以通过调节二醇单体的结构来实现。目前,POE常用于抗癌药物/蛋白质的传输体系、矫形固定器件和器官修补支架等。

聚酸酐(polyanhydride)也是一种"表面溶蚀型"的生物可降解高分子。由于其主链含有不稳定的酸酐键,聚酸酐可以很容易水解成羧酸单体。基于这一特点,聚酸酐常用于药物缓控释的载体、口服药物微球和组织工程支架等。

聚磷腈(polyphosphazene)是由氮、磷原子通过单、双键交替联结成主链的一系列高聚物。其主链上的磷原子上连有两个侧基,引入不同侧链可以制备具有各种不同功能的聚磷腈高分子。聚磷腈具有良好的光、热稳定性、抗氧化性、耐辐射、耐低温等相对稳定的物理化学性质,并且具有良好的生物相容性、生物降解性、低毒性。目前,聚磷腈主要应用于药物控制释放载体、组织工程支架、生物传感器、基因传递载体和生物矿化材料等。

二、医用天然高分子材料

(一)天然多糖高分子(polysaccharides)

淀粉(starch)及其衍生物。淀粉分为直链淀粉(α-1,4-糖苷键连接)和支链淀粉(含α-1,4-糖苷键连接和α-1,6-糖苷键连接)。直链淀粉是结晶的,且在沸水中可溶,而支链淀粉则不溶。150℃时糖苷键开始断裂,当温度达到250℃时淀粉粒结构完全崩塌。淀粉是一种生物相容性良好且生物可降解的天然高分子。淀粉在淀粉酶和葡萄糖苷酶的存在下,可以降解为相应的糖单元。目前,淀粉及其衍生物常用于制备药物辅料、糊精、药物传输载体和药物的稀释剂,或者经过与其他生物可降解高分子共混制备组织工程支架。

纤维素(cellulose)及其衍生物。纤维素是天然界中分布最广、含量最多的一种多糖高分子。它是由D-吡喃葡萄糖苷单元通过β-1,4-糖苷键连接的线性高分子。纤维素分子本身是水溶性的,但由于存在很强的分子间氢键作用,使得纤维素很难溶于水和有机溶剂,从而限制了其在生物医学上的应用。好在纤维素有很多活性的羟基,经过化学接枝改性后所得到的衍生物如羟乙基纤维素、羟丙基纤维素和羧甲基纤维素等,都能很好地溶于水或有机溶剂。这几种改性的纤维素都具有良好的生物相容性,常用于制作药片的包衣、混悬剂和助悬剂等。近年来,人们还通过对其进一步化学改性,将这类纤维素衍生物应用于医用水凝胶和药物缓控释载体。

壳聚糖(chitosan)又称脱乙酰甲壳素,是由甲壳素(chitin)在碱性条件下经过脱乙酰化得到的。当脱乙酰度达到50%的时候,它在酸性条件下可溶,是一种阳离子聚合物。一般认为,壳聚糖是一种无毒且具有良好生物相容性的材料。它常被用于组织工程(骨、软骨、肝脏和神经组织等)以及药物和基因传输载体。作为手术缝合线和骨折内固定器件的应用也在研究中。

海藻酸(alginic acid)常以钠盐的形式存在,即海藻酸盐(alginate)。它是一种从海藻当中提取的天然阴离子聚合物,其结构是由β-D-甘露糖醛酸(M单元)与α-L-古洛糖醛酸(G

单元)依靠 β-1,4-糖苷键连接而成。海藻酸盐具有良好的生物相容性、毒性低且能够与钙离子结合制备水凝胶或胶囊的包衣材料。因此,它在生物医用材料领域有着广泛的应用,例如药物缓控释载体、伤口敷料和组织再生修复支架等。

透明质酸(hyaluronic acid,HA)是一种线性的天然多糖。它的重复单元是由 N-乙酰葡萄糖胺和葡萄糖醛酸组成的二糖结构。HA 广泛存在于人体,如眼球的玻璃体和软骨里的细胞外基质。作为一种细胞外基质重要的组成部分,HA 发挥着重要的结构力学和生物学功能,如维持组织形态、参与细胞信号转导以及促进损伤修复等。此外,HA 可以被透明质酸酶降解,并转化为人体的一部分。因此,HA 作为一种天然可降解的高分子材料已被广泛应用于生物医学领域,部分产品已获临床应用超过 30 年。HA 的生物医学应用主要包括:作为细胞和药物传输的基质、诱导干细胞分化、心血管修复和再生支架等。此外,透明质酸钠(玻璃酸钠)润滑剂用作注射液可用于治疗膝骨关节炎,皮肤美容等。

(二)蛋白质(proteins)

胶原蛋白(collagen)是由成纤维细胞合成的天然高分子,可以取自猪、牛等动物的结缔组织。目前已发现的胶原蛋白大约有 19 种。其中最常见的是 I 型、II 型、III 型、V 型和 VI 型的胶原蛋白,它们都是由三股缠绕的螺旋结构的蛋白质组成。胶原蛋白来源广泛、无毒、无免疫原性、不引起溶血反应、生物可降解/可吸收,在生物医学领域有着广泛的应用。胶原蛋白可以用于制造心脏瓣膜、支架、血管修复材料、止血海绵、创伤敷料、人工皮肤、手术缝合线、组织工程基质等。

明胶(gelatin)来源于胶原蛋白在酸、碱或酶条件的水解。其中,通过酸水解获得的明胶,称为 A 型明胶。通过碱水解获得的明胶,称为 B 型明胶。与胶原蛋白相比,明胶价格低廉,但却拥有类似于胶原蛋白的无毒、无免疫原性、不引起溶血反应、生物可降解/可吸收等优点。因此,明胶在生物医学领域也有着广泛的应用,比如血管的密封胶、药物载体和创伤敷料等。

白蛋白(albumin)是血浆中含量最多的蛋白质。由于其无毒、无免疫原性以及在血液中的优异稳定性,白蛋白最常用于制备药物载体。其中利用白蛋白担载紫杉醇的纳米制剂(Abraxane)已经被 FDA 批准用于乳腺癌和转移性非小细胞肺癌的一线治疗,到 2020 年该药物预计销售额将超过 20 亿美元。同时,白蛋白还可以用做植入型器械的表面涂覆以及组织黏合剂等。

(三)来源于微生物发酵的天然高分子

聚(3-羟基丁酸酯)〔poly(3-hydroxybutyrate),PHB〕是一种通过细菌发酵而产生的可降解高分子。PHB 是一种半结晶的聚酯。它的熔点在 160℃到 180℃之间;玻璃化转变温度在-5℃到 20℃之间。PHB 的降解是一种通过酯键的水解导致材料表面溶蚀的模式。其降解产物是 D-(-)-3-羟基丁酸,其本身是一种血液的组成成分(浓度大概在 0.3~1.3mM),对人体无毒、无刺激。因此,PHB 常用作医用植入体和药物载体。

聚(γ-谷氨酸)是一种来源于细菌的水溶性高分子,其结构中含有 D-型和 L-型谷氨酸。

聚(γ-谷氨酸)常被制作成纳米粒子用于抗体、疫苗、DNA 或蛋白质药物的传输。同时,还可以通过对其侧链的羧基进行交联获得生物可降解水凝胶,用于组织工程领域。但由于该聚合物来源受限,其生物医学应用也受到了一定程度的限制。

聚(ε-赖氨酸)与聚(γ-谷氨酸)相似,是一种来源于细菌的水溶性高分子,也可以用作药物载体和组织工程支架材料。不同的是,聚(ε-赖氨酸)是一种阳离子聚合物,具有广谱的抗菌、抗病毒等效果。

三、总结和展望

医用高分子材料已经成为医学领域不可或缺的材料。经过 60 多年的发展,高分子材料在临床上的应用已经从单纯的替代组织器官部分功能的"惰性"材料,发展到具有诱导组织再生或具有组织靶向和实现细胞内智能靶向的"活性"和"智能"材料。然而,关于医用高分子材料,特别是"活性"和"智能"高分子材料,其化学结构、物理机械性能以及降解性能与生物体的相互作用机制,特别是在细胞和分子生物学水平的作用机制仍然是未解之谜。这也严重制约了医用高分子材料在医学上的进一步应用。为此,我们需要整合来自临床医学、化学、生物学、药学、材料学以及物理学等不同领域的研究人员,去探求临床需求与材料结构、性能、生物学行为之间的构效关系,为医用高分子材料的发展和临床应用注入新的动力,开创新的方向。

(陈学思)

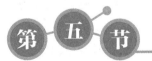

第五节 生物医用纺织材料

一、概述

1987 年 Williams 等专家总结概括得出生物医用纺织品的定义。生物医用纺织品是由合成材料或天然纤维加工而成的一种非活性的、永久或暂时性的纤维状结构织物。因其具有防护保健作用,并可治疗损伤和诊断疾病,因此可用于人体的体内外生物环境中,从而减轻患者病痛,提高健康水平,改善医疗条件。由此可见,生物医用纺织品是材料科学与工程、纺织科学与工程、机械学、生物学和医学等多学科交叉的产物。目前,生物医用纺织品已成为生物医用器械的一个重要组成部分。

生物医用纺织品品种繁多,广泛地应用在各类医疗机构中,从简单的手术服、面罩、挂帘、擦拭布到多功能的缝合线、敷料、人造血管、人工韧带等。图 2-5-1 为临床使用的常规生物医用纺织材料。

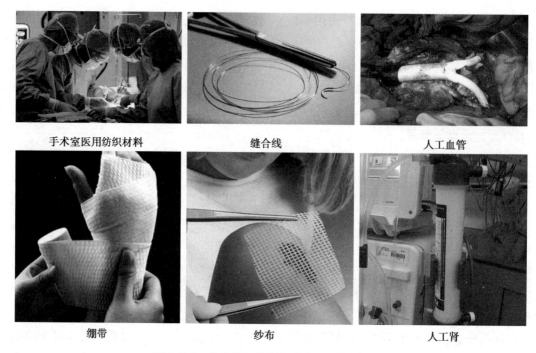

手术室医用纺织材料	缝合线	人工血管
绷带	纱布	人工肾

图 2-5-1　临床使用的常规生物医用纺织材料

生物医用纺织品最初是以手术缝合线和医用绷带的形式出现,多用于缝合外伤、包扎伤口、结扎动脉或其他血管。根据早期的记录,第一次使用手术缝合线是在公元前 3000 年的古埃及,在木乃伊身上使用了亚麻(linen)缝合线。公元前 500 年,印度 Sushruta 医生首次详细记录使用亚麻、大麻、树皮纤维和头发作为缝合线,进行扁桃体切除、剖宫产、肛瘘、截肢和隆鼻等手术。公元 200 年,来自罗马帕加的 Galen 医生首次记录了用黄金作为永久性缝合材料做成缝合线,黄金线的使用解决了因皮肤大面积感染而造成亚麻缝合线降解腐烂的问题。公元 900 年,阿拉伯人 Rhazes 从音乐家转行成为一名外科医生后,他第一次使用羊肠鲁特琴弦线进行腹部缝合,为世界医用纺织品进步作出了重要贡献。该缝合线的制备方法与小提琴、吉他的弦线和网球拍的制作方法类似,是通过回收牛、羊肠器官后,将其组织切成很细的条状,从而制成肠线。19 世纪 60 年代,英国外科医生 Joseph Lister 提出无菌缝合概念,并研制了碳肠线。1914-1918 年世界大战期间,苏格兰药剂师 George Merson 通过淬火锻压工序成功地为羊肠缝合线加上一个无眼针,有效地降低了组织受外伤的概率。尽管用于生产缝合线的牲畜已通过安全检验,由于担心会被传染到牛海绵状脑病(即疯牛病),在美国、日本和欧洲已禁止使用羊肠缝合线。1935 年,Wallace Carothers 发明了专利产品尼龙,并很快应用到了手术缝合线中。20 世纪 50 年代还出现了不锈钢缝合线和涤纶缝合线。1971 年以聚羟基乙酸(PGA)为原料生产的缝合线在体内吸收时间小于 90天,成为第一个生产可吸收缝合线的公司。1974 年,通过共聚 90% PGA 与 10% 聚乳酸(PLA)得到了另外一种缝合线,因其结晶度低,吸收时间仅为 PGA 产品的一半。

除以上缝合线,外科医生也在不断寻找修复外伤和患病疾病的材料和技术,出现了人工血管、人工肾、人工心脏瓣膜和快速止血敷料等先进的生物医用纺织品。医生根据临床使用的需求提出和设计更加先进的生物医用器械。材料科学家和纺织工程师根据医生和病人的需求,创造出新一代的生物医用纺织品,以满足临床治疗的需要,创新与合作促进了生物医用纺织品的可持续发展。

二、医用纺织材料分类

医用纺织材料作为生物医用材料的重要组成部分,涉及的使用范围广,有相对简单的纱布、绷带、手术衣,也有非常复杂的人工器官和组织工程支架等。医用纺织材料可以按产品功能和应用进行分类:

1. 按产品性能分类 一般可分为普通医用纺织材料和功能性医用纺织材料。普通医用纺织材料主要包括医疗护理用纤维及其纤维制品(如纸尿布,护膝等)、病人及其病房用纤维制品(如床单、病人服装等)、医护人员隔离服、手术室用纤维制品(手术服、一次性无菌口罩、洞巾、包布等)。功能性医用纺织材料主要包括防护类用品,如各种防辐射服装;保健类用品,如抗菌、除螨、抗病毒、防蚊虫等纺织品;治疗类用品,如快速止血纱布、可吸收止血纱布等;仿生器官用品,如人工血管,人工肾,人工心脏等。

2. 按应用领域分类 可分为体内用、体外用和卫生保健医用纤维制品。体内用医用纺织材料:如人工血管、人工输尿管、缝合线、心脏瓣膜、人工补片、人工神经导管、人工韧带等。体外用医用纺织材料:如纱布、膏药类产品用纺织材料、绷带、人工肾、人工肝等。卫生保健医用纤维制品:主要是指辅助治疗和恢复过程中用到的纺织材料,包括手术服、口罩、床单、毯子、病人服、揩拭物、尿布等,还包括血浆分离、过滤、采集和浓缩装置。

三、医用纺织材料加工方法

纺织材料是指纤维及其纤维制品,具体表现为纤维、纱线、织物及其复合物。医用纺织材料是指可应用于生物医学的纺织材料。概念中纤维与纤维制品表明了纺织材料既是一种原料,用于纺织加工的对象,又是一种产品,是通过纺织加工而成的纤维集合体。例如天然纤维素纤维棉花作为重要的纺织材料,可用于纱布的制备。纱布是棉纤维的集合体,属于纺织材料的范畴。

(一)纤维成型的主要工艺

生物医用纺织品制备过程中的主体基材为纤维材料,除直接从自然界中获取的纤维材料以外,其他的医用纤维材料均需通过复杂的机械加工来获取。由于高分子材料性能的差别以及所需加工纤维细度的不同,纤维成型的主要方式有:熔融纺丝、溶液纺丝、凝胶纺丝、静电纺丝等。

1. 纺丝液的制备 根据高分子材料的性能不同,可通过加热使聚合物变成流动的液体用于纺丝,也可以选择合适的溶剂将其溶解后制备成具有一定黏度和流动性的液体,前者称为熔体,后者称为溶液。具体采用何种方式,主要取决于高分子的性质和产品要求。通常,聚合物分解温度高于熔点,且熔点范围狭窄时,可选择将高分子加热熔融或溶解在适当的溶剂中获取纺丝液。反之,当聚合物分解温度低于熔点时,必须将高分子溶解在适当的溶剂中制备成纺丝液。

2. 熔融纺丝 是将加热后的熔体通过计量泵从喷丝板推出后在空气中进行降温固化,形成纤维。图 2-5-2 为熔融纺丝工艺流程示意图。纺丝过程中未添加任何溶剂及其他物质,因此该方法加工干净、污染小、效率高、成本低。熔融纺丝速度一般为 1000~2000m/min,最高速度可达 6000m/min。常用作聚酯纤维、聚丙烯纤维、聚乙烯纤维等的加工。

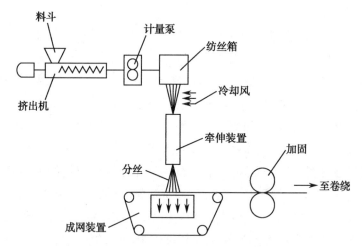

图 2-5-2　熔融纺丝工艺流程示意图

3. 溶液纺丝 为纤维加工的常用方法之一,是将制备好的纺丝溶液由计量泵从喷丝板推出后进入不同的凝固条件固化形成纤维。根据凝固条件的不同可将其分为湿法纺丝和干法纺丝。湿法纺丝是采用液态物质作为凝固浴,溶液中溶剂与凝固浴发生快速交换,溶剂析出后导致聚合物固化成形,纺丝速度为 18~380m/min。湿法纺丝过程中使用到大量的液体溶剂,带来严重的污染问题,增加纤维制备成本,纤维横截面结构因交换速度的变化而形成非圆形结构。聚乙烯醇纤维和黏胶纤维多采用湿法进行加工。直接采用空气作为凝固条件,喷丝板推出的溶液在空气中因溶剂挥发而固化的方法称为干法纺丝。干法纺丝的速度一般为200~500m/min,最高速度可达 1500m/min。干法纺丝过程中使用易挥发性液体作为溶剂,故对环境造成较大的污染,且纤维制备成本较高,但是获取的纤维质量较好。聚丙烯腈纤维和聚乙烯醇纤维也可使用干法纺丝制备。图 2-5-3 为湿法纺丝工艺流程示意图。

4. 凝胶纺丝 又称为冻胶纺丝,是获得较理想结构和高强度高模量纤维的一种方法。纺丝溶液经计量泵后由喷丝板挤出进入凝固浴形成凝胶态丝条,伴随溶剂蒸发高分子固化成为纤维的一种方法称为凝胶纺丝。凝胶纺丝速度一般为 1~2m/min。凝胶纺丝多采用超高分子量的聚合物作为纺丝原料,纺丝速度慢,纤维拉伸倍数大,制备纤维的强度和模量均较大。该方法适合制备高强度和高模量聚乙烯纤维。

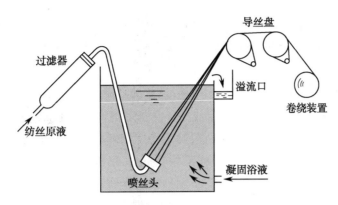

图 2-5-3　湿法纺丝工艺流程示意图

5. 静电纺丝　是一种简单制备纳米纤维的方法。该方法是依靠高分子表面吸附的电荷在静电场中对聚合物进行拉伸取向,然后溶剂蒸发或融体冷却而固化形成纤维。图 2-5-4 为常规静电纺丝工艺流程示意图。静电纺丝制备纤维的细度一般在 5~1000nm。静电纺丝所用到的设备简单、操作方便、纤维直径易控制,但纤维产量低、获取的纤维强度低。

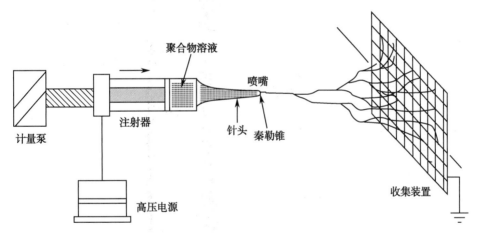

图 2-5-4　常规静电纺丝工艺流程示意图

(二)纱线成型工艺

纤维制品是由纺织纤维加工制成的各种纱线及其织物、绳索和非织造布的总称,它是纺织品应用的主要形式。其中纱线、织物和非织造布纺织材料被广泛应用在生物医疗行业中,以下对纱线、织物和非织造布的制备方法进行介绍。

纱线是纤维沿长度方向聚集成形的柔软细长的纤维集合体,是织物织造的基本原料。纱线分类方法较多且复杂,本节只按照纺纱方法对纱线进行分类。纺纱过程中按照纱线机构中喂入方式和成形机制不同可将其分为环锭纺纱线、转杯纺纱线、涡流纺纱线、喷气纺纱线和包缠纺纱线。随着技术的进步,在传统纺纱的基础上加装特殊装置制得一些新型纱线,如赛络纺纱线、赛络菲尔纺纱线、嵌入纺纱线等。

环锭纺自19世纪初发明以来被广泛使用,目前市场上80%以上的纱线为环锭纺所生产。纺纱的基本过程为:纤维开松→除杂→梳理成网→成条→并条混合→牵伸加捻→成纱→卷装成形。纤维开松和除杂的目的是使纤维处于单分散状态,且去除其中包含的杂质,对不同品质的纤维进行充分混合及方便后道梳理。梳理的目的是使纤维分离且开始伸直取向,进一步除掉杂质,在成网后汇合成条。并条是将多根纤维条混合后变成一根,目的在于使纤维条混合均匀,纤维进一步伸直,确定稳定的纤维条重。牵伸加捻是将纤维条拉长变细,纤维平行排列,并实施加捻,使纤维相互抱合,形成具有一定强度的细纱。为防止纱线紊乱和便于后道运输、加工和使用,将细纱及时卷绕成规定的形状和大小。环锭纺工作原理核心是纤维条经牵伸区牵伸后通过环锭钢丝圈旋转引入,底端卷绕纱线的筒管速度比钢丝圈速度快,纱线被动加捻制成细纱。

(三)线状结构向面状结构加工工艺

纱线是由纤维构建的线状结构产品,应用领域受到限制。织造技术实现了纤维集合体由线状结构向面状结构的转变。根据加工方式的不同将其分为机织、针织和非织造。

1. 机织　是经、纬两个纱线系统按照一定的组织规律进行交织形成织物的一种方法。沿织物长度方向(纵向)排列的是经纱,沿宽度方向(横向)排列的是纬纱。平纹、斜纹和缎纹共同称为三原组织,是其他复杂组织的基础。不同组织构成的织物在物理性能方面存在明显的差别。

机织物是经纱和纬纱互相交织而形成的织物,交织点多,织物强力高,被广泛应用在纱布、绷带、支架覆膜、心脏瓣膜等。

2. 针织　是将纱线弯曲成线圈并相互串套而形成织物的一种方法,所形成的织物称为针织物,按编织工艺及机器特点不同,针织物可分为纬编针织物与经编织物两大类。经编采用多根纱线同时沿织物的纵向顺序成圈;纬编采用一根或多根纱线沿织物的横向顺序成圈。

针织是通过弯曲的线圈相互串套形成的织物,与普通的机织物在结构和性能存在明显的差异。针织物具有一定的孔隙或孔径,线圈在受到作用力后可以发生随意变形,织物延伸性和弹性较大,适用于人工血管、人工韧带、金属支架、肌腱支架增强体、疝气补片等外科植入用纺织材料。图2-5-5为机织物和针织物组织结构图。

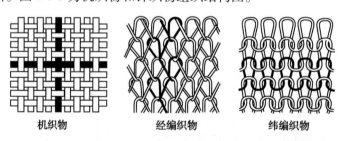

机织物　　　　经编织物　　　　纬编织物

图2-5-5　机织物、经编织物和纬编织物组织结构示意图

3. 非织造　是通过摩擦、抱合、黏合或这些方法的组合将定向或随机排列的纤维加工成片状物、纤网或絮垫的方法,其纤维可以是天然纤维或化学纤维,可以是短纤、长丝或现

场形成的纤维状物。非织造布可按厚薄分为厚型非织造布和薄型非织造布,也可按使用强度分为耐久型非织造布和用即弃型非织造布。

非织造布工艺特点除原料来源范围广、生产工艺过程简单、生产速度快、产量高外,还具备工艺变化多、产品用途广的特征。非织造加工工艺之间可以互相组合形成新的加工工艺,或改变设备工艺参数、黏合剂种类以及加固工艺参数可制备结构和性能均不同的织物,满足不同领域使用的要求。

非织造在医用领域具有广泛的应用,主要应用在手术衣帽、帘子、口罩、包扎材料、床罩、枕巾、枕头、医用手帕、膏药布、绷带、纱布、裹尸布、卫生巾、老年失禁垫等产品。

四、医用纺织材料现状及未来发展趋势

1. 医用纺织材料现状 医用纺织材料产品种类繁多,结构性能特殊,被广泛地应用在临床中,已成为生物医用材料的重要组成部分。医用纺织材料的设计及其研发涉及纺织、材料、化工、生物等多个学科,是纺织科学研究的重要前沿。

21世纪,医用纺织品进入快速增长期,产业规模不断扩大,技术进步飞速发展。医用纺织材料在满足人们日益增长的生理健康需要方面起着重要的作用。全球医用纺织材料持续保持10%的增速,部分植入性医用纺织材料的增速高达20%。

医用纺织材料是为人类自身健康直接服务,为此受到各个国家的高度重视。以美国和日本为代表的发达国家投入大量的资源加速医用纺织材料的发展。美国国家健康研究院将生物材料与生物界面研究作为优先资助领域,在组织工程用三维纺织支架等方面推动生物医用材料的研究。日本集中投入研究力量在人工器官、生物载药、组织工程等方面,加速该领域的快速发展。重点发展项目内,纳米纤维受到高度的重视。韩国和新加坡通过积极与美国和日本等发达国家合作,目前也在纳米纤维支架及其组织工程方面取得了一系列的成果。

在纺织生物医用器件方面的研究卓有成效,以人工血管为代表的人工管道已实现商业化生产;血液透析、腹腔透析装置已成为肾衰竭、肝腹水等疾病必不可少的治疗手段;人工韧带、人工肌腱可修复严重受损的运动功能,纺织支架在组织工程中发挥着越来越重要的作用。

随着科技进步,可降解型医用纺织材料得到快速的发展,以可降解缝合线为代表的相关产品已批量进入临床应用。先进加工技术,如3D打印技术的应用拓宽了医用纺织材料的发展方向和应用领域。

2. 医用纺织材料发展趋势 生物医用材料是用来对生物体进行诊断、治疗、修复或替换其病变组织、器官或增进其功能的材料。医用纺织材料作为生物医用材料的一部分,也同样遵循以上的目标。围绕以上的目标,针对医用纺织材料存在的问题,研究内容主要集中在医用纺织材料工艺、结构与生物相容性之间的关系和优化、微型人工器官器件化、先进加工技术的应用等方面。

以下有关研究内容值得我们重视和期待:①深入表征医用纺织材料微观结构和物理性能与生物相容性之间的关系,寻找快速表征的新方法和新技术;②医用纺织材料与组织界

面相容性的优化;③纺织机复合型医疗器械的开发及其产业化;④人工结构化、微小型化、精细化、多功能集成化纺织材料医用器件设计与成型;⑤研究医用纺织材料加工新工艺及新技术,拓宽纺织材料在医用领域的应用范围;⑥借助计算机材料学的发展,加速理解新型医用纺织材料构效之间的关系,缩短医用纺织材料研发时间。

(徐卫林)

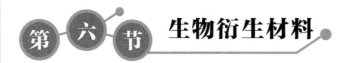

第六节 生物衍生材料

一、概述

医用生物衍生材料是指将来源于动、植物或人体的组织或组分,经物理或化学方法提取、加工、处理后所得到的医用材料。

生物衍生材料是人类最早使用的医用材料之一,其组成类似于生物组织,具有与生物组织相似的构型和功能,可表现出一系列的生物活性。生物衍生材料的来源包括动物、植物和微生物等,成分多为蛋白质和多糖。与非生物衍生材料相比,生物衍生材料具有许多独特的性质,如良好的生物相容性、可塑性、生物可降解性等,是最适合应用于生物医学领域的材料之一。

（一）生物衍生材料的特点

1. 良好的生物相容性 生物衍生材料普遍具有生物相容性好的特点,在植入机体后一般不引起或仅引起有限的细胞及全身毒性;对机体的刺激性小,基本没有致畸性、致突变性及致癌作用;与血液接触时,不会引起凝血功能异常和溶血等。这些性质保证了生物衍生材料在临床应用的安全性,为其在人体内的应用提供了可能。此外,部分生物衍生材料可支持细胞的生长,并为细胞生长提供必需的营养成分,非常适宜于组织工程领域。

2. 可塑性 生物衍生材料普遍可通过多种方法制备成接近于生物组织或器官形态的产物。由生物衍生材料所制备的水凝胶、生物支架等,可通过适当的化学修饰或物理改性使其具有与机体组织或器官相似的结构、孔隙、弹性及含水量等。这种可塑性使得生物衍生材料可以制成仿生材料或生物移植物用于临床所需。

3. 良好的物理化学性能 生物衍生材料普遍具有良好的亲水性,吸水及保水性能良好,且含有大量易于修饰的化学活性基团,如羧基(—COOH)、羟基(—OH)、氨基(—NH$_2$)等,为其功能的改良及多功能化提供了可能。

4. 生物可降解性 是部分非长期移植医用材料所必需的性能,可以避免二次手术以及慢性的炎性、毒性反应。生物衍生材料来源于生物体,在体内可被特定的酶或环境所降解。通过控制合成、交联的方法,还可制备出降解时间可控的生物衍生医用材料,这种材料可在体内按需降解,从而增强治疗效果、降低生物毒性。

5. 生物活性　生物衍生材料一般具有特定的生物活性,如促进细胞增殖和迁移、抗菌、止血、消炎等。目前有大量学者致力于生物衍生材料生物活性机制及应用的研究,随着研究的深入,越来越多的生物活性功能被发现,势必为生物衍生材料的医学应用开拓新的途径。

6. 经济性与环保性　可持续发展是社会发展的必要条件,医疗事业也不例外。来源于动物、植物、微生物的生物衍生材料因其原料易得、成本低廉、加工简便,有利于减轻使用者的经济负担。许多生物衍生材料来源于工业、食品生产的副产物,不仅减少了资源的浪费,而且提高了经济效益。此外,生物衍生材料的提取、制备过程大都不涉及高污染、高能耗的反应,对环境的污染较小。

（二）生物衍生材料的安全性

由于生物衍生材料来源于生物体,且在治疗应用中常直接用于人体内,必须具有可靠的安全性以避免产生可能危害健康的副作用(或感染)。衡量生物衍生材料的安全性的条件包括无感染性、低免疫原性及无生物毒性等。

1. 无感染性　生物衍生材料在制备的过程中,需确保来源的动物无传染性疾病、无致病菌、病毒等感染,其来源必须健康。在制备的过程中需确保无外来微生物污染,并经过可靠的方法灭菌。在存储、加工及使用的过程中,需全程保持无菌(或经过灭菌),以确保其应用于临床时不会导致感染性疾病。目前,常用的灭菌方法包括高温高压灭菌、环氧乙烷灭菌、放射线灭菌等。

2. 低免疫原性　生物衍生材料应用于人体时,可能会激活人体免疫系统,造成严重的免疫反应。因此,生物衍生材料的开发过程中必须进行一系列实验以确保其免疫原性较低,或是采用某些方法降低其免疫原性,如切除蛋白质末端等。此外,部分生物衍生材料在应用于特定病人前须经皮试等手段确保其不会造成超敏反应。

3. 无生物毒性　生物衍生材料在应用于临床前必须对其生物毒性进行评估,确保不会造成组织、器官的损伤甚至坏死。在研究及开发过程中,生物衍生材料的细胞毒性、系统毒性均需系统的进行评估,以避免不期望的副作用产生。

（三）生物衍生材料的来源与分类

1. 生物衍生材料的来源　生物衍生材料主要来源于动物、植物以及微生物,经过物理或化学方法提取、加工、处理,最终可得到相应的产物。

2. 生物衍生材料的分类

(1)按组成成分:生物衍生材料基本可分为多糖和蛋白质两大类。典型的多糖类生物衍生材料包括甲壳素、壳聚糖、葡聚糖、透明质酸、海藻酸盐等;蛋白质类生物衍生材料包括胶原蛋白、丝素蛋白、丝胶蛋白等。

(2)按来源:生物衍生材料可分为动物源性材料,如胶原蛋白、甲壳素等;植物源性材料,如纤维素、海藻酸盐等;另有一部分生物材料来源于微生物,如葡聚糖等。本节将对目前应用较广泛的动物源性与植物源性生物材料予以介绍(表2-6-1)。

表 2-6-1　几种常见生物衍生材料的来源、种类及特点

	来源	种类	特点
胶原	动物肌腱、韧带、皮肤等	蛋白	来源广泛，在创伤修复、止血等方面已广泛应用于临床
透明质酸	鸡冠、牛眼及微生物发酵等	多糖	具有较高的黏性、弹性、可塑性、渗透性，良好的生物相容性与免疫相容性
甲壳素、壳聚糖	甲壳类动物外壳	多糖	唯一带有正电荷的天然多糖
丝胶、丝素	蚕茧	蛋白	产量很高，具有良好的机械性能，可促进细胞增殖，具有一系列生物活性
去细胞生物支架	离体器官或组织	细胞外基质	与体内细胞生长的天然环境接近，生物相容性好、有利于细胞的黏附、增殖和分化
海藻酸盐	褐藻	多糖	具有良好的成胶性、成膜性及相溶性
葡聚糖	真菌的细胞壁、高等植物种子的包被等	多糖	可作为人工血浆使用，具有增强免疫功能、抗肿瘤功能等生物活性

二、动物源性生物材料

（一）胶原蛋白

1. 概述　胶原蛋白是动物体内含量最高的蛋白质之一（占哺乳动物总蛋白质约 20%～25%），是一种极为重要的天然生物材料。胶原蛋白由三条肽链经超螺旋组装而成，是结缔组织细胞外基质的主要结构蛋白，由成纤维细胞等合成。作为纤维结缔组织的重要组分，其广泛分布于动物肌腱、韧带、皮肤、骨、肌肉等组织与器官中。

2. 胶原蛋白的组成与结构　目前已发现的胶原有 19 种不同的分子结构，含量最高的是Ⅰ型胶原。按照胶原蛋白质象的不同可分为以下三类：①纤维胶原（fibrillar collagen），包括Ⅰ、Ⅱ、Ⅲ、Ⅴ和Ⅺ型胶原，由三条多肽链以连续的三重螺旋结构组成；②非纤维胶原，为片状结构，如Ⅵ型胶原；③纤维相关性胶原（fibril associated collagens），为不连续的三重螺旋结构，如Ⅸ、Ⅻ型胶原。

3. 胶原蛋白材料的应用

（1）皮肤创伤修复：胶原蛋白作为皮肤组织的主要成分之一，参与了伤口愈合的各个阶段。利用胶原蛋白作为原料所制备的皮肤敷料，能与创面紧密贴合，可促进肉芽组织与上皮形成，且生物相容性好，具有良好的止血性与吸水性等。胶原蛋白类材料应用于烧伤、烫伤、坏疽、溃疡等创伤的修复时，可有效地促进伤口愈合与皮肤再生。目前，国内外已有一系列基于胶原蛋白的敷料或表皮替代物被应用于临床，并且显示出了很好的治疗效果。

（2）止血：胶原蛋白可与血小板相互作用，其三螺旋结构可诱导血小板附着与聚集，并引起后继的凝血反应，使血液快速凝集。利用胶原蛋白所制备的胶原蛋白海绵等医用材料，可用于多种外伤或手术过程中的止血。

（3）骨修复：胶原蛋白是骨骼的结构性成分，用于骨疾病治疗的胶原蛋白材料相对于金属材料而言，具有更好的生物相容性和可塑性。将胶原蛋白支架与羟基磷灰石、干细胞、细胞因子等结合所制成的骨修复材料，已广泛应用于骨组织的修复中。

（4）其他应用：除上述应用外，通过对胶原蛋白进行适当的加工处理所制得的药物载体、人工心脏瓣膜、人工血管、食管和气管替代物、外科缝线等医用材料，配合相应的临床应用手段，在临床医学和科学研究中都展现出了较高的应用价值。

（二）透明质酸

1. 概述　透明质酸是动物上皮组织、结缔组织、神经组织中广泛分布的一种带有负电荷的大分子葡萄糖胺聚糖，由葡萄糖醛酸和 N-乙酰氨基葡萄糖的双糖单位重复组成，是细胞外基质的主要成分之一（图 2-6-1）。透明质酸呈白色粉末状或纤维状，可溶于水，目前常用于生物材料合成的为其钠盐（透明质酸钠）。透明质酸具有较高的黏性、弹性、可塑性、渗透性，以及良好的生物相容性与免疫相容性等特点。基于透明质酸的生物材料已广泛应用于临床医学，并且表现出了良好的市场潜力和广阔的应用前景。

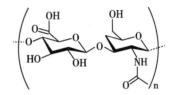

图 2-6-1　透明质酸的化学结构

2. 透明质酸的制备　可分为动物提取法和微生物发酵法两种。动物提取法工艺简便，但作为原料的鸡冠和牛眼来源有限，使其大批量生产受到了限制。微生物发酵法制备透明质酸，产量不受原材料限制，成本低、纯化比率高，近几年开始被大量应用，在将来可能取代动物提取法成为主要的透明质酸制备方法。

3. 透明质酸的应用

（1）透明质酸的临床应用：透明质酸在临床上的应用开展较早，在 20 世纪 90 年代便有以透明质酸作为软组织充填物应用于临床的案例。随着研究的深入，其在临床应用领域也逐渐扩大。在临床手术中，使用透明质酸可预防术后粘连和减少瘢痕组织。此外，透明质酸还可用于膝关节炎、类风湿性关节炎、股骨头坏死等慢性退行性骨关节病的治疗。透明质酸具有良好的生物相容性、弹性以及可塑性，可应用于面部软组织修复和缺损矫正。同时，因透明质酸具有高度的吸水性和一定的抗炎功能，对烫伤、烧伤、冻伤等皮肤损伤疾病也有很好的治疗效果。目前，基于透明质酸的敷料及止血材料已上市并应用于临床，在促进皮肤损伤修复及伤口愈合上显示出了良好的效果。

（2）透明质酸在组织工程领域中的应用：通过对透明质酸进行修饰和交联所制备的生物支架（如水凝胶）可以包裹细胞，这些细胞在生物支架上可以增殖分化并发挥生物学功能。在近期的研究中，利用透明质酸的生物支架制备了人造肌肉、人造脂肪、人造骨组织等一系列组织工程产品,并有望在将来应用于临床。

（3）透明质酸在药物递送中的应用:在纳米药物表面修饰透明质酸或者使用透明质酸纳米颗粒搭载药物可显著提高药物的亲水性与体内循环的稳定性。透明质酸可与肿瘤细胞表面所高表达的 CD44 分子特异性结合,将抗肿瘤药物靶向输入肿瘤细胞内,从而增强疗效,减小药物的毒副作用。

（三）甲壳素与壳聚糖

1. 概述

（1）甲壳素:又名甲壳质、几丁质等,广泛存在于甲壳类及昆虫类等无脊椎动物的外壳,是一种结构与纤维素类似的多糖,化学名为 β-(1,4)-2-乙酰氨基-2-脱氧-D-葡萄糖,由 N-乙酰氨基葡萄糖以 β-(1,4)糖苷键缩合而成,是自然界中唯一带正电荷的天然多糖。甲壳素是地球上含量最大的含氮有机化合物,是最重要的生物资源之一。

（2）壳聚糖:又名壳多糖、脱乙酰几丁质,化学名为 1,4-2-氨基-脱氧-β-D-葡聚糖,由 β-(1,4)糖苷键缩合而成,是甲壳素脱 N-乙酰氨基的产物,同样带有正电荷。一般来说,N-乙酰氨基脱去 55%以上的甲壳素就可以称为壳聚糖(商用壳聚糖的脱乙酰度为 50%~90%)。壳聚糖呈白色或灰白色半透明状。甲壳素与壳聚糖的结构如图 2-6-2 所示。

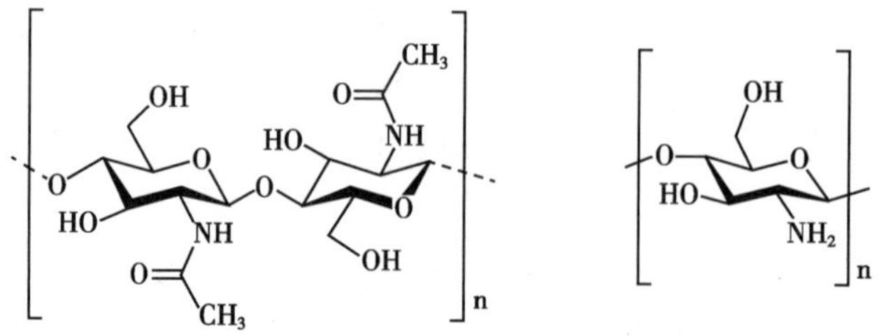

图 2-6-2　甲壳素（左）与壳聚糖（右）结构

2. 甲壳素与壳聚糖的来源与制备

（1）甲壳素的来源与制备:甲壳素主要来源于虾壳、蟹壳等壳类废物中,在工业生产中可以多种途径制备甲壳素,具体包括:①Hackman 法:首先使用盐酸处理甲壳,之后分别使用盐酸及氢氧化钠抽提甲壳素;②Whistler & Bemiller 法:先用氢氧化钠处理甲壳,再使用乙醇、丙酮等有机溶剂洗涤、纯化后经盐酸溶胀洗涤后获得纯化的甲壳素;③Horowitz,Roseman & Blumenthal 法:将去碳酸钙的虾壳先后经甲酸及氢氧化钠处理后得到甲壳素;④Foster & Hackman 法:虾、蟹壳研磨成 1~10μm 的细粉后分别经 pH 9.0 和 pH 3.0 的 EDTA处理,之后使用乙醇及乙醚除去杂质后得到甲壳素。

（2）壳聚糖的制备:方法也有多种,但原理较为相似,均为在高温下使用氢氧化钠处理甲壳素使其脱乙酰基,之后洗涤并纯化后得到纯度较高的壳聚糖。

3. 甲壳素和壳聚糖的生物医学应用

（1）甲壳素和壳聚糖的临床应用:甲壳素、壳聚糖及其衍生物在医用材料中的应用目前集中于外科缝线、敷料等方面。甲壳素与壳聚糖的可吸收缝线具有强度高、韧性好、生物相容性好、可在体内自行降解、促进伤口愈合等特点,是近几年来发展较快的一类天然可吸收性手术缝合线材料。通过将壳聚糖与其他功能的材料共混或交联,可制作出性质更加优良的手术缝合线,进一步提高降解性能以及促进伤口愈合。

（2）甲壳素和壳聚糖在组织工程中的应用

1）在软骨、骨组织工程中的应用:糖胺多糖（glycosaminoglycan，GAG）和透明质酸在软骨形成过程中具有重要的作用,壳聚糖与这两者具有类似的结构,因此具有作为软骨修复支架的可能。壳聚糖可防止与之结合的糖胺多糖被相应的酶水解,在硫酸软骨素-壳聚糖凝胶表面培养的软骨细胞的形态与正常的软骨细胞类似。壳聚糖对成骨细胞的分化和骨细胞的形成均有促进作用,在兔骨损伤模型中的实验表明壳聚糖对骨组织修复有传导和促进作用。移植入体内的骨细胞在壳聚糖支架上生长良好,并可爬行迁移。壳聚糖还可与羟基磷灰石等混合制成填充材料,可以灵活地调整凝固时间和抗压强度。

2）在皮肤组织工程中的应用:甲壳素与壳聚糖可制成多种皮肤敷料。甲壳素无纺布、甲壳素涂层纱布等敷料具有透气透水性能好的特点,用于烧、烫伤治疗能有效预防感染和促进伤口愈合;以壳聚糖为主要原料配合人表皮生长因子的壳聚糖生物敷料在临床上也有应用,壳聚糖对生长因子的缓释作用利于皮肤的修复,可显著缩短伤口愈合时间。基于壳聚糖的人造皮肤或皮肤替代物具有贴附性好、利于表皮细胞长入、促进伤口愈合等性能,且愈合后不粘连新生组织,是一种非常有应用潜力的新型临床敷料。

3）在神经组织工程中的应用:甲壳素衍生物对神经细胞有良好的亲和性与相容性,可诱导神经纤维生长。研究发现,壳聚糖神经导管应用于神经离断损伤的修复时可以促进轴突的恢复,且神经再生的标志——髓鞘横截面积也明显增加。神经细胞在基于壳聚糖的基质上也可生长,并可移植入动物体内存活。

（3）甲壳素和壳聚糖在制药中的应用:由于壳聚糖在体内可被降解,基于壳聚糖的药物缓释膜与缓释凝胶等药物载体的研究由来已久,部分研究成果已付诸应用。例如,以壳聚糖作为辅料、包裹抗生素所制成的壳聚糖口腔溃疡膜,用于口腔溃疡的治疗获得了良好的疗效。此外,带有正电荷的壳聚糖可包裹带负电荷的核酸形成纳米药物用于基因治疗,这已成为目前壳聚糖生物材料研究与开发的新热点。

甲壳素和壳聚糖具有资源丰富、价格便宜、安全无毒及生物相容性好等特点,被认为是一类具有独特生物活性的高分子化合物,也是近些年国内外十分重视的生物材料之一。壳聚糖化学结构上的氨基、羟基使其可方便地经化学修饰生成多种衍生物,引起物理、化学性质的巨大改变。随着对壳聚糖及其衍生物研究开发的不断深入,未来将有更多符合医药用标准的新型材料得到广泛应用。

（四）来源于蚕丝的生物材料

昆虫丝来源于蜘蛛、蝎子等节肢动物和蚕、蝶等鳞翅目昆虫的丝腺,其中研究较多的是蚕丝和蜘蛛丝。蜘蛛丝具有优秀的力学性能,强度和弹性俱佳,但蜘蛛的饲养困难,且蜘蛛丝产量极低,实际应用仍十分困难。而桑蚕在我国的大规模饲养已有上千年历史,桑蚕丝产量非常之高。天然蚕丝由丝胶蛋白(约占 20%~30%)和丝素蛋白(约占 70%~80%)两部分构成,家蚕吐丝时,后部丝腺中的丝素蛋白经过中部丝腺并被丝胶蛋白包裹后,经吐丝管压丝区的挤压最终形成天然蚕丝。

1. 丝素蛋白

(1)概述:丝素(silk fibroin)是一种无生理活性的天然结构性蛋白,由甘氨酸、丙氨酸短侧链和组氨酸长侧链通过 α-螺旋、β-折叠及无规则卷曲和蛋白重复序列构成。这样的结构使得丝素具有良好的化学稳定性,并相对于胶原、壳聚糖等具有更优良的力学性能。丝素对细胞的黏附能力强,可在体内生物降解,并具有良好的氧气渗透性。因此,通过将丝素单独或联合其他生物材料制成膜、水凝胶、支架或仿生材料等,可在医学领域中得到广泛的应用。

(2)丝素在组织工程中的应用:集中于骨、软骨、皮肤、血管及神经系统的修复。在骨组织工程中,丝素由于其良好的生物相容性与力学性能而受到研究者的青睐。研究发现,丝素可用于骨重建与再生,并表现出较好的机械性、生物稳定性和持久性。丝素制成的三维多孔支架可以支持间充质干细胞、成骨细胞、软骨细胞的生长并可作为移植物用于骨或软骨缺损的修复。利用丝素合成的生物可降解骨固定螺栓表现出了比传统金属材料更好的生物相容性与机械性能,且在体内可自行降解。在皮肤组织工程中,将人表皮细胞植入丝素制成的多孔支架中,细胞可良好增殖和迁移,非常适合于皮肤的再生与修复。此外,使用丝素制备的人造血管的弹性模量、抗张强度等指标均可达到临床所需,具有制备血管移植物的良好潜能。

2. 丝胶蛋白

(1)概述:丝胶蛋白(silk sericin)是包裹在丝素纤维表层的一种天然大分子蛋白。丝胶蛋白由 18 种常见的氨基酸组成,含量最高的为丝氨酸,约占总蛋白含量的 33%,其次为天冬氨酸和谷氨酸,这三种氨基酸的含量占丝胶蛋白总氨基酸量的 60% 以上。在纺织业,丝胶蛋白往往被当做缫丝的副产品而被丢弃。长期以来由于人们对丝胶蛋白认识的不足和研究的局限性,导致每年约有 50 000 吨丝胶在缫丝工业中被当做废物处理,浪费了大量宝贵的天然资源,并对环境造成了严重的污染。近年来,随着人们对丝胶蛋白的进一步认识,丝胶蛋白已经被证明具有良好的生物活性而被广泛应用于药品、化妆品、生物医学等领域。

(2)丝胶在组织工程中的应用:丝胶蛋白具有良好的生物活性如生物可降解性、低免疫原性、细胞黏附性等,受到越来越广泛的关注。目前,已经有研究团队将高温碱提法提取的丝胶蛋白与其他高分子材料如明胶、聚乙烯醇、羟甲基纤维素、聚丙烯酰胺等简单混合制备成薄膜、生物支架、混合凝胶等应用于组织工程与再生医学领域。具体而言,使用丝胶蛋白与羧甲基纤维素共混制备了人工皮肤修复材料,可以有效地促进损伤皮肤组织的愈合;将丝胶蛋白包裹在钛合金表面,将其作为组织修复材料可应用于骨损伤修复;丝胶蛋白与同样具有良好生物活性的胶原共混,可制备促进软骨组织修复的新型生物支架。丝胶在神经组织工程中也有独到的应用,将其制成导管可有效修复大鼠坐骨神经离断损伤。

(3)丝胶的生物活性:近期的研究发现,丝胶还具有一些独特的生物活性功能。在体外培养细胞时,丝胶液可作为血清替代物加入到培养基中,同样可保持细胞的正常生长增殖。相关研究表明,丝胶可以促进细胞迁移,但相关的分子机制目前还有待探究。

丝素和丝胶良好的生物相容性、稳定的化学性能、优良的力学性能与生物活性、可降解性等,使其在组织工程中的应用日渐广泛。尤其是丝素或丝胶构建的三维多孔支架为各种类型细胞的黏附、增殖、分化提供了良好的细胞外环境。但是,由于丝素与丝胶的多种生物活性所涉及的机制仍有待研究,且现阶段的研究仅局限于动物实验,因此距临床应用还有一段距离。

(五)去细胞生物支架

1. 概述　动物组织是由细胞与细胞外基质(extracellular matrix,ECM)组成的,将离体器官或组织经一定方式去除细胞,仅保留细胞外基质所得到的生物支架即为去细胞生物支架。去细胞生物支架的三维结构与体内细胞生长的天然环境接近,不仅可以作为生物支架使用,还可以通过所包含的多种生物活性成分促进组织修复与重建。由于其不含可能导致排斥反应的生物细胞,仅保留了具有良好免疫相容性的细胞外支架,因此免疫原性较小。去细胞生物支架突出的优点还有生物相容性好、有利于细胞的黏附、增殖和分化等。目前应用较多的去细胞生物支架材料包括羊膜、小肠黏膜下层,以及兔膀胱无细胞基质、血管脱细胞基质和天然软骨基质等。

2. 常用的去细胞技术　去细胞的目的在于有效地去除细胞,同时降低对细胞外基质的破坏,尽可能保持细胞外基质的成分、生物活性及力学性能的完整性。目前去细胞的方法较多,主要分为物理法、化学试剂处理和生物试剂处理法等。

(1)物理法:常用的物理法去除细胞技术包括使用反复冻融破裂细胞、使用压力或电击处理破坏细胞等。物理法破坏细胞效率较高,但反应过程比较激烈,可能对细胞外基质造成较大的损伤。

(2)化学试剂处理:使用酸或碱处理动物组织,可以使蛋白变性、细胞质成分溶解,从而使细胞消融。使用高渗与低渗溶液处理也可使细胞破裂,同时起到清洗细胞裂解后残留物的作用。表面活性剂(即去污剂)可以破坏脂质间、蛋白间和脂质与蛋白间的相互作用,从而使细胞消融。目前,常用的去细胞表面活性剂包括十二烷基硫酸钠(sodium dodecyl sulfate,SDS)、聚乙二醇辛基苯基醚(triton X-100)、聚乙二醇等。

(3)生物试剂处理:酶是最常用于去细胞的生物试剂,最常用的去细胞水解酶是胰蛋白酶和核酸酶,具有特异性好、去细胞效果高的特点。此外,使用磷脂酶 A2 等磷脂酶也可以高效地水解细胞膜,同时较好地保留细胞外基质的组成成分、超微结构和力学的完整性。

3. 去细胞生物支架的应用　丝素在组织工程中的应用集中于皮肤、骨、肝、肾、心脏的修复。异体脱细胞真皮基质作为皮肤替代物已被广泛地研究,并且在临床上的应用也已开展。在骨组织工程中,去细胞骨支架由于具有与骨组织相似的机械性能而被广泛研究与应用。研究发现,丝素可用于骨重建与再生,并表现出较好的机械性、生物稳定性和持久性。经过特定手段去除细胞的肝、肾组织,可以很好地保留原有的细胞外基质与血管,在制造人造肝、肾方面具有极大的潜力。去细胞心脏瓣膜目前也被广泛地研究,作为一种新型的心脏薄膜修复材料,使用去细胞心脏瓣膜所制成的瓣膜移植物具有生物相容性好、机械性能接近活体心脏瓣膜的特点,在研究中被证实可以有效地对缺损的瓣膜进行修复。

三、植物、微生物衍生生物材料

（一）海藻酸盐

1. 概述　海藻酸是一种天然多糖,存在于褐藻(海草、海带等)的细胞壁上。纯化的海藻酸呈白色至浅黄色纤维或粉末状,医学中使用一般为海藻酸盐。海藻酸由 β-D-甘露糖醛酸(D-mannuronic acid)(M 单元)和 α-L-古洛糖醛酸(L-guluronic acid)(G 单元)以 M-M、G-G 或 M-G 的组合方式通过 1,4-糖苷键连接构成,其分子式为 $(C_6H_8O_6)_n$,分子量为 $1\times10^4Da\sim6\times10^5Da$。G 单元与 M 单元在分子中不同的比率决定了其不同的分子构象及生物学特性。海藻酸的糖醛基、羟基等可通过多种手段修饰,从而获得具有多种结构及功能的海藻酸衍生物。海藻酸的结构式如图 2-6-3 所示。

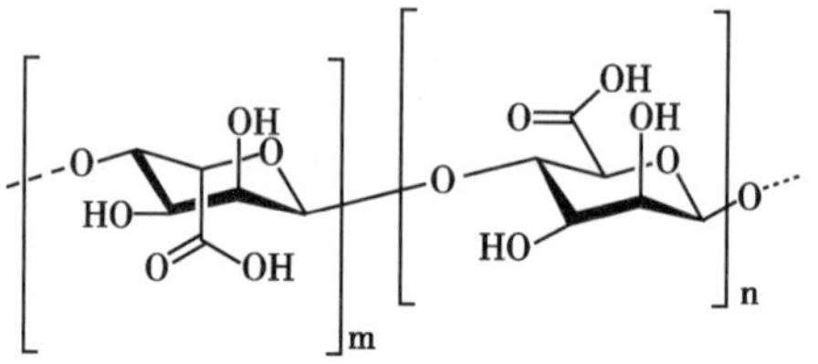

图 2-6-3　海藻酸结构

2. 海藻酸盐的性质

(1) 相溶性:海藻酸盐可以同蛋白质、淀粉、糖类、醇等很好地相溶。

(2) 凝胶化性:水溶液中的海藻酸盐带有负电荷,可同带正电荷的分子结合。在制备海藻酸盐水凝胶时,常使用钙离子使其成胶。

(3) 成膜性:海藻酸盐具有优秀的成膜性,所制成的膜具有柔软、机械性能好、剥离性等特点。

3. 海藻酸盐的医学应用　医用海藻酸盐是将海藻酸盐原料经进一步精加工而制成的产品。海藻酸盐在 20 世纪 70 年代便已被美国食品和药品管理局批准可作为食品和药品添加剂使用,是最早应用于临床的生物衍生材料之一。基于海藻酸盐及其衍生物的伤口辅料、引流支架、骨移植替代物、齿科印模等产品也在多年前被 FDA 批准上市应用于临床。近年来,随着再生医学和临床技术的不断进步,基于海藻酸盐的医用材料的临床应用范围也大为拓展。

(1)海藻酸盐在组织工程中的应用:海藻酸盐可被二价离子(常用钙离子)交联为生物骨架,不仅可为细胞或生物活性物质提供空间,还具有良好的生物相容性、低免疫源性和一定的生物惰性。基于海藻酸盐的生物骨架水凝胶具有很好的亲水性,包埋在水凝胶中的细胞可进行以渗透扩散为主的营养和代谢物质交换。血管内皮生长因子、血小板衍生因子等细胞因子亦可包埋于海藻酸盐水凝胶中,在体内可以稳定地缓释入组织中发挥功能。成肌细胞、成骨细胞、软骨细胞等多种细胞可以在海藻酸盐水凝胶中成活并形成相应的组织,且具有一定生物功能。海藻酸盐生物材料对于皮肤、软骨、肌腱、神经、血管、骨等组织的缺损填充或再生均有较好的修复作用。这些证据表明海藻酸盐水凝胶是一种良好的组织工程基质材料,在生物医学领域具有巨大的应用前景。

(2)海藻酸盐的其他应用:近期的研究表明海藻酸盐可作为心脏移植物用于心肌梗死或心力衰竭的治疗,可有效增加室壁厚度,减少心室尺寸并提高血管化程度,且可相对长期地存在于心肌组织提供支撑作用,从而改善心脏功能。当作为缓释载体应用时,海藻酸盐可与纳米银、抗生素、核酸、蛋白等结合,用于多种疾病的靶向治疗。海藻酸盐微/纳米药物载体应用于肿瘤的治疗现已取得巨大成功。此外,许多学者对海藻酸盐进行接枝、修饰,引入特定的活性基团赋予其特定功能,用于药物缓释、生物涂层、创伤愈合以及组织工程支架等领域,也取得了较大进展。

(二)葡聚糖

1. 概述 葡聚糖(dextran),又名右旋糖酐,分子式为$(C_6H_{10}O_5)_n$,是由葡萄糖分子聚合而成的多糖,具有较高的分子量。自然环境中存在较多种类的葡聚糖,其存在于酵母等真菌的细胞壁中,也存在于高等植物种子的包被中。葡聚糖糖单元之间的连接方式较为独特,一般常见糖类(如淀粉、肝糖、糊精等)以α-1,4-糖苷键结合而成为线性分子,而葡聚糖以β-1,3-糖苷键为主体,且含有一些β-1,6-糖苷键的支链。葡聚糖因其特殊的键连接方式和分子内氢键的存在而形成螺旋形的分子结构。

2. 葡聚糖的医学应用 自被 Louis Pasteur 从酿酒酵母中发现以来,葡聚糖已在医疗领域被大量应用。分子量为 70 000 的葡聚糖(dextran 70)被世界卫生组织(WHO)列入了基本药物列表中(见 *WHO Model List of Essential Medicines*),是最重要的基础医用材料。

(1)葡聚糖在临床上的应用:合适浓度的葡聚糖水溶液黏度与血液相仿,且生物相容性好、无毒副作用,非常适合作为人工血浆使用,这也是葡聚糖最重要的临床用途之一。临床常用的人工血浆右旋糖酐-40(dxtran-40)便是一种分子量为 40 000 左右的葡聚糖。基于葡聚糖的人工血浆除扩充血容量的作用外,还可以降低血液黏滞性,具有改善微循环和抗血栓的作用。此外,葡聚糖也可作为免疫调节剂使用,部分研究表明葡聚糖可通过激活免疫系统实现一定的抗肿瘤作用。

(2)在组织工程中的应用:葡聚糖水凝胶网络中含有大量的空腔,为细胞的黏附增殖提供了空间。葡聚糖水凝胶具有良好的生物相容性和可降解性,具有与生物组织相似的理化性质,因此是理想的组织工程材料。葡聚糖水凝胶可以用于控制释放细胞因子,可以保护所包载的细胞因子在体内不被降解,并通过细胞因子的缓释而促进组织细胞的增殖分化。通过将葡聚糖与其他有机高分子材料交联而制备的混合水凝胶或细胞支架,可以用于骨、软骨、皮肤等组织损伤的修复。

（3）在药物载体中的应用:葡聚糖还可作为药物载体使用。葡聚糖可以保护连接于其上的药物的活性,基于葡聚糖的靶向药物载体可将药物靶向运输到病灶部位,提高药物的生物利用度并减少副作用。作为一种天然高分子材料,葡聚糖及其衍生物可以作为许多纳米药物、基因载体的主体,在纳米药物的研发中起到了巨大的作用。

（王　琳）

第七节　医用纳米材料

纳米是一个长度单位,1nm 等于 10^{-9} m,仅相当于头发直径的十万分之一(图 2-7-1)。广义上的纳米材料被认定为是由数目极少的原子或分子组成的原子群或分子群,是一种典型的介观系统。由于它们的尺寸已经接近电子的相干长度,强相干所带来的自组织使得性质发生很大变化,因此其所表现的特性,例如熔点、磁性、光学、导热、导电特性等均不同于该物质在整体状态时所表现的性质。而纳米科技则是指以 1~100nm 尺度的物质或结构为研究对象的学科,即通过一定的微细加工方式直接操纵原子、分子或原子团、分子团,使其重新排列组合,形成新的具有纳米尺度的物质或结构,进而研究其特性及其实际应用的一门新兴科学与技术。纳米科技自 20 世纪被提出之后,在材料、冶金、化学化工、医学、环境、食品等各领域均表现出巨大的应用前景。在众多领域当中,应用纳米材料于生物医学领域中的研究尤为引人注目,属于材料学科与生命科学的交叉前沿。其应用范围从组织工程支架材料、修复材料、纳米药物输运体系到体外诊断疾病监测试剂,展现出良好的应用前景。

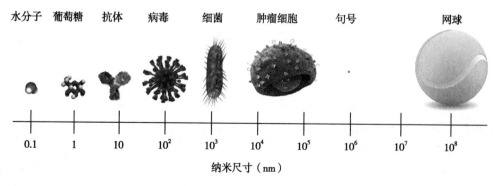

图 2-7-1　纳米的概念

一、纳米材料介绍

（一）纳米材料的定义

纳米材料指在三维空间中至少有一维处于纳米尺度范围或由它们作为基本单元构成的材料。它是一种既区别于原子、分子，又不同于宏观物质的新材料。纳米材料由于具有量子尺寸效应和表面效应等特性，而展现出独特的物理、化学性质。

（二）纳米材料的分类

纳米材料种类丰富，可按照不同的分类方式将其分类：首先，按空间维度纳米材料可分为：零维纳米材料（空间三维尺度均在纳米尺度以内的材料，如纳米颗粒、量子点、富勒烯）、一维纳米材料（如纳米线、棒、丝、管和纤维、碳纳米管）、二维纳米材料（如纳米膜、纳米盘和超晶格、石墨烯等）和纳米空间结构材料（如介孔材料）；按材质属性进行分类纳米材料可分为金属纳米材料、非金属纳米材料、高分子纳米材料和复合纳米材料；若按照形态进行分类，纳米材料则可以分为纳米颗粒材料、纳米固体材料、纳米膜材料以及纳米液体材料等（图 2-7-2）。不同的分类方式赋予了不同种属纳米材料特殊的意义，在特定场合下需区分对待。

二、纳米材料与组织修复

自然造物赋予世间生物体令人惊叹的复杂性和精密度、丰富的层次和多材质的融合，体现着极高的适应性和承受力。物竞天择形成的基本元素组合和构建法则为我们提供着最可信、最有效、也更易为环境所吸纳的材料设计构想。在自然进化过程中，有机体用少数几种成分要素构建出功能多样的生命物质。与物质成分同样重要的是结构因素，包括不同的尺寸梯度和结构趋向。对这些生命物质及结构的深入研究，不仅可了解其结构与功能的关系，还为我们设计和探索条件温和的生物材料制备方法提供模板。现代材料学和生物医学研究利用纳米手段，使纳米尺度构建的生物材料相对于其他组织替代材料具有更多优点，如更好的生物相容性、生物活性、生物力学行为和降解吸收等性能。在生物材料的研究内容中，组织工程及再生作为一个重要分支拥有着巨大的应用前景。其主要研究目的在于制备出用于临床治疗的再生组织，在过去的几十年中受到了很大的关注。其研究的内容包括支架材料、种子细胞、组织器官三维构建及移植应用 4 个方面。随着研究的深入，组织工程材料已由单纯的天然材料发展为可降解复合材料和纳米聚合物材料，其制备方法也由单纯手工发展到新兴的快速成型技术，如静电纺丝、3D 打印、纳米成型技术等。由于生命体本身就是由无数个微观物质所组成，因此从纳米角度出发，开发并研制纳米生物材料用于组织工程将会极大地促进组织工程学的发展。本节将对组织工程中所用到的纳米材料进

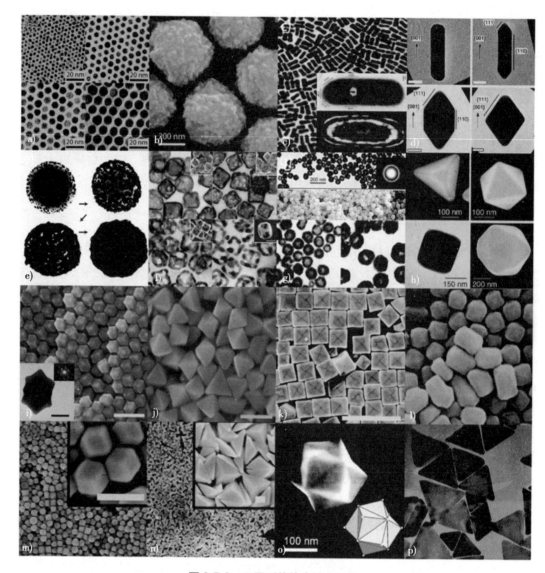

图 2-7-2　不同形貌的金纳米颗粒

行简单介绍。

（一）纳米羟基磷灰石

磷灰石是自然界广泛分布的磷酸钙盐矿物,其化学结构式为 $Ca_{10}(PO_4)_6(OH)_2$,简称 HA,属六方晶系,晶格参数为 $a=b=0.9421nm$、$c=0.6882nm$。密度为 $3.16g/cm^3$,性脆,折射率是 $1.64\sim1.65$。微溶于纯水,呈弱碱性($pH=7\sim9$),易溶于酸而难溶于碱。HA 是强离子交换剂,分子中 Ca^{2+} 易被 Cd^{2+}、Hg^{2+} 等有害金属离子和 Sr^{2+}、Ba^{2+}、Pd^{2+} 等重金属置换,还可与含羧基的氨基酸、蛋白质、有机酸等发生交换反应。

HA 是组成动物和人体骨骼中最重要的无机矿物成分,具有良好的生物活性和生物相容性。当羟基磷灰石的尺寸达到纳米级时将出现一系列的独特性能,如具有较高的降解和可吸收性。相对于传统的金属(不锈钢、钛合金)和陶瓷(氧化铝、氮化硅)类骨替代材料,纳米羟基磷灰石不仅抗腐蚀性强、骨诱导生成性强,而且它在体内的降解也消除了前者的安全隐患(图2-7-3)。还有研究表明超细羟基磷灰石颗粒对多种癌细胞的生长具有抑制作用,而对正常细胞无影响。因此纳米羟基磷灰石的应用研究已成为生物医学领域中一个非常重要的课题,引起国内外学者的广泛关注。

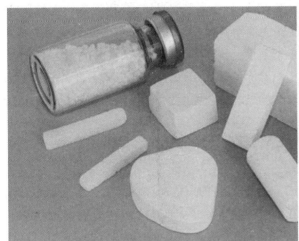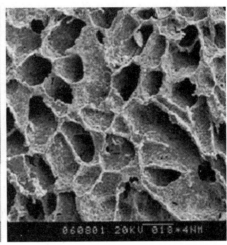

图2-7-3　羟基磷灰石制品及其显微观察

纳米羟基磷灰石作为一种新型的生物医用材料,对其制备方法的研究已取得较快的发展,但各种制备方法的工业化大生产还面临着许多困难,首要解决的问题是如何在低成本下制备大批高质量的纳米粉体。此外,该材料脆性大、强度低、力学性能差等问题也制约着其实际临床应用,因此需开发新型材料予以替代。

(二)多孔羟基磷灰石

高致密的 HA 植入骨组织,仅能在表面形成骨质,虽然附着紧密,但不能长入到 HA 的内部。通过探索生物骨中的超微结构,发现骨组织中存在着大量的微纳米孔道。通过合理的设计及精确的控制,模拟天然骨结构制备出多孔羟基磷灰石可以促进骨组织再生。研究发现,多孔 HA 植入体内后,能使界面的软、硬组织长入孔隙内,形成纤维组织和新生骨组织交叉结合状态。这种界面能保持正常的代谢关系,骨-材料的界面结合具有生理性结合。当孔隙率超过30%以后,孔隙之间能够相互连通,新生组织可以长入孔隙内部,这样不仅获得良好的界面结合,还由于新生骨组织的长入降低了多孔 HA 的脆性,又提高了抗折强度。此外,由于多孔而降低了 HA 材料的刚性,有利于界面应力的传导,符合界面力学要求,使界面能保持稳定,从而提高了种植效应。所以,在生物材料的研究中,多孔材料具有重大意义。

(三)纳米氟磷灰石

氟磷灰石(FA)与 HA 具有相同的晶体结构,只是 F—取代了—OH 位置。由于组成上的变化,使相应材料的特性也有所改变,国内外生物材料科学家对此非常重视,并开展了较为深入的研究。由于 F—比—OH 基团小,使得氟磷灰石比羟基磷灰石晶体结构更加紧密,因此相应的 FA 晶格常数要比 HA 小。这一特性在临床应用中是十分有意义的。初步的生物学基础检验已显示,FA 具有良好生物相容性,无毒副作用。虽然在人骨中只有少量氟元素存在,但是这些少量的氟可以对羟基灰石的性能产生较大的影响。有些学者认为骨生长在成骨占优势时,F 离子能够促进成骨细胞活跃,形成更多的骨质,有利于骨的生长。HA 作为金属植入材料的涂层时,由于溶解度较大而溶解过于快速,使涂层后期与基板的结合强度下降过快,与之相比,氟磷灰石有较低溶解度。许多学者正致力于将 FA 替代 HA 作为植入材料的生物涂层的研究,FA 的等离子喷涂涂层较稳定,而且不会分解。此外氟磷灰石还有很好的生物活性,增加植入材料与人体组织的结合强度,有利于减少植入材料的愈合时间。

(四)磷酸三钙

磷酸三钙(TCP)又称磷酸钙。化学式 $Ca_3(PO_4)_2$,为白色晶体或无定形粉末。存在多种晶型转变,主要分为低温 β 相(β-TCP)和高温 α 相(α-TCP),相转变温度为 1120～1170℃,熔点 1670℃,溶于酸,不溶于水和乙醇。在人的骨骼中普遍存在,是一种良好的骨修复材料,在生物医学工程学领域一直受到人们的密切关注。医学上通常使用的是磷酸三钙的一种特殊形态——β-磷酸三钙。

β-磷酸三钙主要由钙、磷组成,其成分与骨基质的无机成分相似,与骨结合好。动物或人体细胞可以在 β-磷酸三钙材料上正常生长、分化和繁殖。通过大量实验研究证明:β-磷酸三钙对骨髓造血功能无不良反应,无排异反应,无急性、毒性反应,不致癌变,无过敏现象。因此 β-磷酸三钙可广泛应用于关节与脊柱融合、四肢创伤、口腔颌面外科、心血管外科,以及填补牙周的空洞等方面。随着人们对 β-磷酸三钙研究的不断深入,其应用形式也出现了多样化,并在临床医学中体现了较好的性能。纳米技术的引入给 TCP 的应用带来了新的契机,国内外多项研究均表明,利用纳米技术制备出的纳米磷酸三钙,不仅可以作为骨髓细胞的细胞骨架,还可以加速骨的形成。

(五)复合纳米材料

随着对人工组织工程材料及具体生理环境的进一步深入了解,发现单一的材料很难满足组织的再生及修复,因此结合多种材料发展复合型新材料成为了组织工程领域的新兴方向。纳米复合材料可以模拟出与人体组织相似的细胞基质微环境,因而是组织工程研究中应用最为广泛的材料。纳米复合材料包括三种形式,即由两种以上纳米尺寸的粒子进行复合或两种以上厚度的薄膜交替叠选或纳米粒子和薄膜复合的复合材料。从材料学观点来讲,生物体内多数组织均可视为由各种基质材料构成的复合材料,尤以无机-有机纳米生物复合材料最为常见,如骨骼、牙齿等就是由 HA 纳米晶体和有机高分子基质等构成的纳米生物复合材料。研究和开发无机/无机、有机/无机、有机/有机以及生物活性/非生物活性的纳米结构复合材料用于细胞种植、生长,使种植的细胞保持活性和增殖能力,是目前组织工程学研究的重点内容之一。

纳米材料在组织工程中的应用研究尚处于初期阶段,临床应用还有很多问题有待解决:如何构建理想的细胞-纳米材料界面;如何使纳米支架材料上培养的异体生物组织和细胞免受受体免疫系统识别排斥;如何较长时间保持培养细胞的存活率并维持其功能;如何进一步提高纳米材料的生物相容性等。组织工程的发展促使第二代生物材料-活性和降解材料向第三代生物材料-细胞和基因活化仿生材料发展。因此,制备具有特定功能的纳米仿生"智能"基质材料,以更好地调控种子细胞的特异性黏附、增殖和定向分化等生物学行为,使其获得良好的生物活性和良好的生物相容性并最终应用于临床,将成为解决上述问题的关键。

三、纳米药物

随着药物制剂技术的不断发展,开发新型药物制剂与改进现有制剂,使之适用于各种疾病和个性化治疗成为当前药学领域的重点问题。近 20 年随着纳米科技的发生与发展,利用纳米技术解决生物医学的各种应用层出不穷,特别是利用纳米材料的新特性以及纳米技术的独特性发展新型纳米药用辅料和纳米制剂技术成为当前的研究热点。首先可以通过纳米加工技术将药物直接制成纳米粒以提高药物的有效利用度,如药物纳米晶体、中药纳米化等。但是由于受到药物本身理化性质的限制,并不是所有药物都可以实现纳米化,因此利用纳米材料构建药物输运体系应运而生。由于纳米药物载体的尺寸效应及特殊的表面修饰,可实现携带药物到达病患区域,达到减毒增效的目的。此二类形式所制备的药物均可被认定为纳米药物。

(一)纳米药物的优势

纳米药物的超小粒径使它具有特殊的表面效应和小尺寸效应等特性,与常规药物相比,它粒径小、表面反应活性高、活性中心多、催化效率高、吸附能力强,因此它具有许多常规药物不具备的优点:

1. 利用纳米载体提高药物生物利用度 当药物颗粒粒径达到纳米水平时,药物的总表面积大大增加,与给药部位接触面积增大,提高了单位面积药物浓度。同时由于载药纳米粒较好的黏附性及小粒径,药物与吸收部位的接触时间延长,增加了药物在吸收部位上皮组织黏液层中的浓度,并延长了药物的半衰期,能够显著提高药物的生物利用度。同时载药纳米粒子还可以改变膜运转机制,增加药物对生物膜的通透性,药物有可能通过简单扩散或渗透形式进入生物膜,使溶解度增加。

2. 纳米药物靶向递送 药物靶向性是指药物能高选择地分布于作用对象,从而增强疗效,减少副作用。根据靶向机制的不同,靶向制剂包括被动靶向、主动靶向、物理化学靶向三大类。

（1）被动靶向：通常情况下载药纳米粒进入体内后作为异物而被巨噬细胞吞噬，到达单核-巨噬细胞系统分布集中的肝、脾、肺、骨髓、淋巴等靶部位，据此可以实现这些器官药物靶向递送。由于肿瘤细胞为了能够快速地生长，需要更多的养料和氧气，故会分泌血管内皮生长因子等与肿瘤血管生成有关的生长因子。特别是当肿瘤尺寸达到 $150 \sim 200 \mu m$ 时，会高度依赖于肿瘤血管的养料和氧气供应。此时新生成的肿瘤血管在结构与形态上与正常的血管有很大的不同。其内皮细胞间隙较大，缺少血管壁平滑肌层，血管紧张素受体功能缺失以及肿瘤组织也缺少淋巴管致使淋巴液回流受阻，造成了大分子物质可以方便地穿过血管壁在肿瘤组织中富集，被称为实体瘤的高渗透性和滞留效应（enhanced permeability and retention effect，EPR）（图 2-7-4）。基于 ERP 进行载体的设计，能够实现特定大小的大分子物质（如脂质体、纳米颗粒以及一些大分子药物）更容易渗透进入肿瘤组织并长期滞留。

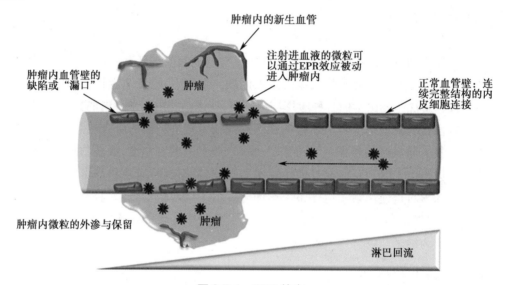

图 2-7-4　EPR 效应

（2）主动靶向：主要是利用抗原-抗体或配体-受体结合，从而使药物能到达特异性的部位。主动靶向的方法很早就开始应用于抗肿瘤治疗，纳米技术的加入更增加药物的主动靶向性。

（3）物理、化学靶向：主要包括热导向、磁导向和 pH 导向等。此外体外的物理信号同时可实现药物的控制释放并结合多种疗法，如磁热治疗、光热治疗、光动力治疗等，提高治疗效果，属于目前纳米生物技术的研究重点领域。

3. 利用纳米技术实现药物控制释放　控制释放给药系统是指通过物理、化学等方法改变制剂结构，使药物在预定时间内主动按某一速度从制剂中恒速释放于作用器官或特定靶组织，并使药物浓度较长时间维持在有效浓度内的一类制剂，即具备缓释、控释两大特性。这两种特性可克服普通制剂的"峰谷"现象，使体内药物浓度保持平稳，减少给药次数，提高药效和安全度。

（二）用于药物递送的纳米材料

应用于纳米载药体系的材料需要具备安全无毒、生物相容性良好、可降解等特性。就现有的研究成果而言,纳米载体材料主要可以分为有机和无机两大类。其中以介孔硅、纳米金颗粒作为代表的无机纳米药物载体由于其不可降解,在体内难以代谢清除等因素而在临床应用中受到了一定程度的限制,在本章中不加以赘述。而基于天然或人工合成高分子材料的有机纳米载药体系因良好的生物相容性及体内可降解性赋予其巨大的应用前景。

1. 磷脂类材料　磷脂是生物体生命活动的基础物质,是一类含有磷酸的复合脂。其主要由磷酸相邻的取代基团构成的亲水端和由脂肪酸链构成的疏水尾所构成。磷脂作为重要的生物两亲性分子在纳米药物的制备过程中占有着重要的角色。

目前,磷脂主要是通过天然产物的提取获得,而通过化学合成方法生产的磷脂很少。为克服磷脂来源单一和改性困难的问题,近年来通过半合成或全合成的磷脂改性技术得到了一定程度的发展。当前合成磷脂的主要有二棕榈酰磷脂酰胆碱(DPPC)、二棕榈酰磷脂酰乙醇胺(DPPE)、二硬脂酰磷脂酰胆碱(DSPC)以及聚乙二醇化磷脂等。其中 DPPC、DPPE、DSPC 等合成磷脂均为氢化磷脂类,具有理化性质稳定、抗氧化性强、成品稳定等特点,是国内外制备脂质体和微纳乳剂等纳米制剂的首选辅料。基于磷脂类材料最具代表性的产品为美国某公司开发的 Doxil(多喜)(图 2-7-5)。该药物为基于磷脂类材料的纳米脂质体,主要用于治疗复发性卵巢癌。研究者将抗癌药物阿霉素包裹在脂质体中,表面以亲水性的聚乙二醇(PEG)长链所修饰。由于其表面覆盖着一层 PEG 凝胶,避免了被体内免疫系统识别和吞噬,多喜在体内可以循环数日,是阿霉素游离药物的几十倍。因此临床的给药间隔可以大大延长,从而显著提高了患者的顺应性。此外,由于脂质体纳米药物的被动靶向能力,大大减少了其他脏器的药物分布,有效克服了阿霉素用药带来的心脏毒性问题。

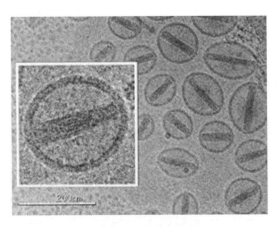

图 2-7-5　纳米脂质体药物

2. 聚合物材料　通常是指有机大分子材料,按照其来源不同可分为天然聚合物材料和人工合成聚合物材料。常见的天然聚合物有环糊精、葡聚糖、壳聚糖、淀粉、胶原、透明质酸等。由于天然聚合物优秀的生物相容性,常作为生物医用材料使用。近年来,基于天然聚合物的纳米药用辅料也渐成为人们关注的热点。与天然聚合物相比,人工聚合物获得途径更为便捷,质量更为可控,也展现出很大的利用价值。其中聚乳酸(PLA)、聚乳酸聚羟基乙酸(PLGA)、聚己内酯(PCL)、PEG、磷脂酰乙醇胺-聚乙二醇(DSPE-PEG)、维生素 E 琥珀酸酯(TPGS)等人工合成聚合物均已获得美国 FDA 的批准作为药用辅料。其中最为代表的是韩国某公司研发的聚乙二醇-聚乳酸胶束化紫杉醇 Genexol-PM,该药物已经于 2006 年在韩国上市,并在多个国家进行临床试验。研究结果表明,聚乙二醇-聚乳酸载体的聚乙二醇壳层会阻碍纳米颗粒的细胞摄取,减少进入细胞的药物含量,限制肿瘤生长抑制效果。表 2-7-1 中列出了目前市面上已经有的几种代表性纳米药物。

表 2-7-1　几种代表性纳米药物

商品名	材料	剂型	上市时间	适应证
Taxol	磷脂、聚合物	脂质体	1992	卵巢癌
DanuoXome	磷脂、聚合物	脂质体	1996	卡巴式瘤
ABRAXABE	白蛋白	纳米粒	2005	转移性乳腺癌
Rexin-G	聚合物	纳米粒	2003	骨肉瘤、肺癌、前列腺癌
Estrasorb	聚合物	纳米粒	2003	血管舒缩症
Genexol-PM	聚合物	胶束	2006	卵巢癌、乳腺癌

3. 生物类纳米材料　生物体的许多特殊功能都源于微纳米结构,这些近乎完美的结构功能不仅使生物体适于自然生存,也为材料科学的发展和进步提供了启示。我们可以从生物体的微观结构入手,研究其结构和功能的关系,并借助它们实现新的功能。随着科学技术的飞速发展,人们试图解开生命体内微观结构的神秘面纱。近些年来,基于生物来源的纳米材料,如 DNA、蛋白质、肽类等被深入研究,发现它们是具有重要药用价值的纳米材料,可以作为药物纳米载体的制备技术。

其中最值得一提的是,白蛋白修饰的紫杉醇,由美国某公司研制开发,2005 年经 FDA 批准上市,2009 年获中国国家食品药品监督管理局的批准,应用于我国的临床肿瘤治疗(图 2-7-6)。紫杉醇-白蛋白复合体是将白蛋白包覆到紫杉醇上而构成的直径约 130nm 的纳米颗粒,由于白蛋白易溶于水,在组织中易于分布并可浓集于肿瘤部位。因此用白蛋白修饰紫杉醇在一定程度上可以提高紫杉醇的水溶性。白蛋白在给药以后可通过实体瘤的 EPR 效应聚集在肿瘤部位,同时其能与血管内皮细胞上的糖蛋白受体 g60 结合,诱导小窝蛋白的激活,从而使质膜内陷形成笼形的小泡并将疏水性的紫杉醇转运到血管外的肿瘤组织内。一系列的临床实验表明,经白蛋白修饰的紫杉醇纳米药物能够在减少药物不良反应的基础上提高紫杉醇的剂量,达到增加疗效但不增加毒副作用的效果。

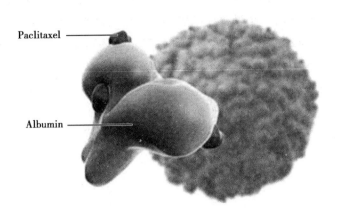

Paclitaxel

Albumin

图 2-7-6　美国某纳米药物

纳米药物是一具有巨大发展前景的新型药物,其在医药领域的发展必将引起疾病诊断和治疗的革命。目前,纳米医药技术的基础理论及纳米药物的制备工艺等还很不完善,纳米技术应用于中药的研究和开发还仅是出现了一些苗头。因此,纳米技术在医药领域中的研究还需做大量的工作,但纳米医药所具有的优越特性预示着它在临床疾病治疗中具有十分广泛的应用前景。

四、纳米检测和诊断成像

生物学及生物医学的飞速发展对传统的检测及诊断方法提出了新的挑战,要求建立活体、原位、实时、动态的检测及诊断新方法。传统的光、电生物化学传感器已不能适应这些新的要求,使用这些传感器经常会导致生物学损伤及相关的生化恶果。因此,发展新型、无创、实时、动态检测及诊断探针已经成为人们的一个研究热点。近年来,随着纳米技术的迅速发展,以纳米粒子为基础的新型生物传感技术不断涌现,这些新型生物传感器,不仅可以解决一些生命活动中的重大问题,还将在疾病的早期诊断及治疗中发挥巨大的作用。用于疾病早期诊断的纳米试剂很多,如半导体量子点、纳米金及磁性纳米粒子纳米诊断试剂等。本节重点介绍这三类纳米粒子及其诊断试剂的最新研究进展。

(一)量子点

量子点是三维受限的、近似球状的无机半导体纳米晶体,尺寸通常在 2~8nm 之间,由 200~10 000 个原子组成。与传统的有机荧光染料相比,荧光量子点具有极其优良的光谱特性:发射波长可通过控制它的粒径大小和组成来"调谐",大小均匀的量子点谱峰为对称高斯分布,谱峰的半峰宽在 30nm 左右,且斯托克斯位移较大,因而几种不同发射波长的量子点用于不同靶点的同时监测时,可避免光谱干扰;激发光谱范围宽,因而采用单个激发波长可同时激发不同发射波长的荧光量子点,而激发不同荧光染料,通常需要不同的激发波长;具有荧光量子产率高、光稳定性好等优点,适合于对标记对象进行高灵敏、长时间、实时动态观测;具有空间兼容性,一个量子点可以偶联两种或两种以上的生物分子或配体。

自 1998 年 Chan、Bruchez 等首次将量子点用于生物体系研究以来,量子点作为一种新型荧光诊断试剂,在生物、药物以及生物医学等领域显示出巨大的优势,并且得到了越来越广泛的应用。到目前为止,人们已经发展了多种量子点表面修饰及偶联方法,可以将量子点与一些生物识别分子如蛋白质、多肽、核酸、小分子等偶联。同时,以量子点为基础的多功能材料的制备也得到了长足的发展。

(二)纳米金

纳米金是指金的微小颗粒(直径 1~100nm),一般为分散在水中的水溶胶,又称胶体金。受电子能级跃迁和表面等离子体共振的影响,纳米金的颜色随其粒径大小的不同而呈现红色到紫色的变化。利用还原剂(如:白磷、抗坏血酸、硼氢化钠、柠檬酸钠等)可将氯金酸还原,制得纳米金。其中,柠檬酸钠还原法因制备简单而应用较多。

受相互间诱导偶极的影响,纳米金的凝聚会引起溶液的颜色变化,且这种变化依赖于纳米金颗粒之间的距离和凝聚体的大小。利用分析物能诱导纳米金凝聚的特性,可将纳米金用于 DNA、蛋白质、糖类等生物分子的检测及相关疾病的诊断。为此,人们对表面功能化的纳米金产生了广泛的兴趣并进行了深入的研究。

(三)磁性纳米材料

磁性纳米粒具有核-壳式结构,通常由铁、钴、镍等金属的氧化物组成磁性核,高分子材料组成壳。由于磁性纳米粒具有良好的磁导向性、生物相容性、药物缓释性、能定期排出体外等特性,将其与 DNA、蛋白质、糖类等生物分子偶联,在靶向药物、免疫测定、细胞分离等领域有着广泛的应用价值。

磁性纳米粒与 DNA、蛋白质等生物大分子直接偶联,达到检测及分离的目的。采用油酸做油相,蛋白质和 Fe_3O_4 纳米粒的混合液做水相以及超声波引发的微乳液法将磁性纳米粒的表面进行改性,利用化学键合法可实现磁性纳米粒与蛋白质的间接偶联。目前,以碳二亚胺做交联剂,已完成了磁性纳米粒与牛血清白蛋白、羊抗鼠 IgG、乳铁传递蛋白、血浆铜蓝蛋白的偶联。在磁性纳米粒表面衍生出氨基,通过戊二醛交联,实现了磁性纳米粒与脂肪酶、牛血清白蛋白、抗羊 IgG 的偶联。利用高碘酸钠氧化磁性纳米粒表面修饰的葡聚糖,再与结肠癌单克隆抗体(CL-3 单克隆抗体)的氨基端结合,获得了磁性纳米粒-CL-3 单克隆抗体的复合物。与纳米金和蛋白质的偶联过程相对应,为避免蛋白质分子失活,磁性纳米粒与蛋白质的偶联同样需要选择特定的缓冲溶液为反应体系。最终,可通过施加外磁场、凝胶过柱等方法完成磁性纳米粒-蛋白质连接物与体系的分离。

除了上述三种主要的纳米诊断试剂外,还有一些其他的纳米诊断试剂,如硅纳米粒子、聚苯乙烯纳米粒子、银纳米粒子以及稀土金属纳米粒子等。本节不再一一赘述。

五、纳米材料生物安全性

纳米材料和纳米技术在生物医学方面的应用令人们感到欣喜,但仍有着我们不能忽视的问题,那就是纳米材料对生物体的不利的一面。由于纳米材料尺寸小,其化学组成、尺寸的分布、形状及表面性质对其特殊的生物效应均起着至关重要的作用,但我们还没有充分地对它们各自的毒性进行了解。在进行纳米材料生物安全性的研究过程中,研究者们逐渐发现纳米材料与普通外源性化学物的不同,一些常规的毒理学或流行病学方法并不能很好地解释其生物效应和潜在的作用机制,甚至由于纳米材料特殊的理化性质还会造成结果的偏差。因而,建立纳米材料适用的生物安全性评价体系就显得尤为重要。

（梁兴杰）

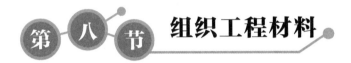

第八节 组织工程材料

一、组织工程基本概念

（一）组织工程的提出

组织工程一词最早在 1987 年美国科学基金会在华盛顿举办的生物工程小组会上提出,1988 年正式定义为:应用生命科学与工程学的原理与技术,在正确认识哺乳动物的正常及病理两种状态下的组织结构与功能关系的基础上,研究、开发用于修复、维护、促进人体各种组织或器官损伤后的功能和形态的生物替代物的一门新兴学科。

组织工程的发展将从根本上解决组织和器官缺损所致的功能障碍或丧失治疗的问题。组织工程的核心是建立细胞与生物材料的三维空间复合体,即具有生命力的活体组织,用以对损伤组织进行形态、结构和功能的重建并达到永久性替代。其基本原理和方法是将体外培养扩增的正常组织细胞,吸附于一种生物相容性良好并可被机体吸收的生物材料上形成复合物,将细胞-生物材料复合物植入机体组织、器官的损伤部位,细胞在生物材料逐渐被机体降解吸收的过程中形成新的在形态和功能方面与相应器官、组织相一致的组织,而达到修复创伤和重建功能的目的(图 2-8-1)。组织工程研究主要集中在三个方面,种子细胞、支架材料以及工程化构建方法和技术。

（二）组织工程三要素

1. 组织工程支架材料 顾名思义,支架材料就是为种子细胞提供生长和基质合成的空间。支架材料在降解之前提供机械支撑,同时也是所构建的组织与器官的三维形态模

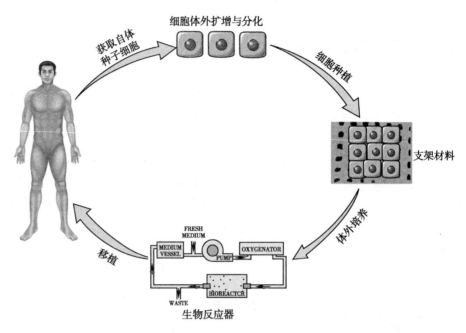

图 2-8-1　组织工程示意图

板。支架材料由于直接用于人体,对其使用有严格的要求。支架材料应具有良好的生物相容性、耐生物老化性、生物降解性、适合的力学特性、可加工性以及便于消毒灭菌。对于不同用途的支架材料,其要求各有侧重。良好的生物相容性是指不会诱发任何不利于移植组织成活和生长的机体反应,且表面具有合适的理化性质,有利于细胞的黏附、生长、增殖、分化。生物降解性是指材料在体内逐渐降解,降解产物对组织无毒副作用。

组织工程用的支架材料主要是合成高分子材料,如聚乳酸和聚羟基乙酸等。主要研究工作是对材料进行改性和修饰,提高材料的生物相容性,减少材料降解产物的副作用等。也经常使用一些经过特殊工艺处理的天然材料,如天然珊瑚、动物源胶原和脱钙骨等。天然材料具有较好的组织相容性,但存在力学特性较差、性质不稳定等缺点。下面从无机材料、高分子材料以及复合材料等方面分别介绍。

(1)无机材料:主要是陶瓷材料,是用天然或合成化合物经过成形和高温烧结制成的一类无机非金属材料。它具有高熔点(大多在 2000℃以上)、高硬度(在 1500HV 以上)、高耐磨性、耐氧化等优点,是组织工程领域广泛应用的一类无机材料。根据材料在生理环境下的化学活性,陶瓷材料可以分为三大类:惰性生物陶瓷、活性生物陶瓷和可降解生物陶瓷。

惰性生物陶瓷:指在生物体内不发生或发生极小反应的生物陶瓷材料,如氧化铝、氧化锆等。应用于临床的为高密度、高纯度的氧化铝陶瓷,它有良好的生物相容性、优良的耐磨性、强化学稳定性、高的机械强度。当氧化铝陶瓷的平均晶粒<4μm,纯度超过 99.7% 时,其抗弯强度可达 500MPa,因此可用于牙根、颌骨、髋关节及其他关节和骨的修复和置换。

活性生物陶瓷:如生物玻璃,羟基磷灰石,磷酸钙等。生物活性陶瓷中应用最多的是羟基磷灰石。羟基磷灰石是人体和动物骨骼的主要无机成分,具有良好的生物相容性,植入体内不仅安全、无毒,还具有一定的骨传导性,对于羟基磷灰石材料的研究是国内外生物医用材料领域的重要课题。

生物降解陶瓷:如 β-磷酸三钙(简称 β-TCP),属三方晶系,钙磷原子比为 1.5,是磷酸钙的一种高温相。β-TCP 的最大优势就是生物相容性好,植入机体后与骨直接融合,无任何局部炎性反应及全身毒副作用。其不足是高切口敏感性导致的低疲劳强度,较高刚性和脆性使其难以加工成型或固定钻孔。

(2)高分子材料:也称为聚合物材料,是以高分子化合物为基体,再配有其他添加剂(助剂)所构成的材料。高分子材料因良好的力学特性、生物相容性和生物降解性,被广泛地应用于生物材料领域。高分子材料按照来源通常分为合成高分子和天然高分子;根据材料的相关特性,又可分为生物惰性(bioinert)和生物活性(bioactive)材料、可降解性(biodegradable)和非降解性、血液相容性(hemocompatible)和血液不相容性、生物相容性(biocompatible)和生物不相容性高分子材料等。

1)合成高分子材料:主要包括非降解材料聚氨酯(PU)、膨化聚四氟乙烯(ePTFE)、聚对苯二甲酸乙二酯(PET)等,以及可降解材料乳酸(PLA)、聚乳酸-羟基乙酸共聚物(PLGA)、聚(ε-己内酯)(PCL)、聚乙醇酸(PGA)等。

聚氨酯:简称 PU,是主链含—NHCOO—重复结构单元的一类聚合物,由异氰酸酯(单体)与羟基化合物聚合而成。聚氨酯具有一个主要的物理结构特征是微相分离结构,其微相分离表面结构与生物膜相似,由于存在着不同表面自由能分布状态,改进了材料对血清蛋白的吸附力,抑制血小板黏附,具有良好的生物相容性和血液相容性。此外具有良好的耐油性、韧性、耐磨性和耐老化性。目前医用聚氨酯被用于人工心脏、心血导管、血管涂层、人工瓣膜等领域。

膨体聚四氟乙烯:简称 ePTFE,由聚四氟乙烯树脂经拉伸等特殊加工方法制成,理化性质极其稳定,具有微细纤维连接而形成的网状结构,这些微细纤维形成微孔,使膨体 PTFE 可任意弯曲(过 360°),人体组织细胞及血管可长入微孔,形成组织连接。ePTFE 是纯惰性的,不会引起机体的排斥,具有良好的生物相容性和血液相容性,无毒、无致癌、无致敏等副作用,耐生物老化,是目前最为理想的生物组织代用品,常用于制造人工血管、人造硬脑膜、心脏补片和整形外科等医用制品。

聚乳酸-羟基乙酸共聚物:简称 PLGA,由两种单体——乳酸和羟基乙酸随机聚合而成,是一种可降解的有机高分子材料,具有良好的生物相容性、无毒、良好的成囊和成膜的性能,被广泛应用于制药、医用工程材料和现代化工业领域。PLGA 通过 FDA 认证,被正式作为药用辅料收录进美国药典。不同的单体比例可以制备出不同类型的 PLGA,例如:PLGA75:25 表示该聚合物由 75% 乳酸和 25% 羟基乙酸组成。所有的 PLGA 都是非定型的,其玻璃化温度在 40~60℃ 之间。纯的乳酸或羟基乙酸聚合物比较难溶,相反,PLGA 表现了良好的溶解性,可在常用的氯化溶剂类、四氢呋喃丙酮或乙酸乙酯等溶剂内溶解。PLGA 随着酯键的水解而降解,降解程度随单体比不同而有差异,乙交酯比例越大越易降解。但是,当两种单体比为 50:50 时,降解的速度会更快,差不多需要 2 个月。PLGA 的降解产物是乳酸和羟基乙酸,二者是人体代谢途径的副产物,所以 PLGA 应用于医药和生物材料中没有毒副作用,目前被大量用于制备组织工程支架、人工导管和药物缓释载体。

聚乳酸:也称聚丙交酯,属于聚酯家族,简称 PLA。聚乳酸以乳酸为主要原料聚合获得,原料来源充分而且可再生。生产过程无污染,产品可以生物降解,实现自然界中的循环,是理想的绿色高分子材料。聚乳酸的热稳定性好,加工温度 170~230℃,且具有抗溶剂性,可用多种方式进行加工,如挤压、纺丝、双轴拉伸等,由于聚乳酸具有良好的生物降解性、生物相容性,透明性和耐热性好,还具有一定的耐菌性、阻燃性、抗紫外性,在组织工程领域具有十分广泛的应用。聚乳酸分为外消旋聚乳酸 *DL*-PLA 和左旋聚乳酸 PLLA。前者外消旋为无定型聚合物,玻璃化转变温度为 50~60℃,常用作注射用微胶囊、微球及埋植剂缓释制剂的敷料,可用作组织工程细胞培养的多孔支架。后者左旋为结晶型聚合物,玻璃化转变温度为 60~65℃,广泛用于内固定装置例如骨板、骨钉、手术缝合线、纺丝。

聚乙醇酸(PGA):是通过开环聚合得到的,具有简单规整的线性分子结构,有较高的结晶度,不溶于常用的有机溶剂,只溶于像六氟代异丙醇这样的强极性有机溶剂。分子量达10 000 以上的聚乙醇酸,其强度能满足可吸收缝合线的使用要求,但用在骨折或其他内固定物方面,强度还不够;当聚乙醇酸分子量达到 20 000~145 000 时,聚合物可以拉成纤维状,并且可以使聚合物的分子排列具有方向性,增强了聚乙醇酸的强度,这样的聚乙醇酸能做成薄膜或其他不同的形状。聚乙醇酸是一种具有良好生物降解性和生物相容性的合成高分子材料,降解比较快,在体内 4 周后力学强度开始减弱,在 6 个月以后可被完全吸收。主要应用于医用缝合线、组织工程支架、药物控释载体、骨折固定材料等。

2)天然高分子材料:是指来源于动、植物或者人体,经过物理、化学、生物学方法加工处理而得到的材料。典型的天然高分子材料包括海藻酸钠、壳聚糖、胶原、透明质酸、明胶以及丝素蛋白等。天然高分子材料具有良好的生物相容性、易于加工成形、可降解、降解产物无毒,安全性高。而天然高分子的缺点是力学性能不足,受限于某些方面的应用。

壳聚糖:又称脱乙酰甲壳素,是由自然界广泛存在的甲壳素经过脱乙酰作用得到的,无毒、无味,降解产物为氨基葡萄糖,对人体组织无免疫反应。壳聚糖带有氨基,这些氨基通过结合负电子而抑制细菌生长,使得壳聚糖具有一定的抗菌性,应用于伤口敷料,有利于抗感染和创伤愈合。壳聚糖可加工成膜材料或多孔支架用于组织工程皮肤、血管、神经等,还能够作为可注射水凝胶用于细胞治疗和药物控制释放的载体。

胶原:又称胶原蛋白,是由三条肽链拧成的螺旋形纤维状蛋白质。胶原蛋白是动物结缔组织重要的蛋白质,结缔组织除了含 60%~70% 的水分外,胶原蛋白占了约 20%~30%。胶原是构成细胞外基质的骨架,在细胞外基质中形成半晶体的纤维,为细胞提供抗张力和弹性,并在细胞的迁移和发育中起作用。胶原蛋白是多肽混合物,相对分子量从几千到几万,具有低免疫原性和良好的生物相容性、营养性、修复性和亲和性等,所以被广泛应用于组织工程支架和植入修复材料,包括皮肤、血管、骨、软骨、神经等,还经常用于伤口敷料和止血材料等。胶原的可塑性好,容易加工成形,常用作人工皮肤、人工血管、人工晶状体、角膜和骨的支架材料。但胶原存在某些缺陷,如无法规模制备,机械强度差,对感染部位的疗效不显著等。在实际应用中,常与其他材料合用以增加强度和抵御变形性。

丝素蛋白:是蚕丝的主要成分,约占蚕丝质量的70%~80%,是一种无生理活性的天然生物大分子,由乙氨酸、丙氨酸、丝氨酸、络氨酸等18种氨基酸以多缩氨键连接而成。研究表明丝素蛋白具有良好的生物相容性、无毒、无污染、无刺激、可生物降解,被广泛地应用于临床修复和组织工程支架材料,作为改性材料方面丝素蛋白有更大潜力。丝素蛋白作为生物材料具有以下优点:较其他天然纤维机械特性好,能与许多高性能的纤维媲美;可加工成膜支架或其他形式;表面易化学共价修饰黏附位点和细胞因子;可通过遗传工程改造丝蛋白成分来调节相对分子质量的大小、可结晶性和可溶性;可部分生物降解,在体内外降解速度缓慢,降解产物不仅对组织无毒副作用,还对周围组织有营养和修复作用。

(3)复合材料:通过不同的组合加工,将不同材料的优势集于一体,解决单一材料性能的缺陷。目前用于组织工程支架的复合材料包括以下几类:①无机材料与天然高分子复合材料:羟基磷灰石与胶原复合材料用于骨组织工程;②无机材料与合成高分子复合材料:如聚乳酸材料的矿化处理;③天然高分子材料与合成高分子材料复合:改善合成高分子生物的生物相容性和生物活性;④天然高分子材料与天然高分子材料复合:如壳聚糖与胶原复合人工皮肤,壳聚糖发挥抗菌作用,胶原发挥组织再生活性。

2. 种子细胞　是组织工程的基本要素之一,种子细胞研究的目的是获得足够数量的细胞,同时保持细胞增殖、合成基质和主要的生物功能。种子细胞研究面临的问题包括:①细胞的大量制备;②细胞功能的维持;③细胞的分泌能力;④建立标准细胞系,保证细胞的质量控制;⑤同种异体与异种移植的免疫学;⑥细胞与支架材料的相互作用及影响因素。

目前,组织工程种子细胞的来源主要有四种:①与缺损组织细胞同源的自体细胞:如自体软骨、皮肤、肝细胞等;②组织特异性干细胞:包括间充质干细胞、内皮祖细胞、造血干细胞等具有多向分化潜能的成体干细胞;③全能干细胞:主要指胚胎干细胞,具有分化成机体任何一种细胞的潜能;④诱导多能干细胞(induced pluripotent stem cells, iPS):是通过各种方法使体细胞去分化、重编程而得到的类似胚胎干细胞一种干细胞,具有多向分化潜能。

(1)成熟细胞:是指各种组织细胞,通过对新鲜获取的组织进行酶消化,可以分离得到组织细胞,如软骨细胞、成骨细胞、肝细胞、血管内皮细胞、平滑肌细胞等。组织细胞在体外增殖能力和功能稳定性各不相同。如肝细胞在体外增殖能力弱,而软骨细胞容易培养。组织细胞的生物功能往往随着体外培养而下降或丢失,即老化问题。尽管存在这些问题,组织细胞仍然是组织工程中的主要细胞来源。由于干细胞的优良特性,干细胞有望成为理想的组织工程种子细胞。

(2)成体细胞:间充质干细胞(mesenchymal stem cells, MSCs)是一类贴壁成体干细胞,具有自我更新能力且扩增速度快,具有分化成多种细胞的潜能,包括成骨细胞、脂肪细胞、软骨细胞等。同时MSCs不表达MHC-Ⅱ类分子,属于低免疫原性细胞,在异体组织内不易引起免疫排斥反应。MSCs细胞来源丰富,几乎可以从所有器官中获得,包括骨髓、脂肪、肌肉组织、脐带血等。不同来源的间充质干细胞,细胞形态与增殖能力、分化能力不尽相同,其中脐带血来源的间充质细胞增殖能力最强,骨髓来源MSCs增殖能力较弱,且随着年龄的增长活力越低。MSCs 在组织工程、组织再生、免疫治疗等方面具有很大应用前景,包括我国在内,许多国家都建立了规模较大的脐带血干细胞库。

(3)胚胎干细胞(embryonic stem cell,ES):是早期胚胎(原肠胚期之前)或原始性腺中分离出来的一类细胞,它具有无限增殖、自我更新和多向分化的特性。无论在体外还是体内环境,ES 细胞都能被诱导分化为机体几乎所有的细胞类型。例如,体外诱导培养 ES 分化成为血管内皮细胞、平滑肌细胞、心肌细胞和神经元细胞等。然而,由于涉及伦理学问题限制了其研究应用。

(4)诱导多能干细胞(iPS):最初是日本科学家 Shinya Yamanaka 于 2006 年利用病毒载体将四个转录因子(*Oct4*,*Sox2*,*Klf4* 和 *c-Myc*)的组合转入体细胞中,使其重编程而得到的类似胚胎干细胞的一种细胞类型。随后世界各地科学家陆续发现其他方法同样也可以制造这种细胞。iPS 干细胞的出现,在干细胞研究领域、表观遗传学研究领域以及生物医学研究领域引起强烈的反响。在神经系统疾病、心血管疾病等方面的作用也日益呈现。iPS 干细胞在体外已成功地被分化为神经元细胞、神经胶质细胞、心血管细胞和原始生殖细胞等,在组织工程领域具有巨大应用价值。

3. 生物反应器(bioreactor) 也是组织工程三大要素之一,通常是一种组织培养装置,在体外构建一个与体内相似的环境,提供力学刺激,进行细胞培养、组织乃至器官的工程构建。生物反应器的设计和制造是一项多学科交叉的系统工程,需要工程学与生物学研究人员密切合作才能完成。

生物反应器为三维工程化组织的构建提供环境场所,满足细胞、组织培养过程对微环境,如生物化学因素及物理因素的不同要求,生物反应器还提供可控性研究的技术手段,有助于认识生物化学及物理学因素在细胞、组织生长中的效应。关于生物反应器的分类,目前尚无统一标准。有分别模拟生物结构和生物力学作用的生物反应器;按运动形式可分为静止型、转动型、移动型生物反应器;按特定功能分为血管生物反应器、肌腱生物反应器、皮肤生物反应器、软骨生物反应器等;按受力形式可分为静态型、流体应力型、拉应力型及各种应力组合型生物反应器。

生物反应器的设计应满足以下六个方面的基本要求:①在形式和结构上能够模拟体内的生物环境,便于细胞支架复合物的安装,具有生物力学刺激的环境,对细胞支架复合物实施适当的应力作用;②提供细胞生长所需的条件,包括营养供应以及代谢产物的排除;③能够精确控制环境和营养参数,如 pH、温度、O_2 及 CO_2 浓度等;④能够进行细胞或组织的大规模扩增及批量生产;⑤便于清洗和消毒,使用中便于培养液的更换及培养物的获取;⑥生物反应器产品便于存储、运输。而针对不同组织器官的需求,相应的组织工程生物反应器设计原则也不同。

目前的生物反应器主要是从空间三维培养、生物力学、传质、培养环境和物理因素(电场、磁场、超声)等方面开展研究。以下着重从力学环境的角度探讨几种组织工程生物反应器。

生物组织的生长、结构和功能密切依赖于它所受的应力,根据应力产生的应变可分为拉伸、压缩、剪切、扭曲、弯曲等形式。环境力学的改变对细胞的生长、分化以及分泌基质等方面具有重要影响。针对不同组织的应力不同,例如:对骨组织而言,周期性变化的拉伸应力和压应力可促进骨性愈合;软组织是各种细胞、弹性纤维、胶原纤维和其他基质构成的复合体;决定软组织力学性能的是弹性纤维、胶原纤维和平滑肌细胞,力学性质是高度非线性的,应力可影响细胞结构和功能的改变;对血管组织而言,周向应力以及流体力学对平滑肌细胞与内皮细胞的生长以及功能具有重要影响。在组织工程领域常见的力学刺激反应器包括血管组织流动脉动反应器、肌腱组织牵张力反应器、软骨组织应力负荷生物反应器等。尽管越来越多的证据表明应力刺激能够改善工程化组织的特性,但是应力强度、频率、持续性或间断性以及工作循环等条件的刺激效果有待于系统研究。

(三)组织工程支架的制备方法

组织工程支架的作用是为构建相应的组织提供三维空间环境,支持细胞的黏附、增殖和细胞基质分泌。因此,支架材料具有特定的形状和孔结构。组织工程支架多种多样,制备支架的方法也有许多种,包括静电纺丝、冷冻干燥法/相分离法、溶液浇铸/离子沥滤法、超临界CO_2萃取法、烧结微球法、快速成型法,以及新兴的3D打印方法等。

1. 多孔支架材料 多孔支架多为海绵或泡沫状,主要通过相分离法或冷冻干燥法制备。相分离法是指将聚合物溶液、乳液或水凝胶在低温下冷冻,冷冻过程中发生相分离,形成富溶剂相和富聚合物相,然后经冷冻干燥除去溶剂而形成多孔结构。因而,相分离法又往往称为冷冻干燥法。将水与聚合物溶液一起均化得到油包水乳液,并浇铸到模具中,冷冻干燥脱除水分和溶剂,得到多孔支架。通常制备的多孔支架可达到以下结构参数:孔隙率90%~95%,大孔200μm以上,微孔0.01μm以下,比表面积58~102m²/g。以上结构参数主要受油水比和聚合物分子量的影响。相分离法的优点是避免高温,有利于将生物活性分子如蛋白质、生长因子等添加到支架中。

2. 纤维支架材料 纤维支架在组织工程研究中最常见,与天然组织的细胞外基质有类似的纤维结构,有利于细胞的黏附和生长。利用纺织技术将直径10~15μm的纤维制成织物或无纺物,孔隙率可达97%,但存在力学强度较差、承压时会坍塌的缺点。采用热处理或聚合物溶液涂覆织物,使相邻纤维间形成物理连结,从而使纤维支架稳定、耐压。PGA纤维支架已经被用于软骨等多种组织工程。传统的纺丝技术是熔融电纺和溶液纺丝,编织技术也被用来制备纤维支架,并且可以控制精确纤维的图案、排列、孔结构和力学特性。

更有特色的一种方法是静电纺丝,在高压电场作用下将聚合物加工成超细纤维支架,这是目前组织工程研究的热点。静电纺丝的系统构成和工作原理是:系统包括高压电源、注射泵(含注射器)和接收器,注射器针头与高压电源连接,接收器与底线连接,针头与接收器之间形成几千伏以上的高压电场。注射泵控制注射器内聚合物溶液的注射速度,针头挤出的液滴在高压电场中形成对电极方向的圆锥形形变,进而形成喷射细流,从锥尖端喷出,在到达接收器之前溶剂会挥发,在接收器上形成纤维沉积,即纤维支架(图2-8-2)。接收器的形状决定纤维支架的形状(膜或管)和纤维取向,电压大小、溶液黏度和接收器距离决定纤维的直径。

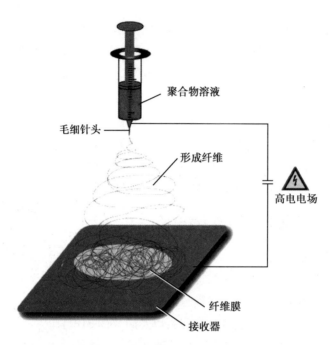

聚合物溶液

毛细针头

形成纤维

高电电场

纤维膜

接收器

图 2-8-2　静电纺丝实验装置与纺丝示意图

静电纺丝技术具有以下几个特点：①可以控制纤维的直径，在十几纳米至几微米的范围内调节；②可以精确控制纤维支架的结构，包括纤维的排列方式（有序或无序）、纤维直径的梯度分布和孔径分布，支架的孔隙是完全联通的；③可以制备多种聚合物的复合纤维支架，也可以制备两种或两种以上聚合物的芯壳纤维，从而调整支架的物理和化学特性；④在纺丝溶液混入药物、纳米粒子、活性因子、基因质粒甚至活的细胞，赋予纤维支架各种生物功能。

3. 水凝胶材料　水凝胶（hydrogel）是以水为分散介质的凝胶。具有网状交联结构的水溶性高分子中引入一部分疏水基团和亲水残基，亲水残基与水分子结合，将水分子连接在网状内部，而疏水残基遇水膨胀，是一种高分子网络体系，性质柔软，能保持一定的形状，能吸收大量的水。水凝胶具有和天然细胞外基质类似的物理和化学环境，可与体液进行交换，为细胞和组织的生长提供营养物质和空间，因此具有良好的生物相容性。水凝胶中易于添加药物和生物活性分子，得到具有生物功能的支架材料。水凝胶材料在特定环境和条件下能够发生溶液-凝胶转化，可通过注射器将溶液注射到所需部位原位成型，因此避免创伤性的外科手术。可注射型水凝胶还可以满足不同创伤的复杂形状。水凝胶种类繁多，分为天然凝胶和合成凝胶。天然凝胶来源于天然生物体，如胶原蛋白凝胶、海藻酸凝胶、壳聚糖水凝胶、透明质酸水凝胶等。合成凝胶是高分子凝胶，如聚乙二醇（PEG）凝胶、聚乙烯醇（PVA）凝胶。

水凝胶有各种制备方法，包括化学方法和物理方法，不同的高分子原料和不同的制备方法所得到的水凝胶的性质会有所差异，可以满足不同领域的应用需求。

（1）壳聚糖凝胶：壳聚糖目前在组织工程领域得到广泛应用。壳聚糖可以溶解在稀醋酸溶液中，通过调整 pH 或者将壳聚糖水溶液加入壳聚糖的不良溶剂中形成凝胶。此外，还可以通过戊二醛处理、UV 辐射或调节温度使其交联形成水凝胶。

(2)聚氧化乙烯(PEO)和聚乙烯醇(PEG)凝胶：二者是组织工程中常用的合成水凝胶材料。将 PEO 或者 PEG 与一定量的光引发剂混合后再通过紫外光照射获得凝胶。可通过光交联在端基上连接丙烯酸或者甲基丙烯酸而改性，与 PLLA 嵌段共聚可获得温敏性水凝胶，与 PLA 共聚则可获得可降解性水凝胶。

(3)聚乙烯醇水凝胶(PVA)：用反复冷冻及真空脱水处理方法获得的 PVA 水凝胶材料，其弹性模量和人关节软骨相近，有希望成为理想的人工软骨材料。PVA 水凝胶的高含水性及其特殊的表面结构与天然软骨组织非常相似，具有良好的生物相容性和摩擦学特性，同时该水凝胶具有类似于天然软骨的多微孔组织，内含大量的水，是一种可渗透材料。

(4)聚乙烯吡咯烷酮(PVP)：是第一个用作病变的玻璃体替代物的合成高聚物。作为一种优异的病变玻璃体替代物，PVP 水凝胶具有良好的生物相容性和生物物理光学特性，其网状支架对眼球内的新陈代谢成分具有良好的通透性。另外，PVP 水凝胶具有黏弹性，表现出良好的内填充作用，可以封闭裂孔，展平视网膜。

二、组织工程应用

（一）骨组织工程

因先天性畸形、外伤、感染、肿瘤等原因造成的骨缺损是临床常见的疾病。1995 年 Crane 等系统提出了骨组织工程的概念。基本方法是将骨组织细胞与支架材料相结合，通过体外或者体内构建的方法，得到组织工程骨。理想的骨组织工程支架应该具备优良的生物相容性、机械性能、多孔结构、骨诱导性和适当的降解速率。

早期的骨支架材料都是非生物降解型的，例如聚合物碳素纤维、涤纶和特氟隆，惰性陶瓷如氧化铝、氧化锌和碳化硅等。最为常用的骨支架材料是生物活性陶瓷，包括生物玻璃、羟基磷灰石、磷酸钙等。这些材料的特点是机械强度高(耐磨、耐疲劳、不变形等，生物惰性、耐酸碱硅酸钙等。此外，天然高分子胶原、壳聚糖和合成高分子聚乳酸及其共聚物等通常与以上无机材料复合，改善材料的力学性能、加工性能、结构、降解和生物活性等。

（二）软骨组织工程

软骨组织由胶原、软骨细胞以及 60%～80% 的水分构成。软骨组织中没有血管和神经，软骨组织受伤后自行修补的能力有限。每根骨的末端都有一层软骨组织包裹着，使骨骼之间避免摩擦及冲击。

组织工程技术的出现使得人类可以在体外建造透明软骨，为关节软骨缺损的修复提供了一种有效的方法。1988 年哈佛大学 Vacanti 等利用聚羟基乙酸(PGA)和聚乳酸(PLA)支架，接种软骨细胞后植入裸鼠皮下进行体内培养，28 天后发现有软骨样组织出现。1997 年 Cao 等以一个 3 岁儿童耳廓做模型，用 PLA 和 PGA 复合纤维制成人耳形状的支架，接种软骨细胞，体外培养 1 周后植入裸鼠皮下，12 周后取出的标本呈现人耳状软骨，组织形态学检查证实为软骨组织。这一实验的成功,标志着预制人工软骨的组织工程技术正在走向成熟。目前软骨组织工程的研究主要处在动物实验阶段,有少量的临床实验和应用,其发展速度和临床应用前景受到广泛关注。

(三)皮肤组织工程

皮肤作为人体最大的组织,是与外界环境接触的屏障,当由于外界损伤或疾病等因素造成皮肤缺损时,常常造成创面水分、电解质及蛋白质的丢失,并增加感染的概率。小面积的皮肤损伤容易治疗,但是大面积的皮肤缺损,或者顽固性皮肤溃疡需要理想的人工皮肤材料治疗。

组织工程皮肤是组织工程研究领域的一个重点和热点,目前国内外已经有多个组织工程皮肤的产品实现了临床应用。其中一个比较成熟的人工皮肤是一种含有异体上皮细胞和成纤维细胞的双层组织工程皮肤,细胞来源于新生儿包皮,经体外培养得到。移植后受体的接受率达100%。移植后14天可见连续的基底膜形成,移植后28天,收缩率为39%,表皮细胞分化良好。其他组织工程皮肤的技术特点与此类似。组织工程皮肤可以在密封和培养基存在下储存数天,可以运输。因此,如果持续保持组织工程皮肤的制备,克服储存时间短的不足,在一定程度上就能够满足临床治疗的需要,只是治疗成本和费用要高很多。

(四)神经组织工程

外周神经的基本组成单位是神经纤维,多个神经纤维集合组成神经束。周围神经内还有大量的胶原纤维、弹性纤维、脂肪组织、营养血管及淋巴管等组成的结缔组织。外周神经损伤可导致部分或者全部的运动神经和感觉神经功能的丧失。理想的人工神经是一种特定的神经导管,可接纳再生轴突长入,对轴突起机械引导作用,施万细胞在支架内有序地分布,分泌NTFs等发挥神经营养作用,促进轴突的再生。

最初用于桥接神经缺损的神经套管材料有硅胶管、聚四氟乙烯,如以硅胶管为外支架,管内平行放置尼龙钱作为内支架的"人工神经移植体"。目前用于人工神经导管的材料多为可降解材料,包括聚乙醇酸(PGA)、聚乳酸(PLA)、壳聚糖、胶原、丝素蛋白等。神经导管管壁有比较小的微纳米孔,类似半透膜,仅能允许分子量小于50kD的物质通过,使再生轴突能从导管外获取营养物质和生长因子,但是阻止细胞和纤维组织的侵入,避免形成瘢痕组织。

(五)血管组织工程

血管是人体非常重要的组织器官,为全身的各个部位输送氧气及营养物质。血管由内膜、中膜和外膜组成,分别含有内皮细胞、平滑肌细胞和成纤维细胞。糖尿病和动脉粥样硬化导致外周血管病变、心肌梗死和血液透析治疗都需要内径3~6mm的小口径血管移植物。内径大于6mm的人工血管产品,以膨化聚四氟乙烯和尼龙等合成材料为主,在体内不易形成血栓和内膜增生,失败率低,长期通畅率比较好。但是小口径人工血管由于血液流速低,发生血栓形成和再狭窄的几率高很多,成功报道的案例很少。中国目前在这领域的研究处于世界领先水平,尽管国际上都报道美国杜克大学于 2013 年世界首例完成组织工程人造血管的人体试验,但是从文献报道上来看,应该是我国北京宣武医院的谷涌泉教授最早于 2010 年完成了世界首例的组织工程人造血管的下肢动脉搭桥手术,并于 2011 年发表在《中华医学杂志》英文版。

血管组织工程是在体外构建人工血管。血管支架的制备方法有多种,包括动物血管脱细胞支架和静电纺丝制备的可降解合成高分子(PCL、PLGA)和天然高分子(胶原、丝素蛋白)支架材料。血管材料的生物相容性、孔结构、力学强度、弹性(组织顺应性)和降解速率对血管再生有重要影响。通常在管状支架材料上先种植血管平滑肌细胞,然后种植血管内皮细胞,在流动生物反应器内培养。有研究报道,在降解速率比较快的 PGA 血管材料中种植人平滑肌细胞,在反应器中培养几周时间,PGA 大部分降解,细胞产生细胞外基质。将细胞脱除,得到完全由细胞外基质构成的人工血管,并在临床上进行了血液透析病人的体内植入,获得了成功。除了种植血管组织的内皮细胞和平滑肌细胞,干细胞诱导分化得到的内皮细胞和平滑肌细胞更具有增殖、分化、分泌和组织再生潜能,特别是 iPS 细胞。由于组织工程血管具有了内皮细胞层,有助于抑制血栓形成和平滑肌细胞增生,解决小口径人工血管的长期通畅率问题,未来有可能规模化生产出可用于治疗心脏搭桥和下肢动脉闭塞的人工血管产品。

三、组织工程新技术及发展趋势

(一)3D 生物打印

采用 3D 打印技术,打印含有细胞、蛋白和生长因子等活性物质的生物材料或人造组织。如图 2-8-3 所示,在打印液态材料(又称生物墨水)中添加细胞和活性因子,按照设定的程序打印出具有特定图案、形状和组成的三维人造组织。打印系统被置于生物安全柜中,在无菌条件下进行。打印得到的组织可以在生物反应器内进行组织培养,或直接被植入患者体内。打印组织中的细胞在生长因子的调控下,发生迁移、分化和组装,形成新的组织和器官。由于 3D 打印技术是基于 CT 扫描的结构信息,可以获得患者身体各个病变组织和器官的图像数据,使用患者自体组织细胞或 iPS 细胞快速打印出相应的人工组织或器官,包括结构相对简单的气管、耳朵、血管、膀胱和相对复杂的肾脏、肺、肝脏和心脏。2016 年美国北卡罗来纳 Wake Forest 大学 Anthony Atala 实验室分别打印了耳朵、下颌骨、颅骨和肌肉,移植到动物体内,再生得到了有功能的相应组织。

这种 3D 生物打印技术可以为患者提供量身定做的人工组织和器官,是未来精准医学和个性化治疗的理想目标。然而,实现打印心脏、肝脏和肾脏等复杂器官可能还需要几代人的努力(图 2-8-3)。

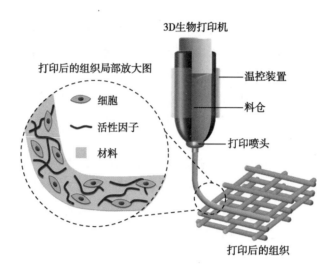

图 2-8-3　3D 生物打印示意图

（二）干细胞与组织工程

干细胞主要分为胚胎干细胞和成体干细胞两大类。胚胎干细胞是全能干细胞,可以分化为 3 个胚层的各种细胞。成体干细胞来源于出生后器官或组织,在血液、骨髓、胎盘、脐血、脂肪、心肌等组织中分别发现了造血干细胞、间质干细胞、神经干细胞、肝干细胞、皮肤干细胞、心脏干细胞等,特别是建立了脐血、骨髓、胎盘等间充质干细胞库。近年来又提出了介于胚胎干细胞和成体干细胞之间的亚全能干细胞。干细胞技术的发展为组织再生、和恶性疾病,如血液病、心血管病、糖尿病、肝病等的治疗提供了新的途径。

干细胞可能成为组织工程的理想种子细胞。将干细胞诱导分化成为相应的组织细胞,可以通过 3D 生物打印和生物反应器培养,制造出任何一种人体组织或器官,用于修复和替代病损的组织和器官,组织工程和再生医学将随着干细胞进入新的时代。

（三）全器官组织工程

器官移植是终末期脏器功能衰竭的最终治疗手段。然而器官供体严重匮乏,致使每年成千上万的患者在等待中死亡。即使有幸接受器官移植,患者将面对移植物排斥的风险以及终身使用免疫抑制剂的困难。虽然组织工程技术取得了显著的进步,可以构建软骨、皮肤、血管、膀胱和气管结构相对简单的组织和器官,在移植时无须与宿主循环系统形成血管网络连接。而结构和功能复杂的心脏、肺、肝脏和肾等器官很难通过常规的组织工程技术构建。

近年来,一种全新的复杂器官构建技术正在出现和发展,即全器官组织工程。简单来说,首先将同种异体,甚至异种的心脏、肝脏、肾脏和肺等器官全部脱除细胞,得到脱细胞基质,即支架材料。然后,将选择的干细胞或组织细胞种植到支架材料中,进行"复细胞化",将得到的这种复合体置于生物反应器或动物体内进行培养,逐渐成为有功能的组织结构。

组织工程技术用于全器官的构建依然面临多种挑战,包括供者的选择、器官去细胞和复细胞的最佳方法、最合适的细胞种类、供者血管支架的内皮化以及最合适的体外生物发生器。

(1)全器官脱细胞的方法:全器官脱细胞比组织脱细胞困难得多,要求细胞和DNA等遗传物质被彻底除去,但是保留器官完整的三维细胞外基质结构和活性物质。通常采用消化酶灌注、声裂和冻融等方法的联合,尽可能使用小剂量的清洗试剂如Triton-X、十二烷基硫酸钠(SDS)和脱氧胆酸等,避免破坏ECM的天然成分和超微结构。

(2)全器官复细胞化的方法:由于器官具有特定的细胞组成和结构,"复细胞化"过程不是简单的细胞种植,要控制细胞的种类和数量,要遵守细胞在器官组织中的构型分布,细胞种植要分步骤进行。

例如有文献报道,在大鼠全心脏复细胞化过程中,将大约 5×10^7 个新生大鼠的心肌细胞,分5次,每次200μL注射到脱细胞基质的左室前壁中,种植效率约为50%。此外,将 2×10^7 个内皮细胞灌注到主动脉,在流动反应器中进行灌注培养。在构建大鼠肝脏的复细胞化过程中,将 5×10^7 个肝细胞分4次灌注到门脉系统,然后进行灌注培养。种植的肝细胞数量约为大鼠肝脏细胞的5%~20%,由于仅使用部分肝叶,器官支架的复细胞化程度约为50%,细胞种植效率约为95%。经验表明,低剂量多次种植并采用连续灌注方法有利于细胞在支架中的分布更均匀,并且减少细胞对小血管的阻塞。灌注种植的方法也适用于肺脏组织工程。将 10^8 个新生大鼠上皮细胞输注至气道,静置培养过夜,使细胞贴附后,通过血管进行连续灌注培养,然后将 3×10^9 个内皮细胞通过血管灌注种植。

(3)全器官组织工程培养:全器官构建需要支持细胞生长、维持细胞功能几周甚至几个月之久,直到细胞贴附、分化、增殖和充满支架,并完成合理排列分布。由于全器官结构和功能的复杂性,在培养期间,如何提供营养物质,如何去除培养过程中的废物,以及如何实施力学刺激等,仍然有许多难题需要去认识和解决,全器官组织工程还有一条很长的路要走。

(孔德领)

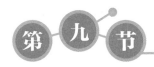

第九节　医用3D打印材料

　　3D打印是快速成型技术的一种,它是一种以数字模型文件为基础,通过材料逐层堆积制造三维物体的变革性数字化增材制造技术。3D打印技术的基本制造过程是按照"分层制造,逐层叠加"的原理,根据CT等成像数据,经计算机3D建模转换后,再以STL等格式文件输入到计算机系统中,并分层成二维切片数据,通过计算机控制的3D打印系统进行逐层打印,叠加后最终获得三维产品。3D打印将信息、控制、材料、生物等技术融合渗透,将对未来制造业生产模式和人们生活方式产生重大的影响。常用的3D打印技术如表2-9-1

中所示。目前,在生物医学领域应用较多的3D打印技术主要有:光固化立体印刷(stereo lithography appearance,SLA)、熔融沉积成型(fused deposition modeling,FDM)和选择性激光烧结(selective laser sintering,SLS)等及其衍生的多种3D细胞打印技术。

在3D打印领域,3D打印材料始终扮演着举足轻重的角色,它是3D打印技术发展的重要物质基础。在某种程度上,材料的发展决定着3D打印能否有更广泛的应用。目前,3D打印材料主要包括工程塑料、光敏树脂、橡胶类材料、石膏材料、金属材料和陶瓷材料等。近年来,3D打印技术越来越多地被应用到生物医学领域,可降解热塑性聚酯、光敏树脂、金属材料、羟基磷灰石、生物陶瓷、水凝胶等生物医用材料以及活细胞都可用通过3D打印技术来成型和进行排列堆积。目前,使用较多的非细胞3D打印医用材料和细胞打印医用材料主要有以下几类。

表2-9-1 3D打印技术及其所适用的材料

累积技术	基本材料
光固化立体印刷(SLA)	光敏树脂
熔融沉积成型(FDM)	热塑性塑料、共晶系统金属、可食用材料、蜡
选择性激光烧结(SLS)	热塑性塑料、金属粉末、陶瓷粉末
直接金属激光烧结(DMLS)	几乎任何合金
电子束熔化成型(EBM)	钛合金
选择性激光熔化成型(SLM)	钛合金,钴铬合金,不锈钢,铝
选择性热烧结(SHS)	热塑性粉末
电子束自由成形制造(EBF)	几乎任何合金
石膏3D打印(PP)	石膏
分层实体制造(LOM)	纸、金属膜、塑料薄膜
数字光处理(DLP)	光固化树脂

一、非细胞3D打印医用材料

(一)用于光固化立体印刷技术的医用材料

光固化立体印刷(SLA)是通过计算机控制紫外激光束逐层扫描,使被扫描区域内的树脂薄层产生光聚合或光交联反应后固化来获得三维原型的成型方式。SLA也被称为立体光刻成型,是快速成型工艺的一种。该工艺是1986年美国的Charles W Hull博士首次研制成功的一种工艺,是最早出现的、技术最成熟和应用最广泛的快速成型技术。

光固化立体印刷成型原理:树脂液槽中盛满透明、有黏性的液态光敏树脂,紫外激光束对树脂进行照射,使之快速固化。具体地,在成型过程开始时,可升降的工作台处于液面下一个截面层厚的高度。之后,聚焦的激光束在计算机的控制下,按照截面轮廓的要求,沿液面进行扫描,使被扫描区域的树脂固化,从而得到该截面轮廓的塑料薄片。然后,工作台下降一层薄片的高度,再固化另一个层面。这样层层叠加构成一个三维实体(图 2-9-1)。

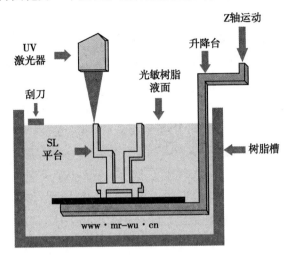

图 2-9-1 光固化立体印刷原理示意图

激光光固化成型能制造出表面质量和尺寸精度较高、几何形状复杂的产品。目前医学上手术植入体模型的制作、手术中的定位模型制作、医学教学辅具制作、组织工程细胞载体支架的制作等方面都运用到了光固化快速成型技术。

由于 SLA 是紫外激光扫描树脂薄层使其发生光聚合或光交联反应来实现成型,SLA 对打印材料有以下一些要求:

①材料的光敏性:材料具有光敏性或者是材料中含有光敏性的组分,可以在紫外激光扫描时,发生光聚合或者是光交联,否则无法实现正常的打印。

②材料的固化速度:材料需具有较快的固化速度,以保证紫外激光束对树脂进行扫射时可快速固化并与上一层材料形成紧密的结合,从而确保打印快速进行。

③材料的流动性:材料具有良好的流动性可以保证打印过程激光扫射时形成稳定均匀的固化层,确保打印达到较高的精度。

SLA 最广泛使用的原料是光敏树脂,随着技术的进步,一些光敏分子修饰的其他材料(如光敏分子修饰的聚酯和无机粉末材料)也都被用于 3D 打印进行成型。目前 SLA 在生物医学领域可用于制作生物可降解支架、人体器官模型等,常用的材料包括光敏树脂、聚富马酸二羟丙酯,以及光敏分子修饰的聚(D,L-丙交酯)(PLA)、聚己内酯(PCL)、聚碳酸酯、羟基磷灰石(HA)等。在光敏分子修饰的聚合物的 3D 打印过程中,需加入小分子的溶剂或稀释剂来降低液态原料的黏度,常用的小分子溶剂有可参与光聚合反应的富马酸二乙酯(DEF)和 N-乙烯基吡咯烷酮(NVP),以及不参与聚合反应的乳酸乙酯。最常用的几种材料有:

1. 光敏树脂 具有良好的液体流动性和瞬间光固化特性,使得液态光敏树脂成为 3D

打印耗材用于高精度制品打印的首选材料而被广泛地应用。光敏树脂因具有较快的固化速度,表干性能优异,成型后产品外观平滑,可呈现透明至半透明磨砂状。光敏树脂可用于医学模型的3D打印制作。尤其是光敏树脂具有低气味、低刺激性成分,非常适合个人桌面3D打印系统。

2. 光敏分子修饰的脂肪族聚酯 脂肪族聚酯用于SLA技术进行3D打印制作可降解支架时,需用光敏分子或双键对PLA原料进行修饰。用富马酸封端的3臂聚(D,L-丙交酯)为原料,N-乙烯基吡咯烷酮为稀释剂和共聚单体,通过SLA可制备具有规整螺旋孔结构的可降解组织工程支架。此外,以甲基丙烯酸酯封端的线性或多臂PLA为原料,以乳酸乙酯为非反应稀释剂,也可通过立体印刷技术制备可降解的多孔支架。除此之外,以双键修饰的脂肪族聚酯,如以PLA或聚(D,L-乳酸-己内酯)(PLACL)为原料,根据模型设计,可制成具有不同内部孔结构的生物可降解支架材料。获得3D成型产品的整体结构对应于CAD模型的精确度达到95%。

3. 光敏分子修饰的聚碳酸酯 聚碳酸酯用于光固化立体印刷技术成型时也需对其进行修饰。以丙烯酸酯修饰的聚(三亚甲基碳酸酯)(PTMC)为原料,通过光固化立体印刷技术,可制备具有微通道结构的各种形状多孔支架。

4. 光敏材料/羟基磷灰石(HA) 复合材料HA用于光固化立体印刷技术成型时需和光敏性的树脂制备成复合材料后进行打印。用光敏树脂/HA为原料,可制备孔结构分布均匀的3D复合支架,且复合支架内部的孔间相互贯通。HA粉体能有效产生纳米/微米结构形态,并能有效促进成骨细胞前体细胞在支架上的黏附和增殖。此外,以碳酸酯寡聚体-双甲基丙烯酸酯/HA复合材料为原料,利用光固化立体印刷技术制备的复合材料支架能加速材料与骨的结合,并促进骨的形成。

(二)用于熔融沉积成型的医用材料

熔融沉积成型又叫熔丝沉积,是通过将丝状热熔性材料加热熔化,然后从带有一个微细喷嘴的喷头挤喷出来,热熔性材料挤喷出喷嘴后,随即与前一层面材料熔结在一起。每完成一层,工作台下降一个层厚进行选加沉积新的一层,如此反复直至完成打印产品的沉积成型(图2-9-2)。FDM进行成型过程中,需保持熔融态的成型材料温度始终高于其固化温度,而成型部分的温度稍低于固化温度。其每一层的厚度由挤出丝的直径决定,通常是0.25~0.50mm。

FDM的优点是材料利用率高、材料成本低、可选材料种类多、成型工艺简洁。缺点是精度低、复杂构件不易制造、悬臂件需加支撑、表面质量差。适合用于产品的概念建模及形状和功能测试,以及制造中等复杂程度的中小原型,不适合制造大型零件。

熔融沉积成型的关键在于热熔喷头的温度控制,喷头温度必须使材料挤出时既保持一定的形状又有良好的黏结性能。除了热熔喷头的温度控制以外,成型材料的相关特性(如:黏度、熔融温度、黏结性以及收缩率等)也是该工艺应用过程的关键。FDM对材料有以下一些要求:

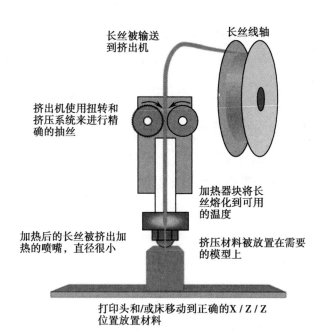

长丝被输送
到挤出机

长丝线轴

挤出机使用扭转和
挤压系统来进行精
确的抽丝

加热器块将长
丝熔化到可用
的温度

加热后的长丝被挤出加
热的喷嘴，直径很小

挤压材料被放置在需要
的模型上

打印头和/或床移动到正确的X / Z / Z
位置放置材料

图 2-9-2　熔融沉积成型原理示意图

①材料的黏度：材料的黏度低、流动性好，阻力就小，有助于材料顺利挤出。材料的流动性差，需要很大的压力才能将打印材料挤出，会增加喷头的启停响应时间，从而影响成型精度。

②材料的熔融温度：熔融温度低可以使材料在较低温度下挤出，有利于提高喷头和整个机械系统的寿命，可以减少材料在基础前后的温差，减少热应力，从而提高打印产品的精度。

③材料的黏结性：FDM 工艺是基于分层制造的一种工艺，层与层之间往往是零件强度最薄弱的地方，黏结性好坏决定了零件成型以后的强度。黏结性过低，有时在成型过程中因热应力会造成层与层之间的开裂。

④材料的收缩率：由于挤时喷头内部需要保持一定的压力才能将材料顺利挤出，挤出后材料丝一般会发生一定程度的膨胀。如果材料收缩率对压力比较敏感，会造成喷头挤出的材料丝直径与喷嘴的直径相差太大，影响材料的成型精度。FDM 成型材料的收缩率对温度不能太敏感，否则会产生零件翘曲和开裂。

因此，FDM 对成型材料的要求是熔融温度低、黏度低、黏结性好、收缩率小。

常见的用于 FDM 的材料有热塑性塑料、共晶系统金属、蜡以及一些可食用材料，通常用 FDM 进行 3D 打印的医用材料有：聚乳酸、聚乙烯醇、聚乙醇酸、聚乙醇酸-乙交酯共聚物、聚己内酯、聚碳酸酯以及聚砜等。

1. 聚乳酸（PLA）　用熔融沉积成型打印出的 PLA 样品成型好，不翘边，外观光滑且打印无气味。PLA 熔点为 155～185℃，加热到 195℃，PLA 可以顺畅挤出。加热到220℃，PLA 会出现鼓起的气泡，甚至被炭化。炭化会导致喷嘴堵塞，导致打印失败。

2. 聚己内酯（PCL）　PCL用于熔融沉积成型时，由于它熔点低，并不需要很高的打印温度，从而达到节能的目的。同时，较低的打印温度也可以有效避免材料在打印过程中的降解和人员操作时的烫伤。

3. 聚乙烯醇（PVA）　在熔融沉积成型打印过程中，PVA是一种很好的支撑材料。在打印过程结束后，其所组成的支撑部分能在水中完全溶解且无毒无味，因此可以很容易地从模型上清除。

（三）用于选择性激光烧结的医用材料

选择性激光烧结的成型原理是利用高功率的激光束使塑料、金属、陶瓷或玻璃粉末材料烧结或熔融后凝固成三维原型的一种技术。SLS进行3D打印过程中，成型机按照计算机输出的原型分层轮廓，采用激光束在指定路径上有选择性地扫描并熔融工作台上很薄（100～200pm）且均匀铺层的材料粉末。由分层图形所选择的扫描区域内的粉末被激光束熔融，连结在一起。当一层扫描完毕，工作台移动一定距离，完成新一层烧结，全部烧结后进行打磨烘干等处理可获得打印产品（图2-9-3）。

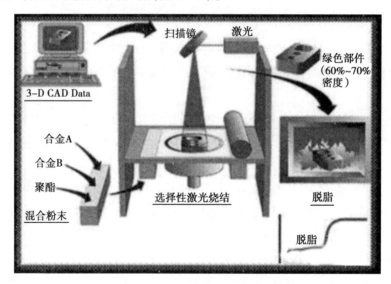

图2-9-3　选择性激光烧结原理示意图

其工艺过程为：将粉末材料加热至恰好低于烧结点的某一温度，然后用计算机控制激光束，按打印原型的截面形状扫描平台上的粉末材料，使其受热熔化或烧结，继而平台下降一个层厚，用热辊将粉末材料均匀地分布在前一个烧结层上，再用激光烧结，反复逐层烧结完成产品成型。

选择性激光烧结的优点是加工速度快，无须使用支撑材料。其缺点是成型产品表面较粗糙，需做进一步的后处理。选择性激光烧结对粉末材料有以下要求：

①材料粒径：材料颗粒比较小，最好呈球状，均匀，无明显团聚。材料粒径决定了每个打印层的厚度，也决定了打印的精度。较小的材料颗粒可得到较高的打印精度，提高打印

产品的品质。

②材料粉末流动性:决定了打印过程中铺粉过程的效果,较好的粉末流动性可使打印过程中材料粉末能铺成均匀的薄层。材料粉末具有良好的流动性也能使供粉系统不易堵塞,保证打印顺利进行。

③材料稳定性:由于 SLS 打印过程中常常会使用黏结溶液,这就要求材料粉末具有较好的稳定性,在黏结溶液喷射冲击时不产生凹陷、溅散和孔洞,以得到质地均匀稳定的产品。

④材料固化速度:材料粉末与黏结溶液作用后能很快固化,以确保打印快速稳定的进行。

可用选择性激光烧结成型的生物医用材料主要有医用金属材料和生物陶瓷两大类。

1. 医用金属材料 用选择性激光烧结进行 3D 打印所使用的金属粉末一般要求纯度高、球形度好、粒径分布窄、氧含量低。目前,用于选择性激光烧结进行 3D 打印的医用金属粉末材料主要有不锈钢、铝合金、钴基合金和钛基合金等。采用金属粉末进行快速成型是激光快速成型由原型制造到快速直接制造的趋势,它可以大大加快个性化定制产品的开发速度,具有广阔的应用前景。金属粉末的选区烧结方法中,常用的金属粉末有 3 种:①金属粉末和有机黏结剂的混合体:按一定比例将 2 种粉末混合均匀后进行激光烧结;②两种金属粉末的混合体:其中一种熔点较低,在激光烧结过程中起黏结剂的作用;③单一的金属粉末:对单元系烧结,特别是高熔点的金属,在较短的时间内需要达到熔融温度,需要很大功率的激光器,直接金属烧结成型存在的最大问题是因组织结构多孔导致制件密度低、力学性能差。3D 打印中最常用的医用金属材料有奥氏体不锈钢 316L、纯钛 2 级、钛合金 5 级和钛合金 23 级。奥氏体不锈钢 316L 具有高强度和耐腐蚀性,可在很宽的温度范围下降到低温,常被应用于医疗领域。纯钛 2 级具有良好的生物相容性,在医疗行业具有广泛的应用前景。钛合金 5 级和钛合金 23 级具有优异的高强度、低模量、耐疲劳性能、耐腐蚀、低比重和生物相容性,在生物医学领域中应用于生产生物医学植入物。钛合金 23 级具有更高的纯度,是优异的牙科植入材料。

2. 生物陶瓷 由于陶瓷材料硬而脆的特点使其加工成型尤其困难,特别是复杂陶瓷件需通过模具来成型。模具加工成本高、开发周期长,难以满足产品不断更新的需求。选择性激光烧结陶瓷粉末是在陶瓷粉末中加入黏结剂,其覆膜粉末制备工艺与覆膜金属粉末类似,被包覆的陶瓷可以是 Al_2O_3, ZrO_2 和 SiC 等。黏结剂的种类很多,有金属黏结剂和塑料黏结剂(包括树脂、聚乙烯蜡、有机玻璃等),也可以使用无机黏结剂。

二、细胞打印医用材料

(一)细胞 3D 打印

细胞 3D 打印(cell bioprinting)是快速成型技术和生物制造技术有机结合形成的在体

外构造三维多细胞体系的一种技术。这种体外构造多细胞体系的技术可以解决传统组织工程难以解决的问题。在生物医学的基础和应用研究中有着广阔的应用前景。

细胞打印技术的概念是 Boland 等在 2003 年提出的,该技术突破了传统组织工程技术空间分辨率低的局限性,可精确控制细胞的分布。在细胞打印过程中,细胞(或细胞聚集体)与溶胶(水凝胶的前驱体)同时置于打印机的喷头中,由计算机控制含细胞液滴的沉积位置,在指定的位置逐点打印,在打印完一层的基础上继续打印另一层,层层叠加形成三维多细胞/凝胶体系。

与传统的组织工程技术相比,细胞打印的优点有:同时构建有生物活性的二维或三维多细胞/材料体系;在时间和空间上准确沉积不同种类的细胞;构建细胞所需的三维微环境。此外,细胞打印还是完全由计算机控制的高通量细胞排列技术,可发展成为在生物体内进行原位操作的技术。目前,细胞打印技术主要包含生物喷墨细胞打印技术、喷射细胞打印技术、生物激光细胞打印技术以及声控细胞打印技术四大类。此外,光固化立体印刷技术也可用于细胞打印。

1. 喷墨细胞打印　是最早应用于细胞打印的技术,由传统的喷墨打印技术发展而来。喷墨细胞打印的原理是利用热技术或者压电技术,促使液体通过受计算机控制的喷嘴产生液滴,按预先设定好的三维结构喷射液滴(图 2-9-4)。打印机中的"墨水"由细胞、细胞培养液或凝胶前驱体溶胶三者的混合体构成。

2. 喷射细胞打印　包含生物电喷射技术和机械喷射细胞打印技术两类。喷射细胞打印技术的原理是将由内外两个同心喷头构成的液滴喷射装置置于高压电场或机械压力中,内针管盛细胞悬浮液,外针管盛水凝胶前驱体(溶胶),当液滴出口处的电场强度超过一定阈值或达到一定的压力梯度时,位于出口处的液体在电场力或压力作用下形成液滴(图 2-9-5)。

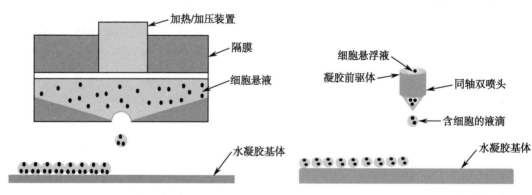

图 2-9-4　喷墨打印过程示意图　　　　图 2-9-5　喷射细胞打印过程示意图

喷射细胞打印技术对所使用的溶液的要求:溶液是易于分散、稳定的液体,能长期储存;不腐蚀喷头;具有一定的黏度和表面张力,以便能按预期的流量从喷头中喷射出;不易干涸,能延长喷头抗堵塞时间。

3. 生物激光打印　利用生物激光对微量物质的光镊效应和热冲击效应沉积含细胞的液滴的技术称为生物激光打印。激光诱导转移技术是利用激光对材料的热冲击进行微量材料的转移。当一束激光透过透明基体并聚焦在薄膜(被转移材料)和基体之间的界面处时,由于激光与被转移材料(细胞悬浮液)的相互作用,微量的薄膜材料(即含细胞的液滴)被迫离开基体并沉积在基体下方的接收层(图 2-9-6)。在透明基体和被转材料之间有一激光吸收层,这样可避免激光与细胞的直接作用,以减少细胞受到激光造成的热损伤。该技术通过控制基体与接收层间的距离、聚焦激光的尺寸和激光频率,可以达到预期的分辨率。

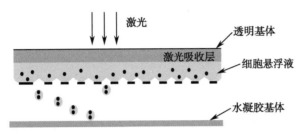

图 2-9-6　生物激光打印过程示意图

4. 声控细胞打印　利用声控的方法打印细胞,统称声控细胞打印,其技术平台主要由声控液滴发生器和三维移动的液滴接收平台两部分构成。声控液滴发生器由圆形的传感器组成,并周期性排列在压电基体上,组成二维阵列。细胞悬浮液覆盖在压电基体上,传感器发出的声波在液体表面聚焦,当焦点处的声压超过液体表面张力时,即可产生液滴(图 2-9-7)。

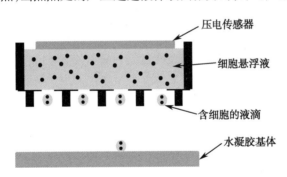

图 2-9-7　声控细胞打印过程示意图

在声控打印过程中,液滴的尺寸、初速度决定于传感器的尺寸和加载于传感器的能量(声波频率)。

此外,随着材料学和机械学的发展和不断创新,改进的 SLA 打印技术也可用于细胞打印,改进的 SLA 用于细胞打印时主要是用含细胞的水凝胶材料来进行打印,常用的材料有(甲基)丙烯酸酯、甲基丙烯酸羟乙酯或苄酯修饰的合成或天然高分子材料。

(二)细胞打印中使用的医用材料

由于水凝胶与天然软组织细胞外基质在结构、组成和力学性质上的相似性,目前的细胞和组织打印技术主要是基于携带细胞的水凝胶的 3D 沉积技术。水凝胶具有良好的生物相容性和与人体软组织相似的力学性能,被广泛应用于组织工程支架和药物载体的制作。

传统的水凝胶制备主要是利用高分子链间的交联反应或物理相互作用来实现,难以实现对水凝胶结构的精确调控。3D 打印技术能实现对水凝胶材料外部形态和内部微结构的精确调控,有利于细胞分布和材料结构性能的调控。对于 3D 打印成型的携带细胞水凝胶支架的基本要求有:

①稳定成型性能:水凝胶在工作台沉积后能快速原位成型,并维持初始沉积的形状,确保 3D 细胞打印产品形状的控制和维持。

②生物安全性:选用的水凝胶必须是生物安全性的材料,并能够保持细胞的活性和功能,确保与细胞接触的过程不会对细胞产生任何生物毒性和不良影响。

③易于后处理:水凝胶完成打印成型后得到的支架通常还需进行进一步的处理,用于 3D 打印的携带细胞水凝胶需易于进行后处理,以免后处理过程损坏水凝胶形状或影响水凝胶内细胞的活性和功能。

可用于制备水凝胶的亲水性高分子生物材料按其来源可分为天然和合成两大类。天然的亲水性高分子生物材料包括多糖类(淀粉、纤维素、海藻酸、透明质酸、壳聚糖等)和多肽类(胶原、聚 *L*-赖氨酸、聚 *L*-谷氨酸等)。合成的亲水性高分子生物材料包括聚乙烯醇、聚丙烯酸酯、苄酯修饰的明胶、透明质酸衍生物、葡聚糖、PEG 及其衍生物。

1. 天然亲水性高分子材料　在细胞打印中常常被用于与细胞悬液混合以促进含细胞液滴的形成。海藻酸盐是细胞打印中使用最广泛的天然亲水性高分子材料之一,是由 β-*D*-甘露糖醛酸(M 单元)与 α-*L*-古洛糖醛酸(G 单元)依靠 β-1,4-糖苷键连接并由不同比例的 GM、MM 和 GG 片段组成的共聚物。海藻酸盐是一种具有药物制剂辅料所需的稳定性、溶解性、黏性和安全性的天然多糖。英国化学家 E. C. Stanford 在 1881 年首先对褐色海藻中的海藻酸盐提取物进行科学研究,发现其具有浓缩溶液、形成凝胶和成膜的能力。海藻酸钠是一种高黏性的高分子化合物,分子结构中含有大量羧基,具有较强的亲水性,在冷水和温水中都能溶解,形成非常黏稠的均匀溶液。海藻酸钠溶液通常 pH 值为 7,呈中性,无细胞毒性。在海藻酸钠溶液中加入铝、钡、钙、铜、铁、铅、锌、镍等金属盐,或者将海藻酸钠溶液加入上述盐溶液时,会生成不溶性的海藻酸盐。

2. 合成亲水性高分子材料　用于细胞打印时,可用于制作水凝胶基体或被用于光固化立体印刷技术进行细胞打印。比如:甲基丙烯酸酯封端的 PEG 可用于制作装载细胞黏附肽 RGD 和肝素等分子的水凝胶,用光固化立体印刷技术实现在微观结构上调控细胞的黏附或生长因子的释放;PEG 双丙烯酸酯(PEG-DA)可用于制作多内腔结构的水凝胶神经导管支架;PEG-DA/藻酸盐复合材料可用于制作主动脉瓣水凝胶支架;甲基丙烯酸修饰的 PLA-PEG-PLA 三嵌段共聚物可用于制作多孔或无孔水凝胶,促进人间充质干细胞的黏附和生长;甲基丙烯酸酯修饰的明胶可以用于制作微结构可控的水凝胶;苄酯修饰的透明质酸或甲基丙烯酸羟乙酯修饰的葡聚糖/透明质酸可用于制作 3D 水凝胶。

随着 3D 打印技术和材料制备研究的发展,越来越多的新型医用材料将被开发制备并利用 3D 打印技术实现成型。

三、3D 打印医用新材料和产品

在医疗及生物领域,对 3D 打印材料的要求非常高,因为用这些材料打印出来的产品是需要真正植入人体或进行无菌化生物实验的。目前,已经公开的 3D 打印医用新材料和产品有以下几种。

(一)牙科 3D 打印材料

德国某 3D 打印机拥有十几年的历史,属于 3D 打印领域的早期开拓者之一,已推出多款用于牙科的 3D 打印材料。

该公司最新推出了 3D 打印材料 E-Guard,这种材料具有良好的生物相容性和透明性,已经通过 FDA 的批准可以用于牙科以及制造护牙合器。此外,该公司可用于牙科的材料还有以下几种:

Press-E-Cast:含蜡的聚合物材料,用于制造精细的牙冠。

E-Gum:用于制造牙模上的牙冠和牙桥时使用。

E-Partial:可以创建部分义齿框架用于铸造。

Clear-Guide:用于创建高精度、透明的钻头导板以用于口腔外科。

Ortho Tough:一种强度比较高的树脂,可以在高温条件下使用,比如通过真空热成型制造正畸矫正器等。

E-Appliance:打印正畸模型的理想选择。

这些新开发的材料都能够与该公司现有的 3D 打印解决方案广泛兼容。比如他们的 Perfactory Vida 3D 打印机系列,可以用来打印许多牙科和口腔正畸模型、牙合夹板、牙架和手术导板等。另一方面,他们新发布的 Vida Crown & Bridge 打印机,也可以用来创建部分牙科产品。

此外,某知名光固化桌面型 3D 打印机制造商也推出了生物相容性树脂 Dental SG,专用于牙科。Dental SG 已经经过 1 类材料认证,牙医可以使用 Dental SG 和该公司的 Form 2 3D 打印机打印定制化的手术导板、培训模型、漂白托盘、牙架、矫正器等(图 2-9-8)。

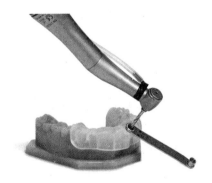

图 2-9-8　Dental SG 用于牙科产品的 3D 打印

(二)骨科 3D 打印

2016 年 5 月,英国伦敦帝国学院(Imperial College London)和 Milano-Bicocca 大学的研究人员们公开了一种生物玻璃,这种生物玻璃可以模拟真正软骨组织的减震和承重性并有可能刺激它重新生长。科学家们希望能够用它来开发植入物以取代椎骨之间受损的软骨盘。这种生物玻璃是由硅和聚己内酯组成的。它能够表现出类似软骨的属性，包括柔软、强韧、耐久而具弹性。它可以通过一种可生物降解的墨水形式生成，使得研究人员可以将其 3D 打印成某种特定的结构以促进软骨细胞在关节内的形成和生长。另外，当受到损伤时，它还显示出自愈的特性，这一特性使其很适合用作可靠的植入物。

欧洲的一个研究项目 RESTORATION 开发出的可吸收生物陶瓷材料 Bioceramic cylinder，可用于下颌骨、脊椎和膝盖的修复。这材料可以模拟骨骼结构，而且可以通过设计并 3D 打印出详细匹配植入部位的机械要求的植入物。

Grayson 和他的团队将聚己内酯（PCL）与骨粉混合在一起，这种骨粉是将牛膝盖骨内部的多孔骨骼剥离细胞之后粉碎制成的，结果表明，骨粉含量为 30% 和 70% 的混合物表现出色。

此外，来自新加坡科技研究所（Agency for Science，Technology and Reseach，A * STAR）的一个研究团队发现，使用具有有趣属性的钛、钽粉末可以 3D 打印出具有更好的应力吸收能力的定制植入物。研究团队将粗糙的钽金属粉与另外一种市场上现成的微球形钛金属粉末混合在一起。在将这两种材料混合半天之后，他们观察到这种混合物可以铺设得更加均匀，更便于 SLM 技术使用。显微镜实验揭示在混合之后钛金属的球形形状仍然保留，这是该混合物可成功用于 3D 打印的关键。研究人员预计，这种钛钽合金将能够减轻"应力遮挡"效应，所谓的"应力遮挡"效应是指植入物的硬度过高导致其邻近的骨骼得不到足够的力学刺激而导致骨质疏松的现象。

（三）3D 打印新型智能抗菌材料

南昌大学化学学院教授王小磊及其同事开发出了一种特殊的抗菌材料，这种材料能够被 3D 打印成各种形状，具有广泛的用途。这种材料主要是一种被封闭在碳膜中的银纳米颗粒，可以作为可切换胶囊来使用。这种超分子胶囊可以调节抗菌银颗粒的活性，因此它具有三个不同的可切换模式——包装、开启和关闭。使用者可以借助这种胶囊控制其活性，从而帮助其抗击具有耐药性的细菌。这种抗菌材料可用于制作医用智能绷带（图 2-9-9），智能绷带中含有银纳米颗粒（AgNPs），这些颗粒被包裹在一层碳里，位于一层磷酸盐缓冲盐溶液（PBS）下方。使用者只需按压绷带，就会导致层-层互动，释放出抗菌的银颗粒，产生抗菌作用。

（四）3D 打印主动脉瓣水凝胶支架

康奈尔大学的 Butcher 以 PEG-DA/海藻酸盐复合原料制备了主动脉瓣水凝胶支架，该水凝胶的弹性模量可变。制备较大的瓣膜可获得更高的精确度。种植于水凝胶支架上的猪主动脉瓣间质细胞在培养 21 天后具有接近 100% 的存活率（图 2-9-10）。

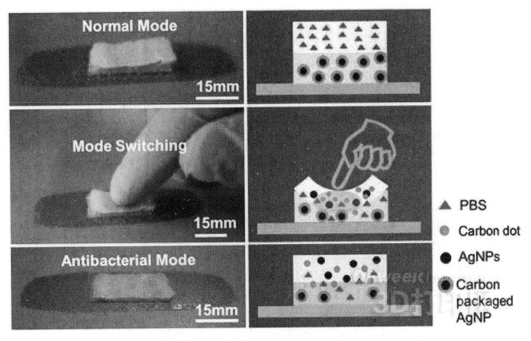

图 2-9-9　3D 打印医用智能绷带

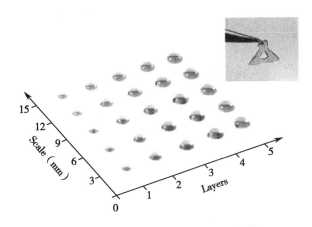

图 2-9-10　3D 打印的 DNA 水凝胶材料

（五）高强度医用 3D 打印线材

guidline 是由某 3D 打印线材制造商开发出的一款最新线材,已经通过 FDA 和 ISO 10993 等级认证,十分适合用来制造具有生物相容的 3D 打印医疗服务产品,包括手术工具和植入物。guidline 是一种基于 PETG(聚对苯二甲酸乙二醇酯-1,4-环己烷二甲醇酯)的材料,具有透明、高强度的特性。其独特的热分布使得它的高温打印性能优异,在进行高温打印的时候不会发生变形,能保持良好的打印效果,使用 guideline 可以轻易地打印出防水部件和空心管(图 2-9-11)。

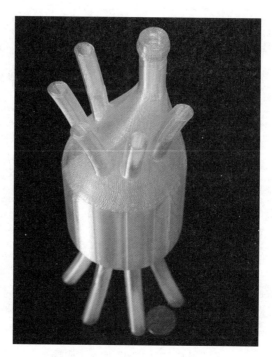

图 2-9-11　guidline 打印产品

四、医用 3D 打印材料展望

近年来,3D 打印在生物医学方面的研究进展较为迅速,3D 打印技术在制备医用材料特别是组织工程支架材料方面已经取得了诸多研究进展,已有一些可用于牙科和骨科的产品被用于临床。然而,3D 打印医用材料还是一个新兴的研究领域,要想真正实现 3D 打印医用材料在临床上的广泛应用还有很多需要解决的问题,需要广大科研工作者不懈的努力。3D 打印医用材料的研发的难点在于临床上对材料的各种性能有极高的要求,材料的选择受到多种因素的制约,既要考虑材料的生物安全性、生物相容性、降解性能、生物功能性等,又要考虑材料能否达到产业化的要求。未来研究 3D 打印医用材料的重点应该是如何开发出更多可打印的生物材料,包括组织工程支架材料的研究与开发、生物墨水中 3D 打印生物材料的研究与开发以及 4D 打印材料的研究与开发。

(一)组织工程支架材料的研究与开发

3D 打印技术可以任意设计打印产品的空间结构,将 3D 打印的这个优势与组织工程理念相结合就可以针对特定组织设计最优的组织工程支架。在材料的选择方面,性能越接近细胞外基质的材料越受青睐。因此,需要开发更多可仿生、可降解、具有生物活性的 3D 打印组织工程支架材料,将 3D 打印技术与组织工程技术结合,才能为生物组织与器官的修复与重建提供新的思路。

（二）生物墨水中 3D 打印医用材料的研究与开发

实现组织与器官的原位 3D 打印是科学家们梦寐以求的目标,目前的技术水平仅仅达到了在体外打印模拟的组织与器官,而打印材料是其中的难点之一。因此,开发出具有适当力学性能、良好生物相容性、具有生物活性和功能性的医用打印材料,将它与活细胞、生物交联剂、信号分子组成生物墨水来进行打印,有望推动 3D 打印器官研究的发展,进而实现组织与器官的原位 3D 打印。

（三）4D 打印材料的研究与开发

4D 打印是由 MIT 与 Stratasys 教育研发部门合作研发的,是一种无需打印机器就能让材料快速成型的革命性新技术,打印产品的大小形状可以随时间变化。因此,人们可以通过软件设定模型和时间,直接将设计内置到物料当中,不需要连接任何复杂的机电设备,能够自动变形的材料会按照产品设计在设定的时间内自动折叠成所需的形状。

4D 打印使用的是一种能够自动变形的复合材料,这种复合材料的表现与记忆金属看起来有一些相似,但却完全不同。它是通过某公司新研发的软件 Cyborg,对材料进行编程模拟,使得材料按照预先设定好的时间形状变形。而记忆金属则是在特定外部条件下回归原来的形状,即物体已经被设定完成,而不是被制造。4D 打印材料被用于 3D 打印时,在3D 打印完成材料建模后,材料中的芯片或塑形变化等可达到使材料在特定时间内完成形变的目的。这项技术有望在医学领域得到广泛的应用。

此外,打印材料与细胞、组织以及血液之间的相容性研究也是重点之一。随着材料学的日益发展,对医用打印材料的要求日渐严苛,打印材料不仅仅要安全无毒,还要起到支架的作用,更要求其具有一定的生物功能,能够保证物质能量自由交换细胞活性和组织的三维构建。因此,对打印材料及其降解产物的生物相容性的研究是必不可少的。

（康裕建）

第三章

医用材料的评价方法

随着生物技术的蓬勃发展和重大突破，生物医用材料已成为各国科学家竞相研究和开发的热点，临床应用也对医用材料的各方面性能提出了更高的要求，因此对于医用材料，其物理性能、化学性能和生物学评价显得尤为重要。

随着医用材料评价方法的不断完善以及现代分析手段的不断发展，物理学、化学和生物学等各项实验能够产生足够的数据，对每种医用材料进行综合分析。当前医用材料的评价应包括：产品的物理性能评价、化学性能评价及生物学性能评价，包括卫生学指标和生物学试验。

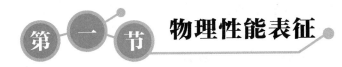

第一节　物理性能表征

一、力学表征方法

医用材料的设计者要求产品的性能和成本必须达到可以接受的水平,尽可能保证其安全耐用。为了保证产品的性能、安全性和耐用性,对材料的基本力学表征显得尤为重要,材料的常规力学性能表征通常是指强度、弹性、塑性、韧性、硬度等。这些性能都是通过基本的力学性能试验方法测定。

(一)单向静拉伸试验及性能

单向静拉伸试验是指在室温、大气环境中,对横截面为圆形或矩形的长棒状试样沿轴向缓慢施加单向拉伸载荷,使其伸长变形直到断裂的过程。通过拉伸试验可得到工程应力和应变的关系曲线,简称应力-应变曲线。应力-应变曲线是表征材料拉伸行为的重要参考,可由它获得弹性模量、比例极限和弹性极限等单向静拉伸基本力学性能指标,反映材料在不同力的范围内的宏观响应特征。单向静拉伸试验是最重要的力学性能试验方法,经常用来评价材料的刚度、强度、塑性和其他材料性能。

在医用材料中,一般情况下,金属材料的强度和塑性变化范围较大,具有相对较高的强度和塑性。高分子类材料具有较低的弹性模量和强度,却具有极高的塑性。而陶瓷等无机非金属材料则与之相反,由于它们通常情况下较脆,因而塑性指标不具有实际意义,其抗拉强度常常介于高分子材料和金属材料之间。陶瓷材料的弹性模量相对较高,经常高于许多金属材料。

(二)其他静载下的力学试验及性能

1. 压缩试验　能够获得跟拉伸试验相似的性能,对于在压缩条件下使用的材料具有重要意义。压缩时试样采用圆柱形,一般试样的长径比不同,分为短圆柱和长圆柱两大类。短圆柱试样供破坏试验用,为保持稳定性,试样长径比 h/d 不能太大,塑性材料多采用 h/d=3,对于脆性材料,h/d=1.5 或 2 时较为合适;长圆柱试样供测量弹性性能和塑性变形抗力用。压缩试样的两个端面是直接承受压力载荷的面,要求两端面平行并与长轴线垂直。压缩试验时,材料抵抗外力变形和破坏的情况可用压力和位移的关系曲线来描述,称为压缩曲线。根据工程应力、应变的定义,可得到压缩应力-应变曲线。性能指标有压缩强度(包括伸长应力、抗压强度)、塑性(包括相对压缩率和断面扩张率)。

2. 弯曲试验　是采用圆柱形试样或矩形截面长条试样,在万能材料试验机上进行。加载方式分为三点弯曲和四点弯曲。弯曲试验可以稳定地测定脆性材料和低塑性材料的抗弯强度,能明显地显示脆性材料和低塑性材料的塑性。对于确定高分子材料的使用范围,常采用一种热弯曲变形试验的特殊弯曲试验来进行。

3. 扭转试验 一般采用长圆柱形试样,在扭转试验机上进行。试样两端分别被夹持在试验机的两个夹头中,由两个夹头相对旋转(或一个夹头固定,另一个夹头旋转)对试样施加扭矩 M,同时测量试样标距长度 L_0 和两个截面之间的相对扭转角,可绘制曲线,称为扭转图。扭转试验可以直接用来评价材料的剪切模量 G,确定材料剪切过程中的强度、塑性和其他一系列扭转性能指标,包括扭转比例极限、扭转屈服强度、扭转强度、扭转相对残余切应变等。薄管壁扭转试验中,应力和应变沿着壁厚几乎保持恒定,可获得剪切应力-应变曲线。

4. 剪切试验 是将试件固定在底座上,然后对上压模加压,直到试件沿剪切面剪断,这时剪切面上的最大切应力即为材料的抗剪强度。常用的剪切试验方法包括单剪试验、双剪试验、冲孔试验。

5. 硬度试验 硬度的定义是材料抵抗压痕的能力。硬度测试一般利用机械装置将标准压头在规定载荷下压入待测材料表面,保持一定的时间后卸载,形成一个凹陷,然后测量残留在材料表面压痕的某一几何量,如压痕面积、压痕深度或压痕对角线长度等,来表征材料的软硬。硬度性能反映出材料塑性变形抵抗力的大小,压入硬度综合反映了材料的弹性、微量塑性变形抵抗力、形变强化能力等性能,常用的测试方法有布氏硬度和维氏硬度。

根据中华人民共和国医药行业标准 YY 0018-2008,对于骨接合植入物金属接骨螺钉,硬度测试按 GB/T 4340.1 中规定的方法检测,在杆部纵切面部位测 3 点,取其 3 点算数平均值。最大扭矩和最大断裂扭转角按照 ISO 6475 规定的方法进行检验,推荐采用固定角速度 3r/min,以接骨螺钉旋入方向旋至接骨螺钉发生断裂,记录最大扭矩和最大断裂扭转角。

二、疲劳表征方法

疲劳特指材料或构件在应力或应变的反复作用下发生损伤和断裂的现象。研究表明,材料的疲劳是由内部出现的滑移带而形成的,滑移带在疲劳过程中逐渐变宽,内部出现微观塑性变形。形变的积累导致微裂纹的形成,微裂纹的长大最终形成宏观裂纹导致材料的疲劳破坏。

疲劳断裂可以出现许多种不同的方式,包括仅有外加变动载荷造成的机械疲劳;变动载荷与高温联合作用引起的蠕变疲劳;机件温度变化导致热应力交变而引起的热疲劳;外加载荷及温度共同作用引起的热机械疲劳;在存在化学介质或致脆介质的环境中施加变动载荷引起的疲劳腐蚀;变动载荷与材料之间的反复滚动接触产生的滚动接触疲劳;由两部件表面间的循环接触引起的微动疲劳等。在上述不同疲劳形式中,循环应力的存在是共同的和关键的因素。

疲劳测试的一般方法为,选取若干不同的最大循环应力水平 σ,在每一个应力水平 σ下,测定若干个试样的疲劳寿命并取平均值,得到不同应力所对应的寿命 N,然后在坐标系

上绘制成应力 σ-试样寿命 N 曲线,加载形式可以为扭转、单轴拉压等疲劳试验方法。

根据标准 F2477-07,血管支架疲劳测试是将试样放置在模拟体内支架将处于的动态流体负载的模拟血管环境中,模拟血管各方面性能均与正常人体血管相接近,可以使支架产生循环的管腔直径变化,从而测试试样的疲劳性能。试样应选择合格的样品,在测试前样品应消毒灭菌,除非有证据显示不会对试验结果造成影响。测试的支架样品量应能够充分说明试验结果,测试温度应为(37±2)℃,测试溶液为磷酸缓冲液或等效溶液,测试压强为目标血管内的压强范围,例如冠脉支架疲劳评价为 80~160mmHg,测试频率为 1.2Hz 或每分钟跳动 72 次。观察测量支架的外径尺寸及形貌并记录。

根据 GB 12279-2008,试样用人工心脏瓣膜应质量稳定,在测试前样品应消毒灭菌。大多数机械瓣膜和生物瓣膜应在室温下进行试验,但使用柔性聚合物瓣叶的机械瓣或有涂层的心脏瓣膜应在(37±1)℃下进行试验,试验用液体应能满足试验要求。每种瓣膜应至少用 3 种尺寸(大号、中号、小号)瓣膜进行试验,试验期间每个瓣膜应每隔 50×10^6 循环次数后检查一次,连续进行试验直到瓣膜破坏为止或至少循环 380×10^6(机械瓣),或至少循环 200×10^6(生物瓣)。记录瓣膜结构变化和外观,用组织学或表面表征描述瓣膜的破坏程度。

三、表面活性表征方法

医用生物材料在植入人体之后处于特殊的生理环境中,周围的体液、蛋白质、细胞、组织将会与其发生反应,材料的表面能及润湿性将直接影响到材料表面的蛋白质吸附和解吸、细胞黏附、血液相容性和组织相容性等诸多方面。材料在发挥替换或修复组织的功能时,具有活性的表面对于生物体损伤处的愈合具有重要意义,一般多采用生物学实验对表面的活性进行评价。因此对于医用生物材料的表面性能表征尤为重要。

材料与气相接触时,产生的交界面称为表面,通常表面包含几个原子层的厚度,该区域内的原子排列及状态往往不同于其内部。体相内部分子所受四周邻近相同分子的作用力是对称的,各个方向的力彼此抵消。而处在表面的分子或原子,受到体相分子的拉力大,受到气相分子的拉力小,该表面具有一定的表面活性。

固体材料的表面活性一般采用接触角测试表征,通过接触角来估算固体表面能。接触角是指在气、液、固三相交点处所作的气-液界面的切线穿过液体与固-液交界线之间的夹角,是润湿程度的度量。测试方法通常为将液滴滴于固体样品表面,通过显微镜头与相机获得液滴的外形图像,再运用数字图像处理将图像中液滴的接触角计算出来。

液滴滴到固体表面上,可铺展开来或是呈一定的形状。达到平衡后,在气、液、固三相交界点有三个作用力。平衡时,三个界面的张力在三相交界线上力的矢量和为零,气液表面张力和液固表面张力之间的夹角称为接触角。

当 θ<90°时,材料表面是亲水性的,即材料较易润湿,其角越小,表示润湿性越好;当 θ>90°时,则固体表面是疏水性的,即材料不易润湿,其角越大,表示润湿性越差。

根据 YY 0290.3-2008 和 ISO 11979-3：2006,对于眼科光学中的人工晶状体,通过将人工晶状体放置在一个处方直径内,在接触压缩力相同的直径处,支撑眼组织与底座在接近完全接触状态,进行接触角测量。

在生物学评价表面活性中,一般采用的方法是分离培养对应组织的细胞同材料共培养一段时间,然后进行细胞活力检测,常用的方法有细胞计数法、细胞蛋白质含量和蛋白质合成测定。另外,可以通过细胞的形态观察来反映细胞的活性进而反映材料表面的活性,常用的方法有苏木精-伊红染色法、免疫细胞化学染色技术及在电镜下观察。特异性的生物指标是反映细胞活性、分化、成熟的重要标志,因此对于响应组织处特定细胞的特定生化指标含量的检测对评价材料的表面活性非常重要。

四、颗粒性表征方法

大多数固体材料均是由各种形状各异的颗粒构成,颗粒材料的形状和大小对材料的结构和性能有重要的影响。因此,对材料的粒度大小、形状的表征和控制具有重要意义。材料的颗粒大小分布较广,可从纳米级到毫米级,因此描述材料粒度大小时,可以把颗粒的大小分为纳米颗粒、超微颗粒、微粒、细粒、粗粒等种类。

虽然粒度的分析方法多种多样,基本上可归纳为以下几种方法。传统的颗粒测量方法有筛分法、显微镜法、沉降法等。近年来发展的方法有激光衍射法、激光散射法、光子相干光谱法、电子显微镜图像分析法、基于布朗运动的粒度测量法和质谱法等。其中激光散射法和光子相干光谱法由于具有速度快、测量范围广、数据可靠、重复性好、自动化程度高、便于在线测量等优点而被广泛应用。

显微镜法是一种测定颗粒粒度的常用方法。根据材料颗粒的不同,既可以采用一般的光学显微镜,也可以采用电子显微镜。光学显微镜测定范围为 $0.8 \sim 150\mu m$,小于 $0.8\mu m$ 者必须用电子显微镜观察。图像分析技术因其测量的随机性、统计性和直观性被公认为是测量结果与实际粒度分布吻合最好的测试技术。其优点是直接观察颗粒形状,可以直接观察颗粒是否团聚。缺点是取样代表性差,实验重复性差,测量速度慢。

电镜法也是进行材料颗粒度最常用的方法,不仅可以进行颗粒大小的分析,也可以对颗粒大小的分布进行分析,还可以得到颗粒形貌的数据。一般采用的电镜有扫描电镜和透射电镜,常用于直接观察大小在 $1nm \sim 5\mu m$ 范围内的颗粒,适合纳米材料的粒度大小和形貌分析。普通扫描电镜的颗粒分辨率一般为 $6nm$ 左右,场发射扫描电镜的分辨率可以达到 $0.5nm$。扫描电镜有很大的扫描范围,原则上从 $1nm$ 到毫米量级均可以用扫描电镜进行粒度分析,而对于透射电镜,由于需要电子束透过样品,因此适用的粒度分析范围在 $1 \sim 300nm$ 之间。电镜法粒度分析还可以和电镜的其他技术连用,实现对颗粒成分和晶体结构的测定。

沉降法的原理是基于颗粒在悬浮体系时,颗粒本身重力或所受离心力、所受浮力和黏滞阻力三者平衡,此时颗粒在悬浮体系中以恒定的速度沉降,且沉降速度与粒度大小的平方成反比,测量颗粒离径范围在 10nm~20μm。

激光散射法可以测量 20nm~3500μm 的粒度分布,获得的是等效球体积分布。光子相干光谱法可以测量粒子的迁移速率,而液体中的纳米颗粒以布朗运动为主,其运动速度取决于粒径、温度和黏度等因素,在恒定的温度和黏度条件下,通过光子相干光谱法测定粒子的迁移速率就可以获得相应的颗粒粒度分布,可以测量 1~3000nm 范围内的粒度分布。

根据中华人民共和国医药行业标准 YY 0321.2-2009,对于一次性使用麻醉用针,微粒含量的测定方法是通过冲洗被测件,收集被测件洗脱液中的粒子,并对其计数来评价微粒污染。试验采用有搅拌系统的粒子计数器,用洁净的注射器取 60ml 洁净的蒸馏水或质量浓度为 9g/L 的氯化钠溶液,经被测件流入洁净的计数器的样品池中,即得洗脱液。对样品池内洗脱液中 ≥5μm 的粒子计数,总取样量不少于 15ml。

五、透光性表征方法

透光性是表征材料透明程度的一个重要指标。一种材料的透光率越高,其透光性就越高。透光率的定义为:透过材料的光通量 T_2 占入射到材料表面上光通量 T_1 的百分率,即:
$T_t = T_2/T_1 \times 100\%$。

透光率的测定通常采用分光光度计法。将光源的一束平行光垂直照射在透明或半透明膜、片或板上,利用仪器的积分球作为测量系统,测定透过材料的光通量与射到材料上光通量之比。可以使用的几何条件有:非垂直照明漫反射和漫反射照明非垂直接收。

任何一种透明材料的透光率都达不到 100%,即使是透明性最好的光学玻璃的透光率一般也难以超过 95%。通过材料的光通量和透过光的质量,在很大程度上取决于透光材料对入射光的反射、折射和吸收性能。因此,光学材料在可见光区的透光率的损失主要由以下三个因素造成:光的反射、散射和吸收。光线透过任何材料后损失的光通量,都和它的厚度、光吸收系数有关。透光材料的光吸收系数,又取决于材料本身的结构和组成,同时也与透过的波长有关。

透明材料的分类,按照材料的透光率大小,可将其分为如下三类:①透明材料:在 400~800nm 可见光波长区透光率在 80% 以上;②半透明材料:在 400~800nm 可见光区透光率在 50%~80%;③不透明材料:在 400~800nm 可见光区透光率在 50% 以下。

根据 ISO 11979-10 人工晶状体中的要求,每一型号的人工晶状体应在模拟眼内状态下使用分光光度计进行测试,设定孔径光栏为 3mm,带宽不超过 5nm,测试波长为 300~1100nm 范围,调节试样的大小以保证所有的光都能照到试样上,仪器能够检测出所有通过的光,保证透光率准确度控制在 ±2%。

六、MRI 相容性表征方法

磁共振成像(MRI)是根据磁共振原理,原子核自旋,具有角动量,同时带电荷的核自旋产生磁矩。当把原子核放到磁场中后,磁场与磁矩之间形成一个角度,原子核开始环绕磁场进动,进动的频率和磁场强度满足拉莫尔关系:$\omega_0 = \gamma B_0$,即进动角频率 ω_0 是磁场强度 B_0 与磁旋比 γ 的积。γ 是每种核素的一个基本物理常数。如果在上述磁场中再施加一个交变射频场 B_1,当射频场的频率 B_1 与磁场中的某一原子核的进动频率相同时,就能使磁矩从能量较低的"平行"状态跳到能量较高的"反向平行"状态,产生磁共振现象。

在利用磁共振对人体组织进行成像时,磁共振对植入人体的器械的威胁主要来自以下 3 个方面:①磁性物体在磁场下会发生移位;②磁场的热效应;③金属组件在磁场中会产生电流。

大部分冠心病介入治疗用的支架都是无磁性或者弱磁性的,本身也不是电子设备,因此对于无磁性的支架,置入以后,可以立即接受场强≤3T 的磁共振检查;弱磁性则要求适当推迟,一般在 6 周以后进行磁共振检查是安全的,因为此时支架已经被血管内皮覆盖,支架与血管壁已经完全铆合。

药物洗脱支架在磁场下会存在热效应,温度会升高,试验证明热效应有限,一般仅仅升高 1~2℃,体内环境下血流会很快把热量带走,不会对人体造成较大影响。

根据国标 YZB/国 1345-2014,血管腔内支撑型人工血管的 MRI 相容性要求:在 3T 的静态磁共振条件下,人工血管的偏转角度小于 45°,人工血管应无扭矩产生,且全身平均 SAR 值为 2.0W/kg,成像 15 分钟的条件下,人工血管的局部温升应不大于 5.0℃。在 3T 的静态磁共振条件下,使用自旋回波序列得到的图像单侧伪影应不大于 10.0mm,使用梯度回波序列得到的图像单侧伪影应不大于 10.0mm。

(奚廷斐　王　配)

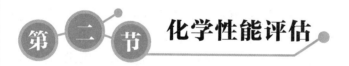

第二节　化学性能评估

一、材料的化学组成成分表征

(一)材料化学组成和表征的意义

材料化学组成表征的意义是:明确材料的组成成分,辨析材料的安全性,以证明材料可以临床应用,同时也说明,研究的材料所构成的医疗器械与已经上市的器械的等同性。

材料的化学组成、获得材料的化学成分的数据、构成器械的材料应该具备与生物安全相关的组成和限度要求。一些材料的组成信息通常可以从材料规格(或说明)中获得。例如聚合物材料的结构和详细组成可以从材料的供应商或者开发商处获得。当某些材料的组成、构成没有适当的分析技术来证实时,这些数据应该由材料的生产开发和生产企业提供,或者通过检测获得。

为了防止材料供应商因为其商业目的而改变材料的构成,未预先通知医疗器械生产者,生产企业应该能够评价所有因信息不畅所产生的安全隐患,包括对材料(或者原料)的进行进货检验。

生产过程中的材料或添加剂的可能会有潜在生物学危害,要评估其风险程度。这些评价数据可能来源于对材料的检验。检验需要对材料中的组分进行提取,然后取提取物进行检验,所选择提取方法应保证和产品临床使用时组分从器械中被溶出的状况相对一致(模拟提取),选择提取介质使得在成品使用期间的所有组成部分都会被释放到介质中,所获得的溶出物定性和定量的结果可用于医疗器械的生物安全评价基本数据。对于一些长期植入材料,采取媒介浸提并不能反映这些材料在生理环境中的材料反应,它们的化学表征是通过对这些材料的检验来完成的。

化学特性描述必须反映材料在临床中接触人体的本质,并由毒理学风险专家根据数据来评价器械的生物安全。即通过化学方法进行材料化学特性描述,把分析化学和毒理学结合在一起,对材料表征数据进行安全性评价。

(二)材料化学表征常用方法

材料性能的表征包括对材质的表征和化学溶出物的分析。根据不同的材料(包括液体、凝胶、聚合物、金属、陶瓷等)使用时间和使用部位的不同,采取不同的定性定量方法,通常采用红外光谱、磁共振、X线衍射分析、分子量或分子量分布测定、发射或吸收光谱分析等进行材质表征,仪器分析方法详见表3-2-1。溶出物性能通常采用确定酸碱度、微量金属含量、蒸发残留物、还原物、灼烧残渣、紫外吸光度等方法。采用这些方法所获得的数据可用于评定材料的安全性。

表3-2-1　材料化学表征常用仪器及方法

HPLC	高效液相色谱	组分测试,带药器械测试
ICP-MS	电感耦合等离子质谱	材料、浸提液中微量金属测试
IR	红外光谱	材料鉴别
NMR	磁共振光谱	材料鉴别
UV	紫外分光光度	材料组成测试,溶出物检查
XPS	X线光电子分光光度	
XRF	X线荧光光谱	材料杂质测定
2D PAGE	二维聚丙烯酰胺凝胶电泳法	蛋白鉴别,组成
	激光散射仪,凝胶色谱仪	分子量分布
	火花分析仪	金属材料含量分析
	火花源双聚质谱仪	材料杂质分析
	氧氢氮分析仪	材料氧氢氮含量分析

ABS	原子吸收分光光度仪	金属元素分析
	电化学工作站	金属元素分析，降解性能测定
	火焰光度计	溶液中钠、钾等元素分析
	碳硫分析仪	金属材料碳硫含量分析
DMTA	动态机械热量分析	材料定性
DSC	量热示差扫描	材料定性，如镍钛合金相转移温度
SEM-EDX	电子散射X线分析扫描电子显微镜	材料定性定量，如元素比等
FTIR	傅里叶变换红外光谱仪	高分子材料的官能团定性
GC	气相色谱	有机溶媒残留量测试，组分测试
GC-MS	气-质联用	加工产物、残留物的定性定量

（三）材料化学组分表征的步骤

材料的化学特性是通过一个流程和以下五个步骤来进行风险评估的。进行材料的毒理学评价时，通常会选择必要的化学分析方法以提供必要信息。对于新的化学分析方法，应考虑该方法的适用性。如采用一些专题论文或其他相关的技术文件所介绍的分析方法，在使用之前还需要进行分析方法的验证和确认。

采用非标准的分析方法，所使用的分析测试方法应予验证并给出验证报告。分析方法的验证是通过客观方法，提供客观证据，证明这个方法能够满足对材料测试的要求。方法学考察应考虑方法的准确性、精密度、特异性、检出极限、检测极限、线性、范围、信号、稳定性、系统适应性等特性是否符合要求，从而确认分析方法适用。

化学组分表征通常要进行以下的步骤：

1. 器械和材料的使用目的和定性信息描述，是根据医疗器械类别、临床接触时间和使用程度来提供材料的信息，以数据来反映材料的本质，包括每批物料细节的描述。按照《医疗器械生产质量管理规范》的要求，材料供应商要提供材料的标准，对有标准的材料，要符合使用目的的要求，比如医用级材料、短期接触和长期植入的材料。医疗器械生产企业应该从材料供应商获得原材料定性和定量文件信息以及所有添加剂的定性信息，如脱模剂等。材料生产者和材料供应商应该是医疗器械原料供应链接的相关环节，这个链条包括材料供应商、材料生产企业和各材料组分生产企业。由器械生产企业指定材料的构成或可适用的材料标准，这些标准除了满足一般工业品要求外，还应该考虑材料的理化特性、卫生学特性、生物相容性等。在材料的化学组分信息充足的情况下，所有材料才能提交并进行风险分析。

2. 证明材料等同性，通过化学分析获得有效和足够的信息，用于比较确定这个材料是否与已经上市的同样材料具有等同性，等同性还包括同样的临床接触、使用和有同样加工过程。

3. 提供材料的定量信息,送交风险分析。

4. 对毒性成分,应获得充足的定量数据,收集现有的毒理学信息,进行毒理学评价。

5. 评价任何所关注的化学成分、临床接触、化学物质的提取总量和测试结果,要与人体接触的程度相匹配。还要进行提供提取动力学进行分析,避免由于提取物的积蓄而阻滞提取的进行。应选择敏感的和有选择性的提取方法(如提取介质、浸提比例、回流次数等),提供化学物质的提取条件(如提取温度、震摇等),提取方法和条件应该被确认。

（四）材料化学组分的测试

1. 样品处理的原则

（1）考虑在临床使用时多次接触、持续接触因素、协同接触的可能性,单次使用的取最大耐受剂量,其他情况下使用的,根据实际使用状况进行样品处理。

（2）预期最坏效果:某些样品组成复杂,很难模拟临床使用状况取样分析,或者不能确定临床使用状况,不能通过采取最具代表性的样品进行测试,应考虑最大风险,通常使用较大的校正系数。应采用危险性最大的部位作为代表性样品进行试验。

（3）利弊分析:对一些较大的样品,样品处理的结果很可能使得某些化学性能不能符合危险限量的要求,例如,对于某些血液处理部件,进行环氧乙烷灭菌残留物的分析不能采取整体取样,而采用最大风险部位的代表性取样可能超出限量要求。考虑到危害和健康利益的平衡,在保证生命的前提下,可以采取有代表性的局部取样。

（4）化学物质的接触限量:所有的样品处理都要考虑危险性化学物质的接触限量,根据限量要求和检出限(检验线性范围)来决定浸提介质的量、温度、时间等。材料样品在处理过程中不能产生被测物质的损失。测定灵敏度要能够符合被测物的要求,必要的时候可能还要采取浓缩、富集等方法。

（5）如果整套样品所产生的化学物质(还原物、重金属、残渣、不挥发物等)远不能达到危险限量,同时,这个样品也没有多次接触、协同接触、特殊人群接触的可能,则没有必要对这样的器械进行化学残留物的分析,例如一次性导尿管等高分子材料。对于植入性、可降解的材料,其有害组分可能全部进入体内,可采取极限浸提方法,也可以采取高温炭化、灰化、酸溶、微波消解等方法进行材料处理。

金属材料的处理通常采用硝酸-盐酸溶解,一些情况下还要加入高氯酸、过氧化氢等助剂分解试样。

2. 材料组分化学表征方法

（1）高分子材料和制品:定性、定量的内容包括酸碱度、易氧化物、重金属、微量金属离子、蒸发(水、有机溶剂)残渣、紫外吸光度、氯化物、硫酸盐等。

（2）卫生材料类:密度、熔(沸)点、渗透压、黏度、折光率、吸水性、溶胀率、分子量、分子量分布、电解质含量、组成成分含量(纯度)、药物含量、有害杂质含量(汞、砷盐等)。

（3）金属和无机材料类:化学成分的表征包括纯度、合金组分、杂质检验,常分为湿法和干法,采用吸收光谱、发射光谱、气体分析等方法进行。

二、材料溶出物的化学表征

(一)溶出物的提取

1. 极限提取 是将材料中可提取用于分析的组分提取到最大量,随后提取的残余量少于 10%,在材料性质允许的状况下,最大可能地提取材料中的组分。

浸提液提取是一个复杂的过程,受到时间、温度、表面积与容量的比例、提取媒介和材料相平衡的影响。浸提液不应该改变材料的相平衡,因为相改变也许会影响可提取物的数量和类型。如果是最大可能提取,可以考虑采取更高的温度或浸提介质以及其他条件。例如,采用 120℃ 的高温高压提取传统型血袋中的化学物质,或者打破提取平衡,尽快移走提取产物等)。

2. 模拟提取 以模仿产品实际使用过程,采取适当的媒介和提取方法,可以较好地定量反映采样当时人体所有化学物质的负荷,在推测达靶剂量方面更接近真实情况,包括能由呼吸道、皮肤、肌肉、骨、消化道等多种途径进入人体的毒物及其代谢产物。采用模拟提取的方法相对比较符合实际情况。但是生物个体并非消极地承受毒物,这些化学物在体内都会有许多质和量的动态变化,而且个体差异也相当大。所以模拟提取并不能替代临床状况,而是两者相辅相成,有较好的相关性。选择模拟提取方法时必须发挥其优势而又充分考虑其局限性。具体应根据材料的使用时间、接触状况、介质和温度进行提取。例如,进行鼻腔止血塞中残留物样品提取的时候,应采用模拟提取方法,同时考虑到多次使用等因素,提取样品的总量至少要 6 个,样品接触时间至少 5 小时、温度应该接近正常体温,提取介质应该至少有两种(水溶性和脂溶性)等。

3. 提取方法 按实际使用状况采用模拟浸提的方法时,采用以面积-水浸提比取浸提液进行表征。如果按照接触总量浸提时,则以重量-水浸提比取浸提液进行表征。

(二)几种常见的医疗器械化学溶出物的含量测定

1. 易氧化物的测定 医用高分子材料浸提物中的易氧化物,可以作为医疗器械的浸提物的污染指数,与浸提液中有机物单体残留物、微生物的数量等成比例关系。通过对易氧化物的测定,一定程度上可控制医疗器械的原料状况、生产环境等。此外,易氧化物如果进入血液循环系统,可能中和血液中的氧分压,导致一定程度的心脏负担。

医疗器械浸提物的易氧化物,是通过在浸提液中加入定量高锰酸钾,利用高锰酸钾在酸性环境下的强氧化性,测定加热条件下高锰酸钾被还原的量来计量的。

2. 有害金属的测定 医疗器械中有毒金属(或者应当控制其含量的金属),包括铅、锌、汞、镍、钴、钒、铜、铁、镉、铬、钼等,这些金属中有些属于致癌物,它们的毒性和化学价态有关,通常单质的毒性通常不如化合态的毒性大,并有严格的法规和标准控制其使用,应采取有效方法测定其在原材料、空气、水、垃圾、职业环境中的含量。由于有害金属广泛存在，可能在器械原材料、加工过程中被引入或者污染产品，通常应进行限量控制。

高分子材料、卫生材料中的金属，通常采用比色法检查重金属或用原子吸收分光光度法测定微量金属在器械中（或浸提液中）的含量。

3. 其他化学溶出物的测定　测量浸提液中酸碱度、紫外吸光度、水溶性溶剂残留量等。

三、材料的降解特性表征

（一）聚合物的降解

聚合物的降解是指在热、光、机械、生化环境、微生物等外界作用下，聚合物分子链发生了无规则断裂、侧基和低分子的消除反应，使聚合物和分子量下降的现象。聚合物使用过程中性能变坏的现象称为老化，老化是降解过程中的主要现象。

医疗器械降解、吸收和失效等导致的材料反应，不同材料表现不同。高分子材料的材料反应主要表现为吸收。吸收是指材料在体液或血液中因吸收某些成分而改变其性能的过程。这种吸收过程是慢性和远期反应。在生理环境中，吸收可使某些医用材料产生塑化反应，导致材料的弹性模量降低和屈服应力升高。但是，生理环境对材料也有浸析作用。例如通过对聚合物中的增塑剂的浸析，也可使材料的屈服强度提高和屈服应力降低。

完全不降解的材料在生理环境条件下几乎不存在，绝大多数材料都或多或少地发生降解。最容易降解和失效的是医用高分子材料。陶瓷与金属材料也可能通过降解而失效。当然，导致材料在生理环境中失效的途径有多种，除了降解外，还有磨损、生理腐蚀、吸收和机械力作用等。

因为不同的材料的降解机制不同，对降解和降解产物的试验和评价的方法也不同。医疗器械生物学评价系列标准中按照聚合物、陶瓷、金属与合金进行分类，分别制定了这三种材料降解产物的定性和定量方法的标准。

（二）聚合物降解的几种类型

1. 解聚　大分子末端，形成单体。

2. 无规断裂　断裂，形成碎片。

3. 取代基消除　新化合物：①光降解；②机械降解；③生化降解；④微生物降解。

（三）金属材料的降解

金属腐蚀发生的根本原因是其热力学上的不稳定性造成的，即金属及其合金材料处于人体中，比起某些化合物（如氯化物、氢氧化物、盐等），原子处于自由能较高的状态，这种倾向在条件（动力学因素）具备时，就会发生金属单质向金属化合物的转变，即发生腐蚀。

医用金属材料的材料反应主要体现为生理腐蚀。人体体液是含有大量电解质的充气溶液,包括有机物、血液、淋巴液与酶等,在37℃体温下对金属材料是一个相当强的腐蚀环境,可产生多种类型的腐蚀,如均匀腐蚀、点蚀、电偶腐蚀、缝隙腐蚀、晶间腐蚀、磨蚀、腐蚀疲劳和应力腐蚀等。生理腐蚀可引起金属从植入体表面脱落,导致过敏反应。生理腐蚀过程中产生的金属离子和腐蚀产物会引起局部组织反应或全身毒性反应。用医用金属材料制作的骨结合部件等承重植入体在生理环境中容易发生应力腐蚀和腐蚀疲劳,导致部件损伤与失效。因此,对于医用金属材料来讲,其发展历史实际上是寻求能耐生理腐蚀的金属材料的历史过程。

(四)金属降解的种类

1. 化学降解 指金属和周围介质直接发生化学作用使金属损坏的现象。

2. 氧化还原反应 金属表面生成氧化物,降解的发展程度取决于降解产物(氧化膜)的结构和性质。

3. 电化学降解 即为金属与电解质溶液相接触,形成原电池而发生的腐蚀损坏现象。金属降解是以电化学理论为基础的。电化学降解要求有四个主要因素:阳极、阴极、电解质和构成电流通路。

(五)金属的降解形态

1. 均匀降解 表面形态,光泽。
2. 电偶降解 合金、杂质、电解质溶液。
3. 孔蚀 活性点、内部侵蚀。
4. 应力降解。
5. 疲劳降解。
6. 磨损降解。

(六)陶瓷的降解

陶瓷降解的种类:化学降解(酸解、碱解)和机械磨损降解

四、医疗器械化学物质的允许限量的建立

医疗器械中的化学物质多种多样,医疗器械化学物质允许限量的建立,重点关心的是有害物质。这些有害物质通常来源于加工和灭菌的残留物,如聚合物单体、材料组成成分、原料中杂质、灭菌剂(环氧乙烷)、各类助剂、中间产物。也有在人体中缓慢释放的化学物质,如降解产物、带药的医疗器械中药物等。这些化学物质一般可以被溶剂浸取,通过分析方法可以确定其在医疗器械中的含量(或释放量)。有害物质只有在一定条件下,具备一定剂量才能产生毒效应。医疗器械化学物质允许限量的评定,就是在已知其毒性的基础

上,结合医疗器械对人体接触时间、接触部位的分类,通过危害鉴定、毒性数据的选择、结合医疗器械协同使用、利弊分析等实际情况确定其在器械中的许可限量,并制定在产品标准中,以保证产品的安全性。

(一)医疗器械化学物质允许限量的建立的步骤和方法

1. 选定有害化学物 制定器械接触时间和途径;同时考虑多种器械同时使用的情况。收集该有害物质的毒性资料,考核毒性资料的有效性(应尽可能与器械使用状况吻合)。选定决定性毒性数据应考虑最大风险原则。

2. 安全系数法确定可容忍接触剂量 在工业上的可行性、利益评价的基础上修改允许限量。一旦选定有害物,允许限量的建立过程应从可耐受摄入量建立开始。

(二)医疗器械化学毒物动力学

由于医疗器械特殊的接触方式、给药途径,化学物的毒性资料并不能恰当用于许可限量的建立,如对环氧乙烷毒理学数据中,仅能查出口服、腹腔注射、吸入、静脉等染毒途径、剂量等活动方式,而医疗器械实际使用中往往涉及多种接触方式、接触时间以及释放方式等,各种可溶出物(残留的催化剂、加工助剂、残留单体、填充物、抗氧化剂、增塑剂等)可以从材料中游离出来,并有可能对机体产生危害。因此对医疗器械进行安全性评价时应该考虑材料在体内的稳定性、可溶出物和降解产物在体内的配置,有必要建立起关于医疗器械的毒物动力学研究方法。

医疗器械安全性评价的关键是考虑材料在体内的稳定性和可溶出物或降解产物的分布情况。因此毒代动力学在评价医疗器械开发中所用材料安全性及不良反应机制的方面具有重要价值,因而毒代动力学研究的设计应慎重。有必要建立医疗器械的毒物动力学研究方法,但不是所有的医疗器械都需要进行毒代动力学研究。

根据已有的资料和经验,对医疗器械的可溶出物和(或)降解产物能提供临床接触使用安全限度的或者已有该产物足够的毒理学数据或毒代动力学数据时,不进行毒代动力学研究,如磷酸钙陶瓷、聚乙醇酸、聚交酯类以及它们的共聚物等生物材料。

1. 需考虑进行毒代动力学研究的情况

(1)生物可吸收的医疗器械。

(2)可能有生物降解或具有明显的腐蚀、可溶出物和(或)降解产物从医疗器械中迁出的永久性接触植入的医疗器械。

(3)临床使用中,从医疗器械中可能或已知能释放出具有一定量潜在毒性或反应的降解产物和可溶出物进入人体的医疗器械;可释放单体的高分子器械;能被腐蚀的而溶出有害的金属离子的金属类器械等。

2. 毒代动力学研究设计的研究方案应遵循的原则

(1)给出方案并确定研究方法。

(2)确定毒代动力学研究方法时应考虑溶出研究的结果以及材料的物理化学性能、表面形态以及可溶出物的生化性能方面的信息。

（3）进行毒代动力学研究时建议使用已确定具有潜在毒性的可溶出物或降解产物。

（4）分析方法应能对生物体液或组织中的降解产物、可溶出物和代谢物进行检测和定性。

（5）研究设计应说明要测定的生理体液、组织或排泄物的分析水平。

（6）研究报告应包括分析局限性方面的信息并证实这种局限性不会导致低估被分析物的浓度。

（7）测定动力学参数时，应测取足够多的数据点，各数据点的间隔要合适。

（8）物种的性别和年龄、生活环境等对研究试验方法有影响，因此在研究设计方案确定后，不同的实验研究应选取合适的动物。如，动物生存环境条件应符合 GB/T 16886.2/ISO 10993.2 动物保护要求的有关规定，另外还应考虑试验物质和样品的稳定性、纯度、给药量、给药途径以及评价方法、检测方法、材料的回收率等。降解产物或(和)可溶出物吸收、分布、代谢、排泄一系列的研究中可选择一项或几项进行研究，进行具体实验时应注意。

（冯晓明）

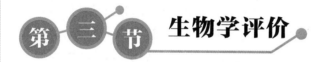

第三节 生物学评价

一、生物医用材料和机体的相互作用

当生物医用材料或器械与机体接触或植入人体后材料会对机体产生作用，同时机体也会对材料产生影响。材料或器械通过机械作用、渗透溶出、降解产物等对宿主产生局部和全身生物学反应，宿主对这种反应的容忍程度称为生物相容性。材料对机体的生物反应性越小表明材料的生物相容性越好，反之则生物相容性越差。同时宿主的体内组织细胞、酶、自由基以及物理作用也会对材料产生影响，引起材料物理性能、化学性质的改变。我们把宿主对材料的影响称为材料的生物稳定性，材料在体内理化性能变化越小，生物稳定性越好。如果在体内理化性能变化越大，则材料的生物稳定性越差。

生物医用材料与人体接触或植入人体后的生物学反应是一个非常复杂的过程，主要有四种生物学反应：组织反应、免疫反应、血液反应和全身反应。

组织反应：当生物材料与人体组织接触时，局部组织会把材料作为外来异物产生机体防御反应。在早期植入物周围组织中将出现中性粒细胞、淋巴细胞、吞噬细胞，发生不同程度的急性炎症反应，如果材料有毒性物质渗出，则会出现严重的炎症反应或组织细胞的坏死。随着时间的延长，材料被淋巴细胞、成纤维细胞和胶原蛋白纤维包裹，细胞成分逐渐消失，最终形成纤维性包囊，将材料和组织隔离开来。生物相容性不好的材料会持续刺激周围组织引起慢性炎症反应。组织反应主要表现为炎症和肿瘤。生物材料引起的炎症一般是无菌性炎症,如果材料灭菌不彻底也会引起细菌性感染。生物材料也会通过物理机械刺激和有毒小分子物质的渗出引起组织细胞的过度增生,逐渐发展成肿瘤。

免疫反应:人体的免疫系统是机体的防御保护机制,功能主要有两种:一是非特异性免疫反应;二是特异性免疫反应。临床已经证实有的生物医用材料会有免疫毒性反应,表现形式有:Ⅰ型速发型超敏反应;Ⅱ型细胞毒性超敏反应;Ⅲ型免疫复合物型超敏反应;Ⅳ型迟发型超敏反应。而医疗器械生物学评价方法中的迟发性超敏反应主要反映了Ⅳ型超敏反应。速发性超敏反应可见于胶乳产品,主要是由胶乳中的植物防御蛋白引起。细胞毒性超敏反应可见于含有活细胞的组织工程产品。免疫复合物超敏反应可见于采用猪或牛血制备的纤维蛋白原和凝血酶双组分止血产品。迟发性超敏反应可见于含有镍的金属材料产品。

血液反应:生物医用材料与血液接触时,血液和生物材料之间将产生一系列生物反应。首先在材料表面吸附血浆蛋白,例如白蛋白、球蛋白、纤维蛋白原等,接着发生血小板的黏附、聚集并被激活,同时也会激活凝血因子,随后血小板和凝血系统发生进一步的相互作用最终形成血栓。吸附蛋白的种类和数量,以及对血小板吸附和凝血因子活化的程度取决于材料表面的特性,血液相容性好的材料对纤维蛋白原和血小板吸附少,不容易激活血小板和凝血因子,反之血液相容性不好的材料对纤维蛋白原和血小板吸附多,容易激活血小板和凝血因子。因此,可以通过材料表面改性的方式提高生物材料的血液相容性。生物材料也可以引起血细胞的损伤引起溶血反应。

全身反应:生物医用材料不仅引起局部反应,也会引起全身反应,可以累及呼吸系统、神经系统、消化系统、骨骼运动系统、心血管系统、生殖发育系统以及其他人体组织器官。发热反应也是生物材料引起全身反应的表现之一,称之为材料介导的发热反应。

二、生物医用材料的生物相容性

生物相容性是指材料在机体的特定部位引起恰当的反应。根据国际标准化组织的解释,生物相容性是指生命体组织对非活性材料产生反应的一种性能,一般是指材料与宿主之间的相容性。生物材料植入人体后,对特定的生物组织环境产生影响和作用,生物组织对生物材料也会产生影响和作用,两者的循环作用一直持续,直到达到平衡或者植入物被去除。

影响生物材料生物相容性的因素有:材料表面的特性,材料和机体接触首先通过材料的界面发生作用,因此材料表面的拓扑结构、化学成分、亲疏水性、电荷特性等都会影响材料的生物相容性;聚合物材料是化学成分的混合物,一些成分结合到聚合物的骨架上或材料的基质中,一些成分处于游离状态可以迁移到周围的环境中,从聚合物材料中迁移萃取的化学物质有稳定剂、滑润剂、抗氧化剂、单体、增塑剂和污染物,这些成分的存在以及含量决定了材料的生物相容性;医用管道的黏合剂例如四氢呋喃、1,2-二氯乙烷和四氯化碳等的残留会有毒性反应;生物材料的交联剂例如戊二醛、甲醛残留也会引起不良反应;材料的热效应,特别是骨水泥材料在聚合时会产生聚合热,如果温度过高会对局部组织产生热损伤;材料的降解产物,例如聚乳酸类材料在体内降解产生乳酸,导致局部酸性环境,引起无菌性炎症反应;材料和体内物质的反应产物,例如含镍的金属材料,释放的金属镍离子和体内蛋白结合形成完全抗原引起超敏反应;物理和机械作用,如人工关节磨损产生的颗粒物质,会引起局部组织的炎症反应;机械故障,例如心脏瓣膜的卡瓣和瓣膜损伤也会引起严重的生物学反应。

生物相容性评价是针对直接和人体接触或体内使用的生物医用材料,提供一套系统完整的生物学评价程序和方法。通过体外试验和体内试验评价生物医用材料对细胞和动物体可能潜在的有害作用,并通过试验综合评价预期在临床使用的安全性,将风险降到最低程度。

对于器械研制过程中采用的生物材料,为了确保在临床使用时的安全性,在完成物理和化学性能、加工性能和灭菌性能等有效性满足要求后,必须进行生物学评价试验。生物学评价是建立在试验基础上,并结合医疗器械风险管理过程进行的评价和试验。

三、生物医用材料生物学评价标准

生物医用材料安全性评价主要是采用医疗器械生物学评价系列标准,即世界标准化组织(ISO)制定的 10993 系列标准,国内已经转化为国家标准 GB/T 16886 系列标准。ISO 10993 系列标准由 ISO 194 技术委员会制定,目前 ISO 194 技术委员会已经制定 21 个标准,其目录如下:

GB/T 16886.1(ISO 10993-1,IDT)医疗器械生物学评价 第 1 部分:风险管理过程中的评价与试验。

GB/T 16886.2(ISO 10993-2,IDT)医疗器械生物学评价 第 2 部分:动物保护要求。

GB/T 16886.3(ISO 10993-3,IDT)医疗器械生物学评价 第 3 部分:遗传毒性、致癌性和生殖毒性试验。

GB/T 16886.4(ISO 10993-4,IDT)医疗器械生物学评价 第 4 部分:与血液相互作用试验选择。

GB/T 16886.5(ISO 10993-5,IDT)医疗器械生物学评价 第 5 部分:体外细胞毒性试验。

GB/T 16886.6(ISO 10993-6,IDT)医疗器械生物学评价 第 6 部分:植入后局部反应试验。

GB/T 16886.7(ISO 10993-7,IDT)医疗器械生物学评价 第 7 部分:环氧乙烷灭菌残留量。

GB/T 16886.8(ISO 10993-8,IDT)医疗器械生物学评价 第 8 部分:生物学试验参照样品的选择和定性指南。

GB/T 16886.9(ISO 10993-9,IDT)医疗器械生物学评价 第 9 部分:潜在降解产物的定性与定量框架。

GB/T 16886.10(ISO 10993-10,IDT)医疗器械生物学评价 第 10 部分:刺激与迟发型超敏反应试验。

GB/T 16886.11(ISO 10993-11,IDT)医疗器械生物学评价 第 11 部分:全身毒性试验。

GB/T 16886.12(ISO 10993-12,IDT)医疗器械生物学评价 第 12 部分:样品制备与参照样品。

GB/T 16886.13(ISO 10993-13,IDT)医疗器械生物学评价 第 13 部分:聚合物医疗器械降解产物的定性与定量。

GB/T 16886.14(ISO 10993-14,IDT)医疗器械生物学评价 第 14 部分:陶瓷降解产物的定性与定量。

GB/T 16886.15(ISO 10993-15,IDT)医疗器械生物学评价 第 15 部分:金属与合金降解产物的定性与定量。

GB/T 16886.16(ISO 10993-16,IDT)医疗器械生物学评价 第 16 部分:降解产物和可溶出物的毒代动力学研究设计。

GB/T 16886.17(ISO 10993-17,IDT)医疗器械生物学评价 第 17 部分:可沥滤物允许限量的确立。

ISO 10993-18 医疗器械生物学评价 第 18 部分:材料化学表征。

ISO/TS 10993-19 医疗器械生物学评价 第 19 部分:材料物理化学、形态学和表面特性表征。

ISO/TS 10993-20 医疗器械生物学评价 第 20 部分:医疗器械免疫毒理学试验原则与方法。

ISO/CD 10993-21 生物医学材料生物学评价标准编写指南。

由于 GB/T 16886(ISO 10993)医疗器械生物学评价标准不断在更新,建议在采用这些标准时应使用这些标准的最新版本。

四、生物学评价试验选择和评价原则

尽管在本书中使用"材料"或"医用生物材料"这样的术语,但因为无论国内还是国外政府批准的是以终产品形式提供的医疗器械产品,而不是用于制造医疗器械的每个材料,因此生物学评价按照医疗器械法规的要求是对终产品的评价。最终医疗器械的生物相容性不仅取决于材料,也取决于材料的加工、生产方式(包括灭菌方法)、可能存在于终产品的加工残留物。因此在本书中的材料或医用生物材料指的是医疗器械终产品而不是指的每个材料成分。

进行医疗器械生物学评价是测定和人体接触的构成医疗器械的材料引起的潜在毒性。构成医疗器械的材料直接或通过释放一些物质引起局部或全身生物学反应、引发肿瘤、产生生殖和发育毒性反应。因此任何用于人体的医疗器械都需要进行系统的试验以确保潜在的风险降低到可接受的程度。

医疗器械的生物学评价应选择合适的试验进行评价,在试验选择时应考虑材料的化学特性以及人体接触的性质、程度、频次和时间。一般来说这些试验包括:体外细胞毒性;急性、亚慢性和慢行毒性;刺激;致敏;血液相容性、植入、遗传毒性、致癌性、生殖发育毒性。然而,根据特殊器械或材料特性、器械的预期用途、目标人群、和人体接触的特性,这些试验可能不足以证明特殊器械的安全性,因此有必要对某些器械针对特殊的目标器官进行附加试验,如神经毒性和免疫毒性试验。例如,直接和脑组织和脑脊液接触的神经医疗器械需要进行动物植入试验评价其对脑组织、癫痫易感性、脉络丛和蛛网膜颗粒分泌和吸收脑脊液的影响。

(一)生物医用材料生物学评价流程

对于生物医用材料医疗器械,在进行试验前应进行同类上市产品以及相关生物学评价文献资料收集和分析。对于和上市产品在材料、加工工艺、与人体接触分类和灭菌方法都完全相同的情况下,可以不必进行生物学试验。图 3-3-1 是生物学评价流程。

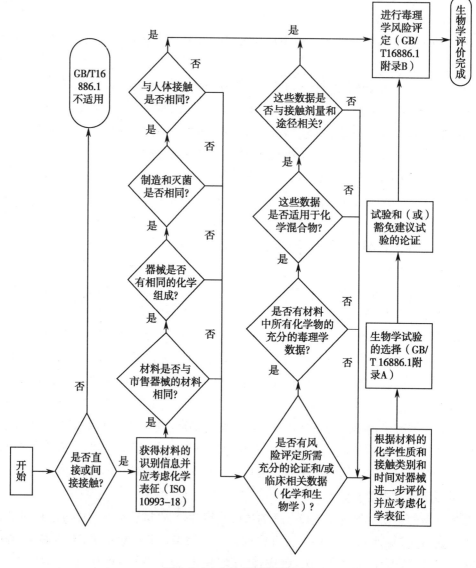

图 3-3-1　生物学评价流程图

（二）生物医用材料生物学评价分类

1. 与人体接触性质分类

（1）表面接触器械

①皮肤：仅与皮肤表面接触的器械。例如：电极、体外假体、固定带、压缩绷带和各种类型的监测器。

②黏膜：与无损伤黏膜接触的器械。例如：接触镜、导尿管、阴道内或消化道器械（胃管、乙状结肠镜、结肠镜、胃镜）、气管内插管、支气管镜、某些义齿和正畸矫治器。

③损伤表面：与伤口或其他损伤体表面接触的器械。例如：用于溃疡、烧伤、肉芽组织敷料或护理器械、创可贴等。

（2）外部接入器械

①间接血路接触：与血路上某一点接触，作为管路向血管系统输入的器械；例如：输液器、延长器、转移器和输血器等。

②组织/骨/牙本质：与组织、骨或牙髓/牙本质系统接触的器械。例如：腹腔镜、关节镜、引流系统、牙科水门汀、牙科充填材料和皮肤钉等。

③循环血液：与循环血液接触的器械。例如：血管内导管、临时性起搏电极、氧合器、体外氧合器管路及附件、透析器、透析管路及附件、血液吸附剂和免疫吸附剂。

（3）植入器械

①组织/骨：主要与骨接触的器械，例如：矫形钉、矫形板、人工关节、骨假体、骨水泥和骨内器械。主要与组织和组织液接触的器械，例如：起搏器、植入性给药器械、神经-肌肉传感器和刺激器、人工肌腱、乳房植入物、人工喉、骨膜下植入物、结扎夹和宫内器械。

②血液：主要与血液接触的器械。例如：起搏器电极、人工动静脉瘘管、心脏瓣膜、人工血管、体内给药导管和心室辅助器械。

（4）按接触时间分类

①短期接触（A）：在 24 小时以内一次、多次或重复使用或接触的器械。

②长期接触（B）：在 24 小时以上 30 天以内一次、多次或重复长期使用或接触的器械；

③持久接触（C）：超过 30 天以上一次、多次或重复长期使用或接触的器械。

如果一种材料或器械兼属于两种以上的时间分类，宜考虑采用较严的试验和（或）评价。对于多次接触的器械，对器械分类宜考虑潜在的累积作用和这些接触总的跨越时间。比如，一次性接触镜被视为是一个持久接触器械。如果一个器械在使用寿命期间发生变化，比如在原位发生聚合或生物降解，应分别对器械的不同状态进行评价。例如，预期在原位发生聚合的生物可降解胶，该器械的不同状态就包括：原始组分、中间反应产物、完全聚合的材料和降解产物。

表 3-3-1 是一个评定程序的框架，不是一个核查清单。对一些特殊医疗器械，可能需要不同的试验组，或多于或少于表 3-3-1 中所包括的试验。除了表 3-3-1 所列的框架外，还宜在风险评定的基础上根据接触性质和接触周期考虑：慢性毒性、致癌性、生物降解、毒代动

力学、免疫毒性、生殖和发育毒性或其他器官特异性毒性。

表 3-3-1 要考虑的评价试验

器械分类		接触时间 A-短期(≤24h) B-长期(>24h~30d) C-持久(>30d)	细胞毒性	致敏	刺激或皮内反应	全身毒性(急性)	亚慢性毒性(亚急性毒性)	遗传毒性	植入	血液相容性
表面器械	皮肤	A	×	×	×					
		B	×	×	×					
		C	×	×	×					
	黏膜	A	×	×	×					
		B	×	×	×					
		C	×	×	×		×	×		
	损伤表面	A	×	×	×					
		B	×	×	×					
		C	×	×	×		×	×		
外部接入器械	血路,间接	A	×	×	×	×				×
		B	×	×	×	×				×
		C	×	×	×	×	×	×		
	组织/骨/牙本质	A	×	×	×					
		B	×	×	×	×	×	×	×	
		C	×	×	×	×	×	×	×	
	循环血液	A	×	×	×					×
		B	×	×	×	×	×	×	×	×
		C	×	×	×	×	×	×	×	×
植入器械	组织/骨	A	×	×	×					
		B	×	×	×	×	×	×	×	
		C	×	×	×	×	×	×	×	
	血液	A	×	×	×				×	×
		B	×	×	×	×	×	×	×	×
		C	×	×	×	×	×	×	×	×

×：表示基于风险分析之上的生物学安全性评价所必要的数据终点。当已有适宜的数据时，则不需要再进行试验

2. 医疗器械生物学评价基本原则　预期用于人体的任何材料或器械的选择和评价应是按 YY/T 0316 开展的风险管理过程中生物学评价程序的组成部分（如表 3-3-1 所示）。生物学评价应由掌握理论知识和具有经验的专业人员来策划、实施并形成文件。如何进行现有数据的文献评价见 GB/T 16886.1 附录 C。

风险管理计划应由具有生物学评价所需的专业技术资质的人员进行。评定下列方面的优缺点和适宜性：各种材料的物理特性和化学特性；任何临床使用史或人体接触数据；产品和组成材料、裂解产物和代谢物的任何现有的毒理学和其他生物学安全性数据。评价可包括临床前研究、临床经验和临床试验，如果材料与设计中器械在规定的使用途径和物理形态具有可证实的安全使用史，就可以给出不必进行试验的结论。

在选择制造器械所用材料时，应首先考虑材料特性对其用途的适宜性，包括化学、毒理学、物理学、形态学和机械等性能。

器械总体生物学评价应考虑以下方面：制造所用材料；预期的添加剂、工艺污染物和残留物（环氧乙烷残留参见 GB/T 16886.7）；可沥滤物质（参见 GB/T 16886.17）；降解产物（参见 GB/T 16886.9，聚合物、陶瓷和金属降解产物基本原理分别参见 GB/T 16886.13、GB/T 16886.14 和 GB/T 16886.15）；其他组件及其在最终产品中的相互作用；最终产品的性能与特点；最终产品的物理特性，包括但不限于：多孔性、颗粒大小、形状和表面形态学等。

应在进行任何生物学试验之前鉴别材料化学成分并考虑其化学表征（参见 ISO/TS 10993-18）。如果器械的物理作用影响生物相容性，应加以考虑（见 ISO/TS 10993-19）。对于植入器械，在风险评价时，除了考虑系统作用外，还宜考虑局部作用。

在选择生物学评价所需的试验和数据以及对其进行解释时，应考虑材料的化学成分，包括接触条件和该医疗器械及其组件与人体接触的性质、程度、频次和时间，以便于确定器械的类别并选择适宜的试验。生物学评价的必要性主要由接触性质、程度、时间和频次以及对材料所识别出的危害来确定。

对每种材料和最终产品都应考虑所有潜在的生物学危害，但这并不意味着所有的潜在危害试验都是必需的或可操作的。试验结果不能保证无生物学危害，因此，生物学研究之后还要在器械临床使用中对非预期的人体不良反应或不良事件进行认真地观察。

潜在生物学危害可能包括短期作用（如急性毒性、对皮肤、眼和黏膜表面刺激、溶血和血栓形成）和长期或特异性毒性作用〔如亚慢性或慢性毒性作用、致敏变应性、遗传毒性、致癌（致肿瘤）性和对生殖的影响，包括致畸性〕。

所有体外或体内试验都应根据最终使用来选择。所有试验都应在公认的现行有效的实验室质量管理规范（如 GLP 或 ISO/IEC 17025）下进行，试验数据应由指定的有能力的专业人员进行评价。

五、生物学评价试验中注意的问题

1. 应采用最终产品或代表性样品　如果最终产品不能作为测试样品，应制作测试样品。如果测试样品和终产品有差异，应进行附加试验证明测试样品的合理性：例如，测试样品的可萃取物的成分和量应基本相同，也可以采用极限萃取和表面表征的方法。

2. 原位聚合和生物降解材料　测试样品建议采用代表性的终产物，毒性试验采用终产物以及聚合或降解不同时间点，如开始、中间和最终的降解产物。体内试验观察点根据聚合和降解动力学，应观察到聚合物消失或生物学反应趋于稳定。

3. 机械性问题引起的生物学反应　对于涂层或多种材料部件的器械，有由潜在机械性损伤引起的生物学反应，例如涂层的脱落。

4. 亚微米或纳米成分　ISO 10993 标准对于这类材料有一定的局限性。生物学评价需要考虑测试样品的表征；浸提条件的选择；确保样品能代表临床适用情况。试验选择在参照文献中验证的试验应尽量采用标准的生物学试验，确保亚微米成分不会干扰试验，考虑附加试验分析材料吸收、分布、蓄积，以及代谢和清除。

5. 样品的浸提　采用 ISO 10993-12 规定的方法，首选表面积和浸提介质的比例的方法，如果无法计算表面积时则采用重量的方法。采用极性和非极性浸提介质。浸提条件通常采用 37℃ 72 小时、50℃ 72 小时、70℃ 24 小时或 121℃ 1 小时，对于长期接触和永久植入的器械，37℃浸提不能充分浸提出材料的可萃取物质，有必要对浸提条件进行研究，确认最佳浸提条件。应注意浸提液状态颜色、有无颗粒等，浸提液是否处理，例如过滤、离心等。浸提液制备后应尽快使用避免储存。

6. 多部件或材料器械　多部件器械并且接触时间不同，应对每个部件单独进行浸提并进行试验。多材料制备器械并且接触面积或接触部位不同，应对新材料单独进行浸提试验。例如球囊导管中的球囊采用新材料，应对球囊和球囊导管分别浸提进行试验。

7. 在进行生物学评价试验时，一般是先进行体外试验，后进行动物实验。如果体外试验都通不过，就不必做动物实验。根据我们多年的经验，一般是先进行溶血试验和细胞毒性试验。

8. 进行生物学试验必须要在被认可的专业实验室并由经过培训且具有实践经验的专业人员进行。在对最终产品作出评价结论时，也应考虑到产品的具体用途及有关文献。

9. 当最终产品被投放上市后，如果制造产品的材料来源或技术条件发生变化，产品的配方、工艺、灭菌条件改变，储存期内产品发生变化，产品用途发生变化或有情况表明产品用于人体时会产生副作用时，要对产品重新进行生物学评价。

六、生物相容性评价试验方法

（一）细胞毒性试验

细胞毒性是由材料和(或)其浸提液引起的细胞溶解(细胞死亡)、细胞生长抑制、克隆形成和细胞方面的其他影响。通过细胞培养技术,测定生物材料和医疗器械或浸提液(37℃,24小时)潜在的细胞毒性作用。采用的细胞一般为 L929 小鼠结缔组织成纤维细胞株,常用琼脂扩散方法、滤过扩散方法、MTT 法、克隆形成等试验方法。一般材料可接受的细胞毒性应不大于 2 级。对于初次用于医疗器械制造的全新材料,建议采用直接接触法和浸提液两种方法进行检测评价。目前国内最常用的方法是具有可定量化测定细胞增殖度的 MTT 法。

（二）刺激试验

刺激试验包括一系列的试验,有皮肤刺激试验、皮内反应试验、眼刺激试验、口腔刺激试验、阴茎刺激试验、直肠刺激试验、阴道刺激试验。在试验选择上一般是对于皮肤表面外用的材料和器械选择皮肤刺激试验,而对于体内植入的材料和器械采用皮内反应试验。对于其他材料和器械可根据其用途选择相应的试验方法,例如眼科用材料和器械可选择眼刺激试验;口腔用材料选择口腔刺激试验,其他相应部位使用的材料选择相应的试验方法。

（三）免疫毒性试验

由于免疫反应包括非特异性免疫反应、特异性免疫反应、补体激活、免疫抑制等复杂的生物学反应,因此免疫毒理包括一系列试验,表 3-3-2 涵盖了大量测定免疫毒性的包括各种指标的体内和体外试验方法。然而,一个共同的要求就是确保在研究设计中的统计基础使试验组和对照组具有明显的差异,以达到统计的所需水平($P<0.050$)。另外所有的研究应最大可能和临床使用的植入部分、剂量和时间尽可能地保持一致。

表 3-3-2　免疫反应评价的试验方法指标和模型举例

免疫反应	功能分析	可溶介质	表现型	其他* *
组织病理学	NA	NA	细胞表面标志	形态学
体液反应	对抗原加佐剂时抗体反应的免疫分析（如 ELISA）*； 斑块形成试验； 淋巴细胞增生试验； 抗体依赖细胞介导的细胞毒性试验； 被动皮肤过敏试验； 直接过敏试验	补体（包括 C3a 和 C5a 过敏素）； 免疫复合物	细胞表面标志	

免疫反应	功能分析	可溶介质	表现型	其他**
细胞反应				
1. T 细胞	豚鼠最大化试验* 小鼠局部淋巴结试验* 小鼠耳肿胀试验； 淋巴细胞增生试验； 混合淋巴细胞反应试验	T 细胞亚群的细胞活素型指示物（如 Th1 和 Th2）	细胞表面（辅助细胞和细胞毒 T 细胞）	
2. 自然杀伤细胞	肿瘤细胞毒性试验	NA	细胞表面标志	
3. 巨噬细胞	吞噬作用*	细胞活素（IL-1，TNF2，IL-6，TGFβ）	MHC 标志物	
4. 颗粒细胞***	脱颗粒 抗原表型	化学活素、生物活性胺、炎症细胞活素、酶	NA	细胞化学
宿主抗性	对细菌和肿瘤抗性	NA	NA	
疾病的症状	NA	NA	NA	过敏、皮肤红斑、荨麻疹、水肿、淋巴结病

NA: 不适用或不重要；

* 指最常用的试验方法；功能性试验通常比可溶性介质或表型试验更重要。请参照本文后面中参考文献给出的具体试验方法；

** 已有人类自身免疫性疾病的动物模型。然而不推荐通过材料/器械诱导自身免疫性疾病的常规试验；

*** 嗜碱性粒细胞、嗜酸性粒细胞和（或）中性粒细胞

　　致敏试验有最大剂量法（Magnusson & Kligman method 或 maximization method）和封闭斑贴法，其基本原理是根据Ⅳ型迟发性超敏反应的基本过程，是最常用的免疫学评价检测方法。包括两个阶段：

　　1. 诱导阶段　进入体内的抗原经 APC 加工处理，并提呈给 T 细胞，使 T 细胞活化，产生效应 T 细胞，部分 T 细胞静止为记忆 T 细胞。该过程为致敏阶段，需 1~2 周。

　　2. 效应阶段（激发阶段）　抗原致敏的 T 细胞或抗原特异性记忆 T 细胞再次接触相同抗原，迅速分化成效应 T 细胞，在 48~72 小时出现炎症反应。诱导阶段与试验过程中的皮内诱导（皮内注射）阶段和局部诱导（局部斑贴）阶段相对应，在皮内诱导阶段后再进行局部诱导是为了加强诱导的效果。效应阶段与试验过程中的激发阶段相对应。

　　和封闭斑贴法相比，最大剂量法是最敏感和首选的方法，该方法的主要目的是评价医疗器械和生物材料在试验条件下对豚鼠潜在的皮肤致敏反应。适用于固体、液体材料和试验材料浸提液，对所有的医疗器械包括和体表接触的器械以及体内长期植入的器械基本上

都应该进行致敏试验评价其是否具有潜在的致敏反应。

（四）全身毒性试验

全身毒性试验是将生物材料和医疗器械的浸提液一次或重复通过动物静脉或腹腔或其他给药途径注射到动物体内,观察动物的生物学反应,以判断生物材料和医疗器械在动物的潜在的不良作用。这种不良反应可以是生物材料和医疗器械的浸提液直接对机体组织和器官的作用,也可以是通过吸收、分布和代谢所产生的物质对机体组织和器官的间接作用。由于医疗器械产品的范围很广,其用途也各不相同,因此对于每一种具体的生物材料和医疗器械,在进行全身毒性试验时,应和器械材料的特性和临床用途相适应。某些全身毒性试验也可以和其他生物学试验结合进行,例如和长期植入试验结合可以进行慢性毒性和局部反应的评价,也可以对致癌性或生殖毒性进行检测。全身毒性试验包括急性全身毒性、亚急性、亚慢性和慢性全身毒性试验。

急性全身毒性:将试验样品在 24 小时内一次、多次或连续给予后所引起的不良反应。

亚急性全身毒性:在 24 小时到 28 天内多次或连续给予所发生的不良反应。这一概念从语义上讲是不准确的。发生在规定时间范围内的不良反应都可以认为是短期重复给药全身毒性试验,在 14~28 天选择试验周期是符合国际规范原则的,也应该认为是合理的试验方法。应该注意的是亚急性静脉试验通常规定处理时间是大于 24 小时小于 14 天。

亚慢性全身毒性:在动物寿命期的一段时间内(一般啮齿动物是 90 天,但其他种的动物不超过寿命期的 10%)将试验样品重复或连续给药后引起的不良作用。注意的是亚慢性静脉试验通常规定处理时间是 14 到 28 天。

慢性全身毒性:在动物寿命期的大部分时间内(通常 6~12 个月)将试验样品重复或连续给予后引起的不良作用。

（五）热原试验

直接或间接接触心血管系统、淋巴系统、脑脊髓液、标示无热原的产品需要进行热原试验。热原试验有家兔法和细菌内毒素法。家兔法是采用家兔检测材料或其浸提液中是否有致热原物质。将材料或其浸提液由静脉注入兔体内(10ml/kg),在一定时间内观察兔体温变化,以判断在材料或浸提液中所含热原量是否符合人体应用要求。细菌内毒素检查法,是应用试样与细菌内毒素产生凝集反应的机制,以判断材料或其浸提液中细菌内毒素的限量是否符合标准要求。美国 FDA 建议热原试验同时采用家兔法和内毒素法。

（六）植入后局部反应试验

植入试验是用外科手术法,将材料或最终产品的样品植入或放入预定植入部位或组织内,在肉眼观察和显微镜检查下,评价对活体组织的局部病理作用。试验建议与接触途径和作用时间相适应。皮下组织和肌肉内的短期试验,一般选择小鼠、大鼠或家兔中的一种。

皮下组织、肌肉和骨内的长期试验,一般可选择大鼠、家兔等动物中的一种。试验样品与对照样品应以相同条件植入到同一年龄、同一性别、同一品系同种动物的相同解剖部位。

1. 皮下植入试验 适用于通常预期于皮下组织植入的试验材料,如整形外科或肿瘤外科中的植入物;或通常与皮下组织、筋膜、肌腱等软组织接触的试验材料,如骨折治疗中胫骨、手部的植入物;也可用于引流管、导线等短期植入物。

对各种金属和聚合物的皮下植入试验表明,相容和不相容的材料引起的反应差异是明显的,可表现为植入后动物组织坏死、炎症、不同的材料组织界面或组织包囊。植入物周围的组织包囊厚度及细胞群组成在不同材料间变化明显。

对照材料采用在相应用途上,已知具有相容性并被标准化的植入用金属材料(不锈钢、钴铬合金、钛和钛合金);UHMWPE 可用作聚合物的对照材料。在研究不良反应时,非相容的材料,例如铜,可用作阳性对照材料。对照样品的表面可具有与其临床应用时相同的表面条件,或具有与试验样品最相似的表面条件。

背部皮下植入:用钝器解剖法在一皮肤切口部位制备一个和几个皮下囊,囊的底部距皮肤切口应为 10mm 以上,每个囊内植入一个植入物,植入物间不能相互接触。也可采用套管针将植入物推入囊内。

片状材料制成直径 10~12mm,厚度 0.3~1mm 的样品。块状材料制成直径 1.5mm,长 5mm,两端为球面的试验样品。

每种材料和每一植入期至少采用 3 只动物,植入 10 个试验样品和 10 个对照样品。一个植入试验中的小鼠或大鼠年龄和性别应匹配相同。

术后动物观察:如果植入部位发生感染或损伤,则该试验结果无效,应替换该只动物以使动物数和样品植入量符合要求。如果动物在预定的时间段内死亡,应进行活检并确定原因。如果死因与植入样品无关,可替换该只动物;如果死因与植入样品有关,则应纳入最后结果。

2. 肌肉植入试验 该试验方法适用于评价肌肉组织对植入材料的生物学反应。该方法系将植入物植入试验动物的肌肉组织,对试验材料植入物与准许临床使用的对照材料植入物的生物学反应进行比较。

实验动物可选择兔、大鼠。一般选择健康成年兔,雌雄不限,体重大于 2.5kg,其脊柱旁肌肉足以容纳植入物。某些试验也选择大鼠的臀肌或兔的大腿肌肉。植入物尺寸根据选用的肌肉群大小来决定,采用兔脊柱旁肌试验时,植入物宽 1~3mm,长 10mm,样品应制成圆滑边缘,两端为光滑球面。

对照材料采用临床用途与试验材料相似;合金,作为金属类对照材料,可引起最低程度的组织反应;符合已有材料规格标准的陶瓷或聚乙烯也可作为相应材料的对照。如果确定的对照材料引起的组织反应大于合金或聚乙烯等阴性对照材料的反应,那么后者这些阴性对照材料可用作检验外科技术的对照植入物。在植入时,引起大于最低程度组织反应的对照材料植入 2 个,引起最低程度组织反应的阴性对照材料植入 2 个。在评价时,后者阴性对照材料引起的反应应不大于前一种对照材料。

多孔的植入材料与致密植入材料明显不同。目前尚没有多孔的阴性对照材料,因此,需要将多孔试验植入样品的组织反应与类似合适对照材料以及致密阴性对照材料的反应相比。对某些引起超过致密阴性对照材料组织反应的聚合物材料,也可将其与类似的临床使用材料以及阴性对照材料相比。

麻醉应有足够深度,以防止肌肉运动,如抽搐,可用针刺剃毛的皮肤来测试。可行时,推荐采用皮下针或套管针植入。对于较大的植入物,可采用其他植入技术。使用止血钳钝性分离肌肉组织,形成肌肉内植入部位,然后放入植入样品。

采用兔脊柱旁肌时,植入物平行于脊柱,离中线2.5cm,各植入物间隔约2.5cm,每侧可植入4个试验样品或对照样品。每一植入期至少采用3只动物,在充足的植入部位植入8个试验样品和8个对照样品。

3. 骨植入试验　该试验方法适用于评价骨组织对植入材料的生物学反应。该方法系将植入物植入试验动物的骨组织内,对试验材料植入物与准许临床使用的对照材料植入物的生物学反应进行比较。

植入物为圆柱形,末端为半球面。多孔的植入样品应具有临床使用的多孔植入材料的孔隙大小、孔隙体积、孔隙连通性等方面的特征性。是使用固体核心、表面孔隙层的植入物,还是使用完全多孔结构的植入体,可以由试验者选择。

多孔的试验植入物应考虑使用多孔结构的对照样品,也可使用非孔隙的对照样品。

试验样品的尺寸根据所选用的实验动物及其骨组织的大小来决定。骨植入样品的直径应近似于骨皮质的厚度。植入物的长度应能使其位于一侧骨皮质和骨髓中而不过多突出骨皮质、骨膜。兔子一般使用直径2mm,长6mm的圆柱状植入物。

每一植入期至少采用4只兔。每只兔最多植入6个植入物,包括3个试验样品和3个对照样品。

手术在无菌状态下进行。暴露股骨下外侧,切开皮肤、深筋膜后,从肌间隙进入,剥离股骨下段骨膜,在骨上钻孔,每侧股骨外侧面垂直钻3孔,每孔穿透一侧骨皮质达骨髓腔,孔径可较植入物直径小约0.1mm。其中左侧股骨指压植入对照样品,右侧股骨植入试验样品。样品植入后,在与样品植入孔对应的股骨后缘处以不吸收丝线在骨膜上缝合一针,作为样品植入部位的标记。逐层缝合深筋膜、皮下组织和皮肤。

植入试验将生物材料医疗器械和阴性对照植入动物的合适部位(例如皮下、肌肉或骨组织),在观察一定时期后(例如,短期为7、15、30、60、90天后,长期为180、360天后)评价对活体组织的局部毒性作用。主要是通过病理切片,观察组织的变化。结果判断标准:材料周围局部组织的炎症反应和纤维包囊程度应不严重于阴性对照材料,包囊或反应区记分之差应不超过1.0,显微记分之差不超过2.9,认为材料符合要求。

(七)遗传毒性和致癌试验

遗传毒性试验的目的是通过一系列试验来检测医疗器械/材料或其浸提液对基因突变、染色体结构、数量改变以及对DNA或基因的其他毒性作用,控制和消除具有潜在遗传毒性的医疗器械对人类的危害性。在降低临床试验品上市后使用人群的用药风险方面发挥重要作用。

遗传毒性试验方法有多种,但没有任何单一试验方法能检测出所有的遗传毒性物质,因此,通常采用反映不同遗传终点遗传毒性试验组合的方法,这些试验相互补充以减少遗传毒性物质的假阴性结果。

建议采用标准试验组合并不意味着其他遗传毒性试验(如 DNA 加合物检测,DNA 链断裂、DNA 修复或重组试验)不合适,这些试验可作为标准试验组合以外的供选试验,以进一步验证或补充标准试验组合得到的遗传毒性试验结果。

细菌突变试验常规应用鼠伤寒沙门菌、大肠埃希菌进行。鼠伤寒沙门菌通常称为 Ames 试验。Ames 试验的工作原理是利用几种组氨酸营养缺陷型鼠伤寒沙门菌突变体菌体作为指示生物,该菌体在缺乏外源组氨酸时不能生长;但是,在诱变剂作用下,可使该菌株回复突变,重新获得组氨酸生物合成能力,能够在缺乏组氨酸条件下生长。此外,也常用色氨酸营养缺陷型大肠埃希菌 WP2 *uvrA* 或大肠埃希菌 WP2 *uvrA*(pKM101)作为指示生物,检测诱变剂使该菌株回复突变的能力。

小鼠淋巴瘤 *L5178TK* 基因正向突变试验能够检测多种遗传毒性作用终点。小鼠淋巴瘤试验已成为首选哺乳动物细胞突变试验,该系统能用于检测点突变、缺失、移位、重组等,也能够检测诱导染色体结构和数量损伤的化学物;此外,在进一步机制研究中,可用于评价染色体断裂剂和非整倍体诱导引起细胞遗传化学性质的变化。

体外染色体畸变试验作为标准组合的一部分。染色体畸变是指染色体结构和数量的改变,染色体畸变试验可分为体外试验及体内试验,包括对体细胞和生殖细胞的分析。体外染色体试验是检测受试物引起染色体损害的能力,最常见被检测的畸变是染色体改变如染色体断裂、染色体裂隙,但是,更复杂的染色体改变如易位、核内再复制和多倍体也可以作为评价指标,在标本中有丝分裂指数升高及多倍体细胞比例增加,可以提示有可能引起非整倍体改变。试验系统常用的细胞是 CHL、CHO、V79 和人外周血淋巴细胞。

啮齿类骨髓细胞微核试验是染色体断片或从微管分离的整个染色体或无着丝点环,因无着丝点或虽有纺锤体结构或功能受损,而在有丝分裂时,行动滞后,不能进入细胞核中的一个或数个小核。小鼠微核试验是评价受试物对小鼠嗜多染红细胞染色体断裂作用。微核试验可以作为断裂剂的快速筛选试验,受试物干扰正常有丝分裂细胞的分裂。

为了预防出现假阳性或假阴性,一般要求同时进行 Ames 试验、微核试验和染色体畸变试验三组试验。根据最新版标准 GB/T 16886.3 的规定也可以进行 Ames 试验、小鼠淋巴瘤基因突变试验两项试验。

致癌试验由单一途径或多种途径,在实验动物整个寿命期(例如大鼠为 2 年),测定生物材料和医疗器械的潜在致癌作用。通常和慢性毒性试验合并进行。

(八)生殖发育毒性试验

评价生物材料和医疗器械或其浸提液对生育、生殖功能、胎儿和早期发育的潜在有害作用。试验包括一般生殖毒性试验,致畸胎试验和围生期毒性试验。

（九）血液相容性试验

和循环血液接触的医疗器械应进行血液相容性试验,将试验体系分成4类(凝血、血小板、血液学、补体系统),不同的医疗器械选择不同的试验体系。

在进行血液相容性试验时应采用阴性和阳性对照,体内植入器械尽量进行动物模型体内试验;体外或与体内相连的器械可进行离体试验(体外、半体内);试验所用设备应确保不会对试验发生干扰,试验中尽量不采用抗凝剂。评价血液相容性的试验有:溶血试验;血浆复钙试验、PT、PTT、TT;血液成分指标试验(WBC,RBC,HCT,HGB,PLT);补体活化试验;血栓形成试验;血小板黏附、聚集和释放试验。

（十）可降解材料的降解、吸收、代谢试验

可降解生物材料包括天然材料和人工合成材料,这些材料在体内生物环境条件下逐步降解,材料的降解速度应和其产品在体内的用途相适应。影响材料降解的因素有:体液引起水解导致聚合物链断裂、交联或相变,导致材料性能改变;体内自由基引起氧化降解,导致聚合物链断裂或交联;各种酶形成的催化降解,导致材料结构和性能改变;另外,材料的形态等物理因素也会影响在体内的降解。评价材料降解的方法有体外试验和体内降解试验。体外试验有体外水解试验、体外氧化试验和体外酶解试验。

1. 体外试验　可采用模拟体液,人工唾液、人工血浆等溶液在(37 ± 1)℃下进行,时间可持续1、3、6或12个月。若进行加速降解试验时,温度一般为(70 ± 1)℃,时间为2天和60天。

2. 体外氧化试验　一般采用3%过氧化氢水溶液,由于含氧化剂溶液随着温度升高和时间延长,其氧化剂浓度也随之变化,因此要求定期(一般为1周)更换含氧化剂溶液。

3. 体外酶解试验　常用胃蛋白酶,溶菌酶、尿素酶、糜蛋白酶、组织蛋白酶、胰蛋白酶、胶原蛋白酶等酶的溶液在37℃下进行体外酶解试验。在试验中或试验结束后应对材料的理化性能进行分析,并且对降解后的产物进行定量和定性分析。体内降解试验是将材料植入动物体内后在不同时间点(1周、2周、4周、12周、24周和48周)后将材料取出,对材料的理化性能进行分析,对降解产物在体内的吸收、分布和排泄,可采用同位素标记方法进行研究。

（十一）生物源材料病毒灭活验证

为了提高动物源性医疗器械的安全性,生产过程中需有特定的灭活和去除病毒和(或)传染性病原体工艺。因此,动物源性医疗器械产品需对生产过程中灭活和去除病毒和(或)传染性病原体工艺过程的描述及有效性验证数据或相关资料。

对这些工艺的去除/灭活病毒有效性的验证,应至少遵循以下原则:

指示病毒的选择:第一,需要选择与生产过程中采用的原材料可能含有病毒种类的相

关病毒,不能用相关病毒的,要选择与其理化性质尽可能相似的指示病毒;第二,所选择的病毒理化性质应有代表性(病毒大小、核酸类型以及有无包膜),其中至少应包括一种对物理和(或)化学处理有明显抗性的病毒;第三,指示病毒滴度需要尽可能高(病毒滴度一般需$\geqslant 10^6/ml$)。

食药监办械函〔2009〕519号《无源植入性和动物源性医疗器械注册申报资料指导原则》中列举了已用于病毒清除研究的病毒。这些病毒根据生产工艺研究情况,对物理和(或)化学处理具有不同的耐受性。病毒的耐受性与特定的处理方式有关,只有在了解病毒生物特性和生产工艺特定情况下才能使用这些病毒,而且实际结果会随着处理情况的变化而变化。

病毒灭活验证的目的是为了确定生产工艺去除/灭活病毒的能力,获得生产全过程中估计去除/灭活病毒的总量。如果制品的生产工艺中包含了两步或两步以上病毒去除/灭活步骤,应分别进行病毒灭活效果验证。一般降低的总量是各步降低病毒量的总和。但是由于病毒验证的局限性,如分步骤中病毒降低量≤1log则不应将其计算在总量中。原则上病毒降低量(log10)≥4logs表示该工艺去除/灭活病毒有效。如因检测方法造成病毒降低量<4logs时,应盲传三代,如无病毒检出,才可认定是有效的病毒灭活工艺。

(王春仁)

第四章

医用材料的
改性方法

　　生物医用材料，主要包括金属材料以及高分子材料，已被广泛用于医疗器械等领域的研究、开发和临床应用。然而，材料与人体直接接触可能会导致炎症、免疫排斥等不良反应，甚至可能会诱发血栓、癌症等危及生命的严重后果。因此生物材料不仅要具有良好的力学性质及物理化学性质，良好的生物相容性也对其成功应用至关重要。而良好的生物相容性主要取决于材料表面与生物环境中的相互作用。因此对生物医用材料表面进行改性是确保生物医用材料与机体相容性的最有效和常用的方法。本章着重介绍医用金属材料及高分子材料表面的改性方法。

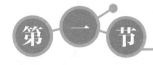

金属材料的表面改性

一、概述

金属材料具有高的机械强度和抗疲劳性能,是临床应用最广泛的承力植入材料。该类材料的应用遍及硬组织、软组织、人工器官和外科辅助器件等各个方面。除了要具备良好的力学性能及相关的物理性质外,优良的抗生理腐蚀性和生物相容性也是其必须具备的条件。医用金属材料应用中的主要问题表现在,由于生理环境的腐蚀而造成的金属离子向周围组织扩散及植入材料自身性质的退变,前者可能导致毒副作用,后者常常导致植入的失败。已经用于临床的医用金属材料主要有医用不锈钢、钴基合金、钛及钛合金、镁及镁合金、钽、铌等。

为了满足临床应用要求,金属生物材料要具有良好的力学性能和生物化学性能,以及优异的生物相容性。这就意味着材料不应该引起细胞死亡、慢性炎症或者影响细胞或组织的正常功能。金属生物材料不仅应具备从细胞毒性和降解角度的生物安全性和生物稳定性,也要和应用部位的生理需求相匹配。材料植入人体后,直接也是最先与组织、细胞接触和作用的是材料表面。因此材料表面性质相当重要,它将影响细胞吸附、增殖、分化等一系列生物学行为。表面改性以大幅度改善生物医用材料与生物体的相容性为目标,是一种只改变材料表面特性而不影响材料整体的方法,它分为两种形式:一是改变材料表面的化学成分或结构;二是在原材料表面形成另外一层物质来达到改变其特性的目的。可通过表面改性调控表面化学、微米和纳米水平的形貌、物理化学的影响以及生物因素,例如从生物化学方面调节的细胞黏附与分化、抑制细菌入侵等。适当的表面改性技术不仅可以保持金属生物材料的预期本体属性,而且可以满足针对不同临床应用需求的特定表面性能。材料表面改性的新方法和新技术是生物医用材料研究的永久性课题。目前常用的一些方法包括调控表面形貌、阳极氧化、微弧氧化、等离子体喷涂、溶胶-凝胶法、物理气相沉积、离子注入改性、等离子体表面改性、分子自组装等。这个领域已成为生物医用材料学科最活跃、最引人注目和发展迅速的领域之一。下面将从物理方法改性和化学方法改性两个方面进行介绍。

二、物理方法改性

(一)表面形貌

表面粗糙度是影响金属生物材料与机体相互作用的重要因素,特别是针对骨植入体的骨整合速度和生物机械固定而言。金属基底特别是钛合金的硬组织植入体并不是完全生物惰性或者生物相容的,适宜的表面酸腐蚀会影响蛋白吸附、细胞活性、组织应答以及骨整合速度。已有研究证明微米尺度的形貌特征会调控植入体与机体界面处新生组织的生成速度和质量,适宜硬组织植入体的粗糙度范围是 $1\sim10\mu m$。此范围的粗糙度可较大程度地促进骨矿化和提高植入体与表面之间的匹配。理想的植入体和宿主组织之间的性能匹配不仅仅是宿主组织介导的对植入体表面的形貌要求和应力传感因素,而且要考虑到骨对机械载荷的适应。为了满足增强的骨植入体接触形成的需求,多种方法可用于构建微结构表面。这类方法包括喷砂、酸腐蚀等。

喷砂是指在高压状态下采用粗糙颗粒如硬质陶瓷来对抗另一种材料以达到使其去除表面污染物或者粗糙化表面的目的。采用的颗粒和表面之间的动态接触会带来更高的粗糙度,增加金属表面的反应性。可通过选择不同尺寸的颗粒获得需要的粗糙度。同时用于金属生物材料喷砂的颗粒应具备良好的化学稳定性和生物相容性。通常选择氧化铝和羟基磷酸盐颗粒用于喷砂处理。

已有学者使用不同尺寸的颗粒($25\mu m$ 和 $75\mu m$)探索颗粒尺寸对表面粗糙度及植入体内 12 周后的骨形成的影响。由图 4-1-1 可见喷砂处理之后的表面平均粗糙度分别是 $1.1\mu m$ 和 $1.4\mu m$,呈现出无取向的不规则形貌。在植入兔胫骨和股骨 12 周之后,用 $75\mu m$ 的颗粒喷砂处理后的植入体具有更多的骨组织形成。

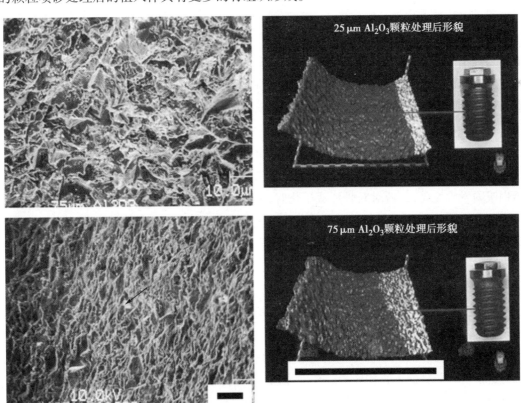

图 4-1-1 使用尺寸为 $25\mu m$ 和 $75\mu m$ 的氧化铝颗粒处理钛种植体后的 SEM 图和合成形貌图(标尺为 $10\mu m$)

颗粒喷砂处理可能会带来表面成分和生物相容性的改变。使用氧化铝作为喷砂材料可能会在表面有所残留以及存在铝离子扩散到宿主组织。有研究表明氧化铝粒子可能会抑制骨间充质细胞的正常分化和正常的骨沉积及矿化。然而，Wennerberg等探索了相同尺寸二氧化钛和三氧化二铝颗粒喷砂处理后植入体表面残留物的影响。结果显示采用相同尺寸不同喷砂材料喷砂处理的植入体之间并没有观察到差异，也没有发现氧化铝的负面影响。

具有生物相容性良好、可骨传导的喷砂材料，例如羟基磷酸盐或者β-三钙磷酸盐也受到关注。使用这类喷砂材料发现，用磷酸钙粗糙化的表面与未处理的相比具有更多的骨植入体接触形成，可优于常规使用的氧化铝或者氧化钛的喷砂效果。

钛及其合金通常采用酸腐蚀的方式得到粗糙化表面结构。对钛基合金表面进行酸腐蚀会形成尺寸在 $0.5\sim2\mu m$ 之间的微米级凹陷，这对于细胞黏附和促进骨生成是有益的。将钛合金植入体材料浸没到由浓盐酸和硫酸组成的混合溶液中，在 $100℃$ 下反应几分钟即可得到均一的粗糙表面。研究表明通过这种方式得到的表面具有加速骨整合的能力。氢氟酸具有很高的溶解钝化层的能力，因此氢氟酸和硝酸的混合溶液也可用于构建微米水平的表面结构。此外，也有研究表明残留到表面结构中的氟离子会诱导增强的骨细胞分化，有利于植入体的骨整合。

喷砂之后的表面对酸腐蚀溶液的反应活性是不同的，因而在喷砂处理之后再进行酸腐蚀可去除喷砂损伤的表面区域，同时改善表面的粗糙度。通过选择反应活性不同的酸腐蚀液可得到不同粗糙度的表面。

Zinger等将亚微米水平的表面图形技术、喷砂和酸腐蚀导致的表面粗糙度结合起来，获得微米和纳米级的拓扑结构，此表面具有提高成骨细胞活性的性质。推测体外的细胞黏附和体内骨植入体界面处的细胞黏附可能会受到纳米尺度和微米尺度形貌的影响。纳米尺度的表面改性不仅会影响生物材料的化学反应活性，而且还影响宿主组织和表面离子或生物分子的相互作用。纳米尺度的改性所带来的表面性质变化可能会改变亲疏水性，导致蛋白吸附发生变化，或者对新骨形成矿化有影响。

在过去的10年中，在金属材料上电化学生长的纳米多孔和纳米管氧化物得到了广泛关注。使用这类表面氧化结构作为纳米尺度模型用于体外研究也得到了广泛的应用。

（二）等离子体喷涂

等离子喷涂技术是较早用于钛及钛合金等金属材料表面改性的方法，它是使用高温等离子火焰（温度高达 $10\,000℃$ 以上）将待喷涂的粉料瞬间熔化，然后高速喷涂在金属基体上形成涂层，如图4-1-2所示。喷涂生物相容性优良的羟基磷灰石涂层可以提高钛及其合金等骨替换材料与骨的生物相容性。在喷涂前，金属表面要进行喷丸处理等方法进行表面粗糙化以增强结合力，这是由于涂层与基底的结合主要是物理的机械嵌合，结合力不够高会限制涂层的使用寿命。此外，喷涂形成的羟基磷灰石是以非晶态形式存在的，会降低涂层的稳定性。为了解决上述问题，近年来发展了等离子喷涂真空热处理技术，在 $600\sim800℃$ 将熔融的非晶态羟基磷灰石转化为晶态，同时基体与涂层间相互的离子热扩散会在界面处形成化学键结合,提高涂层的结合强度。

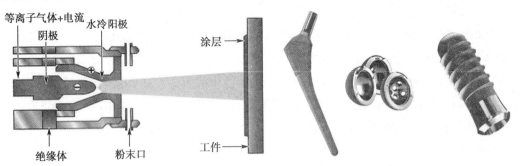

图 4-1-2 等离子体喷涂原理示意图和等离子体喷涂处理的人工关节柄、杯及种植牙

目前等离子体喷涂已经广泛应用于骨科植入器械的表面改性,如图 4-1-2 所示,许多人工关节柄、人工种植牙及牙根的表面均采用了等离子体喷涂羟基磷灰石涂层,以增强植入器械与周围组织的结合力和生物相容性。

(三)物理气相沉积法

物理气相沉积(PVD)是把固态或液态成膜材料通过某种物理方式(高温蒸发、溅射、离子束、激光束、电弧等)产生气相原子、分子、离子(等离子态),再输运到基体表面沉积,或与其他活性气体反应形成反应产物,得以在基体上沉积为固相薄膜的过程。PVD 方法主要有真空蒸镀、溅射沉积、离子镀等。离子镀也有多种方法,如空心阴极离子镀、电弧离子镀以及磁过滤阴极真空弧沉积(FCVA)方法。FCVA 的工作原理示意图如图 4-1-3,它是在真空阴极电弧蒸发源的后面装有一个曲线形的磁过滤通道,点弧装置引燃电弧,电弧等离子体中的离子在磁场的作用下被引导通过过滤通道,而由喷射产生的颗粒则被过滤器阻挡掉,因此在磁过滤的出口处可以获得纯度极高、几乎不含有喷射颗粒、离化率极高的高纯离子束。因此相比于其他沉积方法,FCVA 制备的薄膜致密、均匀、质量好,且沉积速率高,可大面积沉积。目前,该工艺已经在工业规模上得到应用。

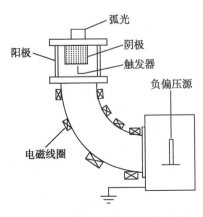

图 4-1-3 磁过滤电弧离子镀原理

在图 4-1-3 的装置上以石墨作阴极,则可进行类金刚石薄膜(DLC)的合成。DLC 薄膜应用于人工关节表面改性的研究已有很多,在人工关节金属材料上制备高性能的 DLC 薄膜,既可以降低材料的磨损又可以有效地减少金属离子的释放。沟引宁利用 FCVA 方法在 CoCrMo 合金上成功制备了类金刚石多层膜,在模拟体液中摩擦 20 万转后,其平均摩擦系数降至 0.012,并且摩擦系数曲线继续呈现降低的趋势,磨损后薄膜表面仅有非常浅的磨痕,较大程度地提高了 CoCrMo 合金的耐磨性。因此,DLC 应用于人工关节改性具有良好的发展前景。

（四）分子自组装

Langmuir-Blodgett(LB)沉积方法是在材料表面覆上一层高度有序层,组装层中的每个分子都含有一个极性基团端和无极性区。LB膜的优点是高度均匀有序,而且很多化学物质可用于形成LB膜,因此可以得到具有不同化学性质的表面。在LB膜形成后,通过交联和聚合可以提高LB膜的稳定性。本节将详细介绍自组装单分子层和层层自组装技术。

通过控制自组装单分子层的表面基团种类,可以改变材料表面能量状态、荷电状态、蛋白质吸附行为及细胞生长行为,所以在研究生物体与金属材料表面基团的相互作用方面具有重要的意义,因此又把自组装单分子层(SAM)称为生物表面模型系统。该方法是近年来发展出的材料表面生物化改性技术。这种方法的原理如图4-1-4所述,单分子的极性头部基团(-SH,-NH$_2$,-COOH)可与金属、氧化物或聚合物形成强烈的相互作用,在理想情况下,可以实现材料表面上的自组装。在这样的单分子层上,自组装的驱动力不仅是极性的头部基团与基底间的相互作用,也有诱导烃链之间平行取向的非极性相互作用。为了将目标功能分子接枝到表面上,这种单分子层通常在其尾部(X)携带如-NH$_2$,-COOH,-OH等可用于进一步改性的反应性基团。后面将介绍的等离子体聚合也可以在材料表面形成含有-OH、-COOH等末端活性官能团的纳米薄膜表面,可以改善材料表面的黏附性能、结合性能,在固定生物活性分子、非特异性蛋白吸附、诱导矿化、介导细胞黏附、组装抗菌涂层等方面具有积极意义。

（a）

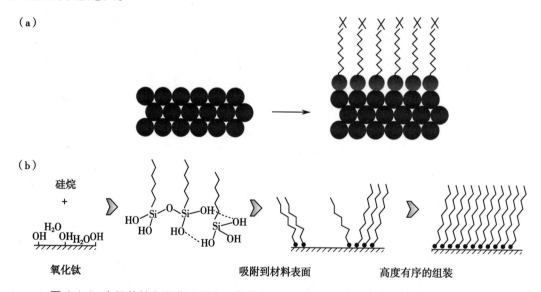

（b）

图4-1-4　自组装单分子膜形成过程（a）和硅烷分子在羟基化表面自组装示意图（b）

Guoxin等在钛表面制备APTES(3-氨基丙基)单分子层。EDX及FTIR、XPS检测证实APTES膜的存在,且XPS检测证明APTES单分子层是通过Si-O-Si键化学结合到基底表面。表面末端的-NH$_2$基团在金属材料和生物大分子之间可以起到重要的连接作用。

用自组装单分子层接枝涉及特定官能团在材料表面的附着。有机硅烷的单分子层已经成功地用于材料表面修饰。通过使用具有不同端基官能团的SAMs系统,发现表面电荷、润湿性和拓扑结构会对蛋白质吸附和细胞行为有所影响。有报道利用自组装层可以制备不同润湿性的表面,从疏水性到亲水性,通过硅烷吸附在玻璃、硅或碱处理后的钛上。自组装膜不同的末端官能团类型,如甲基($-CH_3$)、胺基($-NH_2$)、羧基($-COOH$)、羟基($-OH$)和聚乙二醇(PEG),会影响细胞的铺展情况(图4-1-5)。

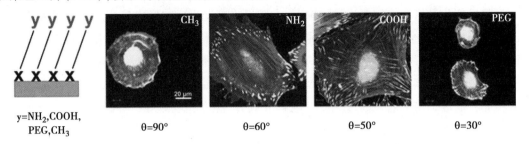

图 4-1-5　不同端基官能团 SAMs 表面成纤维细胞的激光共聚焦图片

　　分子自组装技术就是在平衡条件下,分子间通过非共价相互作用自发组合形成的一类结构明确,稳定,具有某种特定功能或性能的分子聚集体或超分子结构的过程。具有可逆性的氢键、静电作用、疏水作用、范德华力、金属配位键作用及能够可逆形成和破坏的共价键都可以成为驱动自组装过程的作用力。共价键的键能一般为40~100kcal/mol,而非共价键如氢键的键能大约为0.1~0.5kcal/mol。由于非共价相互作用比共价相互作用的键能要小得多,因而自组装体系在理论上并不是很稳定。为了形成稳定的聚集体结构,分子间的非共价键必须发挥协同作用,大分子自组装体系因其内部的能量分散结构使其在热力学上容易平衡而得以稳定存在。此法可以转载生长因子、引入蛋白多糖及控制药物缓释。因此,该技术在生物医用材料领域的研究中得到广泛的应用。除了依靠静电和氢键作用构筑多层膜,其他的弱相互作用,如配位作用、电荷转移、特异性分子识别等也可用来作为成膜驱动力,但仅依靠静电吸附形成的生物膜的稳定性不如化学接枝的牢固。

　　LBL技术可以在温和条件下负载多种生物分子并保持生物分子的天然构象,因此在构建生物惰性表面中得到广泛应用。一种途径是减少材料表面和血液中各种成分的相互作用,制备生物惰性材料。如原本白蛋白在材料表面的吸附会受到血液中其他高吸附活性蛋白质的竞争,致使白蛋白吸附量降低,导致凝血的发生。而采用白蛋白和聚阳离子聚乙烯基亚胺的层层自组装方法可以形成稳定的白蛋白层,提高其抗凝血性能。另一种是采用负载抗凝血生物活性物质的方法控制材料表面和血液的相互作用。如天然聚多糖、肝素、水蛭素等,目前,通过LBL方法再负载上一些具有抗凝血活性的生物活性物质获得生物活性抗凝血材料是近几年研究的新热点。其中LBL中负载肝素是研究最多的方式,特别是在改善植入材料血液相容性方面,包括聚阳离子(PEI)/肝素层层沉积在医用不锈钢表面的应用,证明组装条件可以影响组装分子的生物学活性;肝素/白蛋白、肝素/壳聚糖层层自组装,表明最外层分子的不同会带来不同的抗凝血行为;另外,Chen 等也利用 LBL 技术在 Ti 表面构建了胶原/肝素多层膜,血液相容性得到了较大的改善。

三、化学方法改性

（一）阳极氧化

阳极氧化是指在施加电场的情况下，在阳极表面发生反应形成氧化层。阳极氧化工艺已经相当成熟，在金属表面生成各种保护氧化层方面获得了很好的应用。稀酸（H_2SO_4、H_3PO_4、HAc 等）均可作为阳极氧化的电解液。阳极氧化方法处理钛的优点是表面氧化层与机体结合强度高，同时会增加金属表面氧化层厚度，起到保护金属和减少金属离子释放的功能。通过调整工艺参数，如电压、电解液成分、温度和电流等，可在较大范围内改变氧化层的结构和化学组成。

阳极化形成的多孔氧化铝涂层是骨组织工程研究的一部分。由溅射沉积氧化铝转化形成的多孔氧化铝被报道会增强骨水泥和植入体表面的结合力。在间充质干细胞的培养中发现纳米多孔氧化铝表面与无定形的氧化铝表面相比会促进细胞黏附、增殖和活性。在长期的研究中发现，纳米结构会促进骨细胞功能的正常发挥。不同孔隙率的多孔氧化铝对上皮细胞的黏附和增殖也有影响，结果显示表面微结构会影响细胞的黏附和细胞外基质小分子之间的相互作用。

将钛置于电解质溶液中，会在表面发生氧化反应形成高度有序的二氧化钛纳米管序列，其横向直径在 100 纳米范围内可控。图 4-1-6 所示为二氧化钛有序纳米管的形成示意图。纳米管的形貌和结构很大程度上受到电化学条件的影响，特别是氧化电压、溶液参数比，如氟化氢浓度和 pH。这类二氧化钛纳米管的主要特征是可通过反应电压调控直径，获得 15~100 纳米的直径，因而也使得此表面成为适宜研究纳米尺度与活体物质相互作用的模型。

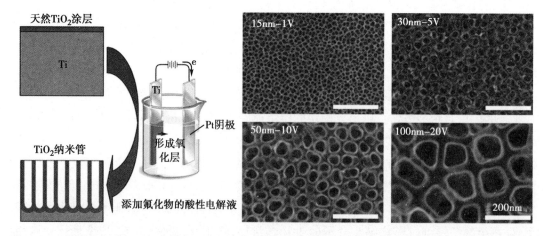

图 4-1-6　将钛置于含氟化物电解质中进行氧化的示意图：采用 1~20V 电压制备的纳米管扫描电镜结果

近期的研究表明间充质干细胞、造血干细胞以及成骨细胞、破骨细胞和内皮细胞的活性、增殖、迁移和分化行为都会受到二氧化钛纳米尺度表面形貌的影响,尤其是 15～100 纳米之间的纳米管管径。这些细胞的黏附、增殖、迁移和分化行为在直径为 15 纳米的纳米管表面上是最佳的,在 100 纳米表面是最差的(这个尺寸会诱导细胞凋亡)。这种尺寸效应或许是与细胞和表面之间黏着斑形成过程中必需的整合素尺寸有关,适宜的纳米管管径与光滑表面相比会增强细胞活性(图 4-1-7)。使用二氧化钛纳米管作为植入体涂层的长期动物体内研究结果显示,从骨植入体接触形成和机械稳定性的角度而言二氧化钛纳米管是有应用前景的。这些发现意味着二氧化钛纳米管可用于钛基植入体的表面改性。

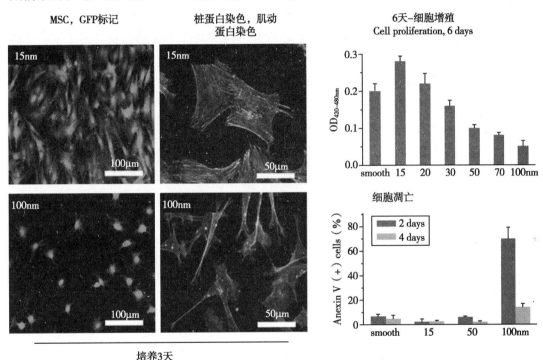

图 4-1-7　GFP 标记的间充质干细胞在直径为 15nm 和 100nm 二氧化钛纳米管培养 3 天的荧光染色结果以及培养 6 天的细胞增殖和凋亡结果

阳极氧化是一种简单而有效的方法,可以对钛及其合金表面改性以提高生物相容性和生物活性。阳极氧化形成的氧化层性能可在较大范围内受到调控,取决于材料的组成、显微结构,以及工艺参数如电压、电解液成分、温度和电流等。

(二)微弧氧化

在阳极氧化的过程中,当电压超过了氧化层的击穿电压,氧化层就不再能阻止电流的流动。在这种高电压下,阳极氧化过程会有大量的气体形成,甚至常常出现电火花。这种过程通常被称为放电阳极氧化,所得到的涂层多孔且不均匀。放电阳极氧化也被称为微弧氧化(MAO)或等离子体电解氧化,是一种在金属上沉积陶瓷涂层的新型阳极氧化技术。

可进行微弧氧化的金属包括 Al、Ti、Mg、Ta、W、Zn、Zr 及其合金等。在微弧氧化过程中,将金属电极浸入水溶液中,在两电极间施加不对称的交变电压。在阳极的半个回路中,电压范围为 150～1000V,在阴极的半个回路中,电压范围为 0～100V。微弧氧化是在水溶液中进行的,阳极会发生放电现象,放电温度可高达 10 000K,局部压力也会升高。微弧氧化制备的涂层硬度大、结合强度高、耐磨损性好。涂层的质量主要依赖于微弧氧化工艺参数,如电解液的成分、温度、电压、电流密度、氧化时间等,通过选择合适的工艺参数可以制备出高质量的涂层。

当在电极间施加大于 105V 的直流电压时,会发生电弧放电,由普通的阳极氧化过程过渡到微弧氧化过程。阳极氧化和微弧氧化的钛表面会形成多孔二氧化钛(锐钛矿和金红石型),与普通阳极氧化层相比,微弧氧化层有更多的气孔和更好的三维结构。用于生物材料领域的微弧氧化钛合金表面是在氧化过程中形成的钛氧化物涂层。

Yang 等从应用潜能的关联研究了微弧氧化钛合金表面的结构,以及浸泡模拟体液后其表面磷酸盐生成的能力。设置 90～180V 不同电势和不同硫酸浓度探索钛的氧化情况,发现随着电势的增加,一方面可以获得微米级别的结构特征,另一方面形成的氧化物涂层的晶型会随着使用电势的变化由锐钛矿转变成金红石(图 4-1-8A、C)。将这些改性过的表面浸没在模拟体液中 6 天会形成更高的阳极氧化电势,具有促进羟基磷酸盐形成的能力(图 4-1-8B、D)。Won-Hoon 等考察了在含 β-磷酸甘油二钠和醋酸钙的电解液中微弧氧化后的样品表面形貌,其氧化膜层具有内层致密、外层粗糙多孔的膜层结构特征,膜基结合力强,且这种表面形貌有利于成骨细胞附着及骨组织生长,改善种植体与骨的结合。由 XRD 分析

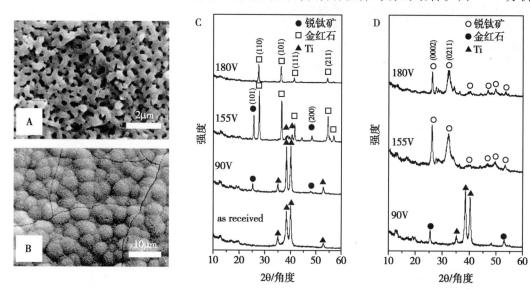

图 4-1-8　在 155V 电压和 1M H_2SO_4 条件下氧化 1 分钟得到的样品 A 及在 SBF 中浸泡 6 天后的 SEM 图 B,分别在 90V、155V 和 180V 及 1M H_2SO_4 条件下氧化 1 分钟得到的样品 C 及在 SBF 中浸泡 6 天 D 的 XRD 分析

可知膜层中含 Ca、P 矿化相,在矿化实验中可有效缩短模拟体液中磷灰石的诱导和矿化时间。已有研究表明,这种表面有利于骨细胞在其表面的攀附生长,可以缩短种植体在体内的初始固位周期。

也可通过微弧氧化的方式在镁合金表面获得氧化镁或氢氧化镁的涂层。这种涂层在短期内(在生理环境中)对镁基体具有较好的保护作用,根据所获得的涂层厚度以及涂层质量不同,其保护能力有所不同。

镁合金经微弧氧化后的表面疏松多孔,形成的涂层可分为两层,里面的一层较为密实,而外面的一层较为疏松。微弧氧化层的主要成分是氧化镁和氢氧化镁。微弧氧化后镁表面钙磷盐的沉积机制是:

$$MgO+H_2O=Mg(OH)_2$$
$$Mg(OH)_2=Mg_2^++2OH^-$$
$$HPO_4^{2-}+OH^-=PO_4^{3-}+H_2O$$
$$10Ca^{2+}+6PO_4^{3-}+2OH^-=Ca_{10}(PO_4)_6(OH)_2$$

微弧氧化后的镁表面随着浸泡时间的增加其表面出现了钙磷盐(HA 和 TCP)的特征,同时通过能谱可以看出其表面 Ca 和 P 比值越来越接近1.3,而人骨正常的 Ca/P 比为1.6左右。由此可见镁表面微弧氧化形成的氧化镁和氢氧化镁具有骨诱导的功能,表现出很好的生物学反应。

(三)溶胶-凝胶法

胶体是一种悬浮液,其分散相非常小,可以忽略重力的影响,粒子间的相互作用力是范德华力和库伦力等短程力。溶胶是一种以液相为溶剂、固相为分散相的胶体悬浮液。凝胶是指固态分散相聚集成连续的骨架结构,同时包含着连续的液相。溶胶-凝胶法的化学过程首先是将原料分散在溶剂中,经过水解反应生成活性单体,随后活性单体进行聚合,开始成为溶胶,进而将该溶胶涂到材料表面,形成具有一定空间结构的凝胶,经过干燥和热处理制备出所需要的涂层。

溶胶-凝胶法与其他方法相比具有许多独特的优点:

(1)由于溶胶-凝胶法中所用的原料首先被分散到溶剂中而形成低黏度的溶液,因此,就可以在很短的时间内获得分子水平的均匀性,在形成凝胶时,反应物之间很可能是在分子水平上被均匀地混合。

(2)由于需要经过溶液反应步骤,就很容易均匀定量地掺入一些微量元素,实现分子水平上的均匀掺杂。

(3)与固相反应相比,化学反应较容易进行,而且仅需要较低的合成温度,一般认为溶胶-凝胶体系中组分的扩散在纳米范围内,而固相反应时组分扩散是在微米范围内,因此反应更容易进行。

(4)选择合适的条件可以制备各种新型涂层。

采用溶胶-凝胶法在钛及钛合金表面可制备二氧化钛涂层、磷酸钙涂层和二氧化钛-磷酸钙涂层。制备出的二氧化钛表面富含有羟基官能团,可以诱导磷灰石成核,从而改善植入体与骨的结合情况,在模拟体液中浸泡 2 周可以沉积约 $10\mu m$ 厚的类骨磷灰石层。体外细胞培养结果显示溶胶-凝胶法制备的二氧化钛涂层细胞相容性良好,能促进骨髓细胞分化为成骨细胞。以硝酸钙(含四个结晶水)和磷酸三甲酯为初始原料,制备溶胶液。在器械上涂敷溶胶液,制备凝胶膜,经干燥、烧结形成 HA 涂层,重复上述过程 30 次,获得与基底的紧密结合的羟基磷灰石涂层,涂层厚度为 $39\mu m$,结合强度为 118Mpa。因而在钛及钛合金表面采用溶胶-凝胶法制备结合强度高的致密羟基磷灰石涂层,可以改善器械与骨结合能力。

溶胶-凝胶法制备的 HA 涂层具有良好的生物相容性和生物活性,但是跟基材的结合强度不够。二氧化钛涂层与基材结合牢固,但是生物活性不足。因此将二者结合起来制备 TiO_2-HA 复合涂层将获得结合强度大和生物活性高的涂层。Milella 等利用溶胶-凝胶法制备 TiO_2-HA 复合涂层,先制备 TiO_2 溶胶和 HA 溶胶,以不同的比例混合,可制备出均匀、多孔、粗糙的复合涂层,其结合强度高,可达到(39.8 ± 3.75)MPa。Ramires 等探索溶胶-凝胶法制备的 TiO_2-HA 复合涂层的生物相容性时发现此涂层没有细胞毒性,细胞可以在涂层表面黏附、生长、增值和分化,并提高 I 型胶原、碱性磷酸酶活性等成骨细胞特异性生化指标的表达。同时 TiO_2-HA 复合涂层表面具有丰富的羟基官能团,可促进钙和磷酸盐沉积,从而改善与成骨细胞之间的作用,获得良好的生物相容性和较高的生物活性。

(四)离子注入改性

离子注入技术对改进材料的耐磨性、抗腐蚀、抗疲劳以及光、电性能方面显示出明显的优势。等离子体浸没离子注入技术在 20 世纪 80 年代末被提出,该项技术中被注入的不仅仅限于气态离子,还适于固态离子的注入。工件处于等离子体源中,可以实现全方位的离子注入,因此该种方法可以实现复杂工件的表面改性处理。

等离子体浸没离子注入设备的原理如图 4-1-9 所示,设备由真空室、等离子体源、真空泵组以及高压脉冲电源组成。在等离子体注入过程中,真空室中的工作气体通过射频电容耦合方式电离成等离子体,然后在工件上相对于真空室壁施加负偏压,这样电子流向真空室壁,而大质量的离子则相对静止,于是在工件周围形成一层较厚的正离子鞘层,正离子在强电场作用下获得巨大能量,高速入射到工件表层,从而形成离子注入过程。

等离子体浸没离子注入技术在金属材料表面处理方面有广泛的应用,氮离子注入在金属材料可在材料表面形成新的氮化物,这些氮化相是提高材料表面显微硬度、耐磨性和耐腐蚀性的关键因素;离子注入/沉积技术还可以在材料表面沉积 TiN、CrN 等硬质涂层;通过等离子体浸没离子注入(PIII)沉积技术制备类金刚石薄膜也是近年来的研究重点。陈英方和汤宝寅等分别采用 PIII 氮离子处理技术在金属材料的表面上制备 TiN、CrN 超硬层,样品表面的硬度和抗磨损性均得到显著的提高。刘洪喜等利用不同的 PIII 技术对 TiAl4V 合金进行氮离子注入处理后,试样表面形成了耐磨相 TiN,使其表面的显微硬度明显提高,氮

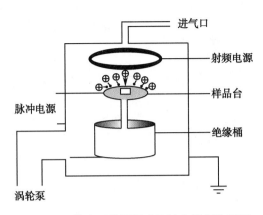

进气口

射频电源

样品台

绝缘桶

脉冲电源

涡轮泵

图 4-1-9　等离子体浸没离子注入设备的原理

离子注入后其抗摩擦磨损性能也明显增强。王允江等利用 PIII 沉积技术在钛合金表面制备了 TiN/Ti 复合涂层,其组织相为 TiN 和 TiO$_2$,涂层减小了钛合金的摩擦因数和磨损量,表现出较好的耐磨性。

（五）等离子体表面改性

物理等离子广泛存在于宇宙中,常被视为除固、液、气外,物质存在的第四态。等离子体是含有正负离子的部分离子化的气体,但从总体来看,等离子体是电中性的。等离子体聚合可以定义为在等离子体影响下形成的聚合物材料。迄今为止,采用等离子体表面改性技术研究过的医用植入材料和器械主要包括:整体替换关节、人工骨、牙科植入体、人造心脏瓣膜、血管支架、人造血管、眼内透镜、人造角膜和人造导管等。其主要目的是减小摩擦阻力,提高生物相容性,增进生物活性和生物惰性,强化抗腐蚀性等。目前,被广泛认同的等离子体聚合的机制模型主要包括原子聚合和自由基聚合两种。等离子体聚合是一种裂解碎片-碎片重组和聚合的过程。这一过程涉及聚合单体裂解成原子和小的碎片,然后这些碎片无规则地结合形成完全无序的、高度交联的结构,该结构与传统聚合物的化学结构有很大的不同(图 4-1-10)。自 König 等报道合成等离子体聚合薄膜以来,等离子体聚合反应开始受到关注,并成为制备新材料的一种重要方法。然而,采用传统的连续波等离子体聚合反应方式制备的等离子体聚合物具有不规则的结构和非期望的性质,限制了它们在生物材料等领域的广泛应用。当 Yasuda 开发出脉冲等离子体聚合技术后,等离子体聚合薄膜又重新引起了人们的关注。采用此种技术,等离子体的放电和休止时间容易操控,输入功率可低至 0.1W。在脉冲模式下可以部分保留多种化学官能团,例如氟碳、醚键、羧基和氨基。脉冲等离子体聚合因其独特的优点被应用于多种材料的表面改性,这些独特的优点包括:①可以通过选择单体和聚合工艺参数来调整表面性质;②等离子体沉积可得到保形涂层,可适用于复杂的工件表面改性并与基底材料的结合强度高;③制备的等离子体聚合薄膜是致密、均匀的无针孔膜;④沉积过程和薄膜厚度容易调控。

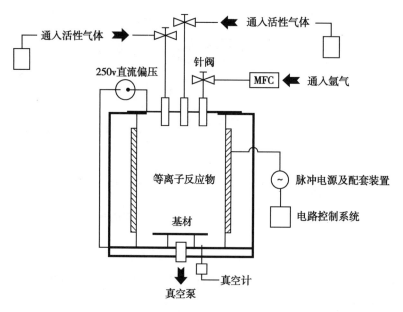

图 4-1-10　脉冲等离子体聚合设备的示意图

　　脉冲等离子体聚合反应在生物医学领域得到了一定的应用,尤其是烯类单体经脉冲等离子体聚合反应后能够保留部分官能团,官能团的保留一方面为生物分子的化学固定提供了丰富的反应位点,另一方面官能团自身也能参与组织和细胞之间重要的生物学相互作用,因此也推动了脉冲等离子体聚合薄膜在生物医学领域的应用。例如,Hamerli 等报道了采用等离子体聚烯丙胺涂层涂敷聚酯薄膜能增强人皮肤成纤维细胞的黏附和代谢活性。Finke 等研究表明,随着黏着斑蛋白和肌动蛋白细胞骨架的铺展,烯丙胺等离子体聚合物功能化的钛相比于纯钛表面更有利于成骨细胞的聚集黏附,并影响细胞的分化功能,这与聚乙二醇-二酸(PEG-DA)为连接层固定 I 型胶原的表面成骨细胞生长行为十分相似。Detomaso 等也发现等离子体沉积的丙烯酸表面更有利于人成纤维细胞的黏附。氨基是化学偶联技术中重要的连接基团,在生物医用领域有着重要的应用。Puleo 等将等离子体聚烯丙胺涂层与骨形成蛋白 4(BMP-4)结合,能很好地保持 BMP-4 的活性并诱导多能细胞 C3H10T1/2 呈现出显著的成骨活性。Yin 等报道了等离子体活化的氨基涂层结合重组人源弹性蛋白,既与 316L SS 基底有很好的黏附和机械性能,同时又表现出良好的抗凝血性和内皮细胞相容性。从应用角度来看,等离子体聚合技术因其独特的优势,可应用于血管支架表面改性。

　　杨志禄等利用射频等离子体聚合技术以丙烯酸和丙烯胺为单体,在 316L SS 表面沉积具有生物活性的双极性薄膜。细胞试验结果证实了这种新型双极性薄膜提高了内皮细胞的迁移能力。此外,他还利用脉冲等离子体聚合技术在 316L SS 表面沉积丙烯胺薄膜并共价接枝肝素,体外实验结果显示出良好的血液相容性和内皮细胞的黏附增殖性,体内实验证明了该薄膜和肝素的稳定性,展现其在血液接触类器械中的应用潜质。

（黄　楠）

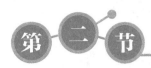

高分子材料的改性

一、概述

生物医用高分子材料作为生物医用材料中的一大类,是生物医用材料中发展最早、应用最广泛、用量最大的一类材料,主要包括天然高分子和合成高分子材料。目前广泛应用于药物控释、组织工程、医用器械、医疗诊断等领域。

在临床应用中,生物医用高分子材料或器件不可避免地会与机体、体液和血液相接触,有些还需要长期在体内放置,因此对于医用高分子材料,尤其是植入性材料有更高的性能要求。不仅要具有普通高分子材料稳定的物理、化学性质,还需要有良好的生物相容性。生物医用材料的生物相容性是指与机体接触后,材料、人工器官或医用装置在机体的特定部位引起适当的反应,主要包括血液相容性和组织相容性。血液相容性要求材料与血液接触时,不会引起血小板凝集、凝血或溶血现象,也不会引起血液蛋白变性以及不会破坏血液有效成分。组织相容性则要求材料与生物活体组织接触时,不引起细胞、组织的功能下降,周围组织不发生炎症、癌症以及排异反应。生物材料的生物相容性主要取决于材料的表面性质,包括材料表面的成分、结构、表面形貌、表面的能量状态、亲疏水性、表面电荷、表面的导电特征等。一个理想的医用高分子材料应该是对人体无毒性、无致敏性、无刺激性、无遗传毒性和无致癌性等不良反应,这就需要材料表面具有①良好的生物相容性;②适宜的表面亲-疏水平衡;③较强的细胞特异性识别能力;④较强的消除非特异性识别能力;⑤易于加工和表征等性质。

生物医用材料与人体接触后,首先发生的就是其与生物分子尤其是蛋白分子的相互作用。这种作用调控了随后的免疫反应、细胞迁移、黏附、分化、组织再生等作用。因此,了解细胞和组织与生物材料表面的相互作用,首先要了解生物材料表面与表面所吸附的蛋白之间的相互作用。研究表明,蛋白在材料表面的吸附首先是一个非常快且十分复杂的竞争性吸附过程,随后才是一个动态的变化的吸附过程(图4-2-1)。

在材料表面发生的这种蛋白质吸附行为通常在1秒至1小时内即可完成,所吸附蛋白种类可达200多种。目前,大量的研究证实,这种蛋白质的快速吸附与前面提及的材料表面性质是密切相关的,各种表面性质其实是蛋白质吸附行为的"原动力"。蛋白质一旦吸附在材料表面,会激发一些隐藏的多肽片段,从而刺激血小板黏附,生成血栓,激活免疫反应和炎症反应。而细胞外基质蛋白,如纤连蛋白(fibronectin,FN)、纤维蛋白原(fibrinogen)等,在材料表面的吸附对于各种细胞行为同样起着至关重要的调控作用。

蛋白在表面吸附的速率主要依赖于材料表面电荷的种类、数量和蛋白与表面之间的范德华力。而且,不同表面性质对蛋白质吸附的影响也不相同,这种差异往往体现在吸附蛋

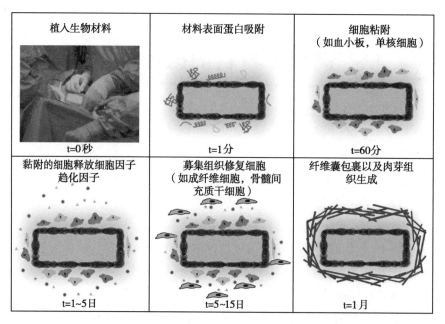

图 4-2-1　移植后生物材料与组织之间相互作用示意图

白质的种类、数量及构象变化上。而这种吸附蛋白质的种类、数量及构象变化的差异,则可以"有效"地将材料表面的各种性质转化为一种"生物学语言",供材料表面的细胞所感受识别,从而对细胞的黏附、迁移、增殖、分化等行为产生影响。

细胞与材料的相互作用是评价一个材料细胞相容性的重要指标。细胞和生物材料的相互作用取决于材料表面蛋白吸附情况。当生物材料与细胞培养体系相接触时,材料表面首先接触的是细胞分泌的细胞外基质蛋白。材料表面特定的形貌及物理化学性质也将直接影响蛋白的吸附种类、数量和构象。细胞膜上有很多蛋白受体,使细胞可以识别材料表面上的特殊的功能团或多肽片段,促进细胞在此黏附。因此材料表面的性质(如表面形貌特征、表面化学性质、表面亲疏水性质、表面自由能及表面电荷性质)对于细胞黏附与增殖同样重要,如通过调节生物材料表面的化学基团(羟基、氨基、羧基、羰基、酰氨基、磺酸基等)改变材料表面的亲疏水性和表面电荷,进而促进细胞的黏附和生长(图 4-2-2)。

由此可见,生物医用高分子材料表面修饰是一个复杂的系统工程,要兼顾材料科学与生命科学的需要。生物材料的复杂性、表面蛋白质吸附、细胞在材料表面黏附、增殖、信号传递等要求,决定了生物材料表面修饰十分重要的地位。生物医用材料表面改性的基本原理是,通过改变材料最外层表面特性从而改善其生物相容性,同时不改变材料的主要物理性能。改性后的材料表面将具有更好的生物相容性、抗菌、抗蛋白吸附、抗凝血性质。为满足临床需要,现已发展出了各种生物医用材料的表面改性方法,本节将主要介绍医用高分子材料的物理、化学以及生物表面改性方法。

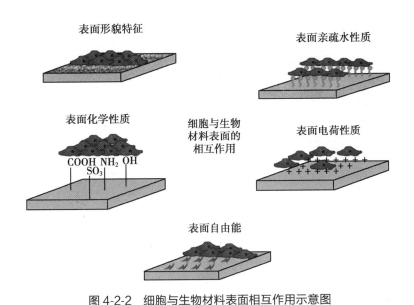

表面形貌特征

表面亲疏水性质

表面化学性质

细胞与生物材料表面的相互作用

表面电荷性质

COOH NH₂ OH
SO₃

表面自由能

图 4-2-2　细胞与生物材料表面相互作用示意图

二、物理方法改性

（一）表面涂覆技术

表面涂覆技术是一种最简单的表面改性技术,即将带有所需性质的物质直接涂覆于高分子材料表面,从而替代原有材料表面性质。这种方法可以在材料表面引入新的功能基团,如在表面涂覆生物活性物质、抗凝活性因子、抗菌剂、化学溶剂等。但由于是通过物理吸附作用进行修饰,所以会存在表层脱落的问题且耐用性差。

选择性地把一些活性因子涂覆在材料表面,可为细胞提供理想的黏附生长条件。常用的促进细胞黏附、生长的因子有纤连蛋白(FN)、层连蛋白(laminin)、胶原、聚赖氨酸(poly-L-lysine)、玻连蛋白(vitronectin)等。大量研究表明,细胞黏附和伸展同吸附在各种高分子材料表面的纤连蛋白有关。纤连蛋白是一种高分子糖蛋白,能够促进细胞的粘连生长,而细胞的粘连是机体结构得以维持、细胞生长完成的必要条件。将其涂到微球载体上作为细胞大量生产的介质,可以节省空间,节省原材料,成为应用培养细胞技术生产新药品的基础物质。但预涂纤连蛋白费时,成本高,且这种吸附在材料表面的蛋白在面临培养体系中其他物质的竞争性吸附,会影响其空间取向和构象变化,从而造成其对细胞黏附功能的减弱或丧失。研究发现,吸附蛋白能够促进细胞黏附主要是因为吸附蛋白肽链上特定的短肽序列与细胞膜上某种受体特异性结合,如肽链、胶原中的 RGD 序列(精氨酸-甘氨酸-天冬氨酸序列),laminin 分子中的 YIGSR 序列(酪氨酸-异亮氨酸-甘氨酸-丝氨酸-精氨酸序列)。因此在高分子材料表面涂覆特定的多肽序列,同样可以促进受体介导的细胞被固有黏附蛋白受体特异性结合,在高分子材料表面形成单分子层,为特异性结合提供受体位点,进一步促进细胞黏附和铺展。

与血液接触时,首先在材料表面就会吸附一层血浆蛋白,一些能促进血小板黏附的蛋白质及在材料表面吸附的纤维蛋白原,能够促进血小板黏附,并进而激活血小板引起凝血发生。而通过在高分子材料表面涂覆抗凝血物质,使生物材料表面得以钝化,血液将不会接触材料表面,从而改善高分子材料表面抗凝血性能。如在材料表面涂覆白蛋白可以提高材料的血液相容性。但物理吸附法获得的白蛋白涂层结合力较差,在与血液接触中易于与其他蛋白质发生交换作用,从而使抗凝血性能逐渐下降。

(二)分子自组装修饰

高分子材料同样可以通过分子自组装技术进行表面修饰。材料表面自组装修饰的设想起源于细胞膜的两亲性双分子层结构及细胞膜的"流动镶嵌"模型,也可看做仿细胞膜结构。同时,材料表面分子自组装具有较大的流动性和可变形性,能够赋予适宜细胞生长的表面拓扑结构。另外,材料表面的自组装具有改善材料的生物相容性和降低非特异性的作用。

基于聚电解质阴阳离子所带正负电荷间相互作用是一种最常用的自组装超分子技术。静电作用力是自然界中一种普遍存在的作用力,也是构筑多层复合薄膜最常用的驱动力,它利用带有相反电荷的不同电解质间相互交替吸附沉积,从而在基质材料表面上形成具有特定厚度的多层复合薄膜。具体说,就是将一个表面离子化(如带正电荷)的基片浸到带有相反电荷的聚电解质(如聚阴离子)溶液中,静置一段时间,由于静电作用基质表面吸附一层聚阴离子。取出基片并用纯水冲洗干净,干燥,再浸入到阳离子聚电解质溶液中,静置一段时间,就又吸附了一层聚阳离子,循环以上过程得到多层自组装薄膜(图4-2-3)。

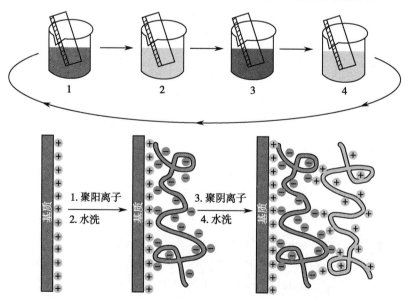

图 4-2-3 层层自组装技术(LBL)示意图及原理图

自组装技术的优点在于:①组装分子的选择范围广:可以为合成的聚电解质,也可以是蛋白质、多糖、DNA 等带电的生物活性大分子;②制备工艺简单:通过简单的交替浸涂技术可实现材料表面组装分子在纳米、亚微米尺度的有规则结构设计;③制备条件温和:可在常温水溶液中进行,可以保证生物分子具有维持生物活性的天然构象;④此方法使用的基质材料种类多,对基质材料的结构适应性强,并可在具有复杂结构的装置和材料上实现。

利用层层自组装的方法,将带电荷的生物活性大分子与有特殊功能的高分子进行组装,可以制成多种生物大分子/聚电解质复合膜。因此,自组装技术广泛应用于生物医用材料领域,如构建血液相容性界面、细胞相容性界面、药物缓释及抗菌涂层等领域。在药物缓释方面,Sukhorukov 等将 LBL 应用到微米级的胶体中,发现能提高微粒的稳定性,起到缓释效果,使微粒功能多样化等。因此许多学者开始探索 LBL 在胶体微粒(空心微球、脂质体、微胶囊和微乳等)中的应用。层层自组装技术还常用于构建药物释放载体,基于天然高分子壳聚糖和海藻酸钠的阻隔层,并研究了该阻隔层对磁性载药聚乳酸微球的药物释放作用,实验结果表明,阻隔层能够有效抑制模型药物的突释,具有延缓药物释放的效果,是理想的磁靶向载药体。

(三)表面拓扑结构修饰

材料表面的拓扑结构既包括非人为的无规结构或是在材料加工制备过程中无意间引入的结构(如材料表面广泛存在的粗糙度),也包括一些为了满足特定需要而有目的地引入的、具有规则几何形状的表面拓扑结构(如组织工程所用的多孔支架材料)。从材料学的角度讲,材料的结构决定材料的性能,所以材料表面的拓扑结构对表面性能有重大影响。生物材料表面拓扑结构(如材料表面的粗糙度、孔洞大小及其分布、沟槽的深度和宽度、纤维的粗细等)会对细胞增殖、分化和功能表达有重大影响。

在众多拓扑结构中,沟槽型拓扑结构由于能够使细胞产生"接触引导"效应而备受关注。"接触引导"是指在微/纳米级尺寸的沟槽结构表面,细胞的生长取向与沟槽排列方向趋于一致或被沟槽直边缘所引导并最终沿着沟槽方向生长。所以人们可利用材料表面拓扑结构来调控细胞行为(图 4-2-4 所示)。不同的细胞在不同粗糙度的生物材料表面的黏附行为有很大的差异,但普遍会对微米级的沟槽做出响应。其中成纤维细胞的排列取决于沟槽的深度与间隔;上皮细胞对拓扑形貌的敏感度比成纤维细胞还要高,几乎只沿着最浅的沟槽排列,但沟槽的间隔却没有影响;而神经细胞对拓扑形貌的响应则比成纤维细胞要差。

为构建精细的化学、生物表面微/纳米图案结构,近几年来主要的表面拓扑结构修饰方法有软刻蚀技术(soft lithography)、紫外光刻(ultraviolet lithography)、"墨水笔"纳米刻蚀技术(dip pen nanolithography,DPN)、纳米压印光刻(nanoimprint lithography)、原子力显微镜探针技术(atomic force microscopy probe shock)及仿生表面拓扑结构等。

1. 软刻蚀技术 软刻蚀是 20 世纪 90 年代初期,由美国 Harvard 大学 Whitesides 教授的研究小组率先研究开发出来的,这类技术所有操作方法的一个共同特征就是使用一个弹

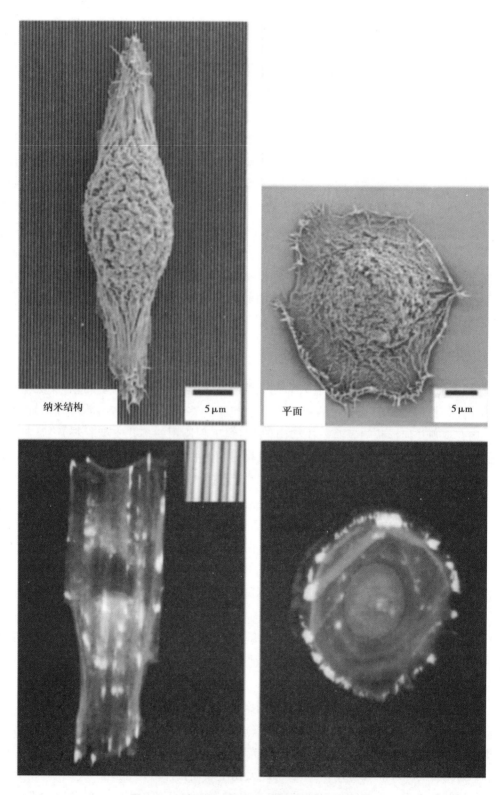

图 4-2-4 表面纳米拓扑结构对细胞的引导作用

性印章来进行图形的复制与转移或采用印章当作掩模,"软刻蚀"也应因此得名。软刻蚀操作过程简单,方便快捷,不需要复杂昂贵的大型设备;弹性印章一次模塑成型,可重复使用,有效地降低成本;可一次在大面积上制作图形,适宜大面积、成批量生产;可以方便地在平面或曲面表面制作微细结构;既可以制造二维图案,也可以制造三维的微结构;可以对图案表面的化学性质加以控制,方便地形成带特定官能团的图形表面等等。

制作表面带有凸凹微结构的高精度弹性印章是软刻蚀技术的成败关键。弹性印章的材料一般选用聚二甲基硅氧烷(polydimethylsiloxane,PDMS),也可以用聚氨酯(PU)、聚酰亚胺(polyimides,PI)、等。制作PDMS弹性印章,首先将室温为流体的PDMS加入交联剂,均匀混合后浇铸在硬母板上,用紫外光(ultraviolet light,UV)照或热处理数小时使其交联,将固化的PDMS轻轻剥下,就得到了弹性印章。之所以选用PDMS做弹性印章,是因为PDMS具有很低的玻璃化转变温度,在室温下为流体,通过交联,流体很容易转变为具有弹性的固体。其次,PDMS还有其他一些特点,例如与非平面的基板形成良好的接触,有很强的化学稳定性和图形稳定性,可以在几个月内使用多次而不发生明显性能下降等(图4-2-5)。

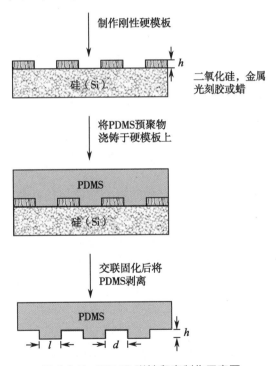

图4-2-5　PDMS弹性印章制作示意图

通过此方法,研究者在多种材料表面形成了各种各样的化学、生物分子拓扑图案结构。Hyun等报道以乙二醇齐聚物为侧链的两亲性梳状聚合物能够在不同的聚合物材料表面(如聚苯乙烯、聚甲基丙烯酸甲酯、聚对苯二甲酸乙二酯)形成薄膜,该梳状聚合物在水环境中保持稳定,侧链末端为羧基(-COOH),在将-COOH转化为-NHS后,用PDMS弹性印章将-NH₂修饰的生物素印刷在薄膜表面,从而在梳状聚合物表面形成了图案化的生物素,进而控制成纤维细胞在图案区域的黏附与生长。

2. 仿生表面拓扑结构　自然界中的超疏水与自清洁现象引起了人们的研究兴趣。一些植物(如荷叶、猪笼草等)表面接触角可达165°,倾斜2°水滴即可在表面滚动,防止了由于水的覆盖而抑制植物的蒸腾与光合作用。研究表明,这些植物表面的超疏水性能是由两个原因造成的:植物叶片表面的蜡状物和表面的特殊微纳米结构。特殊的微纳米结构和低表面能的蜡质物使得叶片表面具有超疏水功能与自清洁功能。在生物医用领域,Sun等将含有氟化烷基侧链的聚碳酸酯-聚氨酯(FPCU)修饰于阵列碳纳米管膜上,得到了具有高度血液相容性的超疏水表面。其中,聚碳酸酯-聚氨酯(PCU)是一种优良的生物医用材料,具有长期的生物稳定性和较好的血液相容性,将PCU进行氟化处理可以降低其表面能,这样既提高了聚合物的性能,又可以将此材料作为一种新型的生物医用材料进行广泛应用。

三、化学方法改性

(一)表面接枝改性

表面接枝共聚改性即通过选择具有特定分子功能和空间构象的分子链(刷),在聚合物材料表面形成一层新的有特殊性能的接枝聚合物材料层。这种方法一方面可赋予材料不同于本体聚合物的表面特性,另一方面又能保证基质聚合物材料的本体性能不受影响,是聚合物材料表面改性的重要方法之一。而且这种方法构建的表层与基材结合牢固,不易脱落,从而保证了生物材料良好的稳定性。表面接枝改性可以分为"接枝到表面"法和"由表面接枝"法。

"接枝到表面"法指将具有端基活性基团的聚合物链与材料表面能与之反应的基团作用,在材料表面上嫁接聚合物链。该方法可以预先设计聚合物链,得到结构明确、分子量分布窄的接枝链。但是,只有少量的聚合物可以通过"接枝到表面"的方法来进行表面修饰;而且,此方法在接枝反应过程中,已接枝到材料表面的聚合物链会对表面活性点产生屏蔽和立体位阻作用,阻碍体系中聚合物向膜表面扩散,妨碍端基活性基团对表面的密集覆盖,接枝率较低。而下面介绍的"由表面接枝"法可以克服这个缺点。

"由表面接枝"法是指先在表面形成活性接枝点,再引发单体接枝聚合,从材料表面长出接枝聚合物链。这种方法有效地克服了"接枝到表面"法中聚合物链靠近膜表面时的立体障碍,可以形成共价键合、高接枝密度的聚合物刷。但是也存在由于难以精确控制接枝链的结构和分子量,同时体系中单体往往会发生均聚的问题。按引发机制分可以分为辐射接枝聚合、臭氧引发接枝改性、紫外光照接枝聚合,自由基聚合等。

1. 辐射接枝聚合　在辐射聚合反应的基础上随着聚合物改性的需要而发展起来的,迄今辐射接枝技术已经成为研制各种性能优异的新材料和对原有材料进行改性的有效手段之一。它通过射线引发,无需添加引发剂,从而得到较纯的接枝聚合物。其原理是利用高能辐射使聚合物A产生活性点(自由基或离子),再由该活性点引发单体B的接枝聚合。

由于辐射接枝技术的优点,在生物材料表面改性方面有广泛的应用。如采用辐射法将聚乙烯吡咯烷酮(polyvinyl pyrrolidone,PVP)接枝到 PDMS 表面,改性后的 PDMS 表面亲水性显著增加、表面张力下降,材料的生物相容性和抗凝血性能得到了显著的改善。通过辐射接枝也能赋予普通高分子材料不具备的生物功能性,在高分子基体上进行所需的辐射接枝后,使蛋白质、激素、酶、医药等用化学键或静电的方法引入接枝链以获得很多有用的生物相容性材料和医疗材料。

2. 臭氧引发接枝 利用臭氧的强氧化性在材料表面产生活性官能团,然后再接枝其他单体。通过臭氧处理可以在材料表面均匀地引入过氧基团,具有操作简捷、适用性广、成本低等优点,因而在表面改性方面有着广泛的应用。如将亲水性聚合物接枝到经紫外/臭氧化处理过的聚醚砜(polyethersulfone,PES)膜表面,改善材料亲水性。Zhou 等通过臭氧引发接枝法将羧基甜菜碱单体,接枝到 PDMS 表面,接枝后的 PDMS 表面具有很好的亲水性能,蛋白吸附研究表明改性后的表面纤维蛋白原吸附量大大降低,且其在富含血小板的血浆中培育 60 分钟和 180 分钟后均未出现血小板黏附,因此甜菜碱接枝改性使得 PDMS 的血液相容性得到显著改善。

3. 紫外光照接枝 在光引发剂存在下,用紫外光(UV)照射高分子材料表面,产生活性自由基引发单体在材料表面接枝聚合。如使用紫外光照接枝法对具有良好力学性能的聚碳酸酯聚氨酯(PCU)材料表面进行改性及修饰。在聚碳酸酯聚氨酯表面接枝聚乙二醇-丙烯酸酯(PEGMA),从而引入带有端羟基的 PEG 大分子柔性链。结果表明 PCU 表面可均匀地接枝上一定量的 PEGMA 大分子,并明显改善了 PCU 表面的亲水性。接枝的 PEGMA 聚合物中含有聚乙二醇(PEG)段,它具有高亲水性和高柔性,可改善材料抗凝血性能,形成优良的血液相容性表面。因为材料表面接枝的大分子单体 PEGMA 的末端为羟基,还可以与一些生物活性物质反应,引入其他抗凝血基团等,这使得进一步提高聚氨酯材料的血液相容性成为可能。

(二)可控/活性自由基聚合

近几年来,表面引发的可控/活性自由基聚合技术不断发展,因其提供了一个在固体表面接枝聚合物的有效途径而受到关注,在许多领域得到了广泛的研究与应用,如原子转移自由基聚合法(atomic transfer radical polymerization,ATRP),可逆加成-断裂转移(reversible addition-fragmentation chain-transfer polymerization,RAFT)和氮氧稳定自由基聚合(nitroxide-mediated living radical polymerization)以及点击化学(click chemistry)。通过在高分子材料表面进行分子设计,利用形成的可控聚合物"刷"在材料表面进行可控修饰。

原子转移自由基聚合(ATRP)是一种活性聚合反应,具有反应条件温和、结构和接枝密度可控等优点,是目前表面接枝改性常用方法之一,已广泛地用于生物材料的表面改性。ATRP 的反应原理是以带卤素基团的有机分子作为引发剂,在过渡金属复合物(M_n^n-Y)的催化作用下,生成活性自由基,从而引发合适的高分子单体(ligand)进行聚合生成高分子。典型的 ATRP 催化体系以卤化亚铜/2,2′-联二吡啶、C-Cl、C-Br 为主要代表的引发基团。将

ATRP技术用于材料改性具有以下优点:可以在材料表面直接引发自由基聚合,从而对材料表面进行改性;反应条件容易控制,常温下即可进行;可用于合成特定复杂结构的高分子材料等。

采用表面引发的原子转移自由基聚合(SI-ATRP)方法,可以在各种载体表面接枝具有确定链长度、组成和链末端功能基团的聚合物。Li等首先将壳聚糖制成微球,然后利用酰溴与壳聚糖微球表面的羟基、氨基反应,将ATRP引发剂引入壳聚糖微球的表面,引发丙烯酰胺的聚合,成功地在微球表面接上了聚丙烯酰胺(图4-2-6)

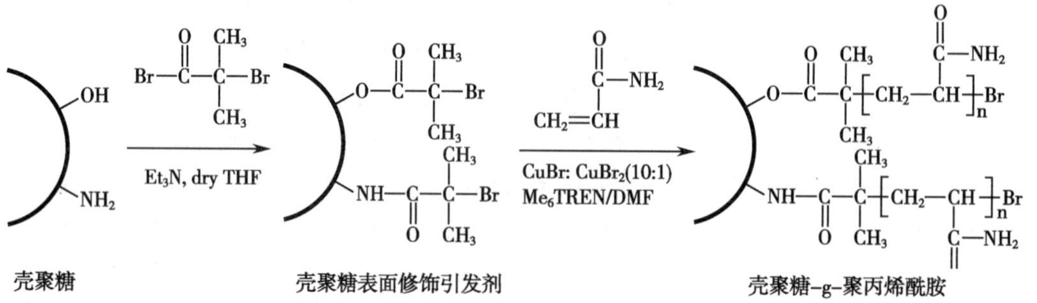

图4-2-6 壳聚糖微球表面SI-ATRP可控接枝聚丙烯酰胺

Zhang等将树枝状的PEG类聚合物(PEG methacrylate)通过ATRP接枝到氧化后的PDMS表面,并通过表面润湿性和接触角研究了表面改性层的稳定性,利用牛血清白蛋白、卵清白蛋白及溶菌酶研究改性表面的蛋白吸附性能,同时还研究了改性表面的细菌黏附和细胞黏附特性。结果表明,与未改性的PDMS表面相比,树枝状的PEG methacrylate改性后的表面具有良好的润湿性和稳定性,且改性后表面具有优异的抗蛋白吸附、抗细菌黏附及抗细胞黏附性能。Yuan等首先由乙酰丙酮铁制备得到四氧化三铁纳米颗粒,再在其表面接入卤素溴原子,通过ATRP方法引发2-羟乙基甲基丙烯酸酯(HEMA)聚合,最后采用其侧链的羟基为活性点引发己内酯(CL)发生ROMP反应,得到表面附着聚(2-羟乙基甲基丙烯酸酯)-聚己内酯嵌段聚合物的四氧化三铁(Fe_3O_4@ PHEMA-g-PCL)。该物质显示了超顺磁性和强的磁化强度;体外降解实验发现,随着PCL链长度的降低,其降解速度变大;另外还可以通过调节PCL链的长度来调节药物分子的释放速度,可以用于药物缓释载体。

(三)低温等离子体表面改性

等离子体(plasma)是一种已经电离的"气体",呈现出高度激发态的不稳定态,其中包括电子、正离子、负离子、基态的原子或分子、激发态的原子或分子、游离基六种类型的活性粒子。在特定条件下,如光、热、电、磁等能够提供足够能量的条件下,外层电子脱离原子核束缚成为自由电子,即达到电离状态,此时物质变为带正电的原子核和带负电的电子组成的混合体,其中,正负电荷数量和密度基本相同,近似电中性,故称之为"等离子体"。等离子体可分为高温等离子体和低温等离子体。用于聚合物材料表面改性的一般为低温等离子体。

低温等离子体,又称非平衡等离子体,是低气压(10~100Pa)时放电(辉光、电晕、高频、微波)产生的电离气体。其特点是放电过程中,虽然电子温度很高,但离子和原子等重离子温度很低,这就使得整个反应体系呈现低温,甚至接近室温,而电子具有足够高的能量(0~20eV)(表4-2-1),略高于聚合物中常见的化学键能量,足以使反应物分子激发、解离和电离。因此,低温等离子体技术常用于生物医用聚合物材料表面改性。

表4-2-1　低温等离子体中基本粒子的能量范围及常见化学键键能(eV)

低温等离子体中基本粒子	能量范围	化学键	键能	化学能	键能
电子	0~20	C-H	4.3	C=O	8
离子	0~2	C-C	3.4	C-Cl	3.4
亚稳态离子	0~20	C-N	2.9	C=C	6.1
紫外光/可见光	3~40	C-F	4.4	C≡C	8.4

低温等离子体处理聚合物材料,可选择性地在表面引入活性基团,改变表面湿润性,表面电位、表面能极性分量和色散分量及表面微结构等,从而达到改善聚合物材料生物相容性的目的。低温等离子体对材料进行表面改性有如下特点:①与其他干式处理工艺相比,等离子体表面处理的作用深度仅涉及距表面几个到数十个纳米范围,改性的区域和程度容易控制,界面性能可得到明显改善而本体材料不受影响;②宏观上为电中性;③能处理各种形状的表面;④有较强的杀菌作用;⑤干式工艺,省能源,无公害,可满足环境保护的需要。

当等离子体轰击聚合物表面时,由于分子键断裂而发生表面刻蚀、交联、化学改性或等离子体聚合等,从而引发气-固相间的界面反应,产生多种活性基团,如羧基、羰基、羟基、氨基、亚氨基等,改变了表面的物理和化学性质。但等离子含有的活性自由基在聚合物本体内有一个扩散衰减的过程,因而等离子体处理有一定的时效性。

低温等离子体对高分子材料表面的改性可以在反应性气体或非反应性气体的气氛中进行。反应性气体如氧、氮等。由于 O_2 的化学活性可以直接结合到大分子链上,从而改变高分子材料的表面的化学组分。在氧气里,聚合物材料表面等离子体氧化反应是自由基连锁反应,能够引入大量的含氧基团,如羰基、羧基、羟基、过氧基等,而且对材料表面有刻蚀作用,除此之外,CO_2、CO、H_2O 及其他含氧的气体在等离子状态下也可以分解为原子氧,也具有氧等离子作用。氮等离子体中有 N、N^+、N^-、N^* 等活性粒子,与聚合物表面自由基反应,引入含氮的活性基团。

高分子材料表面的氧化反应有以下三种情况:

(1)与原子氧反应:

$$O_2 \xrightarrow{E} 2O\cdot$$

$$R_1R_2 + O\cdot\cdot \longrightarrow R_1\cdot + R_2O\cdot$$

$$RH + 2O \longrightarrow R\cdot + H\cdot + O_2$$

$$RH + O\cdot\cdot \longrightarrow R\cdot + HO\cdot$$

（2）与分子氧反应：

$$R \cdot + O_2 \longrightarrow ROO \cdot$$

（3）与过氧化自由基反应：

$$ROO \cdot + R'H \longrightarrow ROOH + R' \cdot$$

非反应性气体如 Ar、He 等这些惰性气体的原子不能直接与聚合物表面的大分子链结合,但是这些惰性气体等离子体中的高能粒子能够轰击聚合物表面,产生大量自由基,表面形成致密的交联结构。此外,若被处理的材料结构中含有氧,则等离子体轰击使大分子链断裂分解产生活性氧,效果类似于氧等离子体处理。若材料表面不含有氧,则由于惰性等离子体处理后产生新自由基(半衰期可达 2~3 天),能与空气中的氧作用,使氧结合到大分子链上。

低温等离子体表面处理主要是利用非聚合性无机气体(Ar、He、N_2、O_2 等)的等离子体对聚合物材料进行处理,通过表面反应在表面引入特定官能团,产生表面侵蚀,形成交联结构层或生成表面自由基(P1),使材料表面湿润性或表面张力发生明显改变,从而使蛋白质或细胞在材料表面的黏附行为发生变化,最终改变材料的生物相容性。

由于低温等离子体的独特性质,近几年低温等离子体表面处理技术广泛应用于生物医用材料领域。如用等离子体杀菌、等离子体对材料表面进行处理改善材料血液相容性及组织相容性。在改善材料表面血液和组织相容性方面,如用全氟烃等离子体处理聚对苯二甲酸乙二醇酯膜,研究其表面湿润性的变化对物相容性的影响,发现处理后膜吸附白蛋白的保留时间延长,增加了其抗凝血性,且等离子体修饰无毒、无不良反应。利用低温等离子体技术对聚乙二醇双丙烯酸酯(PEGDMA)/甲基丙烯酸羟乙酯(HEMA)共聚物水凝胶生物材料进行表面改性,以骨髓基质干细胞为细胞模型,证明等离子体处理方法有利于细胞在水凝胶表面黏附和增殖。Krishna 等利用等离子体聚合的方法将烯丙醇接枝聚合到硅橡胶导尿管表面,使材料表面形成大量活性羟基,再通过等离子体接枝技术将甲基丙烯酰氧基乙基磷酸胆碱(MPC)接枝聚合到材料表面,修饰后的材料接触角降低到 58°,抗血小板黏附性能显著提高。

（四）光化学固定法

光化学固定法是在紫外光或可见光(200~800nm) 照射下,带有双官能团(热活性基团和光活性基团)的光偶联剂将含生物活性成分的化合物分子偶联到材料表面。偶联途径有两种,一是先将目标分子与光偶联剂进行化学反应,生成有光活性基团的衍生物,然后进行光化学反应使目标分子共价偶联到高分子材料表面。另外,也可先用光偶联剂对材料表面进行光化处理,再通过光偶联剂与目标分子发生反应。在生物医用高分子材料表面改性中,前者一般更为常用。

在生物医用高分子材料改性领域,光化学固定法有着其他方法不具备的特点和优势。该法不影响材料的本体性质,不需要复杂的仪器和苛刻的工艺条件,操作简便,反应迅速,成本较低,材料表面不需要反应性官能基团。此法通用性较强,在常规生物材料改性中应用广泛。

聚乙二醇(PEG)是最常用的生物惰性的水溶性高分子材料,PEG 的一个重要性质是它可以连接到材料表面上,提供一个生物相容的保护层,减少材料对血浆蛋白和血细胞的吸附,经常被选为抗凝血改性材料。通过光化学固定方法可以将其引到高分子材料表面,以减少材料表面的血浆蛋白吸附和血小板黏附。生物材料和医用装置在临床上使用时,经常会引起感染,因此使进入或植入人体的材料或装置表面具有防止细菌黏附和生长的能力是十分必要的。用光化学固定法在生物材料的表面偶联上抗微生物肽、抗生素等,可以大大地降低材料表面的细菌群落数。

四、生物功能化修饰

材料表面引入生物活性分子可以促进细胞的黏附和生长,因此将生物活性分子固定到材料表面是提高其细胞相容性的重要方法。蛋白质在聚合物表面的固定主要有物理吸附和化学固定两种方式。物理吸附,即通过静电吸附作用可将含有多个负电荷的生物活性分子固定于材料中带正电荷的部位。这是在材料表面引入活性分子中最简便的一种方法;化学固定,将生物活性分子中的某些基团与基质表面的反应性基团通过化学键合使其牢固地固定于材料表面可获得长期的组织相容性。这是用物理吸附方法所无法达到的。

(一)生物活性分子修饰

生物功能化修饰是指将具有生物活性的分子(蛋白、酶、细胞等)固定在材料表面提高其亲水性及生物活性,降低表面自由能,可以明显地减低纤维蛋白原的吸附、沉积以及血小板的活性,展现出良好的生物相容性。目前常用的生物活性分子有肝素、白蛋白和磷酰胆碱聚合物等。

1. 表面肝素化 肝素是一种磺酸化的线型聚阴离子,是最早被认识的天然抗凝血药物,通过抑制凝血酶原的活化,延缓和阻止纤维蛋白网络的形成而阻止凝血,具有很好的抗凝血效果,亦可能会减少导管介入所引起的细菌感染。将肝素固定于医用生物高分子材料表面,是材料的抗凝血性改善的重要途径,采用的方法有物理吸附法和化学耦合法。物理吸附法结合不太牢固,但能够保持肝素的构象不变;化学耦合法的结构稳定,但易影响肝素的构象,从而使得抗凝血性能降低。Bezuidenhout D 等通过接枝共聚和氨化作用在聚氨酯表面形成约 $2\mu m$ 厚的肝素凝胶层,大鼠皮下埋植结果表明,该改性的聚氨酯可以促进血管的形成,而不会引起额外的炎症反应,这对血管移植和细胞移植将有很大的帮助。

2. 表面磷脂化 细胞膜外表面主要由卵磷脂构成。卵磷脂中的两亲性磷酸胆碱(phosphorylcholine,PC)基团具有很强的抗凝血活性,含有 PC 端基的表面对血细胞呈惰性,不会吸附和激活血小板;另外,PC 端基带有等量正、负电荷,亲水性较好,可减弱与蛋白的相互作用,并可逆吸附蛋白,因此,被吸附的蛋白能够保持其自然构象。大量研究结果表明,磷酰胆碱基团表面修饰,能够有效地改善材料的血液相容性。如在聚氨酯 PU 表面进行了聚乙二醇(PEG)和2-甲基丙烯酰氧基乙基磷酸胆碱(MPC)接枝,研究发现改性后的PU在体外具有高效的抗血小板黏附性能和良好的血液相容性。

3. 酶和细胞生长因子的表面修饰 在高分子表面共价固定酶类,可生产出具有酶活性的新型生物材料,在生物感受器、生物反应器、人工细胞的制作及合成等方面显示了较好的应用前景。目前固定酶技术主要包括物理技术(即酶被包裹,但其运动性受到限制)以及化学共价结合。实验证明胰岛素与黏附蛋白类共同固定,诱导产生协同作用,可使胰岛素活性增加。不同生长因子对细胞黏附和生长的影响有一定的特异性,白蛋白缺乏促进细胞黏附、伸展和生长的活性,其原因在于成纤维细胞缺乏与之相互作用的受体。胰岛素有较高的促进细胞生长的能力,RGD有较高的促进细胞黏附的能力,把两者共同固定于材料表面,产生协同作用可增加胰岛素的活性。

(二)内皮细胞修饰

生物医用高分子材料由于接触到的生物体系成分(如体液、酶、细胞、自由基等)复杂,生物学环境极其复杂,仅仅依靠表面修饰很难使其血液相容性得到很大的改善。研究者发现改善血液相容性的另一重要途径是通过应用组织工程技术在材料表面原位培养人体内皮细胞。正常血管的血管壁表面为内皮细胞(endothelial cell,EC)层,内皮细胞是体内一种代谢十分活跃的内分泌器官。它分布于全身各个组织,参与调节血管平滑肌细胞的增殖、转型、收缩、脂质代谢和基质分泌。血管内皮细胞不仅在血管表面充当了物理屏障的作用,更重要的是能调节凝血因子和抗凝血因子之间的动态平衡,从而维持血液的正常流动。抗凝血材料表面内皮化,可以减少血栓的形成和血小板激活,对材料血液相容性的改善具有显著的影响。因此在生物材料表面种植、培养血管内皮细胞是改善材料血液相容性的理想方法。而材料表面内皮化的关键是提高内皮细胞的黏附和促进内皮细胞的生长。

但如果将内皮细胞直接种植到材料表面,当其与血液或者组织液等环境接触时,由于细胞与材料表面之间的作用力比较小,很容易在短时间内就受到冲刷而脱落,这样内皮细胞在材料表面无法正常增殖生长,更不可能实现材料表面内皮化和提高材料血液相容性。因此,可将内皮细胞借助于具有强亲和力物质通过共价键结合于材料表面,如纤维蛋白、胶原蛋白、血友病因子、低聚肽等(都被称为黏附蛋白)具有良好的细胞黏附作用。经研究发现,RGD三肽是黏附蛋白共有的具有细胞受体识别能力的最小系列单元,并通过试验验证了作为黏附蛋白识别位点的RGD具有高效的内皮细胞识别功能,能有效地减少血栓的形成。

Gabriel M 等对可生物降解的聚己内酯(PCL)进行直接表面改性,他们发现对PCL进行表面RGD涂层改性后,与未经表面处理的聚合物相比,内皮细胞在PCL表面的黏附能力提高了11倍。

(三)纳米粒子修饰

纳米材料的出现及其特殊的理化作用和高的比表面积,使其成为新型的抗菌材料。其中纳米银材料在对抗细菌、病毒及其他微生物方面呈现很强的抗菌效果。通过纳米技术制得的纳米银,由于具有表面效应、量子小尺寸效应及大的比表面积,因而具有比传统银制品更为突出的抗菌效果,而且安全性更高、持续效力更长。随着生物医学和纳米技术的不断发展,纳米银在医学领域得到了应用,如抗菌敷料、烧伤伤口治疗、溃疡治疗及在慢性伤口中的应用等。通过原位形成纳米银技术可直接在材料表面形成纳米银涂层(图4-2-7)。纳米银可直接进入菌体内,产生独特的杀菌机制,使得纳米银颗粒在低浓度下就可迅速直接杀死致病菌,使细菌丧失繁殖能力,无法产生耐药性。此外,纳米银颗粒具有超强的活性,对较深处的组织感染均有良好的杀菌作用。为了充分利用纳米银的优良特性,将纳米银与其他生物材料如细菌纤维素、明胶、壳聚糖复合得到了很大关注。

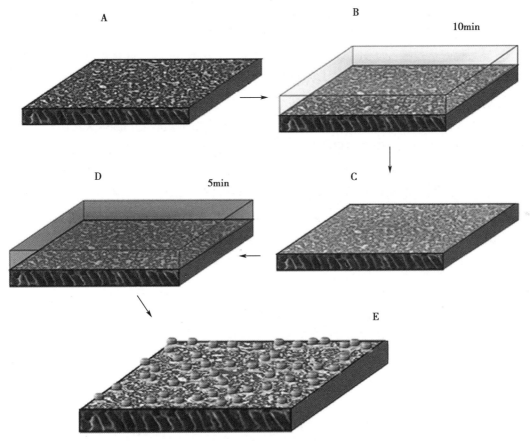

图4-2-7 A、B. 膜表面原位形成银纳米粒子的过程:在基质表面涂覆一层 $AgNO_3$ 溶液(黄色)并停留10分钟;C. 将表面 $AgNO_3$ 溶液弃去;D. 在膜表面重新涂覆一层 $NaBH_4$ 溶液;E. 5分钟后在基质表面形成一层均匀的纳米银粒子

五、高分子材料改性在生物医用材料领域的应用

随着生物医学的不断发展,高分子材料在生物医学领域如介入医学(介入导管)、组织

工程(血管支架)、生物诊断及药物释放等领域有十分广阔的应用前景。医用材料难免要与血液和组织相接触,所以医用高分子材料必须具有良好的生物相容性、表面润滑性以及一定的抗细菌黏附能力,对高分子材料进行表面修饰(如抗菌表面修饰、抗凝血表面修饰、抗污表面修饰、表面润滑以及促进细胞黏附),以提高高分子医用材料的表面性质。

(一)抗污

所谓表面污染,通常是指污染物(如:蛋白、细菌、真菌等)在材料表面吸附/黏附的现象,广泛地存在于自然界和人们的生活中。由于生物体的特殊性,当生物医用材料置于生物体内后,体内的蛋白质及细胞等生物组织会在材料的表面发生非特异性吸附,产生表面污染。因此对材料表面进行抗污表面修饰是十分重要的。

目前,用于降低材料表面蛋白质吸附的材料主要有聚乙二醇(PEG)类、两性离子聚合物类、聚乙烯吡咯烷酮(polyvinylpyrrolidone,PVP)等。其中,PEG类材料具有较好的抗蛋白质吸附效果,也是目前研究较多的一类材料。近些年来,受构成细胞膜的两性离子型聚合物-磷酰胆碱(phosporylcholine,PC)的启发,人们合成了一系列与之结构类似的两性离子聚合物(图4-2-8),如羧基甜菜碱聚合物(pCBMA)、磺酸甜菜碱聚合物(pSBMA)、两性聚电解质。由于其仿生特性,两性离子聚合物展现了优异的生物相容性。使用两性离子改性的材料对材料表面进行修饰也具有极佳的抗蛋白质吸附效果。Jiang等通过SI-ATRP(surface initiated ATRP)将甲基丙烯酸羧基甜菜碱(CBMA)接枝到PDMS表面,结果表明,表面引入pCBMA后,PDMS具有无污染特性,该表面在未稀释的血清中纤维蛋白原吸附量极低(接近零吸附),且pCBMA改性后的PDMS具有良好的稳定性,其无污染特性在干燥的空气中可维持31天以上,在生理盐水溶液中甚至可维持74天以上。

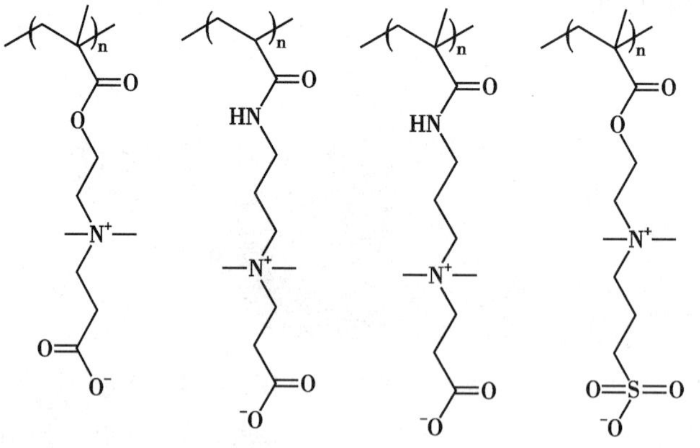

图4-2-8 两性离子聚合物

(二)抗凝血修饰

与血液接触的高分子材料如介入导管、血管支架等是由合成材料制备的,这些材料与血液相接触,会引起一系列的凝血反应。在材料表面与血液接触的数秒钟内,首先发生的是血浆蛋白的吸附,然后是血小板黏附、激活,同时启动凝血过程中的级联反应,使纤维蛋白原变为纤维蛋白网络,形成血栓。凝血块在植入部位能够堵塞血管,或者释放进入病人血液,能堵塞远端血管,潜在地导致心血管疾病甚至死亡。

提高血液相容性常用的方法有在材料表面进行生物活性涂层处理,这些涂层比单一的抗排斥表面更有效地抑制血栓生成。这些表面处理方法应用到前面所提到的表面改性技术,如蛋白质固定、等离子体处理、自组装技术等。常用的涂层有:肝素固定化、磷酸胆碱表面修饰、材料表面预先内皮化、键合白蛋白涂层以及血纤维蛋白溶酶原活性剂的溶解血栓涂层。

(三)抗菌

由于吸附细菌而引发的感染经常限制植入器件或介入器械的使用。例如中心静脉导管造成的医源性感染,病死率3%。一般认为细菌在材料表面经历一个动态的可逆吸附和不可逆黏附过程后,在材料表面附着并分泌形成一层生物膜,该膜既能保护膜内细菌免受宿主体内免疫机制及抗生素的作用,又能促进细菌的进一步黏附,感染进程常常持续到生物材料取出为止。为减少细菌迁移导致的感染,对材料表面进行抗菌处理,可以有效地提高材料的抗菌性能,使用含有抗菌剂的组分涂覆在材料表面或者通过化学接枝的方法将抗菌剂接枝到材料表面都可以提高材料表面的抗菌性能。

抗菌表面修饰包括:①在材料表面进行抗细菌黏附涂层:这是一种水凝胶涂层表面(如两性离子水凝胶),能够降低材料表面对细胞的亲和力,从而减少细菌的黏附;②抗菌药物的释放:使用高效的抗菌活性药物,在聚合物基质表面缓慢释放抗菌剂,常用的抗菌剂包括无机金属阴离子、二氧化钛、有机抗生素以及季铵盐等;③在材料表面化学固定抗菌剂:通过将抗菌剂固定在材料表面的方法,提供一种长期的药物释放的方法,可有效地抑制革兰阳性菌和革兰阴性菌。

(张 雷)

第五章

医用材料的灭菌方法

灭菌过程作为无菌医疗器械生产的特殊步骤，是医疗器械生产过程中需要定期验证和重点控制的过程。 医疗器械产品灭菌的目的是使产品无任何类型的存活微生物，在灭菌过程中，微生物的死亡是用指数函数表示的，因此任何单位产品上微生物的存在可用概率表示，概率可以降低到很低，但不可能为零。 由于医疗器械产品以及采用制造器械产品的医用材料不同，采用的灭菌方式也不同。 医疗器械产品经过灭菌后，对产品的理化性能和生物学性能应无明显影响。 常用的灭菌方法基本上有以下几种：高压蒸汽灭菌、辐照灭菌、环氧乙烷灭菌、电子束灭菌、干热灭菌、紫外线灭菌、等离子体灭菌、臭氧灭菌等方法。

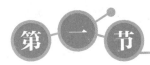

第一节 高压蒸汽灭菌法

高压蒸汽灭菌是热力灭菌方法中最常用、最普遍、效果最可靠的方法之一,由于蒸汽的穿透力强,能杀灭所有微生物。高压蒸汽灭菌是一种湿热灭菌法,基本原理是在密封的灭菌釜内,蒸汽不能外溢,压力不断升高,水的沸点不断升高,釜内的温度也不断增加。在0.1MPa蒸汽压力下,温度达到121℃,维持15~30分钟。在高温情况下,微生物内的蛋白质、酶以及核酸被永久性破坏,微生物的生理活动减慢停止,从而导致微生物发生不可逆的死亡。在此高温高湿条件下,可以很快杀死各种细菌、高度耐热的芽胞,是最可靠的物理灭菌方法。

高压蒸汽灭菌法采用的设备是灭菌釜或灭菌锅,所用的材质是坚固的合金材料,密闭耐压,有排气口、安全阀、压力和温度指示表。高压蒸汽灭菌器的类型较多,例如下排气式压力蒸汽灭菌器是普遍应用的灭菌设备,压力可达102.9kPa,温度达到121~126℃,维持20~30分钟,可以达到灭菌效果。脉动真空压力蒸汽灭菌器是目前先进的灭菌设备,压力可达205.8kPa,温度达到132℃以上维持10分钟,可以达到杀死包括具有顽强抵抗力的细菌芽胞在内的一切微生物的灭菌效果。

高压蒸汽灭菌法的适用范围是耐高温耐潮湿的产品,例如药品、容器、培养基、无菌衣、金属器械、玻璃、搪瓷、敷料、胶塞以及其他耐高温和潮湿并且不发生理化变化和破损的物品。其局限性是温度和湿度高,产品潮湿后容易再次长菌。由于高分子材料不耐热,不适合高压蒸汽灭菌。适用于高压蒸汽灭菌的高分子材料有:聚丙烯、尼龙、硅橡胶、聚四氟乙烯、聚酯、聚碳酸酯、环氧树脂等材料。

国家标准 GB 18278-2000《医疗保健产品灭菌确认和常规控制要求工业湿热灭菌》对医疗保健产品湿热灭菌生产管理规范的基本要素进行了规定。规定了湿热灭菌工艺的设定、确认和常规灭菌的监控要求。特别是对人员、设备、灭菌工艺设定、灭菌工艺确定和常规湿热灭菌监控都进行了详细的要求和规定。灭菌验证包括安装确认、操作确认和性能确认。安装确认要确认灭菌器随机文件和附件的完整性,例如计量装置温度计、压力表和计时器的校准,灭菌器工作环境和安装的符合性等内容;操作确认是验证灭菌设备在指定的工作参数范围内完成灭菌过程;性能确认是物理性能确认和微生物性能确认,包括满载热分布试验、热穿透试验和采用生物指示剂进行确认。湿热灭菌法确认灭菌器在不同装载时可能存在的冷点,当用生物指示剂进一步确认灭菌效果时,应将其放置在冷点处,常用的生物指示剂是嗜热脂肪芽胞杆菌孢子。

高压蒸汽灭菌时必须用流通的蒸汽或真空排除灭菌室内的空气,否则由于灭菌室内混有空气压力虽然达到要求,但灭菌温度达不到灭菌效果;灭菌时间必须是从全部装载的灭菌物品达到灭菌温度时开始计算;装载方式按照确认的方式装载,避免随意性;高压蒸汽灭菌器必须进行周期性验证；大型灭菌器的灭菌操作人员必须具有压力容器操作资质。

（王春仁）

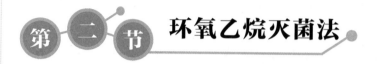

第二节　环氧乙烷灭菌法

环氧乙烷是一种灭菌效果较好的低温化学灭菌剂，在 20 世纪 50 年代开始在医院灭菌使用。环氧乙烷的分子量为 44，常温常压下为无色气体，具有芳香的醚味，是易燃易爆的有毒气体，在 4℃时的密度为 0.884，沸点 10.7℃，密度 1.52，化学性质活泼，可与多种物质发生反应，遇水缓慢反应生成乙二醇。环氧乙烷具有良好的穿透力和扩散性，可穿透牛皮纸、聚酯薄膜、聚乙烯和聚氯乙烯薄膜等包装材料，有利于物品的灭菌。因此环氧乙烷灭菌在医疗器械方面有较广泛的应用。

环氧乙烷是一种广谱灭菌剂，可以在常温条件下杀灭各种微生物，包括细菌芽胞、病毒和真菌孢子。环氧乙烷灭菌的作用机制是和微生物中的蛋白、酶、核酸等生物分子中的巯基、氨基、羧基和羟基发生烷基化作用，阻碍了微生物的新陈代谢，从而导致微生物的死亡。环氧乙烷穿透性强，可以达到产品的深层，可以达到良好的灭菌效果。

环氧乙烷灭菌采用环氧乙烷灭菌柜，首先将灭菌物品放置灭菌器内，减压排除空气，预热，在减压下输入环氧乙烷混合气体（一般环氧乙烷含 10%～20%，二氧化碳含 80%～90%），保持一定浓度、温度和湿度，经过一定时间后排除环氧乙烷气体，然后送入无菌空气置换环氧乙烷气体，直至排净。环氧乙烷灭菌效果的影响因素有温度、浓度、湿度和灭菌时间等因素。环氧乙烷灭菌是一种化学反应，与反应速率和温度有关。研究表明温度每升高10℃，灭菌效果加倍，然而就环氧乙烷灭菌的实际应用而言，并非温度越高越好。一方面要考虑产品对温度的耐受性，过高温度会增加设备成本投入，最常用的灭菌温度是 50℃左右。在一定的范围内，随着环氧乙烷浓度的增加，反应速度成线性提高，但是超过一定浓度限度后，进一步提高环氧乙烷的浓度对反应速度基本无影响。灭菌过程作为微生物消亡的过程，符合指数规律，即灭菌过程中微生物数量的对数值与灭菌时间成线性关系，目前确定灭菌时间的最常用方法是过度杀灭法中的半周期法，即以能使生物指示剂（BI）/工艺调整器械（PCD）全部杀灭的灭菌周期为基础，将其定为半周期。三个半周期均取得满意灭菌效果后，将灭菌时间至少延长一倍得到全周期。湿度在环氧乙烷灭菌过程中起到重要作用，一是环氧乙烷与脱水的细菌芽胞反应需要一定水分，二是水分能增强环氧乙烷的穿透力，使之更容易透过医疗器械的包装。需要提醒的是由于环氧乙烷是易燃易爆有毒气体，在采用环氧乙烷灭菌时应十分注意安全。

环氧乙烷灭菌的适用范围是不耐高温的产品，适合采用聚碳酸酯、聚丙烯、聚乙烯、聚氨酯、尼龙、ABS 树脂、聚亚酰胺、硅胶材料制备的医用高分子产品，不锈钢类和镍钛合金材料制品。环氧乙烷灭菌在医疗器械有较广泛的应用，采用环氧乙烷灭菌的器械有:硬式和软式内镜、导管、扩张器、引流管、气管插管、手套、起搏器、血管内支架、手术器具、注射器、输液器、人工关节等产品。环氧乙烷灭菌的局限性是含氯的物品以及能吸附环氧乙烷的物品不宜使用环氧乙烷灭菌;有一定的残留量;易燃易爆有一定毒性。环氧乙烷的残留量随材料的性能和形态不同而有所不同,其中天然橡胶、涤纶树脂残留较多,聚氨酯、聚氯乙烯次之,聚乙烯、聚丙烯吸附较少。多孔和比表面积较大的物品更容易吸附。残留的环氧乙烷进入人体会引起人体的不良反应,因此在各个国家标准中对环氧乙烷的残留量都有严格的要求,在我国对环氧乙烷残留量的要求是不超过10ppm。在环氧乙烷灭菌时,在有氯元素存在的条件下会产生有害的氯乙醇,遇水反应生成乙二醇。有许多国家对这两种物质有严格的控制要求,我国标准中还没有涉及这两种物质的控制要求。

国家标准 GB 18279-2000《医疗器械环氧乙烷灭菌确认和常规控制》对医疗器械环氧乙烷灭菌生产管理规范的基本要素进行了规定。规定了环氧乙烷灭菌过程的确认和常规控制要求。特别是对人员、灭菌过程设定和产品适用性、灭菌过程、设备、校准、维护、灭菌过程确认、灭菌过程控制和检测以及产品放行都进行了详细的要求和规定。环氧乙烷灭菌的验证包括安装确认、操作确认和性能确认。安装确认是灭菌器随机文件和附件的完整性,灭菌器工作环境的符合性和设备符合安装要求以及灭菌剂的浓度和质量符合要求。操作确认是验证灭菌设备在指定的工作参数范围内完成灭菌过程;性能确认包括物理确认和微生物性能确认。物理确认应证明灭菌过程的重现性并且符合所有的指定的可接受参数。一般情况下微生物性能确认均采用生物指示剂(枯草芽胞杆菌孢子生物指示剂),具体采用生物指示剂在灭菌器内监测点的数量和放置位置,应按照国家标准 GB 18279-2000《医疗器械环氧乙烷灭菌确认和常规控制》的要求进行。在环氧乙烷灭菌的日常监测中,需要对预处理的温度和湿度、处理过程中灭菌柜的湿度和时间、整个灭菌过程中的温度和压力、环氧乙烷的注入、灭菌时间、解析时的温度和压力变化进行监测。最终只有在生物指示剂培养全部显阴性且灭菌过程参数在性能验证的参数范围内,产品才可以放行出厂。

(王春仁)

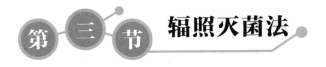

辐照灭菌法

辐照灭菌是 20 世纪发展起来的一种灭菌技术,广泛应用于医疗器械灭菌、医药品灭菌、食品灭菌、一次性生活用品灭菌等领域。辐照灭菌采用 X 线、伽马射线或电子束等辐射源。辐照灭菌的设备一种是利用钴 60 伽马源,另一种是利用加速器。两者的比较,从射线的发射功率上来讲,14kW 的加速器,相当于 100 万居里的钴 60 放射源;但由于钴 60 源是呈球形状发射射线,所以对射线的利用率低,大约只有 20%,其他方向的射线都被浪费,而加速器的射线方向是一个方向,对射线的利用率高,达 93% 以上。所以如果将射线的利用率考虑在内,则 14kW 的电子加速器相当于 460 万~470 万居里的放射源。加速器可以发射两种不同的粒子:电子束和 X 线,其对被辐照物质的辐照效应来讲是一样的。用于医疗器械灭菌最常用的是钴 60γ 辐射灭菌。钴 60γ 辐射灭菌的基本原理是直接破坏微生物的 DNA、蛋白质和酶,或者被微生物中的水分子吸收而激发或电离,产生激发的水分子、电子、水离子、裂解的自由基,产生一系列和 DNA、蛋白质和酶等生物大分子的生物反应,失去代谢功能,导致微生物死亡。

辐照灭菌用于不耐热产品的灭菌,具有杀菌均匀彻底、速度快的特点,应用于某些医疗器械产品的灭菌。辐照灭菌对材质有一定的要求,有些产品在灭菌后出现材质的理化性能和生物相容性以及包装的完整性等发生改变,例如材质的颜色和强度发生变化。辐照变色的原因是聚合物生成聚合物分子团,氧化和分解加速,由于聚合物中非结晶部分主链被切断,加速了着色反应,可表现出淡黄色→茶色→黑色。为了防止高分子材料的辐照变色,可添加适量的抗氧化剂。辐照灭菌理化性能的改变是辐照导致聚合物分子主链、侧链切断,表现分子量降低、力学强度下降等劣化现象。γ 射线辐照灭菌通常采用 25kGy 的剂量,可以达到满意的灭菌效果。在 25kGy 剂量条件下,聚氨酯、聚苯乙烯、ABS 树脂、聚酰胺、硅橡胶和聚乙烯没有明显变化;聚氯乙烯大体稳定,用添加剂可消除变色;聚碳酸酯大体稳定但会有变色;聚丙烯有变色和硬化问题,需要使用添加剂稳定。辐照灭菌所控制的参数主要是辐射剂量,该剂量的制定应考虑灭菌物品的适应性和可能污染微生物的最大数量及抗辐射能力,所使用的剂量应事先验证不影响被灭菌器械产品的安全性、有效性和稳定性,因此为了保证灭菌器械产品的质量不发生变化,在保证灭菌效果的前提下,尽可能采用低辐射剂量灭菌。

在采用辐照灭菌时应按照 GB 16352《一次性医疗用品 γ 射线辐照灭菌标准》和 GB 18280-2000《医疗保健产品灭菌确认和常规控制要求辐射灭菌》的规定进行。辐照灭菌的确认也包括安装确认、操作确认和性能确认。安装确认是对辐射源、传递系统、附属设施、计量装置的计量状态和工作环境的符合性验证。操作确认是对每个传递系统,通过测定不同部位的吸收剂量验证不同辐照容器的计量分布,确保不同辐照容器以及容器内的不同位置的吸收剂量都在规定的范围内。性能确认包括物理确认和微生物性能确认。物理确认包括日常产品的包装方式、剂量分布。微生物性能验证采用生物指示剂,钴 60γ 射线辐射灭菌常用的生物指示剂是短小芽胞杆菌孢子。

γ 射线辐照灭菌的医疗器械产品的批次放行采用参数放行,不需要进行无菌试验。通过放置在最大可吸收剂量和最小可吸收剂量点的剂量计,监测每批灭菌的最大和最小剂量在验证剂量的范围内,产品即可放行。这一放行准则是基于定期的辐照灭菌剂量审核,审核一般涉及生物负载限度、微生物特性分析、建立灭菌剂量方法等内容。

由于大功率工业加速器及电子束转换成线装置的问世,使得加速器在医疗保健品辐照灭菌中的应用显示了较好的市场前景。工业加速器除一次性投资较高外,具有无废源处理、在断电后不产生辐射等优点。以 Rhodotrontt-200 为例,电子束的能量为 10MeV,功率为

80～100kW,在密度为 0.2g/cm³、吸收剂量为 25kGy 的条件下,年处理量可达到 2X10⁵m³,相当于 259～296PBq⁶⁰Co 辐照装置的处理量。辐照灭菌具有灭菌彻底、操作安全、不污染环境、可实现连续自动化操作的优点,且在成本上也有一定的竞争力,因此辐照灭菌有继续增长的趋势。目前国内已有企业采用电子束灭菌方法对医疗器械产品进行灭菌。

(王春仁)

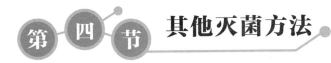

第四节 其他灭菌方法

一、干热灭菌法

干热灭菌法是利用干热空气达到杀灭微生物或消除热原物质的方法。干热灭菌的主要设备是干热灭菌器,一般由加热器、高效过滤器、风机和运行连锁控制系统组成。可用于耐受较高温度,却不易被蒸汽穿透,或者易被湿热破坏的物品的灭菌,由于在相同温度下,干热对微生物的杀灭效果远低于饱和蒸汽,因此干热灭菌需要较高的温度和较长的时间。干热灭菌适合耐高温产品的灭菌,例如耐高温的金属、玻璃以及陶瓷物品、手术器具、玻璃器皿的灭菌。干热灭菌的局限性是温度不易均匀、长时间受高温的作用和热穿透力差。

二、臭氧灭菌法

臭氧在常温常压下结构不稳定,很快分解成氧和单个氧原子,氧原子具有很强的活性,对细菌具有很强的氧化作用。臭氧氧化分解了细菌内部氧化葡萄糖所需要的酶,从而破坏了细胞的代谢功能,将微生物杀死,多余的氧原子重新结合成氧分子,不产生任何有毒物残留,故称无污染消毒剂。臭氧灭菌法对病毒(例如乙肝病毒)、细菌(例如大肠埃希菌、铜绿假单胞菌及杂菌等)有极强的杀灭作用,对霉菌也有杀灭作用。臭氧灭菌采用臭氧发生器产生的臭氧来达到灭菌的目的。臭氧灭菌法适用于物体腔内及拐角灭菌、空气及水的灭菌,例如可用于中央空调空气灭菌、制水工程灭菌。臭氧灭菌的局限性是具有氧化性,与橡胶等产生反应,高浓度有一定危害,大空间适用浓度不好控制,穿透力弱。

三、低温等离子体灭菌法

低温等离子体灭菌是一种新型的灭菌技术,具有无药物残留、安全性高、灭菌时间短、无环境污染等优点,在医疗方面是有效的灭菌手段之一。用于灭菌的人工产生的等离子体是由气体在加热或强电磁场作用下电离而产生的,其中除了电子和离子之外还有原子、分子、活性自由基和射线等。根据等离子体的温度可分为热平衡等离子体和非热平衡等离子体,热平衡等离子体不仅电子温度高,而且重粒子温度也高;而非热平衡等离子体电子温度达100K以上,而离子和原子之类的重粒子温度可低到300~500K。等离子体的宏观温度取决于重粒子的温度,因此这类等离子体也称为低温等离子体,其宏观温度并不高,接近室温,适合各类对热敏感物质的灭菌。在等离子体中大量的受激原子、分子、自由基等活性物质,易与微生物体内的蛋白质和核酸发生反应,导致微生物的死亡达到灭菌的效果。在等离子的产生过程中,由于辉光放电而产生紫外线,高能量的紫外光子也会被微生物的DNA吸收而杀灭细菌。在低温等离子体灭菌过程中起到灭菌的因素有受激粒子、紫外线和热效应,受激粒子起最重要的杀菌作用,其次是紫外辐射和热效应。

目前常有的设备有过氧化氢等离子灭菌器。低温等离子体灭菌适用于医疗和药物方面使用的玻璃器皿、生物材料和高分子制品的灭菌,塑料、硅橡胶等高分子制品的灭菌也可采用低温等离子体灭菌。在医疗机构,低温等离子灭菌也用于金属器械和内镜等器械的灭菌。等离子灭菌不适用于长度超过30公分及直径小于0.6公分的器材、软式内镜和吸水材质(棉制品、尼龙、聚酯制品)、含植物纤维制品、液体、粉状物和吸水的医疗物品。GB 27955-2011《过氧化氢低温等离子体灭菌装置的通用要求》规定了过氧化氢低温等离子体灭菌装置的灭菌效果的监测方法,要求用枯草杆菌黑色变种芽胞和嗜热脂肪杆菌芽胞作为指示剂,将菌液染于直径0.4mm不锈钢载体,将染菌载体放入模拟内镜内径和管腔长度的不锈钢管和聚四氟乙烯管中,进行半周期灭菌效果检测。

四、紫外线灭菌法

是指采用紫外线杀灭细菌的方法,一般紫外线灭菌的波长是200~300nm,灭菌最强的波长是253.7nm。紫外线和微生物的核酸蛋白作用使其变性,同时受紫外线照射后产生微量臭氧,从而起到共同杀菌的作用。由于紫外线进行直线传播,可被表面反射,穿透力微弱,但较易穿透空气和纯净的水,因此紫外线灭菌适用于物体表面的灭菌、无菌室空气和水的灭菌,不适用于固体物品深部的灭菌。紫外线照射对人体有害,故一般在人体入室前开启紫外线灯1~2小时,关闭后人员才能进入洁净室。

五、甲醛蒸气灭菌法

低温甲醛蒸气灭菌法是20世纪60年代发明的一种灭菌技术,利用该方法对一些怕热、怕湿医疗器械进行灭菌。低温甲醛蒸气灭菌法仍然被国内一些医疗机构采用,具有操作简单、价格低廉的特点。甲醛杀菌的作用机制是阻止微生物核蛋白的合成,影响微生物的基本代谢。甲醛是强烷化剂,杀菌原理就是一种非特异性的烷基化作用,甲醛分子直接作用于微生物菌体的蛋白质、酶以及核酸的活性基团,使蛋白质链上的氨基、亚氨基、疏基、羟基、羧基等烷基化,从而破坏微生物的蛋白质,导致微生物的死亡。甲醛对细菌繁殖体、芽胞、分枝杆菌、真菌和病毒等各种微生物都有高效的杀灭作用。

低温甲醛蒸气灭菌设备采用预真空或脉动真空程序和甲醛与蒸气输送混合程序。在73~83℃负压蒸气下灭菌。温度由灭菌柜夹层加热控制,甲醛气体用甲醛溶液经蒸气加热器产生,空气经过滤器处理后来冲洗残留蒸气,一旦超过固定温度2℃时设备将自动切断加热系统。影响灭菌效果的因素有温度、相对湿度、甲醛浓度和作用时间。甲醛灭菌的适宜温度是50~80℃的范围内;最适合的相对湿度是80%~90%;在温度和相对湿度不变时甲醛气体的灭菌速度和浓度之间基本上是线性关系。浓度越高灭菌速度越快,在0.4~0.31mg/L的甲醛浓度范围内,浓度越高,作用时间越长,灭菌效果越好。但甲醛浓度越高,其聚合作用越强,待非聚合甲醛含量达到恒定后,再增加甲醛浓度,杀菌作用也不再有明显提高。低温甲醛蒸气灭菌效果应进行监测,除必要的工艺监测外,可以通过物理、化学和生物检测方法进行监测。物理监测通过对压力表、温度计和适时采样的打印机打印出来的参数等方法实施监测。化学监测是在灭菌物品的外包装上印有化学指示剂或粘贴指示胶带,作为指示灭菌过程的标志;另外每个包内放置化学指示卡,作为灭菌效果的参考。每月应做生物效果监测,生物监测是用生物指示剂嗜热脂肪杆菌芽胞菌管或菌片,进行定期监测。

甲醛灭菌可用于怕热、怕湿、怕腐蚀的医疗器械的灭菌。可以采用低温甲醛蒸气灭菌的器械有:外科器械、包括导气管、麻醉用具、关节镜、心导管、气管插管、腹腔镜、膀胱镜等;诊疗器械有血氧合器、湿化器、引流设备、注射器、呼吸机、乳胶导管、乳胶手套、高压氧装置部件等;电子器械有除颤器电极、植入电极、变压器、电位器、电容器、导线、开关、插头以及眼科手术使用的热敏器械等制品。

由于甲醛具有一定的毒性和强烈的刺激性气味,特别是对眼和黏膜的刺激性使人难以忍受,因此甲醛蒸气灭菌的使用也受到一定限制,另外国内对低温甲醛蒸气灭菌器的功效检验没有标准,也影响了低温甲醛蒸气灭菌的研究和推广应用。

六、过滤灭菌法

过滤灭菌法就是采用筛除或滤材吸附等物理方式除去微生物,是一种常用的灭菌方法。对不耐热液体,过滤是唯一实用的灭菌方法。滤器可分为深层型和过筛膜两大类。深层滤器主要靠滤材的深度,通过机械性捕获或随机吸附进行过滤,多数滤材属此类型,目前已逐渐淘汰。过筛膜滤器以物理过筛法将液体或气体中细菌去除,许多液体可以用过滤法来灭菌。过滤法不是将微生物杀死,而是把它们排除出去。滤膜一般由醋酸纤维素、硝酸纤维素、多聚碳酸酯、聚偏氟乙烯等合成纤维材料制成。滤膜的孔径一般为0.2μm,它可以滤除绝大多数微生物。缺陷假单胞杆菌杆菌常作为过滤除菌的指示剂。过滤法的最大缺点是不能滤除病毒,主要用于气体、水、含有可溶性和不稳定物质的培养基、液体和液状制品等。某些按照医疗器械管理的液体制品和气体制品可以采用过滤灭菌法灭菌。

(王春仁)

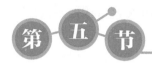

第五节 灭菌用化学和生物指示剂

为了确保灭菌效果,防止灭菌不完全,可以采用适当的灭菌指示剂。在医疗器械生产的灭菌过程中推荐使用灭菌指示剂以监测灭菌过程。灭菌指示剂有两大类,即化学指示剂和生物指示剂。化学指示剂中的配料能在灭菌过程中产生明显的颜色变化,指示灭菌过程的有效性,也就是说保证灭菌完成后指示剂颜色发生变化。生物指示剂采用具有一定抵抗力的特种细菌及其芽胞配制而成,和灭菌过程的物理监测配合在一起使用,证明灭菌过程的灭菌效果。

一、化学指示剂

国际标准化组织(ISO)对化学指示剂进行了分类和要求,指示剂涉及主要的灭菌方法。国际标准化组织将化学指示剂分为6大类,包括过程指示剂、特殊检测化学指示剂、单一参数化学指示剂、多参数化学指示剂、综合性化学指示剂和仿效指示剂,并明确不同化学指示剂应能反映的灭菌关键参数项(表5-5-1),对各项参数有明确的质量控制。

表5-5-1 不同灭菌方法化学指示剂反映的灭菌关键参数项

灭菌方法	化学指示剂反映的关键参数项
压力蒸汽	作用时间,温度,饱和蒸汽
干热	作用时间,温度
环氧乙烷	作用时间,温度,相对湿度,环氧乙烷浓度
甲醛蒸气	作用时间,温度,相对湿度,甲醛溶液浓度
电离辐射	总吸收剂量

在六大类化学指示剂中的过程指示剂根据不同的灭菌方法,又分为压力蒸汽灭菌指示剂、环氧乙烷灭菌化学指示剂、干热灭菌化学指示剂、甲醛蒸气灭菌化学指示剂和电离辐射灭菌化学指示剂。ISO 11140医用保健产品灭菌化学指示剂系列标准对蒸汽、环氧乙烷、电离辐射、甲醛蒸气、干热灭菌过程中使用的化学指示剂进行了详细的规定要求。化学指示剂可以是指示胶带、标签、涂于包装袋上的染料、卡片、自粘性标签等形式用于灭菌效果的指示。

二、生物指示剂

《中国药典》规定生物指示剂系一类特殊的活微生物制品,可用于确认灭菌设备的性能、灭菌程序的验证、生产过程灭菌效果的监控等。《消毒技术规范》将生物指示剂定义为适当载体染以一定量的特定微生物,用于指示消毒或灭菌效果的制品。《美国药典》规定生物指示剂是一类特定微生物经过特定制备方法制造的生物制剂,对于某种灭菌工艺具有特定的耐受性。

结合《中国药典》和《美国药典》对制备灭菌生物指示剂所选用微生物的要求,指示微生物的菌株的耐受性应大于灭菌产品中所有可能污染微生物的耐受性、菌种无致病性、菌种稳定易于保存并且容易培养。指示微生物的选择关系到生物指示剂的直接效用,每种指示微生物的确定必须结合微生物的特性、灭菌形式、使用场所和使用目的等因素综合确定,再以多次验证实验进行确认。目前,国内外广泛使用的生物指示剂有枯草芽胞杆菌、嗜热脂肪芽胞杆菌、短小芽胞杆菌、凝结芽胞杆菌、生孢梭菌等细菌芽胞,以及缺陷假单胞菌等细菌。

枯草芽胞杆菌是一种嗜温、好氧、产芽胞的杆状革兰阳性菌,因枯草芽胞杆菌可产生抗性较强的芽胞,在消毒灭菌方面得到广泛应用。枯草芽胞杆菌 ACTT9372 也称枯草芽胞杆菌黑色变种,在健康产品相关的标准或医疗器械相关的标准中将枯草芽胞杆菌 ACTT9372 作为环氧乙烷灭菌、干热灭菌和其他化学液体消毒剂的指示剂。嗜热脂肪芽胞杆菌,该菌的营养细胞呈长杆状、多数为单生、少数成对或链状排列,抗热稳定,细菌繁殖体革兰染色阴性,细菌芽胞为孔雀绿着色。所产芽胞无致病性、无热原、无毒,对压力蒸汽的抵抗力在大多数微生物中较强。嗜热脂肪芽胞杆菌芽胞经过湿热灭菌、甲醛灭菌、过氧化氢蒸气灭菌等效果的验证和评价,属于芽胞杆菌属,菌体细杆状,革兰阳性菌,因其抗电离辐射较强,常作为电离辐射灭菌效果的指示剂。生孢梭菌是一种产孢子、革兰染色阳性、严重厌氧的梭菌,耐热稳定。《中国药典》规定生孢梭菌孢子可作为湿热灭菌的指示剂。缺陷假单胞杆菌直径和除菌滤芯$(0.2\pm0.02)\mu m$ 的孔径非常接近,可以作为过滤除菌的指示剂。

国家标准 GB 18281《医用保健产品灭菌生物指示物》系列标准规定了生物指示剂的基本要求,并对环氧乙烷灭菌生物指示剂和湿热灭菌生物指示剂进行了规定要求。

(王春仁)

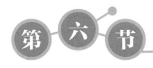

第六节　生物负载检测和无菌检查

一、生物负载检测

生物负载(也称初始污染菌)是指原材料、部件、成品与(或)包装等物品上带有存活微生物的总数。也就是在灭菌前医疗器械和包装材料上存活的微生物总数。

产品的初始污染菌是确定辐照灭菌剂量的基础,初始污染菌数的检测是通过使用初始污染菌估计技术和对该技术进行验证共同完成的。由于产品理化性质的多样性和污染菌的光谱性,不可能对所有的情况选用同一种评估技术。对于某一特定产品,初始污染菌数估计技术的选择应建立考虑以下因素:与产品污染微生物洗脱率相关的因素;污染微生物种类的分布;辐照产品的理化性质。为了确保其准确性,应对所选择的初始污染菌数评估技术进行验证效果的确认:①如果洗脱是其中的一个操作部分,其充分性应得到验证;②依据污染微生物的种类,选择合适的培养基和培养条件,验证其对微生物的抑制或促进作用;③如果产品本身会释放杀菌或抑菌物质,要对其进行中和、去除或最小化预处理。

初始污染菌试验的操作和步骤均在净化工作台中进行,防止额外污染,整个试验包括两个步骤:①试验前对试验技术的选择和验证;②对样品进行初始污染菌检验。试验前对试验技术的选择和验证内容包括培养基与培养条件的选择和验证、洗脱技术(洗脱液、洗脱方式)的选择和验证、产品释出物检测、建立回收效率并计算校正因子。初始污染菌检测采用所选择洗脱技术后,进行的技术路线是:样品的选择、收集和制备→样品的洗脱处理(或直接置于无菌平皿)→转移注皿→培养计数→数据记录→根据产品的微生物数和校正因子计算产品的初始污染菌。试验按照国际标准 ISO 11737-1:2006《医疗器械的灭菌-微生物学方法第一部分:产品中微生物数量的估计》的要求:生物负载数据采用回收率校正的平板法计算结果。平板计数试验方法可以按照《中华人民共和国药典》2015 版中非无菌产品微生物限度检查:微生物计数法的规定进行。

初始污染菌的检测有助于对生物材料进行灭菌处理时,对各种不同材质的医疗器械产品的初始污染菌有一个较准确的评估,以便在进行辐照灭菌时采用合适的辐照剂量,以达到最佳灭菌效果,保证生产质量。

二、无菌检查

无菌检查法系用于检查要求无菌的医疗器械产品是否符合无菌要求的一种方法。若供试品符合无菌检查法的规定,仅表明了供试品在检验条件下未发现微生物污染。对于经过一个有效灭菌程序的医疗器械产品,最终还需要通过无菌检查确认灭菌的有效性。

无菌检查应在无菌条件下进行,试验环境必须达到无菌检查的要求,检验全过程应严格遵守无菌操作,防止微生物污染。防止污染的措施不得影响供试品中微生物的检出。单向流空气区、工作台面及环境应定期按医药工业洁净室(区)悬浮粒子、浮游菌和沉降菌的现行国家标准的测试方法进行洁净度确认。隔离系统应定期按相关的要求进行验证,其内部环境的洁净度须符合无菌检查要求,日常检验还需要对试验环境进行监控。

医疗器械的无菌检查目前依据《GB/T 14233.2-2005 医用输液、输血、注射器具检验方法第二部分:生物试验方法》和《中华人民共和国药典》2015 年版中规定的无菌检查法。直接进入人体血液循环系统、肌肉、皮下组织或接触创伤、溃疡等部位而发生作用的制品或要求无菌的材料、灭菌器具等都要进行无菌检查。无菌检查并不是绝对地没有活菌,而是在产品一定的抽样数量中,考察其灭菌工艺,最终灭菌达到 10^{-6} 的微生物存活概率,就认定产品无菌。

进行产品无菌检查时应进行方法适用性试验,以确认所采用的方法适合该产品的无菌检查。验证用菌株有金黄色葡萄球菌、大肠埃希菌、枯草杆菌、生孢梭菌、白色念珠菌、黑曲霉。菌种的要求不得超过5代。加菌量应<100cfu。验证时,按供试品的无菌检查的规定要求进行操作试验。对每一试验菌应逐一进行方法确认,验证方法采用薄膜过滤法或直接接种法。结果显示与对照比较,如含有供试品各容器中的试验菌生长良好,则说明供试品的该检验量在该检验条件下无抑菌作用或其抑菌作用可以忽略不计,照此检查方法和检查条件进行供试品的无菌检查。如含有供试品各容器中的试验菌生长微弱、缓慢或不生长,则说明供试品的该检验量在该检验条件下有抑菌作用,应采用增加冲洗量、增加培养基用量、使用中和剂或灭菌剂、更换滤膜品种等方法,消除供试品的抑菌作用,并重新进行方法适用性试验。方法适用性也可与供试品的无菌检查同时进行。

接种供试品后的培养基容器按规定的温度培养14天。培养期间应逐日观察并记录是否有菌生长。阳性对照管应生长良好,阴性对照管不得有菌生长,否则试验无效。如在加入供试品后或在培养过程中,培养基澄清,或出现浑浊确认无细菌生长,则判定供试品符合无菌要求。如在加入供试品后或在培养过程中,培养基出现浑浊,培养14天后,不能从外观上判断有无微生物生长,可取该培养液适量转种至同种新鲜培养基中或斜面培养基上,细菌培养2日、真菌培养3日,观察是否再出现浑浊或斜面有无菌生长;或用接种环取培养液涂片、染色、镜检,判断是否有菌。

(王春仁)

第六章

医用材料的临床应用

这一章是医用材料的各论，篇幅很长，内容很庞杂，几乎涵盖了临床上现在使用的大部分常用医疗器械所使用的材料。我们按照临床科室的分类进行了分类编写，便于系统化的学习和参考，尤其是心血管领域占据了大量的篇幅，这也正说明了在医用材料领域，发展最快、种类最繁多的主要集中在心血管领域。这也显示了临床的快速发展和迫切需求带动了材料学的蓬勃发展。各论里面有一部分章节内容和总论会有交集，或者章节和章节之间也有重叠，但是为了让各个章节的内容相对完整，我们还是各有侧重的进行了保留。

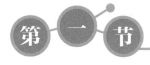

第 一 节 **心脑血管领域的应用**

一、人工心脏

人工心脏(artificial heart)是一种能够替代人体自然心脏泵血、维持全身血液循环的机械装置,是在解剖学、生理学上部分或全部代替人体自然心脏的一种人工脏器。在临床上,人工心脏是挽救心力衰竭(heart failure,HF)患者生命的一种重要治疗手段。

(一)人工心脏系统的基本构成

人工心脏基本上是由血泵、驱动装置、监控系统、能源系统四个部分构成(图 6-1-1)。

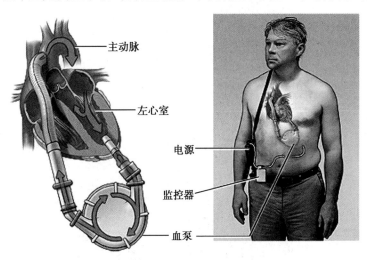

主动脉

左心室

电源

监控器

血泵

图 6-1-1　人工心脏系统示意图

(1)血泵:主要作用是将血液由低压区的静脉系统输送到高压区的动脉系统,是人工心脏系统的核心部分。按结构不同血泵大体可分为容积式血泵和叶片式血泵。

(2)驱动系统:主要作用是驱动人工心脏血泵的做功,其驱动方式大致可分为机械、电力、磁力、气体压力和液体压力五种形式。

(3)能源系统:主要作用是为驱动系统提供持续能量以驱动血泵不停地工作,按其放置位置可分为外置能源和内置能源。

(4)监控系统:主要作用是检测并调控人工心脏血泵的输出功率,使其输出的血液流量、压力满足人体循环生理的需求。监控系统需要从血泵的输出效率、驱动装置动力指标以及血液循环生理参数变化三个方面进行监控。

此外对于需要产生脉动流的人工心脏,通常情况下还需要配有能够产生单向流动的控制阀门,即人工心脏瓣膜。

(二) 人工心脏的主要分型、功能和作用

(1)主要分型:按照人工心脏泵的置放位置,人工心脏可分为外置式人工心脏(图6-1-2)和植入式人工心脏(图6-1-3)。当人工心脏泵体过大,无法置放在人体内则称为外置式人工心脏。当人工心脏工作时,血泵可以置放在人体的胸腔或腹腔,此时该人工心脏可称作可植入式人工心脏。

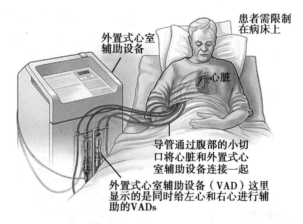

图6-1-2 外置式人工心脏

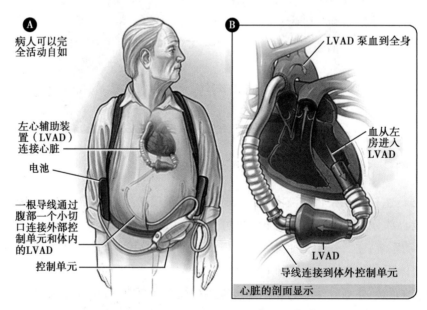

图6-1-3 植入式人工心脏

从血流输出形式上分类,人工心脏又分为搏动性人工心脏和非搏动性人工心脏两种。当人工心脏输出的血流犹如自然心脏输出的脉动血流,此时该人工心脏称为搏动性人工心脏。若人工心脏的输出血流是恒定的,则称该人工心脏为非搏动性人工心脏。理论上讲人

工心脏的搏动性血流输出更符合人体自然心脏的输出特性。通常情况下,若使血泵输出搏动式血流,人工心脏系统还需要附加有控制血流单向流动的人工瓣膜,同时需要相对占据较大空间血泵储血室和较复杂的驱动设备。尽管非搏动性人工心脏既不需要人工瓣膜,也不需要占据较大空间的储血室,但要保证其压力、流量输出特性适合人体器官灌注的需求。

此外按照患者对人工心脏辅助时间长短的需求又分为临时性辅助、中长期辅助和永久性辅助人工心脏三种。

(2)主要功能和作用:人工心脏的作用就是通过机械做功将人体静脉系统的血液输送到动脉系统,以维持全身血液灌注。根据全部或部分替代自然心脏的功能和作用,人工心脏可分为心室辅助装置(ventricular assist device,VAD)和全人工心脏(total artificial heart,TAH),其中心室辅助装置又可分为左心室辅助装置、右心室辅助装置和双心室辅助装置。全人工心脏临床应用时需要把人体自然心脏去除,自然心脏的功能全部由人工机械心脏替代,而作为心室辅助装置需要保留人体原有自然心脏,只是置放于自然心脏旁边辅助自然心脏工作,这时患者的心脏依旧处于跳动状态,只是无法提供人体所需的全部血流量,心室辅助装置伴随心脏一道工作,补充原有心脏无法提供的那部分心输出量。

(三)人工心脏泵的起源和发展

血泵是人工心脏的主要部件,因此人工心脏的发展历史可以用血泵的发展来描述。

1. 第一代人工心脏血泵 多为模拟人体自然心脏、可以产生搏动血流的容积式血泵。通常情况下,容积式血泵由一个带有出口和进口、且与心室容积相近的储血室,以及控制血流方向的人工瓣膜组成,储血室的主要作用是储存血液。在电力驱动或气体驱动系统作用下,储血腔内的容积或血液压力发生变化。当储血室血液压力大于与血泵出口相连的动脉压力时,储血室出口瓣膜打开,入口瓣膜闭合,这时血泵将血液由储血室泵入到动脉血管内。当储血室的压力小于动脉压力时,血泵的出口瓣膜关闭。在驱动系统作用下,继续降低储血室压力到一定程度时,储血室入口瓣膜打开,血液由静脉系统进入到储血室,直至储血室血液在高压作用下冲出出口瓣膜进入动脉系统。如此往复,就完成人工心脏模仿自然心脏的收缩和舒张运动,将血液输送到全身。第一代人工心脏泵的代表产品有:Novacor(图6-1-4),HeartMate VE(图6-1-5)和Berlin Heart Excor(图6-1-6)。

Novacor为可植入性搏动性血泵,血泵的储血室(聚氨酯血囊)置于两个碟片之间,碟片中内置螺旋线圈将电能转换为机械能(驱动设备)驱动两个碟片压缩血囊将血液排出,血囊每收缩一次,Navacor的血泵输出量约为70ml。血泵的流入道和流出道分别与装配有直径21mm人工瓣膜的人工管道相连。患者所需生理参数经控制系统的微处理器处理后控制血泵工作的流量、压力输出。驱动器的能量由外置蓄电池供给,电缆和通气管经皮下引出体外。白天走动时每块蓄电池可提供24小时的电能,夜间可用家中的工作站为人工心脏供电并给蓄电池充电,十分方便。Novavor血泵的缺点是有一定的噪声。

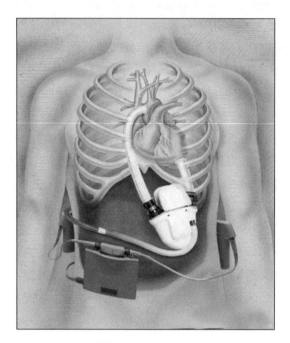

图 6-1-4 Novacor

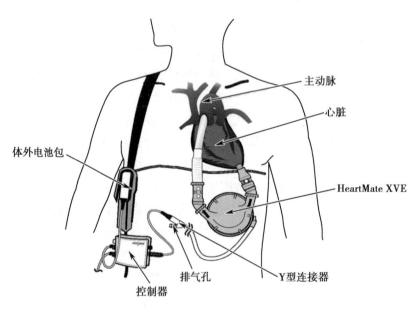

图 6-1-5 HeartMate VE

　　因为胸腔空间有限，Novavor 血泵多置于腹部，一般在左侧肋缘和髂嵴之间。Novavor 血泵可置于腹腔内也可置于腹直肌后鞘后腹膜前方或腹直肌后鞘与腹直肌之间的间隙内。血泵置于腹膜外的优点是便于取出，但容易形成血肿、积液并继发感染。若血泵置于腹腔内，因有大网膜包裹不易产生积液和积血，但因与腹腔脏器粘连不便于人工心脏的取出，也可因为血泵的压迫导致肠穿孔。

HeartMate VE 血泵属于可植入随身携带型,且有良好的泵血功能,它的每搏输出量为85ml,每分钟输出量可达到10L。该血泵储血室由聚氨酯隔膜外罩钛合金外壳构成。血泵的血液接触面经过特殊处理,其中钛合金外壳的内表面用钛微粒烧结,聚氨酯隔膜覆以聚氨酯纤维,这样由于与血液纤维蛋白和细胞成分接触后可形成一层假性内膜,所以血泵植入后可以不做抗凝处理,并可部分降低溶血和血栓形成的发生率。

HeartMate VE 血泵的动力由内置电机提供,电机的转子驱动一对圆球轴承旋转,其上方为一碟形隔膜,碟片与两个圆球的接触面为螺旋形凸轮。当转子旋转时,球形轴承随之旋转。由于螺旋形凸轮的作用,碟片上移排出血液。当转到一定角度,圆球与凸轮脱离,碟片隔膜下移,血泵储血室充盈。然后圆球轴承继续旋转,如此往复,完成一次又一次人工心脏泵血。HeartMate VE 血泵的电缆和通气管做成一体,经皮肤引出,再与控制系统连接。人工心脏的能量由蓄电池提供。控制系统和蓄电池可拷可随身携带,便于患者活动。

德国 Berlin Heart Excor 人工心脏属于外置的全人工心脏,它的主体部分均在体外,只有管子在体内。Berlin Heart Excor 人工心脏可以同时完成将血液由左室泵入到体循环和将血液由右室泵血泵入到肺循环。此外该血泵有大小多种型号以适用于不同年龄的患者,包括新生儿。

总之对于第一代血泵,不论储血室是哪种形式构成,泵体体积均较大无法植入到胸腔;有的还有气体管道与电源线一起穿经皮肤连接体外极易造成患者感染;有的因为储血室弹性模的存在,严重影响人工心脏的使用寿命;有的还因为有进、出口瓣膜的存在,血栓形成也是极易发生的医学事件;此外,由于与血液的接触面积大,溶血也比较严重。

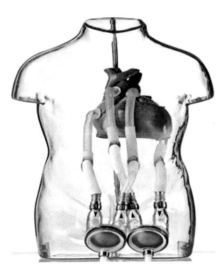

图 6-1-6　Berlin Heart Excor

然而第一代人工心脏泵的明显优点是这类血泵的血液输出模式类似于自然心脏,属于搏动性人工心脏,有利于各主要脏器的血液微循环灌注。

第一代容积式人工心脏血泵存在结构复杂、体积大、使用寿命短和血液破坏严重等明显缺陷,使得各种第一代容积式血泵的临床应用受到严重制约,于是人们开始研究体积小、血液接触面积小、可植入式的第二代人工心脏血泵。因为叶片泵不需要占有一定空间的储血室,而是通过驱动旋转叶轮的叶片对液体产生作用力,进而完成液体由低压区输送到高压区的功能,因此叶片式血泵是第二代人工心脏的主流特征。

2. 第二代人工心脏血泵　轴流血泵主要由叶轮、泵体(泵壳)、定子、导叶、轴承组成。叶轮是血泵的核心部分,其旋转速度决定血泵的输出大小。泵体也称泵壳,是血泵的主体,起到支撑固定作用,并与安装轴承的托架相连接。定子的作用是将电动机的转矩传给叶轮,所以它是传递机械能的主要部件。叶轮上部和下部的泵壳上装有固定导叶,用以消除液体的旋转运动,使之变为轴向运动,并把旋转运动的动能转变为压力能。导叶与叶轮间的滑动轴承主要用于叶轮旋转时的空间定位。当血液由血泵入口进入到血泵中时,叶轮在定子内驱动线圈作用下高速旋转,推动血液向出口方向流动,完成血液由低压区向高压区的泵血功能。血泵输出压力和流量的大小取决于叶轮的转速和叶轮形态。一般情况下,转速越高则所形成的动脉压也越高。第二代人工心脏叶片泵的结构示意如图6-1-7。

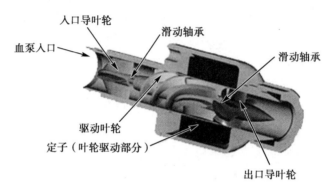

图6-1-7 第二代叶片泵结构示意图

由于叶片泵体体积可以做得很小,且泵体的入口和出口通过人工血管可直接与人体的静脉系统和动脉系统相连,因此泵体部分可以植入到体内的同时,因缩短血液输送管道而相应减少了血液破坏。因为叶片血泵无需人工瓣膜控制流动方向,因此减少了因瓣膜存在导致的血栓形成及使用寿命缩短现象的发生。此外,由于叶片泵无需更多的附属驱动设备,使得患者携带第二代人工心脏更为方便。

因为第二代叶片式血泵具有携带方便、可植入优势。植入时,手术步骤及循环通路与第一代人工心脏血泵大致相同。

在临床上应用比较多的第二代人工心脏血泵有HeartMate Ⅱ(图6-1-8),Jarvik 2000(图6-1-9)和DeBakey(图6-1-10)等。

总之叶片血泵具有结构紧凑、体积小的优点,使其易于植入体内。对于血流输出量的调节,叶片式血泵不像容积式血泵那样需要进行储血室容积大小的结构改变,而只是通过升降叶轮转速就可以完成任意调控,因此叶轮血泵流量、压力输出范围宽,且操作简单。相对于容积式血泵,叶片式血泵与血液接触面积小,抗血栓性能好。因为可植入,感染问题也可得到较好解决。然而第二代人工心脏血泵的结构设计中有一个致命的缺陷,即机械轴承的存在,由此在长期使用中会产生两个明显问题:轴承磨损和局部产热。因为该类血泵的叶轮是通过机械滑动轴承进行空间定位,叶轮的长时间高速旋转势必极易造成轴承的磨损,进而影响血泵的使用寿命。再者即使研发者将轴承选为高度耐磨损的陶瓷材料,这种接触式的长期摩擦也会产生多余的热量,血液遇热容易形成局部血栓,造成额外的血液破坏。鉴于机械轴承存在的缺陷,人们开始了基于悬浮原理的非接触式叶轮定位的血泵研发,即第三代磁悬浮叶轮血泵的研发。

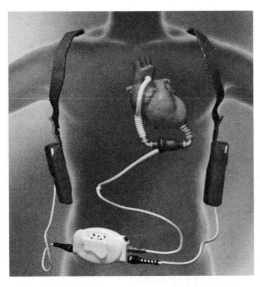

图 6-1-8 第二代人工心脏血泵 HeartMate Ⅱ

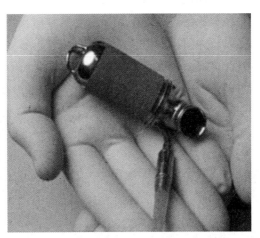

图 6-1-9 第二代人工心脏血泵 Jarvik 2000

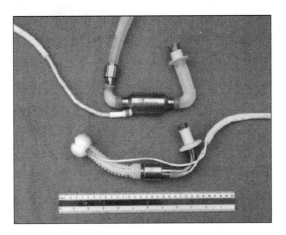

图 6-1-10 第二代人工心脏血泵 Berlin Heart 和 Debakey

此外由于叶片泵的输出特征与人的自然心脏不同,是非搏动的,因此在研发第二代叶片泵的同时人们也广泛开展了非搏动血流输出对人体生理学影响的研究。研究结果显示,在急性左心衰的早期治疗过程中,第一代人工心脏产生的搏动式血流对肾脏、外周器官及细胞的新陈代谢的影响优于非搏动式血流。但若保证非搏动式血流量超过搏动式血流量20%时,将不会对人体造成影响。这些研究为确定叶片式血泵仍然作为第三代人工心脏泵的结构形态提供了理论基础。

3. 第三代人工心脏血泵 要解决的技术关键是改善第二代轴流血泵的接触式机械轴承,为此叶轮的磁悬浮技术成为解决这一问题的核心。鉴于磁悬浮技术原理,第三代血泵多采用转子与传感器可以大面积接触的离心叶片泵机构,且有液力磁悬浮和电磁悬浮两种。

由于磁悬浮血泵进入研发阶段时间不长,目前全球有以下几款成品进入了临床试验。

某公司研发的 HVAD(图 6-1-11)就是一种典型的液力磁悬浮人工心脏,它的血泵尺寸比机械轴承的产品还小。当血泵启动时,首先利用液力悬浮的方式使叶轮悬浮,当转速足够高以后,叶轮脱离泵壳形成悬浮。HVAD 可以植入到人体胸腔,血泵入口由左心尖穿入左室,出口与升主动脉吻合。这样通过血泵做功,把血液由左心室输送的主动脉系统心脏抽出来。由于 HVAD 的叶轮无需轴承,旋转无磨损,可靠性高。

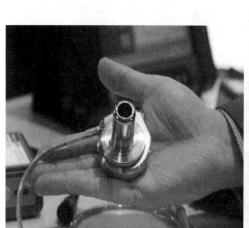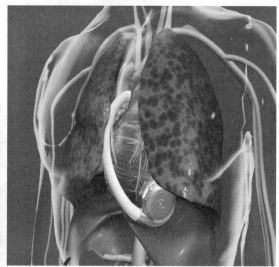

图 6-1-11　第三代液力磁悬浮人工心脏血泵 HVAD

但是叶轮磁悬浮血泵也存在一些问题,即血泵在高速旋转时,在叶轮下端极薄的悬浮液膜内产生高剪应力,造成红细胞破坏,进而会在血管内形成微小血栓。相比之下电磁悬浮血泵就有了一定优势。

DuraHeart 电磁悬浮血泵(图 6-1-12),已经在欧洲完成数十例临床试验,同样电磁悬浮血泵 Levacor(图 6-1-13)在美国也进行了十余例临床试验。然而,尽管这两款电磁悬浮血泵在血液相容性方面比 HVAD 更有优势,但因为血泵体积偏大,患者使用时只能放在腹腔内。为此与 HVAD 具有同样体积优势的电磁悬浮血泵 HeartMate Ⅲ 问世,目前该款血泵已经在欧美地区进行了 100 多例临床试验。

在中国,由中国某公司研发的与 HeartMate Ⅲ 具有同样体积和血液相容性优势的国产 CH-VAD 已经完成了电子系统集成化和一系列的动物实验,不久的将来极有可能超越 HeartMate Ⅲ,成为世界上最先进的人工心脏。

(四)人工心脏的临床应用和前景

人工心脏是用来部分或全部替代心脏的泵血功能,维持良好全身循环状态的机械装置。从 20 世纪 60 年代第一代容积式血泵、第二代轴流血泵发展到今天的第三代悬浮血泵,经历了几代科学家艰辛的研究历程。近年来,随着现代工业技术的发展及材料的更新,

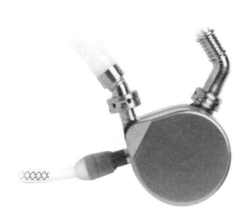
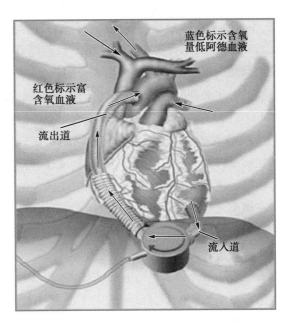

红色标示富
含氧血液

流出道

蓝色标示含氧
量低阿德血液

流入道

图 6-1-12　第三代电力磁悬浮人工心脏血泵 DuraHeart

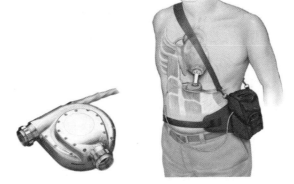

图 6-1-13　第三代电力磁悬浮人工心脏血泵 Levacor

随着人工心脏性能的改善,其耐久性和生物相容性都明显提高,使用时间也延长,为不少终末期心力衰竭患者提供了继续生存的机会。目前人工心脏主要用于:①心肌功能恢复的临时辅助,如急性心肌炎、心脏手术后严重低心排、缺血性急性心肌梗死、心脏移植后供体心衰竭等;②心脏移植过渡的中长期辅助,如患者由于供体心的短缺,或者患者本身有急性感染,多器官衰竭等以及需等待心脏移植;③用于不适合心脏移植的终末心力衰竭患者,替代自然心脏的永久性心脏支持。

1. 作为心脏移植过渡的中长期辅助　人工心脏与心脏移植结合的复合疗法是由美国 Cooley 教授在 1969 年首先提出的,20 世纪 80 年代初首次应用成功。因为心脏移植已成为当今治疗晚期心力衰竭患者最有效的手段,由于供体的严重不足,使得作为心脏移植过渡的 VAD 得到较广泛的应用,而且取得较满意的临床效果。尤其是可植入式 VAD 系统的使用,不仅患者生活质量得以提高,甚至有部分患者在等待心脏移植过程中心肌功能得以恢复,正常脱机后不再需要心脏移植。目前随着不断规范、完善的人工心脏心脏移植前过渡使用标准的制定(其中包括:患者使用指征、人工心脏的种类、使用目的、植入的最佳时期以及辅助时间的期限等多方面做出的较详细的规定),作为心脏移植前过渡使用的人工心脏取得了巨大的临床效果,也展现了人工心脏的巨大前景。

2. 作为心脏功能恢复的临时辅助　在长期的人工心脏临床应用中人们发现,人工心脏在辅助自然心脏工作过程中不仅可以改善患者因心力衰竭而引起的多脏器功能衰竭,而且还可以使心脏功能得到部分修复,使扩大的衰竭心脏明显缩小。更有报道指出有部分患者在撤离人工心脏后不需再进行心脏移植。

目前等待心脏功能恢复的临时辅助主要用于以下方面:心脏术后急性心力衰竭、急性心肌梗死后心力衰竭和扩张性心肌病等。

随着心脏外科手术适应证的放宽,如患者高龄化、术前心功能差等因素,术后需要使用人工心脏的人数很多。最早的人工心脏主要用于急性心力衰竭,特别是心脏术后心力衰竭。多心脏中心的临床应用显示,对于心脏手术后低心排、无法脱机的病人使用临时心脏辅助后可修复心脏功能,并可以顺利出院。在临床应用中,人工心脏使用时机的选择对于是否能够挽救心脏手术后不能脱机或重度低心排患者的生命非常重要。

急性心肌梗死引起的急性心源性休克的患者,病死率高达 70%～80%,各种人工心脏的使用为这些高危患者提供了有效的治疗手段。随着缺血性心力衰竭患者的逐年增多,人工心脏用于急性心肌梗死后心力衰竭临时辅助的应用越来越多。人工心脏的临时辅助可以通过提高心输出量、减轻心脏负荷、增加冠脉血供、减少梗死面积,使部分心脏功能得以恢复。对于那些年轻、休克时间短的患者,接受人工心脏辅助后心肌功能恢复的几率最大。

在人工心脏在扩张性心肌病中的应用中,早年的临床报道多支持人工心脏辅助对部分扩张性心肌病的患者有较好的临床疗效。但近期的研究认为很多已经恢复的扩张性心肌病患者的心脏功能在脱机后会很容易恶化。

3. 作为替代自然心脏的长期辅助　由于心脏移植供体的缺乏,人工心脏永久性替代心脏移植一直是人们期盼的终极目标。HeartMateVE、LionHeart 左心室辅助装置和 AbioCorIRH 全人工心脏等是被美国 FDA 批准的可以进行永久性治疗的人工心脏,尽管目前它们并未达到人们所预期的永久替代自然心脏的目标,但多中心应用结果显示其临床效果显著。

与其他生物材料一样,目前人工心脏的临床应用也存在一些问题,包括栓塞、出血、感染、右心功能衰竭等并发症时有发生,改进人工心脏的材料属性、结构特征及工艺,是解决上述瓶颈问题并取得突破性进展的首要手段。

(胡盛寿)

二、人工心脏瓣膜

人类心脏有四个瓣膜,左心房与左心室之间由二尖瓣分隔,右心房与右心室之间由三尖瓣分隔,左心室与主动脉之间由主动脉瓣分隔,右心室与肺动脉之间由肺动脉瓣分隔(图6-1-14),四个瓣膜承载着血液循环泵的作用。心脏瓣膜类的疾病主要包括风湿性心脏瓣膜病和老年心脏退行性瓣膜病两大类。当心脏瓣膜发生病变情况严重到简单成形手术已经不能解决问题时,需要用到人工心脏瓣膜进行置换手术。

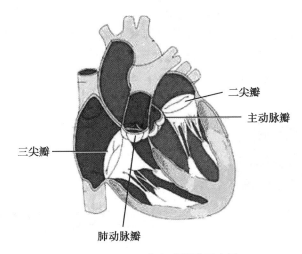

图 6-1-14　四个心脏瓣膜示意图

（一）人工心脏瓣膜的种类

人工心脏瓣膜(heart valve prothesis)是可植入心脏内代替心脏瓣膜(主动脉瓣、三尖瓣、二尖瓣),能使血液单向流动,具有天然心脏瓣膜功能的人工器官,其临床应用已经有50多年的历史。根据国家食品药品监督管理总局发布的《医疗器械分类目录》,人工心脏瓣膜属于6846"植入材料和人工器官"中2"植入性人工器官",属于高风险医疗器械,由国家重点监管。按照人工心脏瓣膜材质的不同,可以分为两大类,一类为生物瓣,全部或部分由生物组织制成;一类为机械瓣,全部结构由人造材料制成。机械瓣根据产品植入后流体动力学的差异,可以分为周边血流型瓣膜(包括笼球瓣和笼碟瓣)、中心血流型瓣膜(包括斜碟瓣和双页瓣)。生物瓣根据所用生物材料的不同,可以分为同种异体生物瓣、动物源性生物瓣和组织工程生物瓣三种。两种瓣膜虽然材质不同,但主要结构类似,均为三大部分:缝合环,连接人工瓣膜和自体心脏的结构;瓣架,成型支撑作用;阻塞体或瓣叶,保证血液单向流动的结构。

（二）机械瓣的发展历史

1. 第一代　在20世纪50年代,心脏外科开始尝试采用瓣膜置换方法治疗瓣膜疾病,人工机械心脏瓣膜和人工生物心脏瓣膜相继问世。1960年,Harken首次将笼球式机械瓣成功置换到人体主动脉瓣位置,同年,Starr成功将笼球式机械瓣置换到二尖瓣位置,这是机械瓣膜临床应用的里程碑。20世纪70年代,经过长达14年的改进,笼球式瓣阀形成了

Starr-Edwards 型机械瓣膜,瓣架采用钴铬钼镍的 Stellite-21 合金钢,球体(阻塞体)为硅胶或 Stellite-21 或热解碳的金属实心球,缝合环为 PTFE 或涤纶(图 6-1-15),球体在瓣架内上下活动,模拟自体瓣膜的泵血功能。这是临床应用比较广泛的一种瓣膜。但是这种瓣膜血流动力学为周围血流型,跨瓣压差比较大,术后经常出现心律失常的现象,应用受到限制。鉴于笼球式瓣阀的应用缺点,后期对其进行改进,形成笼碟式瓣阀,降低了瓣架高度,将原来的球体改进为蝶形片(图 6-1-16)。这种瓣膜调低了瓣架,瓣叶活动范围小,易发生故障失灵。但是笼碟瓣开创了低瓣架的设计理念,为后期瓣膜发展奠定了基础。

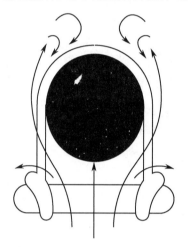 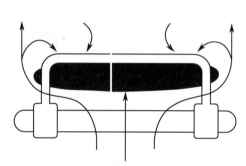

图 6-1-15 笼球式瓣阀血流动力学 示例（周围血流型）　　图 6-1-16 笼碟式瓣阀血流动力学 示例（周围血流型）

2. 第二代　以上两种瓣膜均属于"周围血流型"人工瓣膜,阻力和跨瓣压差较大,容易造成局部涡流而形成血栓。为了改善这种情况,1969 年研发出了第二代机械瓣,出现了侧倾碟式瓣阀,其中应用最广泛的为 Bjork-Shiley 侧倾碟型瓣。第二代机械瓣以圆形瓣环作为瓣架代替笼型瓣架,碟形瓣叶连接在一个有突出曲轴支架的圆形瓣环上。其血流类型为半中心血流型(图 6-1-17)。

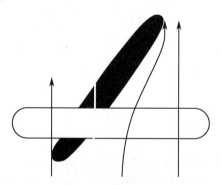

图 6-1-17 侧倾碟式瓣阀血流 动力学示例（半中心血流型）

侧倾碟式瓣阀主要包括三种类型：

①标准侧倾碟瓣：瓣架为钨铬钴合金，碟片倾斜60°，材料为带同性碳涂层的石墨；凸凹型侧倾碟瓣，碟瓣为凹凸状，碟片倾斜度为70°。

②单瓣柱凸凹瓣：在凸凹瓣的基础上将其中小瓣柱改为单瓣柱达到减少前进的血流阻力的目的。

③二叶式瓣阀：两个半圆形的碟片以转轴的形式支卧在瓣环的轴窝内，瓣环和瓣叶为涂有同性碳层的石墨，跨瓣压差小，抗凝血性较强。其缺点是瓣环连接处容易形成血栓。

3. 第三代 1980年以后，机械瓣的研究进入了第三代，以St. Jude Medical的双叶机械瓣为代表（图6-1-18）。双叶机械瓣在血流通过时两个半圆形瓣叶完全张开，泵流原理与自体心脏瓣膜类似，显著改善了血流动力学性能，其中一个瓣叶发生故障，另一个瓣叶依旧可以起到关闭作用，不会导致患者立即死亡。因此，机械瓣膜的术后并发症得到了显著的降低。瓣叶一般由石墨基质外覆盖低温热解碳改性构成，瓣环由金属材料支撑，缝合环由高分子聚合物构成。双叶机械瓣设计巧妙，瓣架低，为中心血流型，有效开口面积大，跨瓣压差小，抗凝血性能强，主要缺点是瓣叶支轴与瓣环的轴窝连接处易发生血栓，这可能是导致瓣膜功能发生故障的主要原因。自双叶机械瓣研发出来之后，其优异的性能将第一、第二代瓣膜淘汰，成为现今机械瓣膜的主流类型。

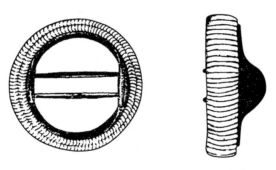

图6-1-18 St. Jude Medical 双叶机械瓣

（三）生物瓣的发展历史

生物型人工心脏瓣膜的主要构成为生物源材料，主要有同种异体、动物源性材料和组织工程材料三种。动物源性材料主要有牛心包和猪主动脉瓣两种。按瓣膜有无支架来分，可以分为有支架生物瓣和无支架生物瓣。

1. 第一代生物瓣 20世纪50年代，Murray首次将同种主动脉瓣移植成功。20世纪70年代，Zerbini也进行了硬脑膜瓣膜临床研究。但是同种瓣由于来源困难，二次手术率高，因此应用受限。动物源性生物瓣膜由于材料的易得性而应用广泛。这种瓣膜主要材料来源为猪主动脉瓣、牛心包片和牛颈静脉。猪主动脉瓣（图6-1-19）有着血栓栓塞率低，术后无需长期抗凝的优点，但是跨瓣压差相对其他生物瓣要大，因此不宜置换主动脉瓣。牛心包组织生物学特性与人心包组织类似，裁切的自由度较猪主动脉瓣更大，由其制成的牛心包瓣膜(图6-1-20)解决了不同瓣膜的规格型号问题,因此其使用范围更广。

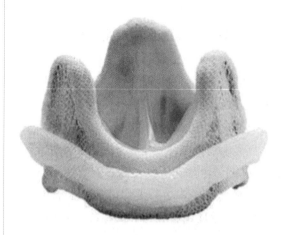

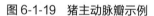

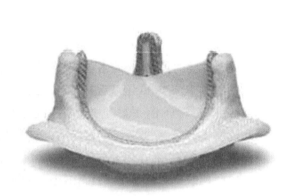

图 6-1-19　猪主动脉瓣示例　　　　　　图 6-1-20　牛心包瓣膜示例

1968 年,Carpentier 教授创造性地将生物瓣进行戊二醛处理,去除其免疫原性,并将生物瓣植入体内,有效降低了自体对生物瓣的免疫排斥反应,开创了动物源性材料生物瓣临床应用的先河。虽然这种方法在一定程度上解决了生物瓣的生物相容性,但是戊二醛交联处理后的瓣膜生物组织中含有较多的游离氨基,过量的戊二醛存在过多的游离羧基,使得生物瓣膜比较容易促使钙盐沉积而导致生物瓣发生钙化,因此第一代瓣膜的应用在钙化问题面前不得不退场。

2. 第二代生物瓣　在戊二醛抗钙化处理的基础上,采用了多种防钙化的方法,主要包括改进戊二醛交联的方法,增加处理步骤提取出可能产生钙化的物质以及采用新型交联剂,显著延长了瓣膜的使用寿命。比如某公司采用了 Xe-noLogiX 防钙化成分,去除瓣膜生物组织中的磷脂成分,在动物实验中取得了较好的效果,但是临床应用效果待定。某公司采用表面活性剂十二烷基磺酸钠(SDS)和 α-氨基油酸(AOA)处理生物瓣等。国内对于瓣膜抗钙化的方法采用环氧氯丙烷(EC)化学改性防范,增加胶原交联度,封闭未配对的羧基,降低戊二醛的细胞毒性,有显著的抗钙化作用。

3. 第三代生物瓣　第一和二代生物瓣膜都有瓣架结构,因此在植入后存在机械应力,机械应力的变化也会引起生物瓣的失效,而且承担最大机械应力的部位更加容易发生钙化。为了改进这种应力弊端,美国某公司研发出了无支架猪瓣(图6-1-21),取材自猪主动脉瓣,经过戊二醛抗钙化处理,聚酯物包裹,对猪瓣膜进行了初步的修剪成形。随后另一公司开发的无支架猪瓣具有完整的主动脉瓣膜,仅有少量织物包裹以保证自然血流状态,临床应用前景更好。

4. 介入瓣膜　主动脉瓣疾病是临床比较常见的心血管病变,发病率随着年龄的增长而提高。由于主动脉瓣膜病人一般年龄偏大、心脏功能差等原因,传统开心手术因创伤大而使手术的危险系数增加,存在较高的并发症或死亡的风险。随着介入技术的发展,

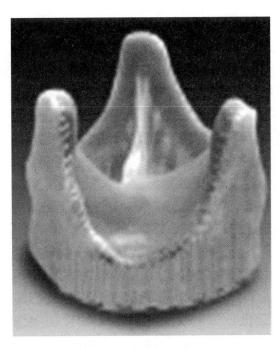

图 6-1-21　无支架猪瓣示例

经导管 AVI(TAVI) 成为治疗主动脉瓣疾病的研究热点和发展趋势,2002 由法国人 Cribier 首次将生物瓣经导管行主动脉瓣植入(图 6-1-22),开创了人工瓣膜置换术新的里程碑,经过几年的发展,相对于传统瓣膜置换术拥有比较明显的技术优势。和每一种新技术最初出现和起步发展的过程类似,由于没有权威标准的指导,临床实践时间没有足够长,临床例数也不充足,介入瓣膜存在容易瓣膜脱位、钙化和输送系统不合适等问题。该技术还在探索阶段,没有得到非常成熟的应用,因此在使用 TAVI 技术时会受到一定的限制。接下来 TAVI 的研发方向应该从高危患者转向更广泛的使用人群,使越来越多的瓣膜病患者受益于这种技术。我国老龄化人口占比不断扩大,TAVI 应用的基础也会越来越大。随着国产的 J-Valve 和 Venus 介入瓣膜的临床应用,未来 TAVI 将代替 AVI 成为治疗严重主动脉狭窄的安全有效的方法,并在心脏瓣膜病的治疗中占据越来越重要的地位。

5. 组织工程瓣膜　TEHV 的概念于 1995 年由 Shinoka 提出。瓣膜表面内皮细胞是血液和瓣膜组织的细胞屏障,可以预防生物瓣膜的变性和钙化,细胞外基质对维护瓣膜的生物力学强度和功能有重要作用。应用组织工程学的原理构建具有心脏瓣膜形态的支架,然后通过组织工程细胞繁殖技术使种子细胞在支架上生长并产生细胞外基质,最终形成完全由自体细胞和基质所构建的活的瓣膜组织。但是这种瓣膜还处于研制阶段,主要原因有几个方面:没有理想的 TEHV 支架材料;种子细胞的培育不理想;体外构建的 TEHV 不能达到预定的功能活性。因此,构建 TEHV 系统外环境需要进一步的调控和改进。TEHV 是瓣膜的新方向,需要进一步进行深入的研究。

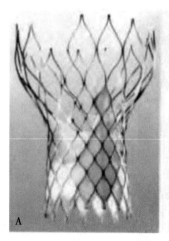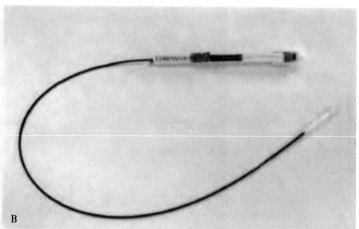

图6-1-22 介入瓣系统示例

（四）人工瓣膜的材料构成

1. 机械瓣的瓣叶主要为热解碳，由丙烷经高温裂解成热解碳沉积于石墨基体环上，再将石墨基体环去除得到。瓣环的主要材料为钛合金等生物相容性较好的金属材料。缝合环一般采用涤纶等高分子聚合物。热解碳和金属部分主要通过设备操作整合，高分子聚合物的缝合环则需要人工缝合完成。

2. 生物瓣膜种类比较多，有些生物瓣膜由生物材料和非生物材料构成，瓣架和机械瓣膜的材质类似，都是采用钛合金之类的生物相容性比较好的材料。缝合环用硅胶和涤纶等高分子材料。瓣叶或全部由生物材料构成的生物瓣，有牛心包材料、猪主动脉瓣材料、牛颈静脉瓣等材料。生物瓣膜和机械瓣膜最大的区别是所有这些结构全部由人手工缝制而成，目前还没有达到机械化的程度。

（五）人工心脏瓣膜不同种类的优缺点

机械瓣性能较稳定，抗疲劳性能较好，比较容易达到3.8亿次的疲劳要求，工作寿命比较长。机械瓣的临床应用长期随访调查表明其稳定性良好，临床疗效比较满意。但是机械瓣植入后需要长期服用抗凝药物，患者生活质量水平降低、二次介入换瓣的局限等缺点也使得机械瓣在应用方面受到一定的限制。

生物瓣膜具有良好的流体动力学特性，因为其较好的生物相容性，使得植入后凝血反应和血栓形成的可能性也进一步降低，而且对血液本身成分构成不会造成太大的影响，生物瓣膜置换后不需要长期进行抗凝治疗，患者本身生活质量得到进一步提高。随着介入技术的发展和介入瓣膜的研制成功和进一步的改善，首次植入生物瓣出现问题后，有着能够以介入形式二次换瓣的瓣膜植入优势，这是机械瓣所不具备的。但是由于其生物特性，瓣膜置换术后容易出现瓣膜钙化、退化和衰坏，因此其耐久性较机械瓣膜低，工作寿命相对机械瓣要短一些。

（六）人工心脏瓣膜的临床应用情况

近 10 年来,中国内地主动脉心脏外科年手术量逐年递增,2014 年,心脏瓣膜手术已达 60 485 例。生物瓣和机械瓣是目前临床应用的主流瓣膜。瓣膜种类的选择需要根据瓣膜衰坏和抗凝综合考虑。如果对于术后使用抗凝药物有禁忌,可以选择生物瓣膜。对于没有抗凝禁忌的 60 岁以下的患者,从耐久性考虑,机械瓣膜是比较优越的选择。70 岁以上的患者为了其术后生活质量考虑,选择生物瓣膜会更为合理。长期随访的结果显示,机械瓣和生物瓣在并发症和远期生存率方面未发现明显差异。

随着医学的进一步发展,越来越多的研究尝试通过瓣膜成形手术修复瓣膜病变,这在一定程度上降低了瓣膜置换的比例。其中二尖瓣成形手术的发展处于领先地位。二尖瓣成形手术能够较好地保留左心室功能,规避人工瓣膜血栓栓塞、抗凝出血和结构性瓣膜衰坏问题,手术死亡率更低,因此二尖瓣手术中瓣膜修复的比例在进一步增长。但是一项研究表明,主动脉瓣修复和生物瓣置换都能获得理想的近期效果,而对于长期效果,瓣膜修复并不具备优势。

随着介入技术的发展,介入手术的低创伤性也在逐渐取代外科手术瓣膜置换。对于合并有高度手术风险比如高龄等主动脉狭窄的患者,TAVI 已经被基本证明是一种可以替代的治疗方法,获得了优异的近期效果,但是长期验证还不充分。经皮二尖瓣修复临床手段很多,但现阶段每种技术都还没有发展成熟,会出现较多的手术并发症,还需要更进一步的改进和研究。经皮肺动脉瓣置换术 PPVI 是较早应用于临床,也是经导管瓣膜置换中较为成熟的技术,治疗成功率高于其他手段,且术后的并发症少,对于具有高龄等适应证的患者是首选治疗。三尖瓣反流介入治疗刚开始应用于临床,有效性还需要更大规模的研究和进一步观察。经导管植入"瓣中瓣(图 6-1-23)"技术为生物瓣膜衰坏的患者提供了微创治疗的新途径。对于心脏瓣膜病的介入治疗,目前很多技术还处于应用初期,治疗的长期效果还有待进一步观察。随着装置的更新,虽然介入技术对临床决策产生了一定影响,但瓣膜置换的总体趋势还没有明显的变化。

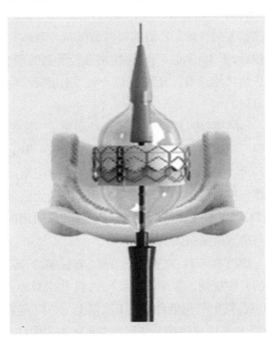

图 6-1-23　瓣中瓣示例

（胡盛寿）

三、心脏起搏器、心律转复除颤器

（一）心脏起搏器

1. 发展历史　心脏起搏器是一种植入于体内的电子治疗仪器,通过脉冲发生器发放由电池提供能量的电脉冲,通过导线电极的传导,刺激电极所接触的心肌,使心脏激动和收缩,从而达到治疗由于某些心律失常所致的心脏功能障碍的目的。

1930 年 Hyman 医生制作了首台脉冲发生器,用针刺心房肌进行电刺激使心脏跳动,并命名为人工心脏起搏器。1947 年 Sweet,1951 年 Gellaghan 和 Bigelaw 分别经开胸与经静脉导管电极刺激窦房结区获得起搏成功。1952 年 Zoll 首先报道应用体外心脏起搏器起搏心脏,挽救了 2 例濒于死亡的房室阻滞、心脏停搏患者,人工心脏起搏开始应用于临床,Zoll 因此被尊称为"心脏起搏之父"。1958 年 Furman 等从静脉插入导管电极进行心内膜起搏,由于不需要开胸安装电极导线,使心脏起搏器的植入术简化,并克服了胸壁刺激的缺点,从而促进了心脏起搏技术的临床应用。1960 至 1980 年,是国外起搏器研究与应用的高速发展阶段,有大量文献报道起搏器的应用与研究状况,起搏适应证扩大、起搏类型增多,多为生理性起搏器。

我国于 20 世纪 60 年代进行心脏起搏器的研制与临床应用。1960 年上海市第一人民医院霍鉴锵开始了心脏起搏器的试制与杂种犬类动物实验研究。在 1962 年首次临床应用失败后,于 1963 年 5 月,再次用自行研制的经胸固定频率式心脏起搏器,成功抢救了 1 例窦房结功能衰竭反复阿-斯综合征发作患者,延长了患者的生命达 12 年,这是国内首个成功案例。

1964 至 1971 年,江苏也成功研制了"南京 JP-1 型"固定频率起搏器与"南京 JB-2 型"宽频可调式起搏器,均有临床应用。1974 年上海研制 AMQ-1 型按需埋藏型起搏器,并于 1977 年 10 月制出样机,经上海第一医学院附属中山医院首次植入人体,这是第 1 台国产体内植入按需起搏器。1965 年至 1975 年,北京阜外医院应用起搏器治疗严重心动过缓患者 48 例,江苏省人民医院黄元铸也在同时,应用国产按需型心脏起搏器治疗病态窦房结综合征与房室阻滞病人。

1975 年 6 月,在南京召开了"心脏起搏、转复"座谈会,会上讨论提出有关心脏复律、起搏的五年规划。至 1980 年 2 月,仅北京阜外医院已植入临时起搏器 120 例,永久起搏器 110 例,其中某些患者植入 1 次以上。1987 年在"心脏起搏与电生理的临床应用"专题讨论会上,阜外医院孙瑞龙与解放军总医院朱中林分别介绍了 628 例及 430 例起搏治疗的临床经验,这时国内植入技术明显提高,有些医院植入了双腔程控起搏器、抗心动过速起搏器及频率适应性起搏器。

2. 材料分类　世界上第 1 台植入型起搏器所使用的电池为镍-镉电池,因需要定期体外充电且体积大、安全性低被弃用。1960 至 1970 年,先后经历了锌-汞电池、Pu288 核能电池,因使用寿命短和核防护问题而没有大范围推广。1971 年 Greatbatch 研制出锂-碘电池,1972 年美国首先采用锂电池作为起搏器能源,由于锂电池能量密度高、自放电小、使用寿命长且性能安全可靠,迄今仍作为起搏器的主要能源。

目前起搏器主要由电池、电路、外壳、密封塞、电极导线连接器等组成,配有力矩扳手作为附件,和植入式起搏器封装在无菌包装内,由于新型材料的不断面世,起搏器的安全性提高,重量和体积不断减小。很多型号的起搏器采用 99% 的高纯钛作为外壳,部分表面涂覆聚对二甲苯涂层;密封塞为硅橡胶材料,电极导线连接器为聚氨酯材料,具有柔软耐磨、韧性好、摩擦系数小等优点。在保证对患者和植入设备采取了特殊保护措施的情况下,某些型号的起搏器还可进行磁共振成像检查。

近年来国外开始关注研发可避免导线脱位、感染等问题的无导线心脏起搏系统,2011 年 HRS 年会上报告了微型无导线起搏器临床前实验研究。之后美国某公司研发的经导管某起搏系统研究(国内阜外医院参与该项研究)纳入了 725 例患者以评价该经导管无导线起搏系统的安全性及有效性。6 个月随访结果显示该起搏系统的有效性和安全性分别为 96.0% 和 98.3%(基于永久性起搏器数据所设定的有效性和安全性目标分别为 80% 和 83%)。另一项研究纳入了 526 例患者用于评价某公司经导管无导线起搏系统的安全性及有效性,6 个月随访植入成功率 95.8%,有效性和安全性分别为 90.0% 和 93.3%。这两项临床研究结果都证明了无导线起搏系统在人体使用是安全有效的,为无导线起搏系统的临床应用提供了重要依据。2015 年 2 月国家心血管病中心阜外医院心律失常中心完成了国内首例无导线起搏器植入,植入产品为某经导管无导线起搏系统,无需植入心内膜导线,也无需在皮下放置脉冲发生器,减少了创伤与感染风险。这种无导线起搏器如子弹头大小,直径 6.7mm,长度 25mm,体积 0.75cc,重量 2g,体积和重量为传统起搏器的十分之一。使用寿命为 8~10 年,可通过程控仪经体外调整工作参数。需要指出的是,目前该无导线起搏器只具备单腔心室起搏功能。正在进行的该无导线起搏器的上市前研究于 2013 年 12 月启动,至今在全球已植入逾 500 例,尚无严重不良事件的报道。无导线起搏器也被誉为 2015 年 10 大医学创新之一。

3. 临床应用　1958 年第一台心脏起搏器植入人体以来,起搏器制造技术和工艺快速发展,功能日趋完善。在应用起搏器成功地治疗缓慢性心律失常、挽救了成千上万患者生命的同时,起搏器也开始应用到快速性心律失常及非心电性疾病,如预防阵发性房性快速心律失常、颈动脉窦晕厥、双室同步治疗药物难治性充血性心力衰竭等。

20 世纪 50 年代早期起搏器结构简单,以固定频率发放脉冲(VOO)起搏心室。1963 年 Nathan 等首先应用 P 波同步起搏器是生理起搏的前奏。1966 年 Parsonnet 首先在临床应用 R 波抑制型心室按需起搏器(VVI),因其适应证广泛很快成为临床最常用的起搏器类型。1969 年 Berkovitz 又研制了房室顺序起搏器(DVI 方式)。1978 年 Furman 植入了第 1 台双腔起搏器,1979 年在 VAT 的基础上出现了同步心室抑制型起搏器(VDD),随后 Funke 在上述模式基础上研制房室全能型起搏器(DDD),至此,双腔生理性起搏技术基本成熟。1980 年初研制成功频率适应性起搏器(DDDR)。

国内 1963 年自行研制成功经胸固定频率式起搏器(VOO),1971 年研制出宽频可调式起搏器,均应用于临床。1974 年研制出 AMQ-1 型按需起搏器(VVI)并应用于临床。1983 年和 1986 年,国内开始植入 DDD 型双腔起搏器和 DDDR 型频率适应性起搏器。此后心脏起搏器应用日益增多,具有家庭监测功能的起搏器也在使用中。2009 年 3 月 1 日至 2010 年 12 月 30 日,国内关于家庭监测功能起搏器的多中心注册研究纳入了 97 家医院 628 例患者,随访 6 个月发现 22.9%的患者发生至少一次的房颤事件,第一次房颤事件多在起搏器植入 2 个月时发生,经药物治疗后,6 个月随访时房颤事件从最初的 12%降至 2.5%,房颤负荷明显减少。可见家庭监测起搏器有助于房颤(尤其是无症状房颤)的早期诊断,给病人带来临床长远益处。

目前全球每年新植入或更换起搏器 70 万台,并以 15%的速度递增。20 世纪 80 年代初期,美国某公司生产的心脏起搏器进入中国,随后德国公司和美国公司也分别在 80 年代末期和 90 年代初进入中国市场,目前共 6 家企业获得相关批文,其中 5 家为国外企业。

(二)心律转复除颤器(ICD)

1. 发展历史 心脏性猝死是心血管疾病的主要死亡原因之一,占心血管病死亡总数的二分之一以上,严重危及生命。其最常见的直接原因(约 82%)是恶性室性心律失常如室性心动过速(室速)、心室颤动(室颤),使心脏绝对或相对丧失泵血,且多发生在院外,争取在数分钟内实施电击是降低该类患者死亡率的关键。

20 世纪 60 年代,Mirowski 等学者通过实验研究开发 ICD 的基本思想,是为有心律失常性猝死高危、经选择的患者,通过植入心律转复除颤器(ICD),在发生危及生命的室速/室颤且不能及时到医院抢救时,ICD 能立即识别并在以秒计的时间内释放出高能量脉冲波电击转复。1972 年 Mirowski 研制出临床应用的植入型自动除颤器(AID,即第 1 代 ICD),并于 1980 年在美国植入于 1 位患者体内。1986 年经静脉-皮下除颤导线应用于临床,避免了开胸手术。1988 年美国生产具有程控功能的第 2 代 ICD 进入临床。1989 年具有分层次治疗的第 3 代 ICD 应用于临床。1995 年带 DDD 或 DDDR 起搏功能的双腔 ICD 问世,提高了 ICD 对持续性室性快速心律失常的识别,明显减少误识别和误放电。

我国于 1991 年经开胸手术植入了国内第 1 台 ICD。1994 年开始植入第 3 代 ICD。2001 年开始双腔 ICD 的临床应用,这些 ICD 均属国外产品。2014 年植入单腔 ICD 占 67.1%,双腔 ICD 占 32.9%;ICD 用于二级预防占 52.1%,一级预防占 47.9%,一级预防的比例较 2012 年的 42.7%和 2013 年的 45%稳中有升,表明国内医师对 ICD 植入一级预防心脏性猝死的认识有所提高。自第 1 例 ICD 患者植入后,临床应用和研究结果表明,虽然对基础病变不产生影响,也不能防止心律失常的发生或产生治愈效果,但 ICD 的疗效确实可靠,有效地立即终止持续性室速/室颤,防止发生心脏性猝死,作为器质性心脏病的补充支持治疗措施,能够明显提高患者的生存率。

2. 材料分类 1969 年 Mirowki 等研发的原型器械,是一根远端装置了心室压力传感器的电极导线,通过置于右室内的导线电极与埋植于胸前壁的小电极片来放电除颤,用该设备进行的犬类实验很成功。1972 至 1982 年,经过大量的实验研究,Mirowki 等研制出较为可靠和安全的适宜人类植入的自动心律转复除颤器,商品名称叫做 AID-B,它的大小是11.2cm×7.1cm×2.5cm,其脉冲发生器重 293g,体积 160ml,电子线路由 300 多个分立的元件组成,与电容器和锂电池装在内壳内,外壳材料为钛。之后在设计上进一步优化,ICD 产品重量、体积不断缩小。1986 年第 1 次在患者体内植入了非开胸 ICD 导线系统,由一根经静脉(插入)的右室导线(负极)和一个皮下铂-铱网状电极片(正极)组成。1989 年起,更多重量轻、体积小的 ICD 产品问世,它们均具有分层次治疗、采用经静脉导线系统,有信息储存和遥控功能、程控能力强、使用寿命较长的优点。近年来研制开发的无导线系统,也有望应用于 ICD 产品。

3. 临床应用 1991 年 ACC/AHA(美国心脏病协会和心脏协会)和 NASPE(美国心律协会)的专家组分别制定了 ICD 治疗的适应性指南。明确了 I 类、II 和 III 类适应证,并规定 I 类和 II 类适应证在药物及辅助治疗无效或不可耐受药物治疗的情况下,才能选择 ICD 治疗。1996 年由于医疗费用的报销规定,美国保健理财管理局作出修订,要求必须经过一系列检查,只有当 ICD 是唯一性治疗手段时才能应用于患者。1997 年和 1998 年报道的 AVID试验和汉堡心搏骤停试验,均证实 ICD 治疗组相较于抗心律失常药物治疗组,患者的 2 年和 3 年总死亡率明显降低。

由于技术进步及临床应用的研究,1998 年 ACC/AHA 制定了新的 ICD 应用指南,相较于 1991 年指南,最大变化是不需要经药物治疗无效后才能采取 ICD 治疗,使得更多患者有机会选择 ICD 治疗。此后 ACC/AHA/NASPE 于 2002 年、2008 年都进行过 ICD 治疗指南的修订。最近一次针对 ICD 适应证的修订是 2012 年。2002 年的 ICD 指南中,新增对于无器质性心脏病的自发性持续性室速,当其他治疗手段无效后仍建议植入 ICD 治疗。2008 年修订的指南,提出了关于 ICD(埋藏式心律转复除颤器)、CRT(心脏再同步治疗)以及 CRTD(联合有除颤功能的心脏再同步治疗)适应证的进展。2012 年修订的指南进一步扩大了ICD 的治疗范围。

目前尚未有我国关于 ICD 的治疗指南,也没有国内批准上市的自行研发产品,所使用ICD 均为进口产品,针对 ICD 价格、不同患者的适应证,不同医生对 ICD 患者的选择有不同观点。但相关医生均熟悉 ICD 治疗的适应证和疗效,把 ICD 作为危及生命的室性心律失常的首选治疗。

2015 年四大国际性心电生理学会组织〔美国心律学会(HRS)、欧洲心律学会(EHRA)、亚太心律学会(APHRS)、拉美心脏起搏与电生理协会(SOLAECE)〕共同撰写了《2015HRS/EHRA/APHRS/SOLAECE 植入型心律转复除颤器程控及测试优化专家共识》(简称《共识》),我国阜外医院的张澍教授参与了该《共识》的制定。《共识》分为 4 大部分,分别对 ICD 的抗心动过缓的起搏模式及频率设置、心动过速检测设置、心动过速治疗参数设置及植入术中除颤测试给出详细的说明及指导建议。

全皮下 ICD（S-ICD）系统近年来开始应用于临床，S-ICD 的导线及脉冲发生器均位于皮下，除颤导线不经静脉接触心脏。*J Am Coll Cardiol* 在 2015 年 4 月发表了对 IDE 和 EFFORTLESS 两大前瞻性注册研究数据进行的荟萃分析，评估了 S-ICD 的安全性和有效性。通过对 882 例植入 S-ICD 患者随访（651±345）天，观察到 59 例患者共发生 111 次自发性室性心动过速（VT）/心室颤动（VF）事件，首次电转复的成功率为 90.1%，5 次以内电转复成功率为 98.2%。植入后 30 天内器械相关并发症发生率为 4.5%，KM 法估算 3 年累计器械相关并发症发生率为 11.1%，全因死亡率 4.7%，误放电事件发生率 13.1%。随着医生植入和管理经验的积累，误放电、感染及器械相关并发症的发生率均有降低。该研究证实了长期应用 S-ICD 的安全性及有效性，将使更多的猝死高危患者受益。

（胡盛寿）

四、体外循环装置

体外循环系统在国家食品药品监督管理总局分类目录中属于 6845 体外循环及血液处理设备，是一种利用一系列特殊人工装置将回心静脉血引流到体外，经人工方法进行气体交换，调节温度和过滤后，输回体内动脉系统的生命支持技术。在体外循环过程中，由于人工装置取代了人体功能，因此也称心肺转流，体外循环机也称为人工心肺机。进行体外循环的目的是在实施心中直视手术时，维持全身组织器官的血液供应。随着临床医学的发展，体外循环应用范围不断扩展，不仅在心脏、肝、肾、肺等大血管手术中获得应用，在肿瘤治疗、心肺功能衰竭患者的生命支持方面也取得令人瞩目的成绩，体外循环是心脏外科的一项重要手段，成为临床医学的一门重要技术。

1. 体外循环的发展历史 19 世纪初，Stenon 等在动物实验中发现脑、脊髓、神经和肌肉等器官组织在有血流通过的情况下可以短暂维持生命，因此，法国 Le Gallois 在 1812 年提出离体器官外灌注的设想。但是，要达到这样的设想，有三个问题必须得到解决，一是血液的抗凝问题；二是应该有一个类似心脏的"泵"的装置驱动；三是如何将静脉血在体外进行氧合作用。

最初血液的抗凝问题是通过搅拌作用去除血液中纤维蛋白的方法来解决的。这种方法在解决了抗凝的同时也实现了血液的氧合。1916 年 McLean 在肝组织匀浆中发现肝素有抗凝作用，后来经纯化和大量药理毒理实验于 1936 年用于临床。由于抗凝剂的发现，淘汰了去纤维血的应用。自肝素作为抗凝剂用于体外循环以来，一直沿用至今，而且成为体外循环不可缺少的药物。

在研究"泵"驱动的方面，开始 Bernard（1848 年）和 Brown-Sequard（1858 年）是用注射器灌注离体器官。后来演变成利用马达驱动活塞泵的形式提供动力。1925 年德国外科医生 Beck 发明了滚压泵用于输血，与今天所用的滚压泵非常相像。1934 年 DeBakey 在美国也研制了滚压泵用于输血，由于其操作简便、运转可靠，且可以电动也可以手动，后来作为血泵广泛用于人工心肺机，一直沿用至今。

血液的氧合经历了较长时间的摸索。1882 年 Schroder 发明一种血液在体外氧合的方式,即鼓泡式氧合器的原型。其缺点是产生大量泡沫并有溶血,注入体内易产生气栓。1885 年 Von Frey 和 Gruber 制成第一台人工心肺机,可以连续灌注经氧合的血液,为血膜式氧合器的原型,它不会形成泡沫,氧合后的血用泵进行连续灌注。1944 年 Kolff 和 Berk 在进行人工肾透析时发现血液很快被氧合,从而发明了膜式氧合器,1955 年用聚乙烯薄管制成膜式氧合器,并用于动物实验。1956 年 Clowes 用 0.8mm 厚的聚乙烯薄膜和 1mm 厚的乙基纤维素制成多层三明治式膜肺,开始应用于临床。

19 世纪主要由于生理学研究的推动,广泛进行了动物离体器官的体外灌注实验,为此对灌注液、灌注动力和血液体外氧合等问题进行了不断地探索,制成了人工心肺机的雏形。美国人 Gibbon 在 1931 年提出"全身体外循环"的最初理念。为实现这一设想,Gibbon 从 1934 年开始,在麻省总医院进行体外循环系统的研制。到 1937 年临床使用的条件已经成熟,可以在他研制的人工心肺机的支持下打开心脏,在相对无血和直视的条件下进行心脏内缺损的修补手术,同时脑、心肌、肝、肾和其他组织从人工心肺机可获得足够的已氧合血液的灌注。至此形成了体外循环系统的雏形。

到 20 世纪 50 年代,体外循环应用于临床的条件成熟。1953 年 5 月由 Gibbon 成功完成世界上首例体外循环下心脏直视手术,他所使用的血泵是 DeBakey 滚压泵,氧合器是垂直网筒血膜式氧合器,为一 18 岁女孩成功地闭锁了房间隔缺损。术后恢复良好,病人长期存活。这一成功宣告了体外循环时代的到来。也鼓舞了世界从事人工心肺机研制的研究者,各地在 1955 年前后都达到临床应用的水平。

成功过渡到临床应用以后,研究者逐渐认识到成功的心脏手术应包括诸多因素。如肝素的抗凝、鱼精蛋白的拮抗、对血液损伤小的血泵、高效的无气栓的氧合器、术前的正确诊断、术中完美的术式、术中术后的血气和血流动力学监测、手术后的康复等都直接影响到存活率。为此,20 世纪 50 年代以来,人们在各个方面都进行了不懈的努力,不断进行改进使设备和方法逐渐完善才使体外循环技术走向成熟,成为今天安全的常规医疗技术。

2. 体外循环的构成 体外循环装置(或称"人工心肺机")主要由以下几部分构成:人工肺(氧合器)、人工心(血泵)、变温器、管道、滤器、操纵台等。

(1)人工肺(氧合器):通过血液与气体直接接触或通过半渗透性膜进行气体交换,使转流后的血氧饱和度达到 90% 以上,是血液经过机器停留时间较长,对血液产生影响较大的部分。人工肺有鼓泡型、血膜型及膜式肺三种类型。

1)鼓泡型氧合器:血液进入有细管吹氧及二氧化碳的容器内,形成含氧血泡,进行氧合,然后血液经过不锈钢丝、塑料丝或聚氨酯海绵,由内含的硅油去泡剂清除氧合后血液中的气泡,再经过涤纶布滤网过滤后进入贮血槽,经动脉泵驱血入机体主动脉。优点是构造简单,成本低,氧合性能好,消毒可靠,操作方便。缺点是氧与血非生理性接触,一般转流时间不能过久。

2)血膜型氧合器:一般由血槽与转动的不锈钢碟片或转动的塑料圆筒或由血槽与多个垂直直立的不锈钢丝屏幕组成。碟片以轴贯穿,碟间相隔一定距离,轴架置于血槽,碟片一半浸没血中,轴转动,血液形成膜状附于碟两面。血槽为半圆筒状,上覆以半圆筒状透明塑料盖,内通氧气及二氧化碳,使血膜进行气体交换。氧合能力与血膜总面积、转动速度、血膜厚薄等因素有关。优点是不形成泡沫,血液破坏较少。缺点是每项工作后需人工清洗,清除碟筒表面附着的蛋白物质,并须定期对碟片与滚筒进行硅化。

3)膜式肺型:以半透膜将运行的血液与氧分开避免血-气直接接触,通过膜进行气体交换,与生理状态类似。半渗透性膜由硅橡胶、聚四氟乙烯或聚丙酮制成,构造有卷筒膜式、折叠膜式、细微管式或中空纤维管式。膜式肺型优点为对血液有形成分、纤维蛋白原等破坏少,目前多应用于呼吸窘迫综合征,婴幼儿可转流一周,缺点是排出二氧化碳稍差。

(2)人工心(血泵):目前最多使用滚压式泵。一般人工心肺装有 4 个同样的滚压泵,分别用于排血入主动脉,回收左心血,回收手术野及心包腔内的血液,有时也可用于冠状动脉灌注。近年来滚压式泵多为搏动型,更接近生理性。

(3)变温器:使在体外转流的血液降温。构造多为套筒式。两个直径不同的不锈钢圆筒,内筒连接水泵箱,通过水流。外筒通过血液。通过调节筒内水流温度调节血液的温度。变温器内血液的容量为 60~200ml。有效的变温器可以使成人体温以每分钟 0.7~1.5℃ 的速度由 37℃ 降至 30℃;升温较降温慢,一般为每分钟 0.2~0.5℃。升温时水温不能超过 40℃ 防止血浆蛋白变性。水温与血温的差别不能>14℃,温差过大会促使溶解的气体释放,形成微小气泡。

(4)管道:将机体与血槽、血槽与氧合器、氧合器与动脉血泵连接起来。除插管部分外,一般静脉重力虹吸引流使用内径 12.7mm(1/2 寸)的管,向主动脉供血使用内径 9.5mm(3/8 寸)的管,心内吸引回收血液使用内径 6.4mm(1/4 寸)的聚氯乙烯管。

(5)滤器:近来已普遍采用微孔滤器,系由尼龙、涤纶、聚氨酯海绵片等制成。过滤血流中的微小血栓。

(6)操纵台:可以以荧光数字连续显示机器工作情况,如血流压力、流量、氧浓度等,让使用者易于了解掌握转流工作情况。电源需要有安全保险丝装置。在电源突然中断时,有的机器装有手操纵的把手,可以暂时维持转流,以待电源修复。

3. 中国临床应用 我国在 20 世纪 50 年代已有不少医生进行心血管外科的探索,由于低温具有耐受缺血缺氧的良好作用和易于实施的特点,中国医生首先将它应用于临床,自 1957 年至 1959 年,心脏直视手术已在我国 12 个省,1 个自治区和 2 个直辖市的 30 个医院开展,共进行手术 268 例,其中 239 例是在体表低温下完成,29 例是在体外循环下完成。阜外医院在体表低温动物实验基础上,1956 年将低温成功地应用于肺手术,1958 年侯幼临教授在体表低温下成功地进行先天性心脏病心内直视手术,1958 年吴英恺教授在体表低温下对一例二尖瓣关闭不全患者,切开左心房,修补二尖瓣获得成功。到 1969 年止,阜外医院在体表低温下进行心内直视手术共 649 例,可见在体外循环开展前及开展后低温麻醉都对心血管外科有巨大的贡献。

在进行体表低温心内直视手术的同时,国内许多单位已在进行体外循环设备的研制工作,1956 年开始在全国 18 个医疗单位开展实验研究,到 1959 年共进行动物实验 738 次。

上海研制出滚压式泵、指压式泵心肺机及垂屏式、鼓泡式人工肺。北京研制出指压式泵心肺机及鼓泡式人工肺。苏鸿熙教授于 1958 年 6 月用自己组装的鼓泡式人工肺为一例 6 岁室间隔缺损患儿手术成功,在我国率先开创了体外循环下心内直视手术的新时代。同年 7 月上海胸科医院顾凯时等用国产人工心肺机及自己研制的人工肺为一例 9 岁肺动脉漏斗部狭窄患儿进行手术成功。中国医学科学院阜外医院在全院大协作下,在大量动物实验基础上,于 1969 年也将体外循环应用于临床,采用中国医学科学院研制的指压式泵心肺机,自己组装的鼓泡式人工肺,侯幼临教授成功地完成一例 5 岁室间隔缺损修补手术。以后广东、天津均成功地研制出人工心肺。天津、长春、广州、西安等地研制成功一次性鼓泡式氧合器,取代了 20 世纪 70 年代以前反复使用的金属转碟式氧合器。

体外循环开展的早期,由于人工心肺机性能不够完善,人工肺氧合能力有效,国内又有较丰富的低温麻醉的临床经验,因此为提高体外循环的安全性,常规采用体表低温与体外循环相结合的方法,有的单位将温度降至深度低温,此种模式一直沿用至今。直到在体外循环已经比较成熟的今天,降温方法比较先进,降温深度可根据手术需要灵活掌握。早期除与低温结合外,20 世纪 60 年代由哈尔滨医疗单位还提出应用以灌注心脑为重点的小流量体外循环方法,以后在天津、北京等地应用并改进为分量灌注方法,即阻断降主动脉,动脉流量减至 15~25ml/(kg·min),即使大体重病人也能度过手术,当然,这种方法会引起机体酸中毒,在体外循环机及氧合器性能提高后就被淘汰了。国内也曾有应用自体肺进行体外循环的尝试。

20 世纪 80 年代普及了一次性鼓泡式氧合器,常规应用动脉血滤器、回流室等,几乎全部为国产产品。尤其可喜的是上海复旦大学率先设计研制成功膜肺,并应用于临床,相信不久的将来会有更多理想的膜肺问世。阜外医院于 20 世纪 80 年代开始应用膜肺,20 世纪 90 年代阜外医院膜肺使用率已达到体外循环的 50%。估计今后 20 年,我国也会淘汰鼓泡式氧合器而普及膜肺的应用。20 世纪 80 年代以后,国门开放,许多先进的国外产品不断应用于临床,促进了国产产品的提高,也促进了体外循环和心血管外科的发展。据不完全统计,全国约有 400 家医院开展心脏直视手术,从事体外循环工作人员约 1500 人,每年完成约 4 万例心血管手术。采用多种体外循环方法,如常温、浅低温、深低温体外循环,深低温下根据手术需要采用低流量或停循环,上、下身分别灌注或单纯半身灌注,需要时进行脑灌注,还有经动脉正行灌注或经上腔静脉逆行灌注等。普遍采用大容量稀释法预充。抑肽酶的应用也在推广。用国产人工肾以提高体外循环中血红蛋白浓度已成为常规方法。许多单位采用体外循环前放出自体血以减少库血的用量。心脏保护以采用心停搏液为主流,心停搏液中以晶体液占主导,含血停搏液于 20 世纪 90 年代开始应用。停搏液有正灌及逆灌、冷灌注液及温灌注液。方法有间断灌注与持续灌注等。也有少数单位不阻断升主动脉或心脏不停搏进行心内直视手术。体外循环除保证完成心血管手术外,已应用于颅脑外科、气管及肺外科、腹部及肝外科、脏器移植、肿瘤等方面,体外循环在各医学领域日益发挥重要作用。对于各种原因引起的 CPR 抢救、ECMO、一氧化碳中毒、有机磷中毒、手术中大出血等抢救,体外循环更是效果卓著,为此,在急救医学中,体外循环已成为重要组成部分。

阜外医院于 1990 年开始将离心泵应用于 ECMO 抢救,1993 年用离心泵及膜肺行 ECMO 73 小时抢救一例瓣膜手术后呼吸功能衰竭成功。应运而生的各种经皮穿刺插管装置急救体外循环装置、心脏辅助装置等都得到发展。

(胡盛寿)

五、冠状动脉支架

冠状动脉支架植入术是治疗心血管狭窄引起的冠心病的有效手段之一。冠心病是冠状动脉粥样硬化性心脏病的简称,该病通常由冠状动脉粥样硬化导致血管腔狭窄或阻塞,和(或)因冠状动脉功能性改变(痉挛)导致心肌缺血缺氧或坏死而引起。

目前针对冠心病的治疗方法主要有:药物保守治疗、冠状动脉搭桥手术(coronary artery bypass grafting,CABG)和经皮冠状动脉介入治疗(percutaneous coronary intervention,PCI)三大类。药物治疗通常用于早期的冠心病患者,它的治疗周期较长,见效较慢,副作用较大,不过也是治疗冠心病的基本方法之一。对于后两种治疗方法,由于搭桥手术需要开胸,且需体外循环机辅助,手术难度大风险系数高;而介入治疗通常以导管为基础,经桡动脉或股动脉建立通路,术后只留微小创口(图 6-1-24),可见 PCI 比 CABG 具有创伤小、操作简单、并发症少等优点,因此前者应用更普遍,已成为治疗心血管狭窄引起的冠心病的一种主要方法。

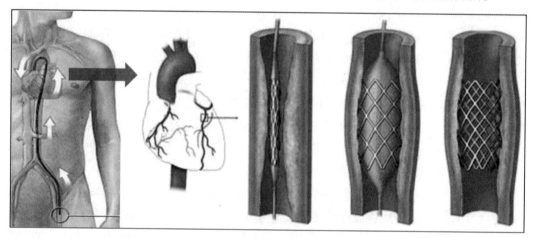

图 6-1-24　冠状动脉支架植入术示意图

PCI 主要包括冠状动脉球囊成形术和冠状动脉支架植入术,属介入医学范畴,即在医学影像设备的引导下,利用穿刺和导管技术将冠状动脉球囊和支架送至冠状动脉病变部位进行治疗。常规介入医学用器械包括穿刺针、导丝、导管等将在本节"脑血管介入材料"部分介绍,本部分主要介绍冠状动脉支架。

(一)冠状动脉支架及其基本性能要求

冠状动脉支架是一种由金属或其他特殊材料制成的血管内支撑器,可在闭合状态下经心导管送至病变部位,再用球囊扩张等方法使之展开,起到支撑血管壁恢复病变部位血流的作用。

理想的冠状动脉支架必须具备以下基本性能:①足够的径向支撑力:以抵抗动脉血管壁的回弹力,且支撑强度在支架圆周上均匀分布;②良好的轴向柔顺性:可通过复杂弯曲血管,并具有良好的流体动力学相容性;③在X线下的可视性:利于造影时的准确追踪;④较大的扩张比且对血管壁的损伤尽量小:较大的扩张比可保证支架未释放时外廓直径足够小,以穿过狭窄的血管通路到达靶血管部位,进而释放到预设直径,如小于设计直径就会增加血栓形成的危险,而过度扩张又会压迫血管内膜造成弹性损伤;⑤良好的生物相容性:要求不产生炎症和致敏反应,可有效减少急性血栓形成和阻止内膜组织增生,并且具有良好的抗凝血性。以上只是对冠脉支架的基本要求,随着医疗技术的不断发展,对其要求也越来越高,与短期靶病变部位血流重建相比,更加关注其远期疗效。

(二)冠状动脉支架发展历程及分类

1977年Andreas Gruntzig首次采用球囊成形术治疗冠状动脉狭窄性病变,开创了介入治疗冠心病的新纪元。然而随着对该方法研究的深入,人们发现该方法在手术后的再狭窄率高达50%,并且再狭窄通常发生在手术后的6个月内。通常发生血管再狭窄的患者需再次进行动脉扩张手术。因此,该治疗方法严重降低了它的远期疗效。为了降低其再狭窄率,采用了冠状动脉支架作为机械支撑。

1986年Jacques Puel和Ulrich Sigwart实施了世界上第一例冠状动脉支架植入术,用来防止冠状动脉内球囊成形术后的血管再狭窄,拉开了冠状动脉支架时代的大幕。冠状动脉支架自出现以来得到不断地发展,主要经历了金属裸支架、药物洗脱支架以及生物可吸收支架几个阶段。目前市场上这三类支架都在使用,各有优劣,下面简要介绍这三类支架。

1. 金属裸支架 生物医用金属由于具有良好的生物功能性和优异的加工性能,成为最早应用于支架的基体材料。早期用于制备金属裸支架(bare-metal stent,BMS)的材料主要为316L不锈钢。316L不锈钢表面能够形成致密氧化层,具有很好的抗腐蚀性,且其具有杨氏模量较大、屈服强度不大、材料柔顺性好等优点,满足作为支架材料的基本要求,在生物材料领域有较大的优势,但其含有的镍具有致敏反应。因此,后来的BMS主要采用合金材料。相对于不锈钢,各类合金材料径向支撑力更强,X线可视性更佳,支架小梁更细,顺应性更优。钴铬合金作为支架材料,有更大的强度,更容易达到血管远端;镍钛形状记忆合金作为支架材料,因具有超弹性、形状记忆效应和良好的生物相容性被广泛应用;难熔金属,如钽也是支架常用的材料之一。

多项临床试验显示,对低危患者植入这类BMS具有良好的安全性。而且,BMS再狭窄率(15%~25%)相比单纯球囊扩张(40%~50%)大大降低。然而,由于支架是人体组织之外的异物,从它被置入血管内开始,支架对人体组织细胞就会产生不同程度的影响。BMS在血管内早期可引起炎症反应,导致细胞黏附和增生、支架内血栓形成、形成伪内膜等。支架长期存留还可能造成血管慢性损伤、血管中层萎缩、动脉瘤形成以及反应性内膜增生,最终导致血管再狭窄。为解决支架内再狭窄问题，出现了药物洗脱支架（drug-eluting stents，DES）。与 BMS 相比，DES 在 PCI 中的应用可进一步降低再狭窄率。

2. 药物洗脱支架　2001 年欧洲心脏病学会上公布了有关新支架研发的名为 RAVEL 的研究结果，从此开辟了 DES 的新纪元。DES 的基本原理是将一些具有抗凝血和（或）抗组织细胞增殖的药物结合载药聚合物涂覆在金属支架上（图 6-1-25）以期取得对抗支架内再狭窄的目的，促进 PCI 在处理复杂病变时的应用和效果。由此可见，支架基体、载药聚合物和药物是 DES 的三个组成部分。DES 的发展历程亦可谓这三部分的发展史。

早期的 DES 以西罗莫司（雷帕霉素）药物 Cypher 支架和紫杉醇药物 Taxus 支架为代表。两种支架都采用不可降解载药聚合物，而且可能导致炎症和超敏等有害反应。另一方面，两种支架基体材料都是不锈钢，在钙化和弯曲血管内不易被观察，与 BMS 相同，后期的 DES 也多采用钴铬等合金材料。

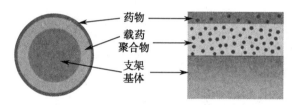

图 6-1-25　Cypher 支架药物涂层示意图

后期的 DES 以 Xience V 支架和 Endeavor 支架为代表。两种支架都以钴铬合金为基体材料，Xience V 支架上涂覆药物为依维莫司。依维莫司是西罗莫司的羟乙基衍生物，Endeavor 支架则涂覆佐塔罗莫司药物。佐塔罗莫司是专为药物涂层支架开发的新药。两种支架的载药聚合物仍然是不可降解的，不过都具有良好的生物相容性。钴铬合金支架梁更细，又采用具有更好生物相容性的聚合物，因此理论上两种支架相比第一代 DES 可以更好地阻止血小板沉积和血栓形成。事实上，已有临床研究证实在减少远期再狭窄方面 Xience V 支架优于 Taxus 支架，而靶血管失败率不高于后者，且随访 1 年内主要心脏不良事件（包括心脏死亡、非致死性心肌梗死和靶血管再次血运重建）发生率更低。

随着 DES 的不断应用，人们逐渐意识到，尽管其载药涂层是具有良好生物相容性的不可降解聚合物，但由于长期存在于体内，仍然与晚期支架血栓有关，因此人们开始尝试使用可降解的载药聚合物涂层。最早应用于 DES 的可降解聚合物为聚乳酸（PLA），并结合药物拜尔莫司（西罗莫司的半合成衍生物）。早期采用这项技术的以 BioMatrix、NOBORI 和 Axxess 支架为代表。另有 NEVO 西罗莫司支架以可降解的乳酸-羟基乙酸共聚物（PLGA）为载药涂层。临床研究结果已证实，NEVO 支架的远期再狭窄率显著小于 Taxus 支架。至今临床上主流 DES 均以 PLGA 为载药聚合物涂层。

除了以上主流研究方向，还有少量支架不采用任何载药涂层，而是在支架基体表面制备微纳米孔，将药物直接吸附或接枝在支架表面。药物方面也有部分支架尝试使用内皮祖细胞（endothelial progenitor cell）表面抗体和精-甘-天冬氨酸肽（arg-gly-asp peptide，RGD）来促进内皮细胞黏附,进而加快支架内皮化,降低支架内再狭窄率,在此不一一赘述。

综上所述,随着支架载药及药物控制释放技术的进步,DES 在机械支撑病变血管的同时,从支架表面缓慢释放具有抑制血管平滑肌细胞增生的药物,其作用于与支架接触的血管壁,解决了血管弹性回缩、重塑以及内膜的过度增生等问题。经过多年的临床观察及随访结果显示出了 DES 的显著优势,其再狭窄发生率与手术后血栓并发症发生率和主要心脏不良事件发生率均在 5% 以下。

毫无疑问,DES 是 PCI 发展历程中的里程碑,相较于单纯球囊扩张和 BMS,可显著减少支架内再狭窄的发生,降低再次血运重建率。然而,DES 的这种作用却是一把双刃剑。支架本身及其表面的涂层相对人体来说始终是一种异物,可能引起植入部位的炎性反应和超敏反应。它所携带的药物(西罗莫司及其衍生物、紫杉醇等)在抑制血管平滑肌细胞增生的同时亦可延缓血管内皮正常的修复过程,延缓血管损伤部位的再内皮化,进而可能造成灾难性的临床后果——晚期支架内血栓或极晚期支架内血栓。

为了解决这些问题,冠状动脉全降解支架或生物可吸收支架(bioresorbable vascular scaffold,BVS)诞生了。不同于以往的永久金属支架,BVS 基体材料采用生物可吸收材料,可提供暂时性的血管支撑作用,一定时间后完全降解,恢复冠状动脉血管的正常生理状态,从根本上克服永久金属支架的诸多中远期并发症。

3. 生物可吸收支架　设计理念是希望支架植入达到扩张狭窄血管和释放抗增殖药物的目的后,可被逐渐降解并完全被组织吸收,以使血管结构恢复至自然状态,兼顾预防支架内再狭窄,避免支架内血栓。此外,利用这种支架还可在同一病变处进行多次介入干预,而不会产生支架重叠问题。

自 1988 年 Stack RS 等研制早期的 BVS 以来,国内外学者做了大量研究。目前,生物可吸收支架按支架基体材料不同主要分为高分子聚合物可吸收支架和全降解金属支架。

(1)高分子聚合物可吸收支架:高分子多聚物如左旋聚乳酸(poly-*L*-lactide,PLLA)等在体内经过一系列水化、解聚和水解反应生成小分子链后被巨噬细胞吞噬,分解为可溶性乳酸单体,通过乳酸循环生成丙酮酸进入三羧酸循环,最终被完全吸收降解。

近年来高分子聚合物可吸收支架的应用取得显著进展。经过临床研究的主要有 Igaki-Tamai 支架、Absorb BVS 支架、Desolve 支架等。我国高分子聚合物可吸收支架以 Xinsorb 支架为代表。

Igaki-Tamai 支架是第一种应用于人体的高分子聚合物生物可降解冠状动脉支架,其主体材料为 PLLA,无药物涂层。初期临床试验中其安全性和疗效良好,作为外周血管支架已获得欧盟的批准,但由于该支架膨胀时需要使用相关热源诱导,即支架需由 70℃热水输送并撑开,存在血管并发症潜在风险,因而大大降低了其临床操作的安全性。

Absorb BVS 支架和 Desolve 支架是目前较为成熟、证据较为充分的全降解高分子聚合物冠状动脉支架。Absorb BVS 支架(图 6-1-26)是第一种具有药物涂层(依维莫司)的生物可降解支架。支架平台材料为 PLLA,涂层药物为消旋聚乳酸,使抗增殖药物依维莫司能够缓慢释放。支架首尾两端各有一个铂制标记物,确保其可显影性,2 年左右可完全被降解。

多项临床试验研究已证实 Absorb BVS 支架具有良好的安全性,但此类支架需要更粗的支架小梁提供足够的径向支撑力,使得支架体积较大,从而对远端小血管病变不具优势。目前,Absorb BVS 支架已获欧盟地区和美国批准上市,在中国尚未通过上市审批。Desolve 支架以 PLLA 为骨架,Novolimus(西罗莫司衍生物)为抗增殖药物。已开展的临床研究包括 FIM 和 Desolve Nx 试验,该产品的安全性和有效性得到初步证实。目前,Absorb 支架和 Desolve 支架均已获得欧盟地区批准上市,但在中国和美国尚未获得上市审批。

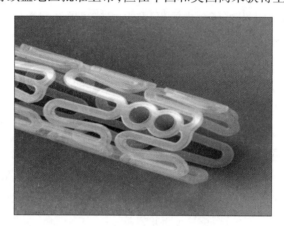

图 6-1-26　Absorb BVS 支架

　　Xinsorb 支架是中国自主研制的生物可降解药物洗脱支架,平台材料为 PLLA,支架两端有金属标记,涂层药物为西罗莫司。有报道将 Xinsorb 支架和 Excel 不锈钢裸支架分别植入 16 头幼猪冠状动脉,均未发生支架移位或断裂,两者急性弹性回缩率相似。经临床前动物研究表明,Xinsorb 支架支撑力与金属药物支架相似,随访 6 个月时冠状动脉造影定量分析和光学相干层析成像分析显示其抑制内膜增殖能力与 Firebird 2 支架相似,且在内皮化及炎性反应方面与之无明显差异。

　　综上所述,现有研究已表明生物可吸收高分子聚合物冠状动脉支架的临床应用原则上是可行的,有很大的应用前景,但现有高分子聚合物冠脉支架还不够完善,如壁厚、力学强度、柔顺性等,有待进一步改进。

　　(2)全降解金属支架:较聚合物支架具有更好的机械支撑力。目前支架基体材料以镁合金支架和铁基支架为主。由于镁和铁都是人体必需元素,因此全降解镁合金和铁基支架均具有良好的生物相容性。

　　全降解镁合金冠状动脉支架以德国某公司的 AMS、DREAMS 1G 和 DREAMS 2G 系列支架为代表(图 6-1-27)。支架基体材料均采用工业用 WE43 镁合金(Mg-4%Y-2%Nd-1%RE)。该公司对这些系列支架进行了多项临床试验研究。PROGRESS 临床试验对 AMS 支架进行了研究,试验结果显示该支架具有良好的安全性,但支架的晚期管腔丢失现象较为严重,支架的吸收降解速率有待降低,同时需在支架表面如 DES 一样涂覆一层抗增殖的缓释药物来减少内膜增生。DREAMS 1G 支架便由此产生,其通过改善合金的组成成分和支架的几何构造,配合可降解 PLGA 高分子涂层结合紫杉醇减少内膜增生。BIOSOLVE-1 临床试验对

DREAMS 1G 支架进行了研究,证实 DREAMS 1G 支架与 AMS 镁合金裸支架相比,其临床安全性及血管造影性能都有较大改善。但在 BIOSOLVE-1 试验中支架植入 6 个月后晚期管腔丢失率仍较高。这些试验结果表明相对新一代的药物洗脱支架效果仍不理想,因此支架需要进一步的更新迭代,DREAMS 2G 应运而生。DREAMS 2G 采用了高强度及灵活多变的结构设计,具有更好的弯曲性能,更高的径向支撑力。可降解 PLA 高分子涂层结合西罗莫司,期望能够更加有效地减少内膜增生。有关 DREAMS 2G 支架的 BIOSOLVE-2 临床试验结果,证实 DREAMS 2G 能够满足理想支架的性能要求,进一步改善了晚期管腔丢失的情况。2016 年 6 月,DREAMS 2G 支架获 CE 认证,可在欧洲上市销售。

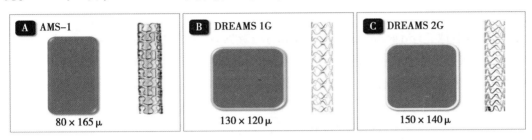

图 6-1-27　镁合金系列支架
A. AMS 支架;B. DREAMS 1G 支架;C. DREAMS 2G 支架

　　有关全降解镁合金冠脉支架,我国多家企业及研究机构也紧随其后,由江苏某公司的 Mg-Zn-Y-Nd 全降解镁合金冠脉支架领跑,正在进行临床研究前的注册检验。上海交通大学的 Mg-Nd-Zn-Zr 和中国科学院金属所的 AZ31 镁合金支架等也在研发阶段。

　　有关铁基支架,尚未有临床试验报道,仅有少量动物实验结果证明了其安全性和可行性,尚需进一步研究。由于锌降解速率介于镁和铁之间,近年来还有少量机构在研究锌支架。

(三)冠状动脉支架展望

　　随着材料科学的进步,心血管介入治疗已开始步入生物全降解支架时代。然而,包括不可降解支架在内,至今还未有一种支架能够同时解决以下几方面的问题:①机械性能;②支架厚度;③降解速度;④炎症反应。因此,需要材料工程师和临床研究者不断地进行完善,使冠状动脉支架的性能发挥到极致,更好地造福患者。

(奚廷斐)

六、药物洗脱球囊

(一)药物洗脱球囊研究背景

　　自从 1977 年 Andreas Gruntzig 进行了第一例经皮冠脉成形术(percutaneous transluminal coronary angioplasty,PTCA)以来,冠状动脉介入治疗(PCI)技术已经得到迅速发展,先后经历了从经皮球囊扩张成形术(plain old balloon angioplasty,POBA)、裸金属支架(BMS)植入术和药物洗脱支架(DES)植入术三个阶段的里程碑式发展,大大降低了术后靶病变血管急性闭塞及再狭窄的发生率,然而仍有 5%～10% 的术后再狭窄产生。一旦出现支架内再狭窄,治疗难度会大幅度增加,且如果再放入一个 DES,后续再狭窄率会增大 43%。此外由于DES 植入后需要较长时间的抗血小板治疗,支架表面药物或多聚物载药涂层可能引发过敏反应,同时药物对血管内皮愈合的延迟作用增加了晚期支架内血栓的形成。因此科学家们设想能否找到一个抗增殖药物的载体,同时避免支架和载药涂层带来的负面影响,来达到治疗冠脉狭窄的目的。

药物洗脱球囊(drug eluting balloon,DEB)或者称为药物涂层球囊(drug coated balloon,DCB)是 PCI 治疗心血管疾病的一种新技术,图 6-1-28 为某药物洗脱球囊示意图。其设计理念是将先进的药物洗脱技术与传统的球囊成形术相结合,通过球囊扩张使球囊表面的药物与病变血管壁短暂接触,并且迅速释放至血管壁内,从而起到局部抑制血管内膜增生的作用,达到治疗血管介入术引发的再狭窄目的。目前《中国经皮冠状动脉介入治疗指南》(2016 年)和《欧洲心脏病学会(ESC)指南》(2014 年)推荐使用药物洗脱球囊治疗 BMS 或DES 支架内再狭窄病变(in-stent restenosis,ISR)(I,A)。

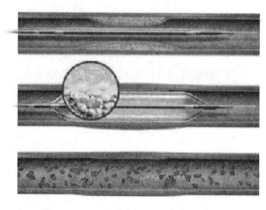

图 6-1-28　某药物洗脱球囊示意图

药物洗脱支架的传统理念认为血管局部药物需长期维持发挥其抗增殖作用,但是细胞和动物实验发现在血管平滑肌细胞单一培养以及与动脉内皮细胞共培养条件下,紫杉醇作用 20 分钟便可以达到与持续给药相似的对血管平滑肌细胞的抑制效果,其抗增殖作用达到 14 天,采用多孔微球搭载紫杉醇短时间作用于新西兰白兔动脉狭窄模型病变位置,发现可以有效降低血管狭窄程度。另外 Scheller 发现以碘普罗胺为载体的紫杉醇与血管平滑肌细胞短时间作用 3 分钟后,其抑制增殖作用达到 12 天。且猪的体内试验显示,支架植入后注射碘普罗胺和紫杉醇混合液,28 天后显示支架内狭窄新生内膜面积降低 34%。冠脉内注射碘普罗胺和紫杉醇的混合液能够有效抑制支架内再狭窄,证实了损伤局部的非持续性给药的方式是可行有效的。紫杉醇与血管平滑肌细胞的短暂接触便可以起到长期抑制细胞增生的效果,打破了血管局部药物需长期维持发挥其抗增殖作用的传统认识,为紫杉醇在药物洗脱球囊上的应用提供了有力的支持。为了更精确地将药物定位于病变部位,采用普通球囊表面载药的设计,制备了第一个药物洗脱球囊,并且在 2004 年发表了其预防金属裸支架内再狭窄的家猪体内动物试验结果,研究表明与普通球囊相比,常规剂量($2.5\mu g/mm^2$)的紫杉醇 DEB 可以降低 63% 新生内膜面积,并且显著降低支架内再狭窄的发生率,如图 6-1-29 所示。

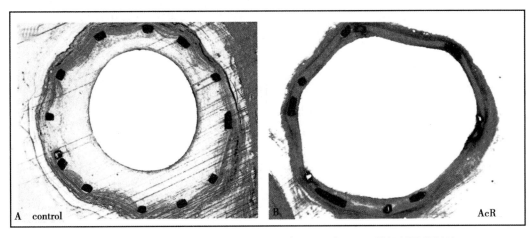

图 6-1-29　组织学图片:A. 普通球囊对照组(control)和 B. 常规剂量紫杉醇 DEB(AcR,$2.5\mu g/mm^2$)组,结果显示 DEB 可以显著降低支架新生内膜面积和支架内再狭窄的发生率

　　市场上第一款 DEB 于 2009 年获得了欧盟(Conformite Europeenne,CE)认证。截至目前,全球上市的药物洗脱球囊产品有十余种,其详细产品信息见表 6-1-1。

表 6-1-1　目前已经上市的药物洗脱球囊信息统计表

药物洗脱球囊名称	药物涂层组成	使用部位	认证机构
SeQuent Please	导管材料:尼龙弹性体/线性低密度聚乙烯 赋形剂:优维显 370,主要成分为碘普罗胺 药物:$3\mu g/mm^2$ 紫杉醇	冠脉	CE,CFDA
Lutonix	赋形剂:聚山梨醇酯和山梨醇 药物:$2\mu g/mm^2$ 紫杉醇	股腘动脉	FDA
Admiral Paclitaxel	赋形剂:尿素 药物:$3.5\mu g/mm^2$ 紫杉醇	股腘动脉	CE,FDA
药物洗脱外周球囊扩张导管	导管材料:聚酰胺 12(尼龙 12) 赋形剂:硬脂酸镁 药物:$3.3\mu g/mm^2$ 紫杉醇	股腘动脉	CFDA

			续表
药物洗脱球囊名称	药物涂层组成	使用部位	认证机构
DIOR	赋形剂：虫胶 药物：3μg/mm² 紫杉醇	冠脉	CE
FREEWAY	赋形剂：虫胶 药物：3μg/mm² 紫杉醇	下肢动脉	CE
Elutax balloon	紫杉醇	冠脉、股腘动脉	CE
Pantera Lux	赋形剂：丁酰柠檬酸三正己酯（BTHC） 药物：3μg/mm² 紫杉醇	冠脉	CE
Passeo 18 Lux	赋形剂：丁酰柠檬酸三正己酯（BTHC） 药物：3μg/mm² 紫杉醇	腘动脉	CE
Agent	赋形剂：乙酰柠檬酸三丁酯（ATBC） 药物：2μg/mm² 紫杉醇	冠脉	CE
Stellarex	药物：2μg/mm² 紫杉醇 赋形剂：聚乙二醇（PEG）	股腘动脉	CE

（二）药物洗脱球囊材料的要求

1. 载体球囊材料的选择　球囊导管材料要满足植入类医用材料的基本要求，具有良好的生物相容性和血液相容性。同时与普通球囊不同，DEB 的载体球囊目的不在于支架传送、释放与扩张病变，而在于局部释放抗增殖药物，因此 DEB 载体球囊为半顺应性球囊，建议球囊与参照血管直径比为 1∶1，使球囊与血管壁良好接触。医用球囊大多数是由高分子材料制作的，球囊顺应性用以表征球囊的直径对球囊充盈压力变化的程度，其公式如下所示：

$$Compliance = \varnothing D_{RBP} / \varnothing D_{Norminal}$$

compliance：球囊的顺应性；$\varnothing D_{RBP}$：球囊爆破压下的直径，mm；$\varnothing D_{Norminal}$：球囊命名压下的直径，mm。

球囊顺应性为 105%~110% 时，称为非顺应性球囊，顺应性为 118%~130% 时，称为半顺应性球囊。药物洗脱球囊的载体球囊为半顺应球囊，都是高压球囊，多由 PET、尼龙这类非顺应性或低顺应性材料经拉伸吹塑成型，主要特点是在额定压力范围内能保持其设计形状和尺寸。聚四氟乙烯以及尼龙和聚氨酯是生产高级介入导管的首选材料。新的球囊材料发展方向是共聚物或共混物，在强度和柔软度之间寻找平衡，通过调节共聚物中刚性（PET、尼龙）和柔性链段（烯烃、酯链）的比例来调节材料的强度和柔软度，或者使用具有相容性的两种聚合物的简单共混物，以此来调节球囊的性能，得到更加优良的性质。

2. 活性药物的选择　活性药物是预防和治疗血管狭窄的关键因素，在血管中起到抗组织增生、抑制平滑肌细胞迁移和表型改变从而抑制内膜增生的作用。理想的药物应该是亲脂性的、能够被迅速吸收并且在血管内膜中高效保留的。目前用于药物洗脱支架的药物主要是紫杉醇和西罗莫司,两者都为具有良好抗内膜增生效果的亲脂性药物,但由于两者在血管壁中的运输方式不同(紫杉醇为对流,而西罗莫司是绑定),紫杉醇涂层球囊疗效远好于西罗莫司涂层球囊,所以目前上市的 DEB 多为紫杉醇药物涂层。在后续的药物选择上,对于其是否能够快速吸收和有效保留是特别需要关注的一点。

3. 赋形剂材料的选择 赋形剂作为药物载体,与药物共同涂覆于球囊表面,保证药物均一涂覆在球囊表面。由于药物本身已经具备良好的亲脂特性,所以一般要求赋形剂具有亲水性,以提高药物溶解性,同时可提高其生物利用度,降低药物装载浓度,增强治疗安全性。除了满足基本的生物相容性的要求,对赋形剂的一般要求是性质稳定,与主药无配伍禁忌,不产生副作用。当前应用较多的赋形剂有碘普罗胺、尿素、虫胶以及丁酰柠檬酸三正己酯等。

(三)药物洗脱球囊在冠状动脉介入治疗的临床应用

1. 药物洗脱球囊治疗支架内再狭窄 支架内再狭窄(ISR)问题是药物洗脱球囊(DEB)研发的主要目的,目前已经有了大量临床试验,来研究 DEB 在治疗 ISR 的安全性和有效性,并积累了大量的循证医学证据。药物洗脱球囊治疗支架内再狭窄包含了两个部分,一是治疗治疗金属裸支架内再狭窄(BMS-ISR),二是治疗药物洗脱支架内再狭窄(DES-ISR)。通过一系列的临床实验,对比了 DEB、POBA 以及 DES 在治疗 ISR 的效果,结果显示DEB 和 DES 相对 POBA 都表现出显著的优越性,同时 DEB 的疗效不劣于 DES,对于非占位型病变和分叉病变的效果更好。基于 DEB 在治疗 ISR 的临床试验结果,2014 年 ESC/EACTA 指南进行了更新,推荐 DEB 治疗支架内再狭窄不仅仅限于 BMS-ISR,也包括 DES-ISR,为Ⅰ类 A 级适应证。

2. 药物洗脱球囊治疗原发病变

(1)药物洗脱球囊治疗小血管病变:通过定量冠脉造影确定的参照血管直径小于 3mm 的病变规定为小血管病变,但也有较多的研究将其定义为参照血管直径小于 2.7mm 的病变,治疗难度较大。临床试验显示,DEB 在治疗冠脉小血管病变上与 DES 没有显著性差异,主要心脏不良事件在 DEB 组比 DEB+BMS 组的发生率显著性降低,在治疗小血管病变方面的疗效显著。

(2)药物洗脱球囊治疗分叉病变:分叉病变的介入治疗由于技术操作复杂,更易产生支架内再狭窄和血栓等情况,且双联抗血小板治疗的时间会更长,其长期治疗效果一直不理想,药物洗脱球囊的应用为治疗分叉病变带来了新希望。在分叉病变的临床试验中,采用DEB 或者 POBA 进行治疗,证实了 DEB 单独治疗分叉病变的可行性,并且缩短了双重抗血小板治疗的时间,显示 DEB 在再狭窄率和晚期管径丢失方面与 POBA 相比具有强大优势。

(四)药物洗脱球囊在外周动脉介入治疗的临床应用

DEB 在外周动脉疾病的应用主要是治疗大腿(股浅动脉)和膝盖(腘动脉)动脉变窄或

阻塞。POBA 在治疗股腘动脉狭窄上的初期技术成功率大于 95%,然而 6~12 个月后的再狭窄发生率介入 40%~60% 之间,远远超出其他动脉部位如冠状动脉的术后再狭窄率,并且药物洗脱支架在股腘动脉狭窄的临床治疗效果并不理想,因此专家学者对于 DEB 在治疗股腘动脉狭窄方面给予了很高的期望。通过临床试验,分别对比了 DEB、普通裸球囊和溶解到造影剂里的紫杉醇(POBA+)以及 POBA、DEB+BMS 或者 POBA+BMS(自膨胀镍钛合金裸支架)以及 DEB 与 POBA 在治疗股腘动脉疾病的效果,结果显示 DEB 对于治疗股腘动脉狭窄具有显著的效果,证实了 DEB 与 POBA 相比在治疗外周动脉疾病的优越性。

(五)药物洗脱球囊的前景展望

作为新型的介入治疗器械,药物洗脱球囊与药物洗脱支架相比,具有以下优点:①药物洗脱支架的覆盖面积小且其网状形貌使药物释放不均匀,而药物洗脱球囊使药物更均一释放到动脉壁内;②没有多聚物或金属残留,降低了慢性炎症反应和晚期血栓的发生率,同时可以保留动脉原始解剖形态和血管舒张活性,在处理小血管和分叉病变过程中,避免了对血流模式的影响;③药物短时间快速释放,作用时间短,但药效时间持久,降低了对动脉内皮化的不良影响;④药物洗脱球囊可以缩短双联抗血小板治疗时间;⑤DEB 操作与普通球囊类似,操作简单易行,与金属裸支架联用比药物洗脱支架的治疗效果更好。

DEB 在冠脉和外周动脉介入治疗上展现出了巨大前景,然而在其发展的过程中,药物球囊也存在一些争议和问题:

1. 急性回弹 由于 DEB 仅做单次充盈,球囊撤出后缺乏骨架支撑,难以预防动脉急性回弹的发生,并且不可用于处理急性夹层的情况。且有临床试验表明在治疗 DES-ISR 的效果上 DES 组的最大管腔内径优于 DEB,且其再狭窄率和晚期管腔丢失要比 DEB 组低,且随着 DES 不断更新换代,新产品的疗效和安全性不断提高。因此目前 DEB 并不能够完全替代 DES。

2. 地理不匹配性 由于 DEB 覆盖区域与前期预扩张球囊或者后期植入的 BMS 地理不匹配,导致地理遗失问题引起药物未达到部位发生支架内再狭窄。因此在 DEB 的使用中球囊扩张过的部位应超过所置入的支架两端,以避免地理遗失问题。

综上所述,DEB 是动脉粥样硬化介入治疗发展进程中的一次新的尝试,作为一种新型的 PCI 治疗手段,已经积累了一些临床数据证实了 DEB 在治疗支架内再狭窄、小血管病变、分叉病变以及外周动脉疾病等的有效性,虽然存在一些不足,但是相信随着研究的不断进展和完善,DEB 具有巨大的应用前景,可能成为更优化的介入治疗方法。

(奚廷斐)

七、人造血管

人造血管是一种修复和替代病变血管的假体,是一种非来源于自然器官和组织的血管代用品,亦称为人造血管。人造血管的发展与血管手术的推进紧密相关,包括缝合技术的改良、人造血管的材料构成和机械吻合装置。同时随着科学理论、工程技术和材料工业的进步,以及组织工程学、基因工程学的飞速发展,各类人工血管大量涌现,并广泛应用于临床手术中,极大地造福了各类血管疾病患者。

(一)人造血管发展简史

人造血管的研制始于 19 世纪末 20 世纪初。1897 年,Nitze 用薄壁中空象牙作为血管代用品。1900 年 Paye 用金属镁管道替代人体血管。Ward 和 Carrel 分别于 1908 年和 1911 年用薄层橡胶管以及橡胶薄片作为修复动脉壁缺损的材料。1947 年 Hufinagel 提出用聚甲基丙烯酸甲酯替代动脉血管,各国学者对以上材料制成短期的管状物进行了大量动物实验,但因其易并发腔内血栓而未能在临床上得到广泛应用。1952 年,美国学者 Voorhees 首先研究将维纶制成人造血管,改变了以往人造血管管壁的无通透性问题,并应用于犬腹主动脉置换实验。结果显示,应用此人造血管进行腹主动脉置换的 15 只犬中,有 12 只血管维持通畅达 2 年以上。此后,Voorhees、Blakemore 以及 Jaretzki 将维纶人造血管成功应用于临床,这是血管代用品发展史上的一个里程碑。接着他们又研制出奥纶及尼龙人造血管。

1957 年 Julian 和 Deterling 研制成涤纶人造血管,1959 年 Edwrds 研制成聚四氟乙烯(PTFE)人造血管,逐步淘汰了维纶、尼龙等材料,进入高分子化学纤维织造型人造血管新阶段,成为替代大、中型动脉的常用血管代用品。随着新一代高分子材料的应用,1969 年,Robert W. Gore 发明了膨体聚四氟乙烯(ePTFE),1975 年起该材料广泛应用于临床,至今仍是人造血管产品的主要应用材料。聚氨酯人造血管也是目前的研发热点,尤其作为小口径人造血管研发的主要材料。此外,随着组织工程与 3D 打印技术的发展,已有学者将组织工程技术和 3D 打印技术应用于对人造血管的研究,来提高人造血管的远期畅通率,但目前仍处于研究阶段,无正式产品应用于临床。

(二)人造血管临床应用

临床应用的需求是人造血管发展的重要推动力,人造血管发展最初的尝试皆来自创伤手术。早期自体动脉(如乳内动脉、末梢游离动脉)被认为是迄今为止最理想的替代物,自体隐静脉移植是最早应用的血管移植物。1906 年,Goyanes 用腘静脉的一部分修复了一例腘动脉瘤。Lexer 用 Goyanes 的方法用隐静脉替代了腋动脉的一部分。同时,Kunlin 等建立了自体静脉旁路移植术作为由动脉粥样硬化引起的肢体缺血的一种手术治疗方法。自体来源的血管替代物非常有限且供区牺牲较大,从而限制了它的临床应用。临床需求与技术发展推动了高分子材料人造血管产品在临床中的应用。

在 1952 年,Voorhees、Blakemore 和 Jaretski 使用维纶作为血管,来代替腹主动脉瘤和腘动脉瘤的血管。Schumacker 和 Muhm 等同时运用尼龙血管做了相似的血管手术。高分子材料的血管比自身血管更适合血管修复,因为更少的组织反应和脂质、胆固醇沉积可以阻止更大的血栓形成和血管退化。

目前,涤纶和膨体聚四氟乙烯(ePTFE)人造血管使用得最广泛。这些材料的抗拉强度比尼龙、聚乙烯醇和奥纶要好。涤纶和膨体聚四氟乙烯（ePTFE）的 6 毫米及以上的人造血管被广泛应用于三大类临床血管外科手术：动脉系统疾病、静脉系统疾病、动静脉系统疾病。

动脉系统疾病主要包括胸主动脉、腹主动脉、髂动脉等血管段修复；静脉系统疾病主要包括静脉曲张、精索静脉曲张、血栓性静脉炎、脉管炎、动脉硬化闭塞症、巴德-吉（基）亚利综合征、雷诺综合征等；动静脉系统疾病主要是在慢性肾病的血液透析过程中，在四肢部分连接自身动脉和静脉，形成一条可反复穿刺的血液透析通路。

（三）人造血管材料分类

1. 涤纶 聚酯涤纶化学名称为聚对苯二甲酸乙二醇酯（polyethylene terephthalate，PET），分子量为 15 000~20 000，为高度结晶性聚合物。涤纶经牵伸、拉丝、假捻后，具有很高的强度、柔软性和回弹性；其另一特点是吸水率极低，因此用涤纶织造人造血管，其纤维不会在体内大量吸收水分发生膨变使人造血管强度减退。正是由于涤纶纤维的耐久牢度和优良的内在理化特性，被认为是目前最可靠的织造型人造血管材料。

涤纶人造血管是已商品化的人造血管，主要供应商见表 6-1-2。

表 6-1-2　商品化聚酯人造血管

序号	结构组成	产品名称/商品名	适应证	备注
1	聚酯（聚乙烯对苯二甲酯）	Vascular Prostheses	用于血管外科手术	进口
2	聚酯	Vascular Prostheses/	适用于血管外科手术	进口
3	聚酯（PET）	Vascular Prostheses/Silver	用于血管外科手术	进口
4	聚酯	Double Velour Vascular Graft/Patinum	用于更换或修补患者动脉瘤或闭塞疾病的动脉	进口

通过针织和梭织两种编制方式制成的具有良好机械性能的高分子聚酯涤纶材料，适合于高血压患者的主动脉与大口径的动脉的替代，在大口径动脉尤其是主动脉中运用较多。大中动脉血管因血流速度快，人造血管的通畅率较高；在人造血管的选取上，胸主动脉、腹主动脉和髂动脉由于血液压力高、流速快，主要采用涤纶人造血管。市场上的聚酯涤纶人造血管见图 6-1-30。

虽然在大口径动脉中应用广泛，但是涤纶人造血管的血液相容性不佳，不适合做小口径的人造血管。目前涤纶人造血管的改进方向有两个：①通过改变编织或针织方法来达到改进人造血管的力学性能；②对织造血管表面进行修饰。改进后的涤纶血管在中小口径的人造血管的运用上具有很好的前景。

2. 聚四氟乙烯 膨体聚四氟乙烯（ePTFE）是一种惰性材料，由氟和碳元素组成，具有极稳定的理化性质和持久不变的张力。它是由微细的无规排列连结聚四氟乙烯（PTFE）小结节形成，纤维之间的空隙充满了空气，具有孔径小、孔率高、孔径分布均匀、强度高、相对

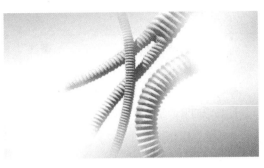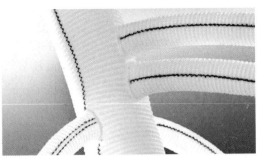

图 6-1-30　Silver 人造血管 and Patinum 人造血管

密度低等特点。膨体聚四氟乙烯(ePTFE)是 20 世纪 60 年代发展起来的一种新型材料。

　　成型膨体聚四氟乙烯医用制品的方法是拉伸法。其工艺过程大致为:以聚四氟乙烯分散树脂为原料,加入液状助挤剂,混合均匀后,预压成坯体,将其放在专用设备上,按需要挤成管状、棒状制品,再经干燥去除助挤剂。此时对管状制品可进行拉伸;而对棒状制品则要经压延后,方可干燥、拉伸(图 6-1-31)。被拉伸的制品在特定的温度范围内热定型,经冷却后便可得到 ePTFE 医用制品。

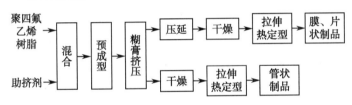

图 6-1-31　膨体聚四氟乙烯产品工艺图

　　作为一种新型的医用高分子材料,膨体聚四氟乙烯具有无毒、无致癌、无致敏等副作用的优点。由于其特有的微孔结构,人体组织细胞及血管可长入其微孔,形成组织连接,如同自体组织一样,且膨体聚四氟乙烯材料为惰性材料,不可生物降解,植入体内不产生炎性吸收反应,生物相容性好。

　　膨体聚四氟乙烯的体积 80% 为纤维间隙或无物空间,此网状结构容许细胞游走及组织向内长入材料中。这种组织长入的组织愈合方式,较传统硅橡胶的纤维包裹的组织愈合方式更加优越。从医学角度考虑,膨体聚四氟乙烯已经成为医学上的重要填充材料,是目前最为理想的生物组织代用品,被广泛应用于人造血管方面。目前市面上的产品具体见表 6-1-3。

表 6-1-3　商品化膨体聚四氟乙烯（ePTFE）人造血管

序号	结构组成	产品名称/ 商品名	适应证	备注
1	ePTFE	Vascular Prosthesis	用于人体血管修复	进口
2	ePTFE	Flixene vascular grafts	适用于动脉血管重建、分段 分流和动静脉血管通路	进口

续表

序号	结构组成	产品名称/ 商品名	适应证	备注
3	ePTFE	Vascular Graft	动脉血管重建，节段旁路和 动静脉血管通路手术	进口
4	ePTFE	Vascular Graft	作为血管假体使用	进口
5	ePTFE	Vascular Graft/ Distaflo	用于外周动脉血管的旁路或 重建手术	进口
6	ePTFE	Vascular Graft/ Dynaflo	用于外周动脉血管的旁路或 重建手术	进口
7	ePTFE	Vascular Graft/ Venaflo	用于在血液通路手术中作为 皮下动静脉导管	进口

由聚四氟乙烯树脂经拉伸等特殊加工方法制成的膨体聚四氟乙烯外观为白色,富有弹性和柔韧性,具有微细纤维连接而形成的网状结构,这些微细纤维形成无数细孔(微孔直径约30微米)。这种连续的多孔性网状结构使膨体聚四氟乙烯人造血管柔软、富有弹性、强度高、可任意弯曲而不瘪塌,手术时易缝合,用剪刀剪截时不产生毛边和散开现象,更有利于体内细胞和组织的长入,并最后在其内壁形成新内膜,与周围组织结合起来形成整体,膨体聚四氟乙烯得以固定而无纤维囊形成。又由于纤维长短(即孔径大小)可通过选择工艺条件将其控制在所需范围内,因此材料不漏血,无需进行预凝血处理。商品化聚四氟乙烯人造血管见图6-1-32。

膨体聚四氟乙烯人造血管主要用于人体主动脉、股动脉、肺动脉的补修,还可作为静脉血管、门静脉高压分流架桥材料,以及用作上下腔静脉与右心房搭桥或其他静脉材料。膨体聚四氟乙烯人造血管的优点是表面具有高负电性,其血液相容性佳,且孔径较小,不需做预凝血处理,平滑,容易缝合。其缺点是没有纵向弹性,血管壁易生成假性动脉瘤,且植覆内皮细胞也有困难。

在中、小口径人造血管中,较多使用整体成型的膨体聚四氟乙烯,但其人造血管的顺应性较差,临床资料表明小口径(内径<6mm)ePTFE人造血管的通畅率不高。如何在人造血管表面完整、快速地形成内皮细胞层,是目前提高人造血管移植术后通畅率的主要研究方向之一,这就需要通过表面改性提高抗凝性能以改善其长期通畅率。

3. 聚氨酯　是在高分子结构主链上含有许多氨基甲酸酯基团(-NHCOO)的聚合物,其系列产品统称为聚氨酯树脂。聚氨酯树脂已有70多年的发展历史,是以二异氰酸酯和多元醇为基本原料聚合而成,选择不同数目的官能团和不同类型的官能基,采用不同的合成工艺,能制备出性能各异、表现形式多种多样的聚氨酯产品。有从十分柔软到极其坚硬的泡沫塑料,有耐磨性能优异的弹性橡胶,有高光泽性的油漆、涂料,也有高回弹性的合成

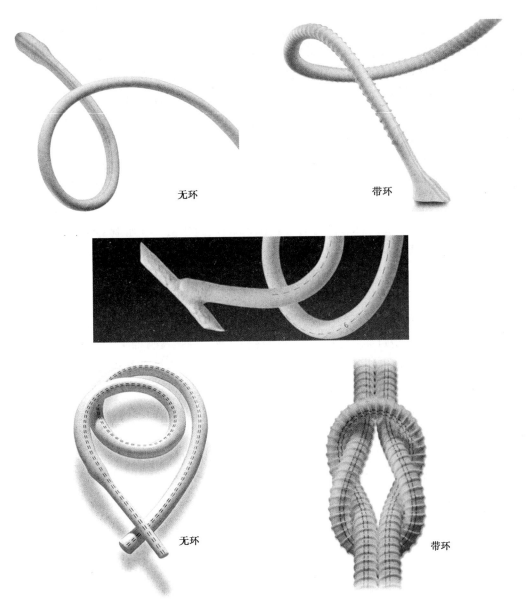

无环　　　　　　带环

无环　　　　　　带环

图 6-1-32　ePTFE 人造血管

纤维,还有抗挠曲性能优良的合成皮革,黏结性能优良的胶黏剂以及防水涂料和灌浆材料,生物相容性和组织相容性良好的医用聚氨酯材料等。逐渐形成了一个品种多样、性能优异的新型合成材料系列。

　　自 20 世纪 50 年代聚氨酯首次应用于生物医学,四十多年来,聚氨酯在医学上的应用日益广泛。1958 年聚氨酯首次用于骨折修复材料,而后又成功应用于血管外科手术缝合用补充涂层,到 20 世纪 80 年代,用聚氨酯弹性体制造的人工心脏移植手术获得成功,使得聚氨酯材料在生物医学上的应用得到进一步的发展。医用聚氨酯主要性能包括:①优良的抗凝血性能;②毒理试验结果符合医用要求;③临床应用中生物相容性好,无致畸作用,无过敏反应;④优良的韧性和弹性,加工性能好,加工方法多样;⑤具有优异的耐磨性能、软触感、耐化学药品性能;⑥适用于通常的方法灭菌。

医用聚氨酯产品按种类可分为医用聚氨酯生物弹性体、医用聚氨酯泡沫、医用聚氨酯黏合剂、医用聚氨酯涂料和液态医用聚氨酯等。医用聚氨酯制品包括人工心脏瓣膜、人工肺、骨黏合剂、人工皮肤、烧伤敷料、心脏起搏器绝缘线、缝线、各种夹板、导液管、人造血管、气管、插管、齿科材料、插入导管、计划生育用品等。

世界上首根应用于临床的人造血管是由维纶纤维编织而成。随着高分子材料学的发展,现在广泛应用于人造血管制造的高分子材料包括聚四氟乙烯、涤纶和聚氨酯等。目前在国内已成功上市的膨体聚四氟乙烯和涤纶人工血管如表6-1-3和6-1-4所示。膨体聚四氟乙烯组织反应性小,同时其表面带有大量的负电荷,可以减少血细胞的黏附和血栓的发生,但顺应性和收缩性较差,同时内皮化比较困难。涤纶血管在移植后能长时间保持力学强度,但易与周围组织发生反应,生物相容性差,炎症反应较大,同时抗凝血性不强,容易形成血栓。这两类血管主要用于大中口径血管的移植。小口径(内径小于6mm)血管移植上还存在因为血流缓慢而容易发生血栓和内膜增生,导致长期通畅率低等问题,目前还缺少理想的替代物。聚氨酯因其良好的生物相容性和优良的弹性及易加工等特点,被用于制造人造血管,尤其是制作小口径人造血管。聚氨酯小口径人造血管具有与天然血管相匹配的顺应性,可大大减少新内膜增生,此外,合理的孔径和孔隙率设计能增强内皮细胞在内表面的黏附、长入和铺展,加速内皮细胞化过程。国内也已经开发出了较成熟的聚氨酯人造血管的制作工艺,图6-1-33显示的是不同口径的聚氨酯血管,从小口径(4mm)到大中口径(6mm、12mm、18mm),目前该款人造血管正处于动物实验阶段。

聚氨酯人造血管与其他材料人造血管的性能比较见表6-1-4。从表6-1-4中可以看出聚氨酯人造血管的顺应性、抗凝血性、组织相容性和抗血液渗透性都较目前常见的人造血管材料有明显优势。单一聚氨酯材料人造血管的可缝合性差,但在聚氨酯血管中加入生物相容性好的织物中间层,形成的三层仿生结构人造血管,可缝合性明显增强,在手术缝合中耐穿刺。表6-1-5列出了聚氨酯人造血管与其他材料人造血管1年通畅率的比较,从表中可以看出聚氨酯血管较其他材料血管通畅率高。聚氨酯人造血管植入1年后取出,内表面光滑,无血栓形成,见图6-1-34。

表6-1-4 市场现有人造血管材料比较

材料特性	ePTFE	涤纶	蚕丝	聚氨酯
顺应性	差	一般	一般	很好
抗凝血性	较好	差	一般	很好
组织相容性	差	差	很好	较好
可缝合性	一般	很好	较好	差
抗血液渗透性	好	差	差	很好

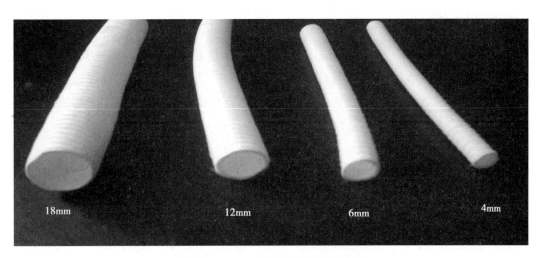

图 6-1-33　不同口径聚氨酯人造血管

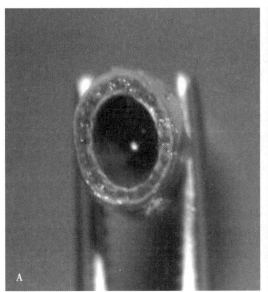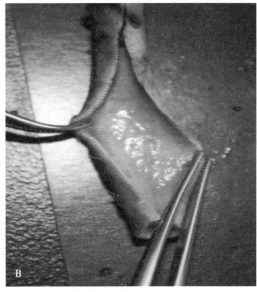

图 6-1-34　聚氨酯人造血管植入动物 1 年后内腔和表面

表 6-1-5　不同品牌和材料人造血管的通畅率

人造血管	材料	口径（mm）	试验数目	一年通畅率（%）
IMPRA VENAFLO	ePTFE	6 ~10	86	29
ARTEGRAFT	牛胶原蛋白	6 ~10	245	34
LIFESPAN	ePTFE	6 ~10	86	43
IMPRA	ePTFE	6 ~10	438	44
VECTRA	ePTFE	6 ~10	71	44
EXXCEL	PTFE	6 ~10	94	51

续表

人造血管	材料	口径（mm）	试验数目	一年通畅率（%）
JAFFE PROCOL	生物假体牛肠系静脉	6 ~10	40	54
ADVANTA	PTFE	6 ~10	30	58
IMPRA CARBOFLO	碳包覆 PTFE	6 ~10	50	60
人造血管	ePTFE	6 ~10	1064	60
INTERING	ePTFE	6 ~10	86	73
延展性人造血管	ePTFE	6 ~10	606	74
PROPATEN	ePTFE+肝素	6 ~10	743	76
Pathway	PU+涤纶	4 ~8	21（动物）	78

聚氨酯应用于人造血管制造也存在一些问题,比如血栓形成和感染、动脉瘤等。目前已有大量的研究期望进一步增进聚氨酯生物相容性,减少血栓形成和炎症的发生。主要的方法包括应用组织工程的方法在血管内表面原位培养人内皮细胞使材料内皮化,加入含抗凝血剂的涂层或化学接枝抗凝血剂,聚乙烯/聚乙二醇、磷脂多聚物、磺酸化聚乙烯等化学和物理处理方法。

4. 复合材料　高分子复合材料的开发利用是改善高分子材料的生物相容性的一条有效途径。复合材料能促进组织细胞在材料表面的黏附、增殖,使材料和组织能更好地相互融合在一起。现在一般认为,由于材料的相分离结构,多相聚合物具有良好的生物相容性尤其是血液相容性。微区的大小、形状和组成都会影响到材料的抗凝血性能。当多相材料与血液接触时,血浆中的各种蛋白质在材料表面不同相竞争性地选择吸附,吸附蛋白质层的结构与材料的微相分离结构有关。适当大小的微区结构可以抑制血小板的激活。医用高分子复合材料的复合方式包括:①高分子与无机物的复合;②高分子与金属的复合;③高分子与非金属碳的复合;④高分子与高分子的复合。

复合人造血管在人造血管的研究开发和临床应用中也逐渐受到青睐。不同的复合材料、不同的复合方式也对人造血管性能的改良有着不同的影响。单一材料的人造血管的远期通畅率普遍未能达到预期效果,现在有大量的文献报道和产品开发,研究肝素复合人造血管,以增强血管的抗凝血性能,肝素与人造血管材料的复合方式包括:

(1)肝素可以以离子键结合在人造血管内表面,这种结合方式可以维持肝素的天然构象,因此能够最大程度地发挥抗凝效果,但离子键结合不牢靠,极易遭到破坏,从而导致肝素的释放速率较快,造成以离子键结合方式制备的肝素复合人造血管过快地失去抗凝血的活性,也达不到临床应用的目的。

(2)肝素以共价键结合在人造血管表面,利用肝素分子中-OH-和-NH-上的活泼氢的反应在肝素分子和人造血管表面形成共价键。这种结合方式可以使得肝素牢固地结合在材料表面,从而能够长时间地起到抗凝的作用。但共价结合易造成肝素的构象发生改变,造成抗凝血效果不佳。因而使肝素分子能够以完整的天然构象形式共价结合到人造血管表面是该方法临床应用必须要解决的问题。美国某公司利用 end-point 的结合方式将肝素分子以完整的构象共价结合到聚四氟乙烯血管内表面,很好地解决的这一问题,肝素分子与材料表面的结合方式如图 6-1-35。利用此技术制造的两款人造血管 PROPATEN 和 ACUSSEAL 均已成功上市,如图 6-1-36、6-1-37。大量的临床研究表明,结合了肝素的血管较未结合的血管远期通畅率要高。

(3)肝素与高分子材料共混制备人工血管,在血液与内表面接触时缓慢释放肝素,起到抗凝效果。但这种方式医学应用前景不佳,主要原因可能为材料表面的肝素快速释放,丧失长期的抗凝效果;或者血液流经材料表面时,表面缺乏有效浓度的肝素,可能造成凝血。此外,肝素微粒能够以适当的方式从材料中释放到材料表面和这种释放对材料本身的影响都是有待考虑的。

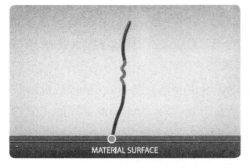

图 6-1-35　人造血管肝素与表面接枝示意图

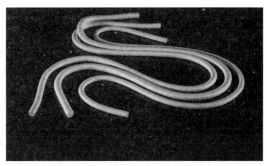

图 6-1-36　PROPATEN 人造血管

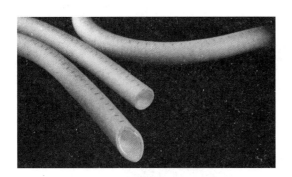

图 6-1-37　ACUSEAL 人造血管

有研究初步表明,丝素蛋白与聚氨酯复合,超细丝素粉体与聚氨酯共混制备人造血管,丝素蛋白能改善材料的组织相容性。国内某公司以生物相容性好的涤纶作为中间织物层与聚氨酯复合而成的三层结构人造血管,如图 6-1-38,具有弹性好、耐穿刺等优点,较好地解决了临床应用缝合中容易造成豁口的问题,有利于手术过程中医生的操作。Silver 人造血管以聚酯材料(PET)制成,内外表面均涂有牛胶原和醋酸银涂层,已经在国内注册上市。

三层仿生小口径人造血管各层功能图　　　　　　多种材料复合——织物增强

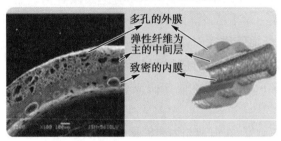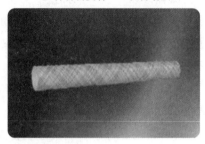

多孔的外膜
弹性纤维为
主的中间层
致密的内膜

图 6-1-38　三层结构聚氨酯复合人造血管结构示意图

复合材料的开发利用与研究发展将大大促进人造血管尤其是小口径人造血管的研究开发,将极大地造福人类。

（四）人造血管的新技术

1. 组织工程技术与 3D 打印技术　20 世纪 90 年代,许多学科相互交叉,美国科学家在细胞生物学、生物材料学、分子生物学等学科的基础上,首次提出组织工程学概念,组织工程主要是用于改善和修复人体组织损伤、器官功能的生物活性替代物,是指从机体获取少量种子细胞在体外进行培养扩增,然后将其种植在可降解、生物相容性良好的支架材料上,通过添加信号因子使细胞黏附并在支架上向特定组织分化最终形成细胞-材料复合物;将该复合物植入机体的组织或器官受损部位,随着材料在体内逐渐降解和被吸收,达到修复受损的组织或器官的目的(图 6-1-39)。组织工程的发展标志着医学走出器官移植的范畴。

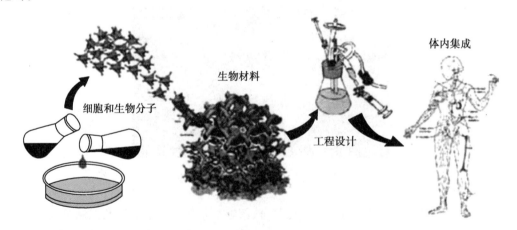

细胞和生物分子　　　　生物材料　　　　　工程设计　　　　体内集成

图 6-1-39　组织工程技术模型图

明尼苏达大学生物医学工程系 Robert Tranquillo 教授及其同事在实验室中利用捐赠的皮肤细胞来制造类血管组织,研究人员将绵羊皮肤细胞与纤维蛋白结合,搭建了管状组织,利用生物反应器有节律地添加细胞生长所需的营养物质,并将人工合成血管替代 5 周龄羔羊的部分肺动脉,在羔羊体内直至 50 周龄时,移植的血管直径增加了 56%,血量增加了

216%，胶原蛋白增加了456%，证明血管不仅随着时间延展，还进行了生长，并未观察到凝血、狭窄等不良反应，在未来几年内将申请进行临床实验，如图6-1-40。

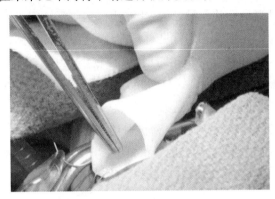

图6-1-40　组织工程人造血管图

组织工程的概念在十几年前就被提出来了，但目前的组织工程手段仍无法创建完全血管化的组织结构。随着3D打印技术的出现，研究人员能够将细胞和支架用"分层制造、逐层叠加"的方法构建起来，精确地制造人造血管。在再生医学领域，3D打印技术除了应用于人造血管领域，还已应用于骨科、口腔、颌面等领域，该技术不仅能够实现所打印的支架材料形貌尺寸与患者病变部位的精确匹配，而且能调控支架材料的微观结构、孔径和孔隙率等，同时能够调控细胞的排布，从而促进细胞的成活增殖与分化，最终能够获得满意的组织或器官修复效果。

例如2009年Norotte等利用3D打印技术脱离了支架的依附，用平滑肌细胞、成纤维细胞制作出了900μm的小直径人造生物血管。Lee等利用3D技术制作出的新型人造血管具有较轻、内皮覆盖完全、能够充分隔绝血浆蛋白及右旋糖苷微粒等特点，并且在生理性血液冲击下能够保持5mm的细胞存活厚度，这种新型血管的研发给3D打印人造血管的制作注入了新鲜的血液，这项研究不仅为以后人造生物血管的制作提供了新思路，也为血液流动状态下血管重塑趋势的研究制作模型。

在国内，国家首台人造血管3D打印机2015年在四川问世，据介绍，该款血管打印机性能先进，仅仅2分钟便打出10厘米长的血管。不同于市面上现有的3D生物打印机，3D生物血管打印机可以打印出血管独有的中空结构、多层不同种类细胞。中国目前在这领域的研究处于世界领先水平，尽管国际上报道美国杜克大学于2013年世界首例完成组织工程人造血管的人体试验，但是从文献报道上来看，应该是我国北京宣武医院的谷涌泉教授最早于2010年完成了世界首例的组织工程人造血管的下肢动脉搭桥手术，并于2011年发表在《中华医学杂志》英文版。

2. 表面处理技术　对于生物医用材料，特别是人造血管、血管补片等产品所需要的植入性材料，生物相容性是其首要考虑的因素之一。决定材料生物相容性的因素，除了材料本体性质外，很大程度上也取决于材料表面的性质，主要体现在以下几个方面：①材料表面的物理形貌结构；②材料表面的化学性质结构；③材料表面的亲水性；④其他方面，如电荷状况、表面是否有活性分子等。

人造血管作为与人体组织（特别是人自身血管）、血液和其他组织液等长期接触的器械，其生物相容性，特别是血液相容性、异物排斥反应等性能就显得尤为重要；涤纶、膨体聚四氟乙烯等材料由于具有良好的孔洞结构、能够让宿主血管细胞长入材料以及良好的血液相容性等特点已经成为了人造血管的常见材料；但以这些材料为主体材料的人造血管的远期通畅率仍然无法与人体自身血管相比，且在口径较小（内径<6mm）时通畅率较低，尚无法满足临床需求，因此以提高人造血管材料相容性、改善材料表面性质为主要目的的表面处理技术已经越来越广泛地运用在人造血管领域。

对于提高人造血管的通畅率，血管内壁抗血栓和血管内皮化是两个重要的影响因素。国内外的研究者采用将胶原蛋白、生长因子（bFGF）、RGD 多肽、ECM 细胞外基质等生物大分子固定在人造血管材料表面，结果显示这些生物天然材料可以改善材料表面的性质，使得血管内皮细胞更易于在人造血管内壁黏附，更快地完成内皮化，并且对于血小板、血细胞的影响更小，抗凝效果显著提高。

目前市场上在医疗器械领域应用较多的几款涂层如下：

（1）天然大分子生物涂层：主要利用表面活化、化学接枝等手段将肝素和胶原等生物活性物质引入人造血管表面，以改善其血液相容性，提高远期通畅率。

某公司开发了一种肝素接枝涂层，商品名：Carmeda BioActive Surface technology（CBAS），在膨体聚四氟乙烯材料上采用"end-point"接枝技术，将肝素以头端方式键合在材料表面，最大程度地保留了肝素的生物活性。临床数据显示，应用了 CBAS 涂层的人造血管在膝盖以下血管的旁路术中（blow-knee bypass）的第 1 年通畅率都达到 70% 以上。涂层结构具体见图 6-1-41。

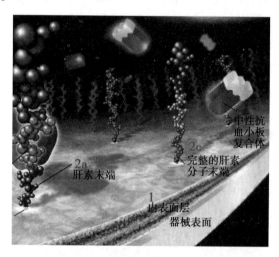

图 6-1-41　CBAS 涂层组成结构示意图

还有一种肝素涂层，商品名 Astute，该涂层以共价键形式将肝素分子、磺酸基团以及高亲水性 PEG（聚乙二醇）固定于材料表面，这样既可以保持肝素分子的生物活性，使材料表面带上负电荷，又能有高亲水性。涂层详细结构见图 6-1-42。

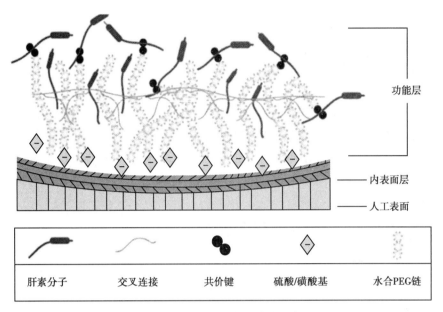

图 6-1-42　Astute 涂层结构示意图

另外,某公司利用牛胶原蛋白和肝素等生物活性材料制作抗凝血涂层涂覆于涤纶编织的人造血管表面,比传统的未涂层人工血管取得了更高的通畅率。

(2)合成高分子涂层:主要通过等离子、真空雾化等手段将高分子单体进行气化,气体在器械表面沉积的同时并发生单体之间的聚合反应,在器械表面形成高分子涂层膜。

某公司发明了一种 parylene(聚对二甲苯)涂层(图 6-1-43),该涂层广泛地应用于人造血管、心脏支架等产品,具有良好的血液相容性。

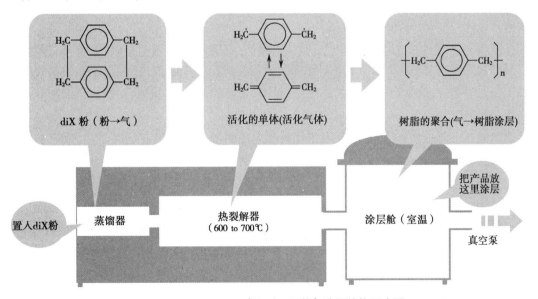

图 6-1-43　parylene(聚对二甲苯)涂层结构示意图

(欧阳晨曦)

223

八、血管吻合器

临床上血管吻合方法仍然是传统的借助显微镜的端-端缝合吻合法,即"全标准"的显微血管吻合方法,但这种吻合方法存在诸多不足:操作烦琐、耗时;血管壁尤其是血管内膜损伤较大,使内膜下胶原暴露,血管腔内引起血小板沉积,中膜撕裂致使吻合口动脉瘤发生率较高,易导致血栓形成;组织缺血时间长,损伤血管,导致血管吻合困难且对临床手术医师操作要求较高,尤其对年资较低的临床医师而言,不经过培训很难在短期内熟练地掌握血管吻合操作。

为了克服"全标准"的显微血管吻合方法存在的诸多不足和缺点,国内外科学家及生产商为此进行了大量研究、研发及动物实验工作,拟改变这种吻合操作方式,寻找一种更为理想的显微血管吻合手术方法,主要包括:袖套法、磁管法、针环法、吻合夹法、组织黏合吻合法、热凝吻合法、激光焊接吻合法、支撑吻合法与机械吻合法等。其中:

(1)组织黏合吻合法:系用人工合成氰基丙烯酸酯(cyanoacrylate)作为黏合剂,将黏合剂深入血管吻合口,进行粘连。实验结果:使用这种黏合法吻合血管,吻合口易裂开,黏合剂进入管腔会很快引起血栓形成。

(2)订书针法及磁管法:应用缺点甚多,在实验和临床中已基本弃用。

(3)套管法:研究应用也日趋减少。

(4)针环法:研究较深入,成功应用报道较多。

(5)激光吻合血管法:尚在摸索研究阶段。

(6)机械吻合法:目前发展较快,各类机械式血管吻合器是最具发展前景的显微血管吻合的方法,一直为临床所青睐。

早在1900年Payer首先报道了套管法的应用,此为最早意义上的机械性血管吻合器,以后的几十年内Payer及其他学者对该吻合器及方法作了许多改进,但限于当时的材料及加工工艺等条件,这种吻合器及方法存在一些缺点难以克服,如漏血、渗血、炎性感染等,未广泛开展研究和应用。

直到20世纪50年代,由于医用新材料和先进的制造工艺用于显微手术器械,加之医学领域的显微外科手术快速发展的需求,机械性血管吻合技术又引起临床广泛关注,开展了大量的医用材料基础研究和制造加工工艺设计研究供临床应用。一次性使用血管型吻合器(图6-1-44)、一次性使用多功能血管吻合器(图6-1-45)、血管吻合器钉仓(图6-1-46)、一次性使用弧形切割吻合器及其组件(图6-1-47)、一次性使用直线型吻(缝)合器及其组件(图6-1-48)等,取得了令人瞩目的进展。

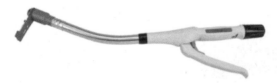

图6-1-44　一次性使用血管型吻合器

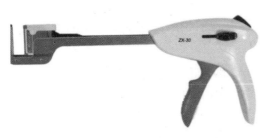
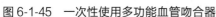

图 6-1-45　一次性使用多功能血管吻合器

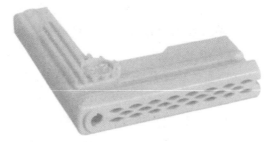

图 6-1-46　血管吻合器钉仓

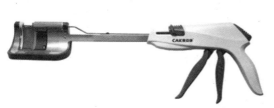

图 6-1-47　一次性使用弧形切割吻合器及其组件

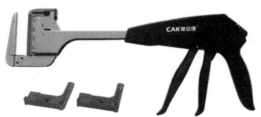

图 6-1-48　一次性使用直线型吻
（缝）合器及其组件

目前世界各国临床应用较为成熟的血管吻合器有：

（一）血管吻合夹吻合器（vascular anastomosis stapler）

1992 年 Kirsch 等开创了"非穿透性血管吻合技术"，即血管吻合夹吻合法，美国某公司将这一技术开发商品化、规格系列化，其中精细血管吻合系统（precise microvascular anastomosis system PMAS）形成商业化生产。

1. PMAS　主要部件是持环器和两只针环，其中持环器手柄部设有特殊装置，可使针环嵌合达到自动化，大大减化操作过程，按针环内经，PMAS 分为 1.0mm、1.5mm、2.0mm 及 2.5mm 四种规格，可用于 0.8~3.3mm 直经血管的吻合。早期的针环均由不可生物降解的金属材料或聚乙烯制成，限制了血管的收缩与舒张功能，明显不符合血管生理特性，随后改进为使用可吸收环与钛针组合成的新型针环，虽然可吸收环能在 30 周内降解，但在早期未降解的针环同样限制了血管的舒张、收缩功能。同时，在材料生物降解过程中伴随的炎性反应对血管吻合口愈合有一定的负面影响。

2. 血管吻合夹系统（vascular clip system，VCS）　由 Kirsch 等最先创用，其后诸多学者应用于临床，取得了较好的吻合效果。

VCS 的主要装置为：钛合金吻合夹、吻合夹及血管壁外翻钳。

其吻合方法是应用血管壁外翻钳将两断血管壁外翻对齐，然后以拇指和示指按压吻合器手柄部按钮，吻合夹与轴柄部分离，同时，吻合夹由 C 形变为近似 O 形而将血管壁夹合，如此反复，将血管间断吻合。

225

该方法最显著的特点是不穿透血管内膜,血管腔内无异物存留,减少血栓形成的几率,因而从吻合原理上较以往针线缝合吻合法及所有其他的机械性吻合法都更先进。但是VCS存在以下不足:

(1)血管吻合夹及吻合器结构复杂,不易加工制作,费用较高。

(2)血管吻合夹夹合的程度固定,不能随血管壁的厚薄而调整。

(3)吻合的同时要"牺牲"一部分血管。

(4)易造成管腔狭窄,有较高的血管狭窄发生率,尤其是管径小于1.5mm管壁较薄的血管。

(5)与血管壁增厚及内膜壁裂有关出血,吻合口裂开等问题有关。

(二)一字形系列双向子弹头状血管吻合器(two-way bullet-shape vascular staplers,TBVS)

由国内某公司开发的一字形系列双向子弹头状血管吻合器,两端打磨为子弹头状,表面抛光以最大限度减小摩擦系数。该系列器械优点在于取材方便、成本低廉、方法简单、便于初学者操作。TBVS按直径分为1.0mm、1.5mm、2.0mm、2.5mm、3.0mm等各种不同规格,应用范围较广。

人工血管与人体血管吻合装置:主要部件是设在人造血管两端的第一内卡圈和第二内卡圈套在人造血管外壁上的第一外卡圈和第二外卡圈上,卡圈设有多个卡槽,第一内卡圈上的卡钉和第一外卡圈上的卡槽相配合卡住,第二内卡圈上的卡钉和第二外卡圈上的卡槽相配合卡住,第一内卡圈和第二内卡圈结构相同,第一外卡圈和第二外卡圈结构也相同(图6-1-49~6-1-51)。

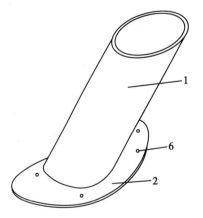

图6-1-49　人造血管及第一内卡圈

1. 人造血管;2. 第一内卡圈;6. 卡钉

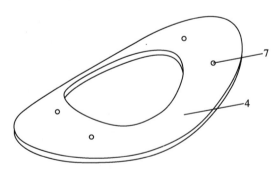

图6-1-50　卡槽及第一外卡圈

4. 第一外卡圈;7. 卡槽

在手术使用时,将近端血管剪开适度的开口将与人造血管相连的第一内卡圈置入人体血管壁内,然后将第一外圈和第一内圈通过卡钉和卡槽卡住,人造血管的一端即成功与近端血管结扎处相连,人造血管的另一端同上述方法与远端血管连接,即可完成人造血管

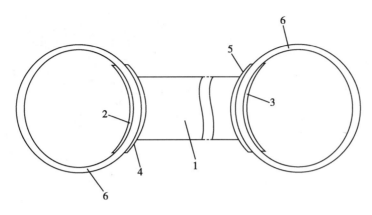

图 6-1-51　人工血管与人体血管吻合装置
1. 人造血管;2. 第一内卡圈;3. 第二内卡圈;
4. 第一外卡圈;5. 第一外卡圈;6. 人体血管

移植。

　　由于人造血管吻合后第一外卡圈和第一内卡圈以及第二内卡圈和第二外卡圈之间形成有 0.3~0.5mm 的间隙,既保证被卡的人体血管不会被过度压迫而坏死或萎缩,且还保证卡圈吻合处避免血液渗漏。人造血管吻合装置结构简单,操作使用便捷,同时避免了缝合口处的血管壁损伤和缝线引起的异物反应,防止了吻合口血栓形成和内膜增生,从而消除了吻合口狭窄或闭塞等不良情况。

　　人造血管吻合装置卡钉材料为:单股镍钛合金丝,规格:2.0mm、3.0mm、4.0mm、5.0mm、6.0mm、7.0mm、8.0mm。单股镍钛合金丝卡钉临床应用范围较广泛,吻合血管建议尺寸:2.0~3.0mm 冠状动脉。

　　人造血管吻合装置选用表面改性 316L 医用不锈钢材料制作,医用 316L 表面改性后生物相容性良好,综合力学性能和耐腐蚀性能均能达到人造血管吻合装置技术要求。且加工制造、焊接成型的产品稳定、价格低廉、可反复使用。人造血管吻合装置包括壳体、第一内卡圈和第二内卡圈及第一外卡圈和第二外卡圈(该卡圈上设有卡槽)、镍钛合金卡丝等。

(三)其他类型血管吻合器

　　在临床血管手术中,对于大血管断端的封闭,应用线性血管缝合器、多排缝钉缝合安全可靠,可以承受较高的压力,缝钉针眼不漏血、不渗血,十分方便。对于小血管,目前广泛应用钛钉夹钳代替了结扎止血,省时、可靠、组织反应轻,近几年来推出的小血管吻合钳,可在冠脉搭桥时,进行血管桥与升主动脉的端侧吻合,缝合简便,安全可靠,大大缩短了手术时间。如:一次性使用直线型切割吻合器(图 6-1-52)、一次性使用多排缝钉吻合器(图 6-1-53)。

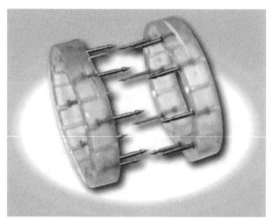

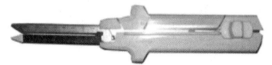

图 6-1-52　一次性使用直线型切割吻合器　　　　图 6-1-53　一次性使用多排缝钉吻合器

（欧阳晨曦）

九、腔静脉滤器

肺栓塞（pulmonary embolism，PE）是指栓塞物质进入肺动脉及其分支，阻断组织血液供应所引起的肺循环障碍的病理和临床综合征。其中最为常见的是由血栓引起的肺血栓栓塞症（pulmonary thrombus embolism，PTE）。

血栓形成的肺栓塞常是静脉血栓形成的合并症，通常来源于下肢和骨盆的深静脉栓子（deep vein thrombosis，DVT），通过循环到肺动脉引起栓塞。血流淤滞、血液凝固性增高和静脉内皮损伤是血栓形成的促进因素。因此，创伤、长期卧床、静脉曲张、静脉插管、盆腔和髋部手术、肥胖、糖尿病、避孕药或其他原因引起的凝血功能亢进等，容易诱发静脉血栓。血栓形成初期松脆，加上纤溶系统的作用，容易脱落随血液循环到达肺动脉及其分支，故在血栓形成的最初数天发生肺栓塞的危险性最高。因此，经皮穿刺永久或临时植入滤器到下腔静脉被认为是预防肺栓塞的有效方法。

腔静脉滤器是放置在下腔静脉中过滤尺寸大于 3mm 的血栓栓子的一种器械。其使用时通常经由股静脉穿刺，通过输送系统送到肾静脉以下的腔静脉段。输送系统由输送鞘管、装载器、输送钢缆和扩张器组成。临时滤器一般还配套有回收器械，如抓捕器和回收鞘管等。它必须具备以下基本的性能：

（1）能稳定地保持在下腔静脉的设定位置，并不对血管壁构成实质性损伤：大多数滤器是通过设置小刺来实现该功能，小刺能刺入血管壁起固定作用，但又不会刺穿血管壁或对血管壁产生实质性损伤。

（2）能过滤大栓子，并保持下腔静脉通畅，即捕获的栓子尽可能少地阻挡血流。

（3）通过介入导管技术植入，必须可以从输送状态形状恢复到工作状态形状（两种状态下滤器的尺寸差异会达到 10 倍以上），且输送状态的外形尺寸尽量小；因而市售产品大多数采用具有形状记忆效应的镍钛合金制作，也有少部分采用不锈钢、钴铬合金或钛合金制作。

（4）滤器自身血栓源性小。

完整的器械性能要求见 ISO 25539-3《心血管植入物 血管内器械 第三部分:腔静脉滤器》。

由于腔静脉滤器为预防性产品,目前市场主要在发达国家和地区,如美国每年使用量达 25 万多个,而中国每年使用量仅 4 万多个。美国临时植入的腔静脉滤器数量和比例持续增加,其中,临时滤器使用比例大于 80%(图 6-1-54),而永久植入滤器的比例持续降低。

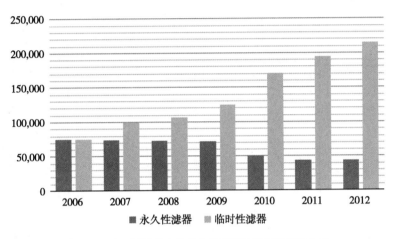

图 6-1-54 美国永久和临时腔静脉滤器临床植入量

目前的主流腔静脉滤器产品见表 6-1-6,材料主要为镍钛合金、不锈钢、钴铬合金和钛合金。部分产品图片见图 6-1-55。

表 6-1-6 目前临床使用的不同公司产品材料和设计

产品	材料	设计
ALN	不锈钢	圆锥状
Simon	镍钛合金	双层,圆锥状
Recovery	镍钛合金	双层,圆锥状
VenaTech LP	钴铬合金丝	圆锥状
VenaTech LGM	钴铬合金板	圆锥状
Greenfield（SGF）	不锈钢	圆锥状
Greenfield（TGF）	β3 钛合金	圆锥状
Birds Nest	不锈钢	变化的独特结构
Gunther Tulip	钴铬钼合金	圆锥状
Celect	钴铬钼合金	圆锥状
Option	镍钛合金	圆锥状

产品	材料	设计
Aegisy	镍钛合金	可控释放，单篮灯笼
TrapEase	镍钛合金	双篮灯笼
OptEase	镍钛合金	双篮灯笼
SafeFlow	镍钛合金	双环铆定，螺旋过滤单元

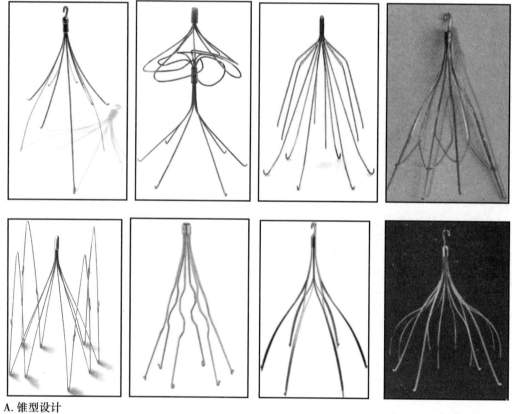

A. 锥型设计

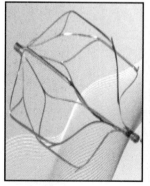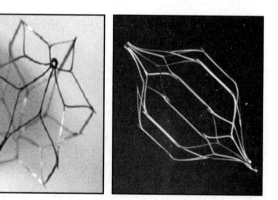

B. 灯笼型设计

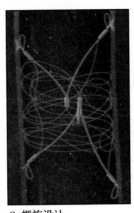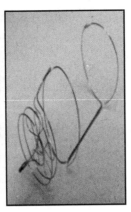

C. 螺旋设计

图 6-1-55　市场上使用的各种腔静脉滤器设计图片

从图 6-1-55 和表 6-1-6 中可以看出,从数量上看,大多数滤器为圆锥结构,只有两个公司的三个产品为灯笼结构,还有其他少数滤器为其他结构,如螺旋结构等。无论是圆锥形还是灯笼形,都有单层和双层之分。也就是说,具有过滤功能的结构可分为单层和双层。在圆锥形结构中,美国公司的滤器为双层过滤;灯笼形结构中,美国某公司的滤器为双层过滤,中国某公司的滤器为单层过滤。截至目前,还没有大规模的随机对照临床试验来比较这些设计的优劣,但从中国市场份额来看,灯笼结构更受市场推崇,占了中国市场的绝大多数份额,在美国市场也是如此。目前中国市场一半份额的滤器为单层灯笼型,市场份额排第二和第三的为双层灯笼型和单层圆锥形。圆锥形结构的优点是部分滤器可以在较长植入时间后仍可以取出,缺点是容易倾斜,导致大血栓漏过,甚至导致血管刺破;灯笼结构的优点是不会引起由于倾斜而导致的过滤不足,但缺点是作为临时滤器使用时,其取出时间窗有一定的限制,一般为 14 天左右。

腔静脉滤器用于预防肺栓塞,对于适应证指征及滤器植入的期限,在学术上有不同的意见。目前还没有大规模随机对照临床试验来达成绝对的一致。从过去多年滤器的植入期限发展变化趋势可看出,作为永久滤器使用时,医生变得越来越谨慎。临时滤器的使用在欧美都基本处于稳定期,中国因为临床使用晚,目前临床使用还很少,临床使用例数增长较快。

滤器基本适应证如下:

(1)永久植入适应证:

①虽然抗凝治疗有效,但患者仍发生肺栓塞或长期的深静脉血栓持续进展。

②肺动脉栓塞或深静脉血栓患者,溶栓或抗凝治疗出现并发症,或者有全身抗凝的禁忌症。

③在有效的抗凝治疗下,患者出现腔静脉、髂静脉浮动性血栓。

④大面积肺栓塞的紧急处理。

⑤抗凝失败或抗凝治疗禁忌的慢性及复发性肺栓塞。

(2)临时植入适应证:

①患者需要在滤器保护下行溶栓和取栓。

②患者需要使用滤器但又不适宜永久植入。

手术禁忌证：

①有严重凝血疾病。

②置入滤器所需的静脉通路有血栓栓塞。

③癌转移。

④对造影剂、腔静脉滤器的组成成分过敏的患者。

⑤下腔静脉直径过大的患者。

⑥有未控制的感染性疾病、有脓性栓塞的患者。

⑦对 X 线有禁忌的患者。

（张德元）

十、周围血管支架

血管内支架是血管疾病治疗中非常重要的一类器械，它的产生是血管外科发展史上的一次革命，而随着血管腔内治疗技术的发展和对血管疾病治疗范围的扩展，血管支架材料以及结构也经历了数次大的发展。周围血管疾病（peripheral vascular diseases，PVD），按照临床疾病诊疗的习惯，常以解剖位置分类，包括冠状动脉、心瓣膜、颅内血管之外的动脉、静脉疾病，如主动脉及其分支颅外颈动脉、上下肢动脉和内脏动脉；腔静脉及其属支；门静脉系统等。从病理特点上分，周围血管疾病包括：狭窄闭塞性疾病、扩张性疾病和发育异常。

根据疾病的治疗需要，产生了各种类型的支架。下面我们结合支架的材料和加工特点以及疾病的临床治疗需求来分类介绍周围血管支架。

（一）非主动脉周围血管支架

1. 发展历程 血管病腔内治疗的概念由 Charles Dotter 于 1964 年提出，最初是下肢动脉的同轴导管扩张。真正意义的腔内治疗起源于 1977 年，Gruentzig 等发明双腔球囊导管并施行冠状动脉的经皮球囊扩张术。血管支架的产生，最初是应对动脉狭窄闭塞疾病球囊扩张术后动脉壁的夹层以及弹性回缩等急性并发症，提高近期通畅率。1987 年第一枚金属裸支架（BMS）产生并应用于临床，在一定程度上解决了这些问题，极大地提高了近远期通畅率。随着医学的发展，人们逐渐意识到，血管不仅仅是运输血液的管道，它还可以借助自身的弹性来协助心脏泵血，也可以对血压和植入物做出种种反应，影响治疗效果。所以，人们尝试了多种材料，从钽丝、不锈钢、钴铬合金到镍钛合金、可吸收镁合金、可吸收高分子等，对支架表面及构型做了一系列改进，例如开闭环结构、搭载抗内膜增殖药物的药物洗脱支架（DES）、生物可吸收支架（BRS）等。

2. 常用的支架材料

（1）316L 不锈钢：含钼不锈钢品种，具有良好的耐腐蚀的性能，生物相容性好，硬度高，顺应性一般,支架径向支撑力强,显影性好,常用于球囊扩张支架的制造。含镍铬,会释放镍离子,对镍过敏者慎用。

(2)钴铬合金:高强度、耐腐蚀、生物相容性好,无磁性,含镍量较不锈钢低,相同的支撑力下厚度较不锈钢薄。常用于球囊扩张支架的制造。也可用于制作编织型自膨支架。

(3)镍钛合金:由镍和钛组成等原子合金,含约50%的镍,由于受到温度和机械压力的改变而存在两种不同的晶体结构相,即奥氏体相和马氏体相,能将自身的塑性变形在某一特定温度下自动恢复为原始形状,即形状记忆功能。伸缩率在20%以上,疲劳寿命达10^7,其耐腐蚀性优于目前最好的医用不锈钢。具有超弹性,在外力作用下产生远大于起弹性极限应变量的应变,在卸载时应变可自动恢复,在一定形变范围内应力不随应变的增大而增大。耐磨损、抗腐蚀,尽管镍有致癌和促癌作用,表面钛氧化层充当了一种屏障,使其有良好的生物相容性。是目前主要的自膨支架材料。

(4)可吸收金属及高分子材料:以镁、铁、锌为基础的一系列合金材料和以聚乳酸等为主的高分子材料,在人体内可完全降解吸收,从而达到血管内无异物残留的效果。在冠心病治疗中已经有良好的表现,目前用于外周血管的可吸收支架制造尚处在研发和临床试验阶段。

3. 按支架特点分类 按支架的材料和工作特点分类便于了解支架的性能,而实际临床使用过程中常按疾病的解剖位置和病理类型来做分类,两种分类结合基本涵盖了现有的支架类型。

(1)球囊扩张支架:是由不锈钢或钴铬合金等制成的预先压缩装载于球囊导管上的支架,与球囊一起输送到病变部位,球囊加压扩张释放支架,依靠球囊扩张塑形后固定支撑于血管病变。不锈钢或钴铬合金材料有良好的支撑力和延展性,适合用球囊扩张释放,操控性好,定位精确,支撑力强,适用于短段、钙化的狭窄病变以及需要精确定位的动脉起始部位病变,如锁骨下动脉开口、肾动脉、髂总动脉分叉等。但其顺应性差,弯折及挤压变形后不易恢复,不宜置于活动较多以及扭曲的病变位置如股腘动脉等。

(2)自膨支架:由镍钛合金薄壁管经过激光雕刻或金属丝编织制成的弹性支架。通过压握入输送系统送达病变处,释放后自动恢复形状,扩张并固定于病变部位起支撑作用。镍钛合金有极佳的弹性和形状记忆功能,柔韧性好,变形后易恢复,扩张力持久,适合用于运动较多的位置,如颈动脉、股腘动脉等。但其自膨方式决定了释放过程相对不易控制,如前跳以及形变导致的拉伸和短缩等。尤其是编织支架,短缩率可达30%,但其极佳的柔顺性使得在某些情况下有着独特的优势。

(3)覆膜支架:中小动脉覆膜支架设计上不同于主动脉覆膜支架,通常是以自膨裸支架为基本结构,覆以膨体聚四氟乙烯(ePTFE)或涤纶(PET)构成,除了需要更粗的鞘,其输送和释放与裸支架无太大差别。覆膜支架既有支撑作用,又可阻挡、导流血液,还具有阻止内膜向管腔内过度增生作用,兼具支架和人工血管的作用。但其输送系统较同口径的裸支架粗,价格也更昂贵。可以用于治疗外周动脉瘤、动静脉瘘、血管创伤、支架内再狭窄等疾病。随着主动脉腔内治疗的发展,在一些复杂病例手术过程中覆膜支架还有一重要作用,可作为保留主动脉分支的通道,这些技术包括平行支架技术、开窗技术等。

（4）其他支架：载药支架是通过金属裸支架表面涂覆混有药物的聚合物涂层或者载药微孔，起到靶向控制释放药物的作用，所载药物多为紫杉醇、西罗莫司及其衍生物等，目的是抑制血管内膜的过度增生，防止支架内再狭窄，提高支架远期通畅率。

生物可吸收支架在外周动脉应用尚处于研发和临床试验阶段，其力学性能、降解时间以及和病变血管修复的匹配尚需进一步研究。

4. 按疾病解剖分类

（1）肢体动脉支架：下肢动脉硬化闭塞症是最为常见的外周动脉狭窄性疾病，可以累及自腹主动脉下段至足部动脉。髂股动脉的支架成形术，最早于 20 世纪 80 年代末期由 Palmaz 和 Strecker 首先报道。支架的使用克服了单纯球囊扩张成形术后的弹性回缩以及术中产生的内膜损伤和夹层导致的血流限制和急性血栓，提高了通畅率。因股动脉为肌肉包裹、运动幅度大，部分位置靠近关节，仅在球囊扩张后有适应证的情况下（限制血流的夹层或残余狭窄、PTA 术后再发狭窄等）选柔顺性较好的镍钛合金自膨式裸支架，如 Wallstent。髂动脉位于盆腔，活动较少，钙化病变难以充分扩张的，可以选用支撑力较好的球囊扩张支架，如 Palmaz 支架。

（2）颈动脉支架：颈动脉狭窄支架成形术的目的主要是扩大管腔、限制斑块的进展、改善脑缺血、降低卒中的发生，其解剖位置和生理决定了支架的选用，要求尽可能覆盖病变减少斑块及微栓子脱落，具有适度的扩张作用和良好的顺应性。适用于颈动脉狭窄的支架既有球囊扩张支架也有自膨支架。球囊扩张支架仅在少数情况下应用，多在颈总动脉起始部，即开口处狭窄，因位于主动脉分支，纤维环较强劲，球囊扩张支架定位准确且支撑力强，较为适合。而颈动脉狭窄病变90%以上位于颈总动脉末端或颈内动脉起始部，此处颈动脉有很大活动度，在颈部扭转时血管有一定程度形变，因此要求支架有良好的顺应性。镍钛合金自膨支架顺应性好，操作容易，是应用最多的颈动脉支架。颈动脉支架构型上又有开环、闭环、开闭环结合及直形、锥形渐细等不同的设计，开闭环结合设计兼顾了支撑覆盖和柔顺性，锥形设计符合颈总动脉到颈内动脉的渐细特点，这些设计理念在临床上显示出相应的优势。

（3）锁骨下动脉支架：锁骨下动脉支架成形术支架的选择主要根据病变位置。位于开口处、短段、靠近椎动脉开口的病变，多选用不锈钢或钴铬合金球囊扩张支架，取其支撑力好、定位精确等特点；而病变较长且迂曲时，可选用柔顺性好的镍钛合金自膨支架。

（4）肾动脉支架：肾动脉是肾脏唯一的供血动脉，其病变将直接影响肾脏的灌注，进而影响肾功、血压以及造血功能。支架成形术是肾动脉狭窄治疗重要的治疗手段。肾动脉主干较短，常见的病变多位于开口处，多因动脉硬化引起，支架多选择不锈钢或钴铬合金球囊扩张式支架，便于精确定位和提供足够支撑。因其解剖的特殊性，肾动脉狭窄的治疗有独有的小型化鞘管、导丝、球囊和支架，0.014～0.018 英寸导丝系统最大限度保证了手术的安全性。

（5）静脉支架：静脉系统的狭窄闭塞性疾病也常需要支架成形术治疗，常见的髂静脉压迫综合征、巴德-吉（基）亚利综合征等放置的支架多为自膨式裸支架。然而静脉管壁薄，血流速度缓慢,管腔内压力低,其生理与动脉有着显著差别,目前还没有一种支架专门设计用于静脉。根据其特点,首选薄壁、柔顺性好、有一定支撑力的支架,编织型镍钛合金支架较为理想。

(二)主动脉覆膜支架

1. 发展历程　主动脉支架按照其治疗的疾病类型大致有两类:用于治疗主动脉缩窄性疾病的金属裸支架和用于治疗主动脉扩张性疾病(夹层、动脉瘤)的支架型人工血管,或称主动脉覆膜支架。主动脉缩窄疾病除少数先天性疾病如主动脉缩窄外,大部分属于动脉粥样硬化性闭塞,其治疗和中小动脉的动脉硬化闭塞症并无本质区别,其手术器具除口径的差异之外并无本质不同。而主动脉覆膜支架的发展和其他血管支架不同,有着独特的历史。

主动脉疾病的治疗在外科疾病中起步较晚,但发展最快。"没有任何疾病比主动脉瘤更让临床医生感到无力",这句评论出自 20 世纪上半叶著名的威廉·奥斯勒(William Osler)医生,反映出医学界对主动脉瘤的乏术。当时一度以电休克治疗作为控制主动脉瘤进展的主要手段。直至 20 世纪 50 年代,随着人工血管移植物的发展,主动脉疾病的外科治疗才有了质的飞跃。1951 年,贝勒医学院的丹顿·库利(Denton Cooley)医生和迈克尔·德贝基(Michael DeBakey)医生合作,开展了腹主动脉瘤切除人工血管置换术式;1953 年开展了胸主动脉瘤切除人工血管置换术;1957 年,他们在体外循环下成功施行了升主动脉切除人工血管置换术。

自 19 世纪 70 年代起,人们开始了对主动脉腔内治疗的探索,然而限于当时的材料(缺乏足够大的输送鞘、球囊等)而未能实现。最早的成功用于主动脉腔内治疗的器械是 1991 年 Parodi 设计的腔内人工血管(Parodi endograft,PE)。这是一种手工改造制成的器材:将大号球囊扩张支架(Palmaz 支架)缝制在管状或锥形人工血管的两端,通过球囊扩张方式固定于动脉瘤两端。第一代主动脉支架器械相关性并发症,如内漏、远端瘤颈扩张、支架崩溃移位等的发生率是极高的(初期部分主动脉支架甚至达 80%)。但是其创新的理念具有划时代意义,即以可靠的机械支撑代替外科缝合,变巨创的外科手术为微创的腔内治疗。正是在这一理念的引领下,主动脉外科进入了微创时代。随着主动脉覆膜支架构型设计和材料的发展,其安全性和有效性也有了巨大进步。在主动脉瘤腔内治疗用于临床后不久,1996 年 Stanford 大学的 Dake 首先使用覆膜支架治疗主动脉夹层取得成功,主动脉夹层的腔内治疗也迅速开展起来。其使用的器材与主动脉瘤相同,治疗原理是封闭主要破口,重建真腔血流,促进假腔血栓化和真腔重塑。

2. 主动脉支架的结构

(1)支架主体:支架的主要支撑固定结构由可压缩、释放后可产生径向支撑力的金属环构成,固定于人工血管或覆膜的内部或外部。

1)材料:316L 不锈钢(如 Zenith、TX2)或镍钛合金(如 TAG、Excluder)为主,少数采用 Elgiloy 合金。支架主体主要起固定作用,要有足够的机械支撑力。另外,为了能够安全导入支架,还需有良好的可压缩性和柔顺性。故多选择高弹性模量的材料。316L 不锈钢生物相容性好,是较为成熟的医用材料,其弹性及耐疲劳性好,最早用于主动脉覆膜支架主体的制作。随着合金的研究，镍钛合金的形状记忆功能和极佳的弹性使其成为目前较好的一种支架材料。镍钛合金的相变温度使得它在低温下柔软易操作，在体温下可以恢复其原有的形状和较好的弹性，因而具有良好的柔顺性能和足够的支撑力。支架主体多为金属丝编织成的连续Z形环，可有辅助结构如倒钩、显影标记等，也有采用激光雕刻加工镍钛管材。金属的表面处理如电抛光等可提高其耐疲劳性能，减少远期的金属断裂。多数金属支架可以在规定的磁场强度下完成MR检查，因大动脉血流速度快，其产热可迅速被带走，极细的金属丝产生的位移效应也可以忽略。

2）构型：相对于主动脉支架材料的发展速度，其构型的改进是提高产品性能的更重要手段。第一代的主动脉覆膜支架构型简单，仅仅是一个雏形，第二、三代的支架设计引入了全程支撑的概念，大大降低了支架扭曲狭窄、移位、内漏的发生。传统的Z形支架，由独立的Z形环通过缝线缝制在人工血管或覆膜上，结构简单，组装和释放可靠。新构型设计如连续螺旋Z形结构，一体成型增加了支架的柔顺性和抗弯折能力。为了满足不同解剖特点的病变，支架多为模块化，由不同口径和长度的主体和髂肢以及主体延长支架（Cuff）组合而成。主体为"裤"状，有一长一短两条腿，分别介入两侧髂动脉；髂肢为一条直管型支架，和相应型号的主体搭配，主体延长支架在主体近端锚定不足时使用。一体化支架和模块式支架，主要差别是两髂肢是整体骑跨释放于两髂动脉，还是分别以组装接合的形式植入两髂动脉。前者的优点是减少了瘤腔内髂肢接合，减少了内漏，增加了支架整体稳定性，缺点是适应范围局限。主动脉解剖复杂多变，牵扯到众多内脏动脉，手术医生依靠有限的器材，在面对复杂多变的临床情况时，常需要在手术台上根据病情的需要对器材进行拆解和修改。尽管手工修改支架的操作超出器材使用常规，但是随机应变的能力和创新精神是必须具备的。正是这些需求推动着器材的发展。

（2）支架覆膜：覆膜为支架的血流导向管道，与传统的人工血管材料相似。目前临床应用的覆膜材料主要为涤纶和膨体聚四氟乙烯。人工血管材料的研究可以追溯到18世纪，羽毛茎、玻璃、金属以及象牙等各种材料均被尝试用作血管移植，但无一成功。1952年，Voorhees首先以缝制的维纶-N人造血管成功移植于腹主动脉，并提出了"网孔"原理。此后根据"网孔"原理，各种人造血管纷纷研制成功，包括尼龙（nylon）、奥纶（orlon）、聚乙烯乙醇（ivalon）、涤纶（dacron）、真丝、聚四氟乙烯（PTFE）和膨体聚四氟乙烯（ePTFE）。

涤纶化学成分为聚对苯二甲酸酯（PET），商品名Dacron，通过针织和梭织两种编制方式制成，具有良好机械性能，但其血液相容性不佳，不适合做小直径的人工血管，适合于主动脉等大口径的血管替代。其纺织成形抗撕裂能力强，可以通过手工缝制固定在金属支架主体上。早期的主动脉支架主要是用这种人工血管。

膨体聚四氟乙烯人工血管化学成分为聚四氟乙烯（polytetrafluoroethylene，PTFE），于1937年由某公司以Teflon注册专利，在医学上应用始于20世纪60年代早期，被制成心脏瓣膜。在1969年Gore公司首次研制成ePTFE人工血管，并在临床上推广应用。ePTFE人工血管生物稳定性好，不会在体内退化；生物相容性较好，与周围组织反应较轻；其表面带负电荷，可以阻止血小板的黏附；无需预凝；网孔小（$<30\mu m$）而数量多，较快形成薄的假内

膜,较其他血管抗栓性好,因此是中小口径动脉如腹股沟下动脉重建的首选人工材料。

而将 ePTFE 用做主动脉支架的覆膜,主要原因并不是考虑其抗栓性能,而是其加工方式和覆膜方式。ePTFE 因其一体挤压成型的加工方式,可以制成更薄的覆膜,减小支架的压缩后直径以减小输送难度,与支架的结合方式可以为多层覆膜热压固定,避免针线缝合,避免了缝线摩擦断裂导致支架破坏,因此独具优势。

(3)支架的整体设计:主动脉支架的成功释放包括三方面:微创的导入、精确的定位、可靠的锚定。其设计和改进也集中在输送系统的外径、定位释放,支架支撑力和柔顺性。主动脉并非一条简单的圆柱体形管道,其分支、扭曲、钙化、狭窄等解剖因素以及血压血流的动态影响,决定了其腔内治疗的复杂性。随着对主动脉扩张病腔内治疗的经验积累和疾病病理生理的认识,现有支架的各种问题逐渐暴露,更多构型先进的支架被设计出来,如可控制释放支架(C3-Excluder)、开窗型支架、单分支型支架(Castor)甚至多分支支架等,这些支架的材料学并无特殊改变,其构型的设计和释放操作却有着更为复杂的变化,如更为先进的拉线式释放和近端可回收式释放。以此来应对更复杂的病变,拓宽了腔内治疗的范围,增加了手术的安全性和有效性。

(三)未来的周围血管支架的展望

外周血管支架包括了主动脉以及其他外周血管支架,其产生发展与临床疾病的诊治密切相关。主动脉支架的发展主要趋向于支架的柔顺性更好,对于大动脉搏动和冲击过程中产生的应力能够有足够的顺应,以减少支架和管壁的相互作用;支架的外廓更薄,输送系统更细,以满足复杂解剖结构的输送;多分支和开窗支架的快速化定制也是主动脉支架发展的一个重要方面。

其他外周血管支架的发展方向主要有两方面,均致力于解决支架植入术后血管的远期再狭窄问题。一个是搭载各种抗增殖药物以及其他治疗因子的载药支架,这种支架已经超越了传统支架的单纯支撑作用,而成为一种复合治疗的载体;另一个方向是生物可吸收支架。生物可吸收支架可以顺应腔内治疗后血管重塑的机制,在血管修复和重塑的初期起到机械支撑作用,而在后期可以完全吸收,无异物残留,无促凝、持续诱发炎症、刺激内皮增生;不会因力学性能不匹配而持续与管壁产生相互作用导致不良事件;不会干扰后续的检查和再治疗;可以作为药物及其他治疗因子的载体而促进血管修复、抑制过度增生。生物可吸收支架成为新一代材料和腔内技术革新的基础。

(景在平)

十一、心脏封堵器

(一)心脏封堵器的种类和适应证

心脏封堵器是一类器械的总称,这类器械一般是永久植入在心脏中以改变心脏结构和血流状态。目前已经上市的心脏封堵器按封堵部位主要有以下几类:①房间隔缺损(atrial septal defect,ASD)封堵器;②室间隔缺损(ventricular septal defect,VSD)封堵器;③动脉导管未闭(patent ductus arteriosus,PDA)封堵器;④卵圆孔未闭(patent foremen ovale,PFO)封堵器;⑤左心耳(left atrial appendage,LAA)封堵器。另外,随着心脏瓣膜植入量的增加,瓣周漏的发生也随之增加,临床上需要一种器械来封堵瓣周漏,这种器械称作瓣周漏(pervavlvular leak,PVL)封堵器。

上述列出的封堵器中,前三种主要用于治疗先天性心脏病,通常称为先心封堵器,其作用机制是通过封堵心脏内的异常血流通道,从而改变心脏内的血流方向,纠正先天性的心脏缺陷;而卵圆孔未闭封堵器和左心耳封堵器则是用于预防左心房血栓进入颅内而导致的脑卒中。虽然卵圆孔未闭也是先天性缺陷,同样位于房间隔上,但卵圆孔未闭封堵器和房间隔缺损封堵器的技术要求不同,一般不归类为先心封堵器。在胎儿时期,由于肺循环不工作,卵圆孔和动脉导管是胎儿时期的正常血流通道,该通道一般会在出生后1年内闭合,如果仍未闭合则称为卵圆孔未闭和动脉导管未闭缺陷(图6-1-56)。卵圆孔未闭的发生率近20%,一般不会表现出病态症状,也不需要进行封堵治疗,只有在反复出现不明脑卒中或偏头痛时才需要封堵(图6-1-57)。

封堵器种类和适应证见表6-1-7,在心脏内位置见图6-1-57。

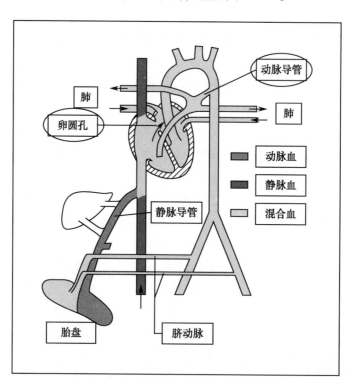

图6-1-56　卵圆孔和动脉导管是胎儿时期的正常生理结构

表 6-1-7　封堵器种类及适应证

序号	封堵器简称	心脏内位置	适应证
1	ASD	房间隔上	一般只适合封堵确证为右室容量过载的继发孔型 ASD，同时具有足够的边缘用于封堵器固定，并且要离开上下腔静脉、三尖瓣、二尖瓣等重要器官足够远，直径 6 ~40mm
2	VSD	室间隔上	确证影响了血流动力学的 VSD，无主动脉瓣脱垂或反流
3	PDA	动脉导管内	2mm 以上的动脉导管通道
4	PFO	房间隔卵圆孔内	确证有 PFO，同时伴有不明脑卒中，或持续性偏头痛或短暂性脑缺血发作
5	LAA	左心耳内开口位置	脑卒中风险较高（CHADS2-VASC、HAS-BLED 指数较高）的非瓣膜性房颤病人
6	PVL	主动脉瓣或二尖瓣周边	确证影响了血流动力学的 PVL

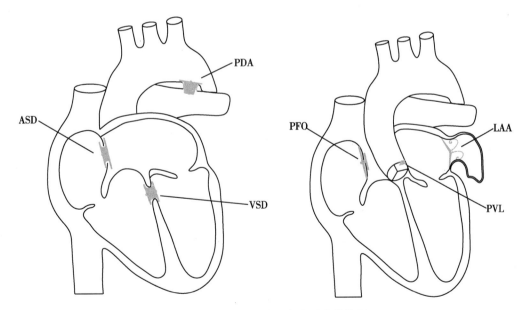

图 6-1-57　不同封堵器在心脏中的位置

　　美国和中国某企业的 5 款封堵器产品已获得 CE 认证，分别是封堵器年植入量世界第一和第二的封堵器生产企业。不过无论是从全球，还是从中国来看，排名前三的生产商覆盖 90% 的市场份额。

（二）心脏封堵器基本工作原理和技术（材料）发展历史

从工程角度来说,最容易封堵的是一个心脏壁上的孔洞(如 ASD 和 VSD),因为一个双盘铆钉形状的封堵器就可以很好地固定在缺损位置起到封堵作用,所以从早期的设计到目前的主流设计都是双盘结构。早期的封堵器大多为金属骨架(基本都为不锈钢)缝上高分子(多为 PET)阻流盘片。图 6-1-58 为早期的曾经应用于临床的一些设计。这些设计有一些共同的缺点,如输送鞘管直径大、在放置位置不好时无法撤回重新放置、无腰部结构来固定封堵器(即所谓自中心能力差)。在这类产品中,大批量进入临床使用的是美国某公司的 CardioSeal 及其改进产品 StarFlex(图 6-1-59)。针对钴铬合金材料柔顺性差,他们采用螺旋管型关节结构来增加封堵器支撑杆的柔顺性,同时采用特定的骨架结构来保证封堵器的自中心性。

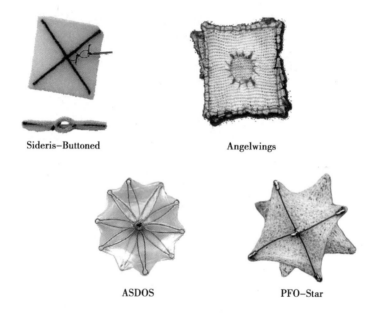

Sideris–Buttoned Angelwings

ASDOS PFO–Star

图 6-1-58 早期封堵器设计图片

美国某公司采用镍钛形状记忆合金制作的 Amplatzer 封堵器(图 6-1-60)的出现,使得封堵器的设计发生了革命性的变化。其将镍钛合金制作的网管定型成双盘形状作为骨架,丝束两端用不锈钢套固定,并用不锈钢螺纹与输送系统连接,并在封头内置入铂金来增加 X 线下可视性。镍钛合金骨架内缝三层 PET 阻流盘片。该设计因其操作方便、鞘管直径小、封堵效果好而被广泛接受,从而使得封堵器植入成为先天性心脏病治疗的首选方式。该公司同时开发了以镍钛合金为骨架的 PFO、PDA 和 VSD 封堵器系列产品。

此后,封堵器的发展基本都是基于 Amplatzer 设计,在此基础上进行锦上添花的进一步改进。一种改进是取消位于左心房的突出结构,因为此结构会导致该处内皮覆盖延迟,增

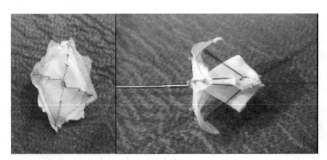

CardioSEAL

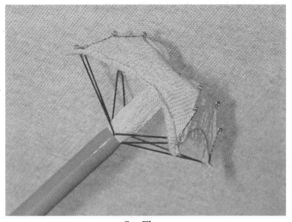

StarFlex

图 6-1-59　CardioSeal 和 StarFlex 封堵器设计图片

加血栓风险;另一种改进是将封堵器右盘与钢缆的螺纹刚性连接改为柔性连接,以便于医生更容易释放封堵器,且可以预测封堵器释放后的形态和残余分流状况,提高手术的方便性和安全有效性。已经上市的改良产品有 Figulla Flex Ⅱ 和 CeraFlex(图 6-1-61)。前者有镍钛丝在左盘中心交叉导致封堵器推送需要较大的鞘管直径,且连接部分只能在特定方向的 90°范围内柔性弯曲;后者可以在不增大鞘管直径的前提下,便可实现在 360°的任意范围内柔性连接。

　　上述的设计改进必须依赖于形状记忆合金的超弹性性能,而目前主要采用的是镍钛形状记忆合金,该材料含有 55.7%wt 的镍,考虑到封堵器永久留存在患者心脏内,镍离子的长期安全性是一个潜在的风险,但至今仍未开发出一种可替代的材料。

　　尝试用各种方法减少镍离子释放是封堵器技术发展的另一个路径。一种方法是减少镍钛合金材料使用,另一种是通过表面处理来减少镍离子释放。前者如 Helex 封堵器,采用螺旋状的镍钛合金单丝做骨架;后者如 Cera 和 CeraFlex 封堵器(金黄色的氮化钛涂层)和泰国的 Cocoon 封堵器(银白色的铂金涂层)CeraFlex 封堵器弃用不锈钢,采用单一镍钛合金做骨架的丝材和封头缸套,减少骨架不同金属材料之间的电偶腐蚀从而减少镍离子释放。

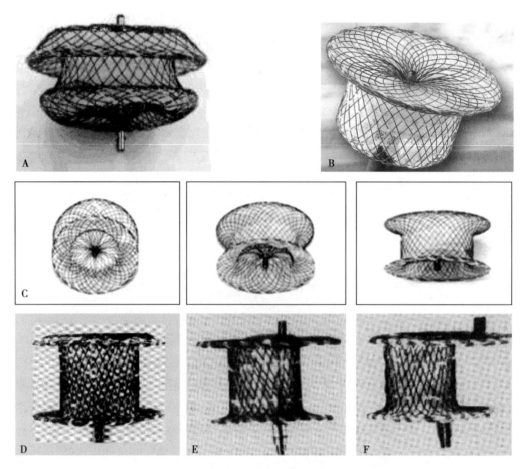

图6-1-60　Amplatzer 封堵器设计图片

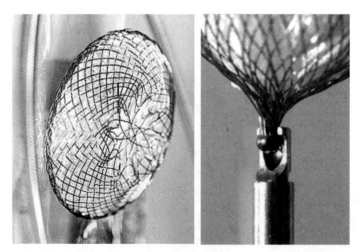

A. Figulla Flex II

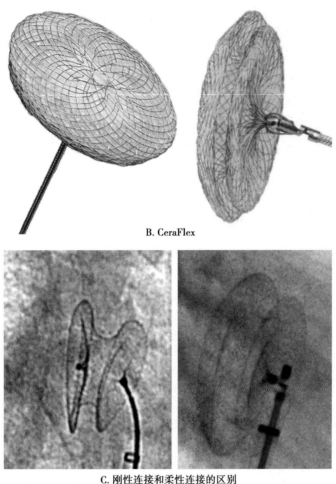

B. CeraFlex

C. 刚性连接和柔性连接的区别

图6-1-61 德国 FigulaFlex 和中国 CeraFlex 设计图片

　　对动脉导管未闭封堵器而言,由于动脉导管是一个跨于主动脉和肺动脉的连接管,其解剖结构不同于 ASD 或 VSD。该封堵器的设计为基于镍钛形状记忆合金材料的单盘结构,一个盘位于主动脉开口端,起固定作用,以防止封堵器被血流冲到肺动脉,后面的圆柱段可以保持封堵器的自中心性,中间缝合的阻流膜用于阻挡血流(图6-1-62)。

　　PFO 虽然是房间隔上的缺损,但它不是一个简单的孔洞,而是两片软组织重叠构成的一个通道,早期的临床应用采用和 ASD 相同的两盘结构封堵器进行封堵。由于操作不便,研发人员又设计了基于镍钛形状记忆合金材料的细腰两盘结构(图6-1-63),但这个改进也不是最好的选择,因为仍无法封堵长通道的 PFO,且封堵过程中导致组织变形较多,引起一些并发症,如房颤等。此外,由于卵圆孔未闭封堵器是为了避免血栓的,因此自身的血栓源性也是设计者必须考虑的重要因素。有人认为早期美国的大型临床试验 REDUCE 失败的原因之一,可能与早期的封堵器存在较高产生血栓的几率有关。因此中国某公司专门设计了只用于 PFO 的封堵器 IrisFIT。这是唯一可用于长通道 PFO 的封堵器。血栓源性很小的 ePTFE 材料覆盖在 PFO 封堵器左盘表面来减少左房内的血栓发生率。

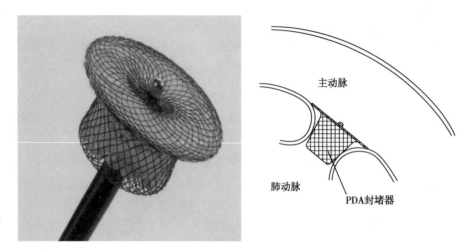

图 6-1-62 PDA 封堵器和其封堵示意图

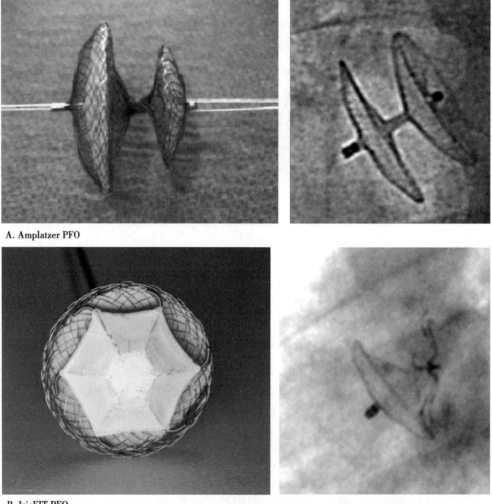

A. Amplatzer PFO

B. IrisFIT PFO

图 6-1-63 Amplatzer 和 IrisFIT PFO 封堵器

左心耳封堵术是较晚出现的技术,因此基本都用镍钛合金作为骨架,用不锈钢做辅助材料固定镍钛丝并与输送系统连接,内置或外置 PET 阻流膜。第一个取得 CE 认证的产品为 Plaato(图 6-1-64)。该产品使用镍钛丝制作骨架,表面覆以 PET 膜,因临床效果不好而退市。后续 Watchman 和 ACP 一直作为主流产品在临床使用。这两种产品代表着两种不同的设计理念,Watchman 采用和 Plaato 相同的理念,类似一个塞子塞在左心耳内,通过细节的改进改善产品对解剖结构的适应性和稳定性;另一个设计 ACP 则采取双盘结构,一个圆柱结构放置在左心耳内起固定作用,另一个盘片结构覆盖在左心耳开口来实施封堵。以上两种设计都有倒刺在封堵器的外面用于固定封堵器。然而,这种倒刺也决定了这种封堵器一旦推出鞘管外再回收,就会损坏倒刺或者鞘管。因此,几年后市场上出现了可完全回收和重新释放的新产品,代表性产品为美国的 Wavecrest、中国的 LAmbre 以及德国的 Occlutech。Wavecrest 和 Occlutech 都是塞子结构,Wavecrest 的倒刺是后释放的,Occlutech 则不加倒刺,改用弹性圈固定;而 LAmbre 虽然也是倒刺设计,但倒刺是卷着进出鞘管的,回收时既不会损坏倒刺也不会损坏左心耳组织和鞘管。目前,LAmbre 是具有最广泛的临时适应性(左心耳解剖结构和尺寸)、最稳定的固定以及最小鞘管尺寸的产品。

Watchman 虽然推出第二代改良型产品 Watchman FLX,希望缩短产品的长度以适应更短的左心耳结构,但因为植入后脱落率太高而停售。ACP 也推出了第二代 Amulet,加长了固定结构的长度,增加了固定刺数量,同时缩短连接螺纹的突出长度,减少血栓可能性。六个商业销售的 LAA 封堵器的情况见表 6-1-8。

表 6-1-8　市场上商业销售的左心耳封堵器情况

产品名称	CE 认证时间	产品特点
PLAATO	2002	已经退市
Watchman	2005	不适合浅 LAA,不能回收
Amplatzer Cardiac Plug（ACP）/Amulet	2008	需要固定区域,不能回收
WaveCrest	2013	改进中
LAmbre	2016	适应各种左心耳解剖结构、可回收
Occlutech	2016	可回收,脱落率高

封堵器最终是放在心脏内封堵各种结构,然而封堵器是怎么放入心脏的呢?目前首选的方法是经导管微创介入治疗,即通过一根导管和其中与封堵器连接的钢缆,将封堵器输送到心脏内。避免了心脏外科手术,减少了手术风险,避免了患者胸前的瘢痕。

ASD 的手术示意见图 6-1-65。

PDA 封堵器植入手术过程示意图见图 6-1-66。

VSD 封堵器的手术相对复杂,手术技巧要求较高。先建立通过 VSD 缺损的动静脉通道,利用该通道释放封堵器在缺损位置(图 6-1-67)。

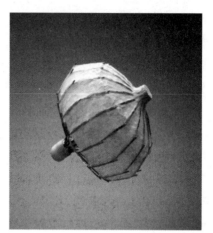

A. Plaato

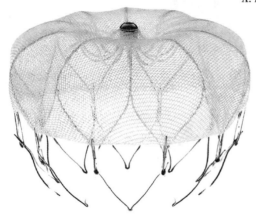
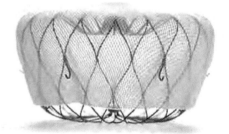

B. Watchman 和其第二代Watchman FLX

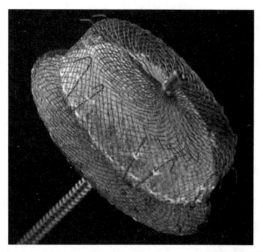
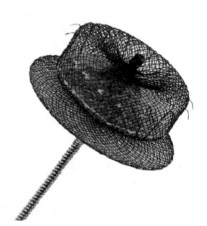

C. ACP和其第二代Amulet

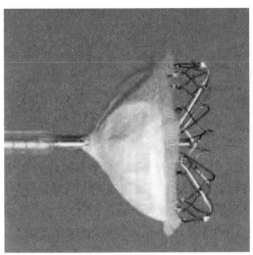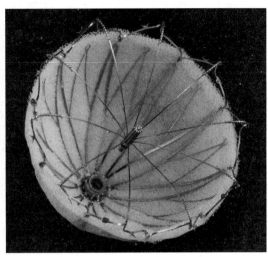

D. Wavecrest

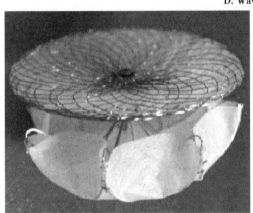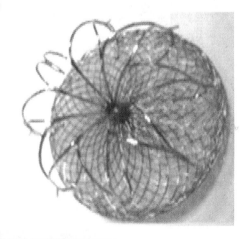

E. LAmbre

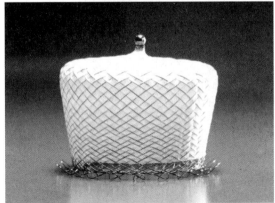

F. Occlutech LAA

图 6-1-64　获得 CE 认证的不同的 LAA 封堵器

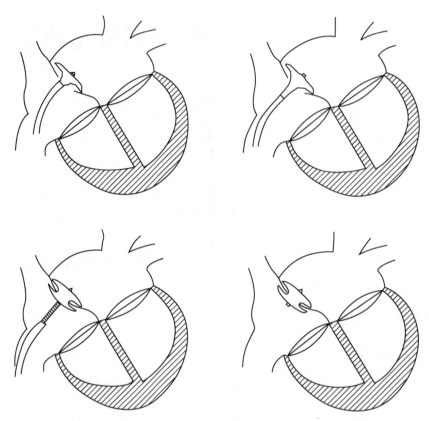

图 6-1-65　ASD 封堵器释放过程示意图

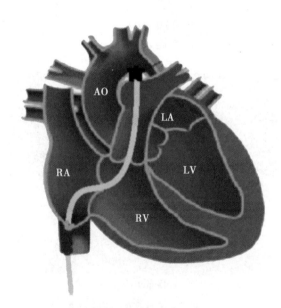

图 6-1-66　PDA 封堵示意图

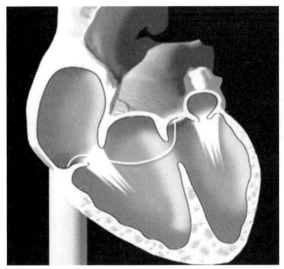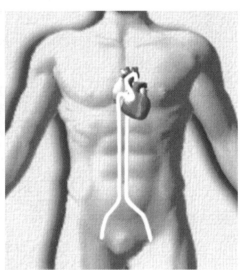

A. 建立穿过VSD缺陷的A-V通道

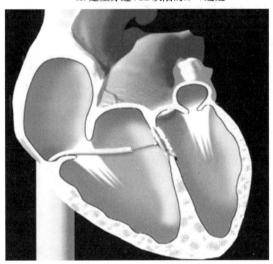

B. 将输送系统沿导丝穿过VSD缺陷后释放封堵器

图 6-1-67　VSD 封堵示意图

由于全球第一个 VSD 封堵器导致了较高的三度房室传导阻滞,患者需要终身佩戴永久心脏起搏器,使得 VSD 封堵器的临床应用受到很大的质疑。在欧洲和美国,几乎所有 VSD 缺损都采用外科手术矫治。但在中国,随着器械改良以及手术技巧和适应证把握的提升,VSD 的三度房室传导阻滞发生率大大降低,然而,VSD 封堵器如果要在全球推广,还需要系统的临床随访数据来重建欧美医生的信心。

LAA 封堵器植入手术过程见图 6-1-68。

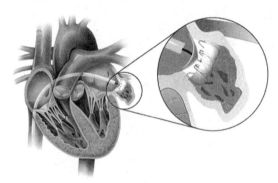

图 6-1-68　LAA 封堵示意图

(三)心脏封堵器的问题及发展

封堵器作为植入物,终身留存在患者心脏内,尤其是先心封堵器,在儿童甚至婴儿时期就已经被植入到心脏,因此一些远期并发症受到越来越多的关注,如封堵器疲劳断裂、封堵器磨穿心脏腔壁或主动脉、镍离子释放的长期累积毒性等。为了消除远期负面影响,研发人员尝试制作可吸收封堵器,在封堵器植入后通过表面内皮爬覆,内部血栓机化形成纤维组织使得缺损被组织封堵后,封堵器逐步被人体吸收,从而解除远期影响。

从某种意义上来说,可吸收封堵器是一种组织爬覆生长的组织工程支架,让组织在上面爬覆生长以达到封堵缺损,不再是一个封堵器。第一个进入临床使用的产品也是美国的 BioStar 封堵器,前者依然用钴铬合金骨架,膜片改为可吸收的胶原材料。随着 NMT 公司倒闭,BioStar 产品也退出临床应用。如今又有一些新设计的可吸收封堵器开始进入临床应用(图 6-1-69),如德国某公司的可吸收封堵器是采用 PLGA 做骨架,用不可降解的聚酯布作为阻流膜,膜片上固定有 20 个 Pt-Ir 显影点,大约 1.5 至 2 年内被完全吸收,规格范围为 4~25mm,配套 12F 的输送鞘管。中国 Absnow 可吸收封堵器则采用 PLLA 材料作为骨架和阻流膜,规格范围为 6~32mm,输送鞘管为 8~12F,除 6 个微小的 Pt-Ir 合金显影点不能降解外,其余所有材料在 3 至 4 年内能全部被人体所吸收,是真正意义上的完全可吸收封堵器。由于这些材料没有超弹性,力学性能也比金属材料差,因此需要特殊的机械结构,才能保证大的封堵器能通过小的鞘管被输送到心脏后恢复并保持设计的形状和足够的固定力。

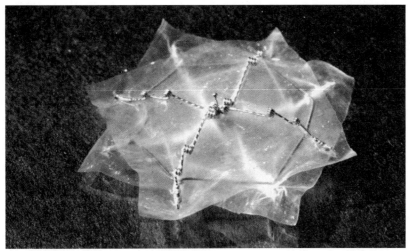

A. 美国的BioStar

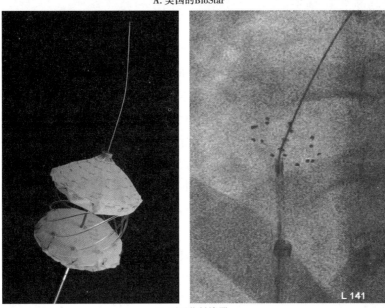

B. 可吸收封堵器

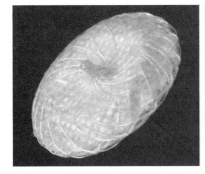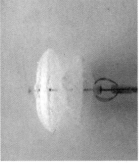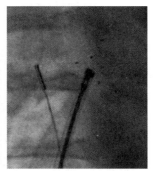

C. Absnow可吸收封堵器

图 6-1-69　进入临床试验的可吸收封堵器

（张德元）

十二、栓塞剂

（一）血管栓塞术

血管栓塞术属于介入医学范畴，其治疗机制为通过血管内导管将栓塞材料（即栓塞剂）选择性地注入靶血管，使其阻塞，中断供血，达到控制出血、治疗肿瘤和血管性病变以及消融器官等目的。血管栓塞术源于 20 世纪初，Dowbain 在为患有头颈部肿瘤的患者进行手术前，将融化的液体石蜡经颈外动脉注入，以减少术中出血。20 世纪 50 年代后，随着医学影像学的发展，血管栓塞术得到了快速发展。我国血管栓塞术起步较晚，但也经历了三十余年的发展，很多治疗手段已经成熟。目前，血管栓塞术已经被广泛应用于颅脑、肝、胆、脾、肾、心脏与血管、妇科等多个部位的诊断治疗当中。

（二）血管栓塞剂

完整的血管栓塞术由微导管、栓塞材料、操作技术、影像监控设备及术后护理组成。其中人们对栓塞材料的探索研究贯穿了整个栓塞术发展的历史。除了最初所用的液体石蜡，20 世纪 30 年代，肌肉碎片也被用于治疗外伤性颈动脉海绵窦瘘。1960 年，Luessenhop 则使用甲基丙烯酸甲酯微球经颈动脉栓塞治疗动静脉畸形。1971 年，Parstman 用聚乙烯醇栓塞颈内动脉。1974 年，Carey 报道了吸收性明胶海绵作为栓塞剂的应用实例。1980 年，Klatte 用无水乙醇作为栓塞剂治疗肾肿瘤。此外，铂、钨等金属被制成弹簧圈，被用做机械栓塞材料。纤维素、壳聚糖、海藻酸钠等天然材料因获取容易、易于加工改性且具有良好的生物相容性，在栓塞材料方面也逐渐受到重视。

理想的栓塞材料应具备如下性质：①无毒，不致癌，不致畸；②有良好的生物相容性；③能迅速封闭不同管径、不同血流量的血管；④易经导管传送，不粘管；⑤易得、易消毒；⑥能产生非损害性炎症，诱发血栓形成；⑦医学影像可见。目前，现有的栓塞材料无法同时满足上述特性。

（三）栓塞剂分类

在实际的临床应用过程中，针对不同的病症，需要使用不同特性的栓塞材料进行治疗。根据不同的特点，栓塞剂有不同的分类方法，分别反映了栓塞剂的不同方面特性。如按照栓塞剂使血管闭塞时间的长短，可将其分为短期栓塞剂、中期栓塞剂和长期栓塞剂。而按照栓塞剂的物理性质，可将其分为固体栓塞剂和液体栓塞剂。按照栓塞剂的材料性质，可将其分为无活性材料、自体材料和放射性材料三类。按照能否被机体吸收降解这一标准，栓塞剂被分为可吸收性栓塞剂和不可吸收性栓塞剂。这里我们将对固体栓塞剂、液体栓塞剂和机械栓塞材料三类分别进行简单介绍。

1. 固体栓塞剂

（1）吸收性明胶海绵：是一种水溶性明胶基质的海绵状材料，其最初是用做神经手术中控制弥散性毛细血管出血的止血剂。吸收性明胶海绵的优点是材料本身对人体无毒副作用,廉价、易得、易消毒,具有良好的生物相容性和可降解性。吸收性明胶海绵具有极强的吸水性,进入血液中后吸收液体膨胀,并且可诱导血块凝结,达到栓塞目的,主要用于一些肿瘤术前的临时性栓塞。吸收性明胶海绵取材方便,使用时可以根据实际情况对产品进行处理,粉末状材料可进行小动脉甚至微动脉的栓塞,长条状材料多用于血管主干栓塞。目前市售的产品有薄片或粉剂,如美国某公司生产的 Gelfoam 就是用从猪皮中纯化出的明胶制成粉状材料及可压缩海绵。国内产品有杭州某公司生产的吸收性明胶海绵颗粒栓塞剂,不同规格的产品颗粒具有不同的粒径。

(2)聚乙烯醇:是一种已经被广泛使用的不可降解栓塞剂。PVA 是一种线性高分子聚合物,由醋酸乙烯水解得到,具有良好的生物相容性和耐化学腐蚀性。在医疗领域常见的用途有角膜接触镜、滴眼液、栓塞微球及人工软骨等。用做血管栓塞剂的市售 PVA 颗粒具有多孔结构,粒径大小从几十微米到几千微米不等,可用于不同直径血管的栓塞。使用时将微球与造影剂混合制成悬浊液,其遇到水性液体体积会发生一定程度的胀大,经导管注入病变部位,机械性阻塞血管并诱发血栓形成,从而将血管闭塞。美国某公司的 PVA 泡沫栓塞微粒,粒径范围为 90~2800μm,按照 PVA 颗粒的粒径大小将产品分为 8 种,并用不同的包装颜色加以区分。国内同类产品有苏州某公司和杭州某公司生产的 PVA 微球,此种微球粒径范围为 100~700μm。PVA 颗粒的优点是注射过程相对不受时间限制,简单可控,微球不发生降解吸收。缺点是颗粒周围以血块填充,血块被自体吸收后发生血管再通的几率较大。此外,PVA 颗粒的外形为非球形,经导管注入时易发生颗粒聚集,堵塞导管。若选用较大直径引导微导管进行注射,很多较细小的血管无法进行栓塞,应用范围受到了限制。

(3)丙烯酸微球(tris-acryl gelatin microspheres,TAGM):是由聚丙烯酸和明胶混合制成,其栓塞机制与 PVA 微球相同。有学者将 TAGM 和 PVA 微球进行了临床治疗对比,发现 TAGM 与 PVA 微球在治疗效果如栓塞程度、术后疼痛度等方面无显著差异,手术过程中 TAGM 的用量大于 PVA 微球,但导管堵塞率小于 PVA 微球。市售的 TAGM 微球有美国某公司生产的 Embosphere,该产品由聚丙烯酸和猪胶原制成,保存于生理盐水中,微粒球直径范围为 40~1200μm。

(4)海藻酸盐:海藻酸钠(alginate)溶液可与钙离子发生反应,形成交联固化的大分子链。将海藻酸盐通过该反应加工成各种粒径的固态微球,可用于血管栓塞。海藻酸盐微球具有良好的力学稳定性和生物相容性,对人体无毒,栓塞后不引起化学反应或免疫作用,可降解的海藻酸盐微球会与周围血液发生离子交换,在一段时间后以分子链脱解的形式降解,最终产物为不参加人体代谢循环的多糖。该微球通过导管输送至栓塞部位后吸水可迅速膨胀并嵌顿在栓塞处,不会因血管自身的张力和部分倒流血液的冲击发生移动,可有效避免发生误栓。海藻酸盐微球可以对末梢小动脉进行栓塞,栓塞后侧支循环血管两端不存在压力差,也就不易形成继发性的侧支循环,从而保证了栓塞效果,有效地切断了肿瘤部位的主要血供。堵塞在较大管径血管内的微球随着栓塞时间增加发生降解,在血流的冲击作用下,降解得到的较小微球迁移到达更细小的分支内,产生更均匀彻底的栓塞。直径合适的微球还可以阻断肿瘤周边的动静脉瘘,提高治疗效果。国内海藻酸盐微球产品为北京某公司生产的 KMG 微球,分普通型和显影型两种,显影型能够在 X 线下显影。

(5)手术丝线:也是一种栓塞材料,其无毒,也不会被机体吸收,在动静脉畸形的治疗当中取得一定效果。其可单独使用也可以和 PVA、吸收性明胶海绵等材料结合使用,如动静脉畸形常存在静脉瘘,先用丝线将这些瘘口栓塞再用微球材料进行栓塞可降低微球通过静脉瘘到达肺部循环的风险。

(6)自体血块:是临床使用的一种可自体降解的短期栓塞物,其特点是易得、无毒性、无抗原性、易通过导管注入。获得方法为抽取患者自身静脉血 10~15ml,放入无菌器皿并加入适量的氨甲苯酸,待其完全凝固后用切成 0.3~0.4cm 大小的碎块通过导管注入。血块在通过导管内腔时会破碎成许多小碎片,小血块会随着注射压力进入血管小分支内进行栓塞,因而在控制胃肠道小动脉出血方面有良好的应用。自体血块材料的缺点是无法预测在体内降解的时间,只适用于较短时间内小血管的栓塞,不能用于需一定尺寸栓塞材料的血管畸形治疗。

(7)白芨:是一种止血中药,随着对白芨药理研究的深入和放射介入学的快速发展,白芨作为一种血管栓塞材料被广泛应用于肝、脾、肾、子宫肿瘤供养血管的栓塞脉和门静脉的栓塞治疗。白芨粉进入血液后形成黏性胶状物,能机械性堵塞小血管并造成血管内膜损伤达到栓塞效果,白芨还可通过促进血小板凝集形和抑制纤维蛋白酶活性的方法使细胞凝聚,加速栓塞。白芨还可以抑制肿瘤血管形成,对栓塞治疗肿瘤起辅助作用。

2. 液体栓塞剂

(1)碘油(iodinated oil):是一种植物油与碘单质的混合物,为淡黄色透明油状液体,碘含量为 480mg/ml。碘油最早于 1901 年被法国药剂师 Marcel 发现,20 世纪 80 年代初首次被 Toshimitsu 等用做肝动脉栓塞剂,随后被广泛用于肝癌末梢性栓塞治疗。碘油具有良好的射线可见性和亲肿瘤性,常与阿霉素等肿瘤治疗药物混合制成药物载体。这些药物在水相中的溶解度大于脂相,因此这种载药碘油悬浊液可在栓塞部位实现药物缓释。碘油用于栓塞治疗对操作要求较高,注射时应控制注射速率,以保证碘油有充足的时间能够进入肿瘤组织。有研究显示,热的碘油对肿瘤组织生长有更好的抑制作用。在碘油中加入适量的造影剂可以调节其黏度,加入适量利多卡因可减轻栓塞引起的不适感。

(2)氰基丙烯酸酯类栓塞剂:氰基丙烯酸正丁酯(N-butyl-cyanoacrylate,NBCA)是一种快速硬化的塑料黏合剂,是氰基丙烯酸异丁酯(isobutyl-2-cyanoacrylate,IBCA)的替代物,具有无毒、无致癌性的优点。NBCA 与离子液体接触即发生固化,在血液中可瞬间聚合,需用葡萄糖溶液经导管投放。在 NBCA 中加入碘苯酯、醋酸或超液化碘油可以延长聚合时间,栓塞效果持久。NBCA 的缺点是固化速率过快,易发生黏堵导管的现象,对操作水平有较高要求,并且在固化过程中会有热量放出。

(3)无水乙醇:是一种具有强烈刺激性的永久性栓塞剂。1980 年,Ellman 最早将无水乙醇用做动物肾脏栓塞,随后逐渐在临床使用。主要用于肾栓塞、脾栓塞及出血性食管静脉曲张栓塞。无水乙醇注射到人体后通过肿瘤和组织的扩散,会引起蛋白质变性,使血管产生损害,破碎的红细胞堆积和血管痉挛的相互作用使肾血管血流缓慢,血管内皮损伤的坏死组织增多,从而导致栓塞。无水乙醇用做栓塞剂的优点是材料廉价、易得、无菌,栓塞效果持久,易于通过导管注入,栓塞可到达肾小球处。

(4)乙烯-乙烯醇聚合物(ethylene vinyl alcohol copolymer,EVAL):是聚乙烯和乙烯醇合成制备的,最早由日本神经外科医生 Taki 等用于脑动静脉畸形治疗。聚乙烯和乙烯醇的摩尔比例不同,所得到的 EVAL 性能也不尽相同,乙烯醇的摩尔比较大时得到的 EVAL 材料柔软性较好。使用时将 EVAL 溶于有机溶剂二甲亚砜(DMSO)中,当该溶液与水溶液接触后,DMSO 会弥散于水溶液中,EVAL 不断析出起到栓塞作用。EVAL 沉淀析出成固体后并无黏附性,因此不会引发导管堵塞的问题。这种栓塞方法的缺点是 DMSO 可以与蛋白质疏水基团发生相互作用,导致蛋白质变性,对人体有一定的毒性,因此要控制手术时的注射速率,并且 DMSO 会腐蚀聚乙烯类导管,在使用时需使用合适材质的导管。美国某公司生产的 Embolyx-E 是经过 FDA 批准上市用于治疗脑动静脉畸形的产品,该产品聚乙烯和乙烯醇的比例为 0.48:0.52,使用钽粉作为显影剂,DMSO 为溶剂。国内同类产品为山东某公司生产的 EVAL 非黏附性液体栓塞剂,其产品主要由 EVAL 聚合物溶液、显影剂和注射器组成。EVAL 聚合物溶液主要成分为 EVAL、DMSO 和无水乙醇共混溶液,显影剂成分为钽粉。

(5)醋酸纤维聚合物(cellulose acetate polymer,CAP):是一种粉末状固体,不溶于水,可溶于 DMSO。其特性及栓塞机制与 EVAL 相似,遇水溶液后 DMSO 弥散于水中,CAP 沉淀成固体起到栓塞作用,沉淀时间可以通过改变 CAP 与 DMSO 的配比进行控制。CAP 的缺点与 EVAL 相同,也是 DMSO 的毒性问题。

(6)阳离子性聚合物:Eudragit-E 是一种阳离子性聚合物固体粉末,由甲基丙烯酸甲酯、甲基丙烯酸丁酯和甲基丙烯酸二甲氨乙酯按摩尔比 1:1:2 溶解在乙醇中制成,具有一定的亲水性和阳离子性。Eudragit-E 溶于 50%以上的乙醇溶液中,可加入碘帕醇作为显影剂。注射到血液中后,Eudragit-E 发生沉淀,由于其具有阳离子性,可吸附血液中带阴离子的细胞和蛋白,栓塞血管。另外,血管内膜呈阴离子性,Eudragit-E 可粘在血管壁上,增强栓塞的稳定性。

(7)聚醋酸乙烯酯(polyvinyl acetate,PVAc):不溶于水,溶解于乙醇溶液中,遇到离子性液体后 PVAc 微粒析出,微粒粒径为 0.1~0.7μm,表面带正电荷。在非离子性液体中,这些微粒相互排斥不发生凝聚,因此乳液不会堵塞导管。进入到血液中,PVAc 微粒接触阴离子会迅速凝集起到栓塞作用。PVAc 乳液的优点是不需要有机溶剂,并且 PVAc 材料本身对人体无毒性和生物活性,可加入 Iopromide370 作为显影剂。

除此之外可用作栓塞的液体材料的还有甲基丙烯酸-2-羟基乙酯共聚物,其栓塞原理与 Eudragit-E 等典型的非黏附性栓塞剂相似,材料溶于乙醇溶液,进入血液后会析出形成栓塞。聚氮-异丙基丙烯酰胺等温度敏感的高分子材料,在低温下溶于溶剂中,超过临界溶解温度后失去水溶性变成固体,起到栓塞作用。Nobuyuki 等将碘油、乙醇和氰基丙烯酸正丁酯混合制成栓塞剂用于血管瘤治疗研究。这些材料在动物栓塞模型的实验中取得不错的结果,可能在未来的临床应用中也能取得不错的效果。

3. 机械栓塞材料　机械栓塞的主要器件是微弹簧圈和可脱球囊。微弹簧圈(micro-coil)是由金属丝制成弹簧状并附带致血栓的纤维材料制成。可脱球囊由 Serbinenko 于 1974 年研制。与栓塞微球和微弹簧圈相比,球囊的尺寸、形状可以通过调整充盈度进行连续变化,适合各种尺寸的栓塞,避免发生过度栓塞。由于微弹簧圈和可脱球囊在本书其他章节已有详细阐述,在此不做赘述。

(四)小结

目前所有的栓塞材料与理想栓塞材料均有很大的距离,固体栓塞剂中 PVA 不能用于临时栓塞,并且在手术过程中易堵塞导管。TAGM 不易堵塞导管但用量很大,吸收性明胶海绵只能用于短暂栓塞,相比之下海藻酸盐微球具有更为良好的性能。液体栓塞材料较大的问题是溶剂对人体存在毒性,并且一些栓塞剂是通过损伤血管内皮细胞达到栓塞目的,增加了出血的可能。弹簧等机械栓塞效果不稳定,且造成永久性栓塞。天然生物材料如壳聚糖、细菌纤维素和海藻酸钠等具有良好的生物相容性和生物可降解性,材料本身对人体无毒,受到广大研究者越来越多的关注。Weng Lihui 等用壳聚糖和羧甲基细菌纤维素制备出可降解的栓塞微球。朱小敏等用碘单质和纤维素接枝聚合制备出可显影的栓塞剂,并对该材料的使用浓度和推注速率进行了体外模拟研究。总的来说,每种材料均有其各自的特点,没有一种可以完美地应用于所有病情的治疗。因此应根据病人的实际情况选择合适的栓塞材料。

(奚廷斐)

十三、脑血管介入材料

神经介入医学即介入神经放射学,是利用血管内导管操作技术,在计算机控制的数字影像系统的监视下,对人体神经系统血管的病变进行诊断和治疗,以期达到栓塞、扩张、成形、溶解、取/吸栓和抗肿瘤等治疗目的的一门科学。其涉及的常规介入材料包括造影剂、股动脉带针血管鞘组件、导丝、导管等。除此之外,本部分还将介绍专用的神经介入材料,包括球囊、弹簧圈、栓塞材料等。

(一)造影剂

理想的造影剂应同时满足高成像浓度、低黏稠度、无毒、无生物活性和易从体内迅速排出等要求。然而,目前最新型的造影剂也未达到上述要求。常用的水溶性碘造影剂包括离子型、低离子型和非离子型三大类。临床使用的几乎都是非离子型造影剂,由于其渗透压较低,注入脑血管特别是细小的脊髓供血动脉后,患者能较好地耐受。威视派克是等渗的非离子型造影剂,在进行脑脊髓血管介入诊疗时,是目前患者最能耐受的造影剂。常见的造影剂反应主要包括造影剂肾病、皮质盲和急性造影剂反应,诸如过敏反应(低血压和心率快)和血管迷走反射(低血压和心率慢)。

（二）股动脉带针血管鞘组件

其组件主要包括穿刺针、导丝、刀片、扩张管、外鞘等。血管鞘的作用是将导丝和造影管引入血管,辅助建立血管通道,是脑血管造影必不可少的器械。

鞘管的内径一般在 5~9F 之间,分别予以不同颜色和数字组合识别,便于区别。此外,脑血管介入治疗时,如锁骨下动脉闭塞逆行开通时也需要桡动脉带针血管鞘组件,常用 5F、6F、7F 三种尺寸规格。由于桡动脉鞘的导丝相对较细,股动脉鞘和桡动脉鞘的导丝不可混用。操作时,首先采用 Seldinger 法用穿刺针穿刺股动脉成功,在导丝辅助下将带扩张器的血管鞘引入股动脉内,然后退出扩张器和导丝,建立血管通道。

常见的导管插入鞘主要有动脉鞘、静脉鞘、撕开鞘等。另外,组件中的扩张管主要辅助血管鞘进入血管内,保护导管头端,减轻血管损伤,利于薄壁导管和细导管进入血管。为防止穿刺孔漏血,扩张管的大小一般应等于或小于所选用的导管。

（三）连接管、开关和接头等

连接管用于连接高压注射器与导管、导管与手推注射器或导管与压力监测等。连接管两端接头分为金属和塑料,接头分公母(FM)或公公(MM)。管壁一般透明,也可加用金属网,长度 30~240cm,管径用"F"表示。

开关分为金属和塑料两种。从功能上看,有一路、多路和多侧口开关,如三通(可作一般诊断血管造影)、三联三通(冠脉造影用,可同时做压力监测、肝素盐水冲洗、注射造影剂用)。而共轴导管需要用一种人字形接头。

（四）导丝

导丝亦称引导钢丝,为脑血管造影必备的材料,其主要作用在于:①引导并支持穿刺鞘或导管通过皮下组织、动脉壁等软组织进入血管;②引导导管选择性或超选进入靶血管、分支或病变内;③加强导管硬度,利于稳定和操纵导管;④辅助不同导管间的交换。

临床常用的导丝包括:穿刺组件导丝、0.035 英寸的泥鳅导丝、超硬导丝、SV5 导丝、platinum 微导丝、Softtip 微导丝、Traxcess 微导丝、Headliner 微导丝、Synchro-14 微导丝、Floppy 微导丝、0.008 英寸和 0.007 英寸的微导丝等。

导丝的外面一般具有涂层,可以降低导丝表面的摩擦力、改善器械间(球囊/导丝、支架/导丝)的相互作用,提高导丝在血管中的跟踪性。涂层的材料分为两类:亲水涂层(吸引水分子在其表面形成"凝胶状"表面,达到降低导丝的通过阻力)和疏水涂层(抵制水分子形成"蜡状"表面,减少摩擦,增加导丝的跟踪性能)。

导丝的尖端设计要求具有良好的头端柔韧性和操控性、良好的推送力传递能力、良好的塑形能力和安全性以及良好的触觉反馈性能。相对于常规导丝(扭控力仅通过内部芯丝传递,随着芯丝的逐渐变细而减弱)而言,海波管设计的导丝护套的优点为近端的扭控力可沿着导丝外层的微构海波管传递至头端。

导丝一般由内芯和外弹簧套管构成,按内芯固定方式和位置可分为以下几种类型:

(1)固定导丝:导丝内芯在两端已焊接固定,不能移动,故导丝头端的硬度、柔软段长度以及头端形状均不能改变。头端形状有直头和弯头(J形)两种。直头导丝的柔软段长度变化很大,从 3.0cm 至 35cm 不等,故有软直头、长软直头、长长软直头和特长软直头之分。J 形导丝的头端弯曲半径一般为 1~15mm。

(2)活动芯导丝:导丝的粗内芯在导丝的尾端焊接固定,头端不固定,通过向后拔内芯,可以改变导丝头端的柔软度、柔软段长度和形状(直形或 J 形)。这种导丝对于超选择性插管时具有优势。

(3)转向导丝:也可称为可控导丝,是活动芯导丝中的一种。经转向手柄牵拉导丝内芯的尾端,导丝头端即可弯曲进入欲检查的血管分支内,达到选择或超选择性插管目的。交换导丝导丝长 180~300cm,用于导管交换用。硬度可变导丝内芯由 10 股 0.004 英寸(0.10mm)不锈钢组成。

导丝粗细一般用英寸(inch)表示,多数在 0.014~0.038 英寸(0.35~0.96mm),细的为 0.007 英寸(0.18mm),粗的则达 0.052 英寸(1.32mm)以上。导管鞘的导丝较短,一般40~50cm 长,成人血管造影一般用 0.035 或 0.038 英寸导丝。不同的微导丝具有不同特性,诸如大小、软硬度、可视性、可塑性、可推送性、可跟踪性和可扭控性。Platinum 是神经介入中常用的微导丝,具有较好的扭控性,微导丝的头端在荧光屏上显示清晰。Synchro-14 微导丝很软,头端柔韧,镍钛合金的海波管提供了强大的扭控传送控制力,反应性和可操作性好,适用于通过复杂弯曲的血管。此外,Traxcess 通过对接系统可由 200cm 延长为 313cm,当需要延长时,可用于微导管交换,可以替换 300cm 的交换导丝;当不需要延长时,可以移除对接导丝。

(五)导管

导管的作用主要包括:诊断造影、导引支撑和介入治疗三个方面。造影导管是经皮血管造影的关键材料,其主要作用是使造影剂能顺利引进血管内,产生造影效果。一根理想的造影管应具备以下条件:高显影度、适宜的硬度和弹性、高柔顺性、高扭动能力、高的形状记忆力、可产生高流量的柔滑内管等特点。

导管的前端除了形状不同之外,开孔也有端孔、侧孔和端侧孔之分。其中侧孔导管主要适用于肝脏、胆管、肾盂、胸腔、腹腔等机体管腔的引流或者心腔大血管内高压注射的造影。脑血管介入的导管一般为端孔(诸如 5F 造影管等)或者端侧孔(诸如猪尾巴造影管)。成人一般选择 5~6F 导管,儿童一般选择 4~5F 导管,颅内的血管多选用 1~3F 的微导管。

神经介入常用导管:

(1)造影管:包括猪尾巴多侧孔导管、单弯造影管、猎人头导管、simmons 导管(SIM1/SIM2/SIM3)、蛇管、100cm MAN 管、125cm 造影管等。

(2)导引导管:包括 Envoy、Chaperon、Neuron、Navien、sofia、Envoy DA 等导引导管,其中 Envoy 导引导管相对较硬,在迂曲的血管中可以提供稳定的支撑,Chaperon 导引导管能够满足绝大多数血管,Neuron、Navien 和 Sofia 导引导管较为柔软,与长鞘结合使用可以到达颈内动脉和椎动脉的颅内段;Envoy DA 因前端较软也能顺利到达颅内段。

(3)微导管:包括 Prowler Select Plus、Echelon、Headway 21、Headway 17、Headway Duo、Marathon、Sonic 等,这些微导管的头端经过塑形之后,更有利于超选靶病变,然后通过它们完成支架、弹簧圈的输送和胶的注入,当用微导管输送弹簧圈时,为了防止弹簧圈推送时翘棱或拥塞,内腔与弹簧圈的直径宜匹配。

为了完成复杂迂曲血管病变远端的诊疗,常规的单弯造影管有时难以完成,必要时可以结合长鞘、猎人头、泥鳅交换导丝、125cm 造影管、Navien 或者 Neuro 或者 Sofia 导引导管、Vasco 等微导管和微导丝进行组合使用,借助交换和同轴技术来完成。诸如,一例Ⅲ型主动脉弓伴有右侧颈内动脉迂曲的患者合并了颅内动脉瘤,需要进行治疗(图 6-1-70)。

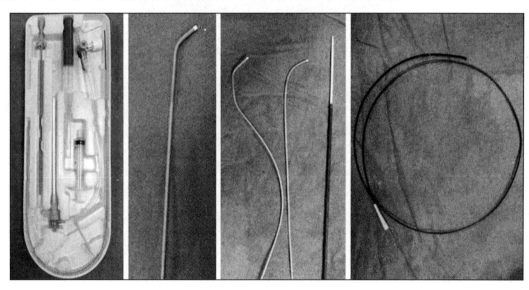

图 6-1-70　Ⅲ型主动脉弓伴有右侧颈内动脉迂曲患者使用的介入材料

规格较长(125cm)、顺应性好的 Sofia 导管也可以植入大脑中动脉内连接特定的吸引装置吸取血管内的血栓,在急性卒中的救治中起着重要作用(图 6-1-71)。此外,Sofia 也可以辅助 VASO 微导管通过迂曲的椎基底动脉释放 Leo 支架治疗椎基底动脉冗扩。

（六）球囊

1971 年栓塞用球囊发明后,Serbinenko 首创可脱性球囊技术治疗外伤性颈内动脉海绵窦瘘获得成功。1975 年由 Debrun 应用同轴导管使球囊的解脱更为方便和安全。1976 年 Kerber 采用可漏性球囊导管,注入异丁基-2-氰基丙烯酸酯治疗脑动静脉畸形。1984 年 Zubkov 使用球囊扩张解除血管痉挛以改善脑缺血症状。

神经血管介入相关的球囊主要包括 Sterling、Aviator、Submarine、Viatrac14 Plus、Gateway、Hyperglide/Hyperform、Scepter C/XC、Copernic 等。其中,前 4 个球囊主要用于颅外(诸如颈内动脉起始部)脑供血动脉狭窄的治疗。特别值得一提的是,当采用 Onyx 胶(一种乙烯乙烯醇聚合物）治疗侧窦区的硬膜动静脉瘘时，较大规格的 Copernic 球囊对于保护侧窦的通畅发挥着重要作用（图 6-1-72）。

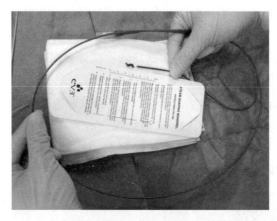

图 6-1-71　通过 Sofia 导管自一房颤合并急性卒中患者的大脑中动脉内吸出的栓子

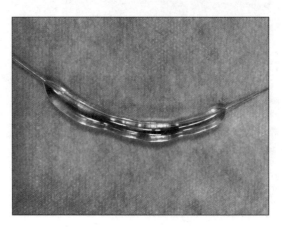

图 6-1-72　体外充盈状态中的 8/80mm 的 Copernic 球囊

球囊常用于治疗血管狭窄/闭塞、外伤性颈内动脉海绵窦瘘、硬脑膜动静脉瘘、辅助动脉瘤栓塞或者注胶、辅助脑内动静脉畸形的治疗等疾病。需要注意的是球囊使用前须仔细阅读产品说明书和产品标签上球囊充液的指标。每一个球囊可以在命名压下，充液到所说明的直径和长度，但不要将球囊充液超过产品包装上表明的爆破压。

（七）弹簧圈

市售的弹簧圈种类繁多，设计理念、大小、形态、硬度、有无"生物活性"物质以及解脱方式都有不同。

可脱性弹簧圈的设计思路在于将连接在一根"顶丝"上的特定设计的（成篮、填充和收尾）弹簧圈预装在一根细长的输送鞘内。弹簧圈被推出微导管后，就会在病变内形成特定形状，当完全推出并经造影确认后就可以通过机械、水、电解脱等方式释放弹簧圈。

弹簧圈按大小可分为 10-系列和 18-系列，这是两类不同大小的弹簧圈，源自于匹配

GDC 弹簧圈的微导管 Tracker-10 和 Tracker-18。设计的目的是分别适用于 GDC-10 和 GDC-18 弹簧圈。GDC-10 和 GDC-18 弹簧圈的外径分别为 0.008 英寸和 1.016 英寸。相对于裸圈而言，可膨胀弹簧圈或者生物修饰圈可以更好地充填瘤腔、减少弹簧圈的数量、提高栓塞密度、降低动脉瘤的复发率。借助高顺应性的球囊（Hyperglide、Hyperform 和 Scepter C/XC 等）或者支架系统（图 6-1-73），目前已经大大提高了弹簧圈治疗颅内复杂病变的能力。

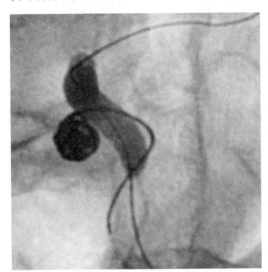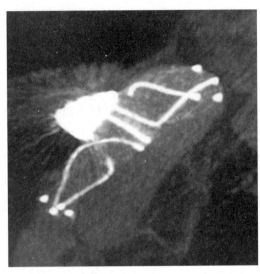

图 6-1-73　球囊和支架结合弹簧圈栓塞动脉瘤

另外，弹簧圈的解脱方式主要包括电解脱（Target 弹簧圈、加奇弹簧圈）、机械解脱（Axium 弹簧圈）、电机械解脱（Micrus 弹簧圈）和水解脱（Orbit 弹簧圈）等。

（八）栓塞材料

经导管栓塞术是介入治疗中的重要技术，该技术通过将一些人工栓塞材料有计划地注入靶病变的供应血管内，促使血供中断、减少甚至闭塞，以便达到控制出血、闭塞血管性病变和治疗肿瘤等病变的目的。经导管栓塞术在神经介入领域可用于治疗鼻出血、颈内动脉破裂、脑动脉瘤、脑动静脉畸形、硬脑膜动静脉瘘等疾病。栓塞材料可以用来栓塞脑膜瘤减少术中出血、栓塞脑膜中动脉治疗复发的慢性硬膜下血肿等病变。

1972 年 Zanetti 报道使用液体栓塞剂氰基丙烯酸异丁酯（IBCA）和氰基丙烯酸正丁酯（NBCA）栓塞脑、脊髓动静脉畸形和动静脉瘘。具有一定可控性并能在病变中铸型的 NBCA 至今仍是较为理想的栓塞材料。1976 年 Kerber 采用球囊导管，注入 IBCA 治疗脑动静脉畸形。1992 年，Kinugasa 等对破裂的动脉瘤而又不宜行夹闭术的病人，经导管向瘤内注入液体栓塞剂-醋酸纤维素聚合胶（CAP），聚合凝固后即起到保护动脉瘤的作用。新型栓塞材料 Onyx 丰富了动脉瘤的栓塞治疗，达到了对动脉瘤的致密填塞、有效减少动脉瘤的复发。Onyx 能在病变内缓慢推进铸型，大幅提高了介入治疗在脑动静脉畸形和硬脑膜动静脉瘘综合治疗中的地位。

目前常用的栓塞材料主要包括自体血块、吸收性明胶海绵、微胶原纤维、胶原绒聚物和闭塞胶、聚乙烯醇、乙丁基-2-氰丙烯酸盐、硅酮、无水乙醇、螺圈、可脱球囊、硬化剂和载药微囊、Glubran 胶、Onyx 胶等，各种栓塞材料特性在这里不再赘述。运送栓塞材料的导管主要有：血管造影导管、球囊导管、带孔球囊导管和共轴导管（诸如 Marathon、Headway Duo 和 Sonic 微导管）等。

（九）支架

用于神经介入领域的支架主要分颅外支架和颅内支架两种。

当治疗颅外颈动脉起始部狭窄时，保护伞结合外周球囊（如 Sterling、Aviator、Submarine 和 Viatrac14 Plus 等）可以降低球囊扩张时脱落栓子逃逸到血管远端的风险。基于术前评估的结果，可以一期或者二期在球囊扩张部位通过同轴技术植入外周支架，如 Wallstent、Acculink、Precise、Protege、Xact 和 Blue 等，以期达到治疗局部狭窄的目的。当治疗椎动脉开口狭窄时，可以使用球囊扩张支架或者自膨胀支架（如 Xact 和 Acculink 等）。支架植入后，存在支架内再狭窄的可能，这可能是由支架对管壁的机械刺激和异物反应所引起的内膜增生、纤维化、血栓形成、管壁痉挛等原因所致。目前，研究人员正在研发新支架，如内皮细胞接种支架、临时性金属支架、药物洗脱性多聚物涂层支架、生物降解多涂层支架等，以期从根本上解决支架术后再狭窄或闭塞的问题。

常见的颅内支架主要包括：Neuroform、Enterprise、Wingspan、Solitaire、Leo、LVIS 和 LVIS Jr 等。这些支架的特性如表 6-1-9 中所列。目前，颅内支架、相关的技术和弹簧圈的结合已经大大提高了治疗颅内复杂动脉瘤的能力。常见的支架技术包括：半释放、后释放、Y 型支架技术（包括交叉性和平行性，图 6-1-74）、T 形技术、灯笼技术（诸如 LVIS）、串联技术、重叠多支架技术等。

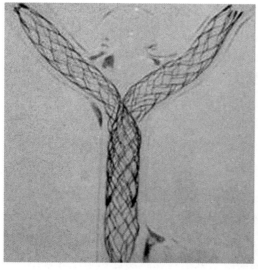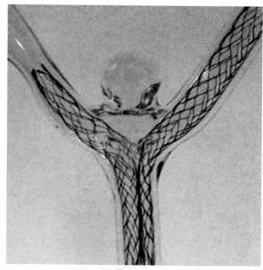

图 6-1-74　交叉 Y 和平行 Y 形支架技术的体外模式图

表 6-1-9　常见颅内支架的特点

项目	Solitaire	Enterprise	Neuroform	Wingspan	Leo Plus	Lvis Jr	LVIS
指征	颅内血管性疾病	颅内动脉瘤	颅内动脉瘤	颅内动脉粥样硬化性狭窄	颅内动脉瘤	颅内动脉瘤	颅内动脉瘤
可回收	是	部分	否	否	部分	释放75%可回收	释放80%可回收
直径（mm）	3, 4, 5, 6	4.5	2.5, 3, 3.5, 4, 4.5	2.5, 3, 3.5, 4, 4.5	2.5, 3.5, 4.5, 5.5	2.5, 3.5	3.5, 4.5, 5.5
长度（mm）	15, 20, 30, 40	14、22、28、37	10, 15, 20, 30	10, 15, 20	12, 15, 18, 20, 25, 30, 35, 40, 50, 75	13, 17, 18, 23, 28, 33, 34（全长）	植入后长度：15, 20, 25, 30
血管（mm）	2.25~5.5	2.5~4	2.0~4.5	2.0~4.5	2.0~5.5	2.0~3.5	2.0~5.5
网孔	闭环	闭环	开环	开环	闭环	编织	编织
Marker	远端3个近端1个	两端各4个	两端各4个	两端各4个	两根铂金线	两端各3个+3根镍钛合金丝	两端各4个+2根镍钛合金丝

（十）血流导向装置

相对于常规颅内支架来说，血流导向装置的金属覆盖率更高，大多在30%~55%之间，这对于治疗大动脉瘤、巨大动脉瘤和部分复杂的颅内病变（如血泡样动脉瘤等）是一个相对更好的选择，可以提高上述病变的预后。但是，血流导向装置植入血管后，除了引起部分分支血管口径下降甚至闭塞之外，也存在术后动脉瘤迟发性破裂甚至远隔部位出血的风险。

常见血流导向装置的种类包括：①Tubridge & Endopipe；②Pipeline，Pipeline Fle；③Surpass；④Silk；⑤FRED；⑥p64 Flow Modulation Device；⑦WEB；⑧Willis 覆膜支架。

目前，国内使用较多的是 Pipeline 血流导向装置，为了降低装置植入后血栓形成的风险，新一代的 Pipeline 采用了 Shield 技术来提高装置与血液的相容性，作为一种表面修饰技术，它将合成的磷酸胆碱（phosphorylcholine，PC）共价结合于 Pipeline 的金属丝上，可以提高 Pipeline 植入的血液相容性。

综上所述，神经介入材料的发展可谓日新月异，不断拓宽和提高人类治疗颅内复杂病变的能力，同时也逐步提高了手术的安全性。在将来，随着介入材料、影像技术和介入技术的进一步深度融合，人类治疗颅内外血管病变的能力会进一步提高，手术也会变得更加安全。

（刘建民）

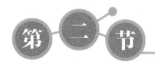

骨科领域的应用

一、内固定材料

随着社会经济的迅猛发展,交通事故、工伤及各种意外事故所致的骨折越来越多,为了取得满意的复位和有效的固定,最大限度地恢复肢体功能,内固定手术作为一种常用方法在临床上应用越来越广泛。采用金属螺钉、接骨板、髓内针和钢丝等植入物直接在断骨内或表面将断骨连接固定起来的手术,称为骨科内固定术,多用于骨折的解剖复位。骨科内固定术的固定效果相对牢靠,对位准确,可以做到解剖复位,同时可供选择的固定材料和器件种类较多,操作也方便,因此内固定是骨折创伤的主要治疗手段。

(一)内固定及其材料发展

在内固定手术中,固定所用的螺钉、骨板和髓内钉等外科植入器械中,金属内固定材料扮演着举足轻重和不可替代的作用,主要包括医用不锈钢、钛合金、钴基合金等,也有少部分非承力部位采用可降解高分子材料。早期用于内固定治疗的金属材料是具有良好化学稳定性及加工性能的贵重金属,有报道16世纪就有人用纯金薄片修复损坏的颅骨,19世纪用银丝对病人破碎的膝盖骨进行了缝合。除金、银、铂贵金属外,20世纪之前还曾将铜(Cu)、镁(Mg)、铁(Fe)和钢等应用于临床试验,但都因它们的耐蚀性和生物相容性较差或力学性能偏低而未能推广应用。在20世纪20年代以后,随着不锈钢的发明,18Cr-8Ni类奥氏体不锈钢广泛应用于外科领域。20世纪50年代以后,纯钛和钛合金制造的骨夹板和骨螺钉开始应用于临床。

根据解剖复位和稳定固定原则,内固定用材料需要具备较高的力学性能用于承力,并保证坚强稳定的内固定。因此在不锈钢发明以后,由于医用不锈钢具有相对优良的生物相容性和高强度优势,特别是冷加工变形后,其强度大幅度提高,因此大部分接骨板、骨螺钉和髓内钉等内固定器械均采用冷变形态的医用不锈钢材料加工制作。部分重建接骨板由于需要手术过程中进行弯曲变形,所以通常采用固溶退火态的医用不锈钢制作。到20世纪60~70年代,纯钛和钛合金才被广泛应用于临床,内固定用接骨板和骨螺钉等内固定器械开始根据不同使用部位使用医用不锈钢或医用钛合金。

1969年临床上提出了动力加压孔设计思想,并成功发展出动力加压接骨板(dynamic compression plate,DCP),DCP成为骨折内固定历史上接骨板革命性的成功设计。DCP使接骨板、骨螺钉和创伤骨骼三者均承受不同程度的作用力,因此对内固定材料也提出了更严格的要求,即不允许应力腐蚀的发生。应力腐蚀是应力(主要是拉应力)与腐蚀的综合作用所引起的开裂,简称SCC(stress crack corrosion)。奥氏体不锈钢容易在含氯离子的腐蚀介质中产生应力腐蚀。因此目前使用的 316L 或 317L 医用奥氏体不锈钢相比工业领域的 316L 不锈钢具有更加严格的成分要求。

由于过分追求坚强固定的稳定性，而忽视了骨的生物学特性，固定过程中忽视了应力遮挡因素，金属板内固定术后容易出现骨质疏松、骨不连和再骨折等现象。应力遮挡效应主要是内固定材料的弹性模量和骨骼弹性模量不匹配所造成的，而低模量的钛合金相比不锈钢则具有非常大的优势。在 20 世纪 90 年代初开始，Gerber、Palmar 等提出了生物学固定（biological osteosynthesis，BO）的新概念，由于钛合金具有较低的弹性模量和优良的生物相容性，所以医用钛合金在骨科内固定领域得到广泛应用。

现代骨折治疗的观念由机械力学向生物学方向发生了彻底的改变，即从解剖复位、坚强固定和骨折一期愈合的力学固定方式（AO）演变为间接复位、弹性固定和间接愈合的生物学固定复位（BO）。随着内固定原则的改变，也推动了这类内固定材料向着低模量和可降解吸收的方向发展。20 世纪末生物相容性更优、弹性模量更低的 β 型钛合金成为研究的热点。同时由于临床用不锈钢中的 Ni 离子以及 Ti-6Al-4V 钛合金中的 V 元素的潜在危害，新型的医用低镍不锈钢和无镍不锈钢开始得到应用，无 V 的 Ti-5Al-2.5Fe 和 Ti-6Al-7Nb 等钛合金也开始应用于临床。

内固定原则的变化也推动了内固定系统的发展，包括限制接触性动力加压钢板（limited contact dynamic compression plate，LC-DCP）、点式接触钢板（point contact fixator，PC-Fix）、锁定加压接骨板（locking compression plate，LCP）和微创固定系统（less invasive stabilization system，LISS）。LC-DCP 可以减少接骨板与骨骼表面约 50% 的接触面积，最大程度地保护骨膜、骨组织及骨的血供，有利于骨折的愈合。LCP 使骨科医生有更多的自由来选择标准骨螺钉、锁定骨螺钉或者是两者的组合使用。锁定加压接骨板 LCP 是 AO 在骨折接骨板内固定研究历程中树立的又一座里程碑，LCP 犹如皮下安置的外固定支架，具有诸多优点，包括提高了骨螺钉与接骨板之间的成角稳定性，无需对接骨板进行精确的预折弯，骨螺钉不易松动，降低了对骨外膜的损伤，更符合微创原则等。

（二）内固定器件及材料分类

近年来常用的内固定物主要有三类：骨螺钉固定、髓外钉板固定和髓内钉固定。我国骨螺钉、接骨板和髓内钉用金属材料通常采用 GB/T 4234 中规定的不锈钢材料制造，或按 GB/T 13810 中规定的纯钛或钛合金材料制造，也有部分骨螺钉和接骨板采用可吸收高分子材料制造。

材料分类：

1. 医用不锈钢：要求在固溶状态下试样横截面和纵截面均不得有残余 δ 铁素体存在，并且要求不锈钢中非金属夹杂物均低于 1.5 级，奥氏体晶粒度均不得粗于 4 级。同时不锈钢表面硬度应该大于 210HV10，不锈钢的点蚀电位值应不低于 800mV。

2. 纯钛和钛合金：要求应采用真空自耗电弧炉熔炼或电子束熔炼+真空自耗电弧炉熔炼，熔炼次数不得少于两次，保证其中的杂质元素不超标，特别要求其中的氢含量应不大于

0.010%。纯钛的显微组织应均匀,平均晶粒度应不小于 5 级,Ti-6Al-4V 钛合金的显微组织应是 α+β 加工组织。同时要求纯钛表面硬度应该大于 150HV10,钛合金表面硬度应大于 260HV10。

部件分类:

1. 接骨螺钉:螺钉凭其螺纹与骨骼的密切咬合,而达到固定骨折的目的。接骨螺钉的直径从 1mm 到 8mm 大小不等,螺钉头的紧固方式包括一字形、十字形、米字形和内六角四种。螺钉按照螺纹形状和固定方式等,可以分为自攻螺钉和非自攻螺钉、皮质骨螺钉和松质骨螺钉、全螺纹螺钉和半螺纹螺钉、拉力螺钉和锁定板螺钉、空心螺钉和踝螺钉等(图 6-2-1、6-2-2)。

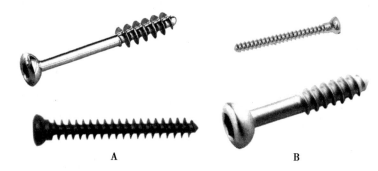

图 6-2-1　松质骨螺钉（A）和皮质骨螺钉（B）

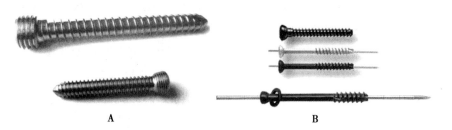

图 6-2-2　锁定骨螺钉（A）和空心螺钉（B）

自攻螺钉多用于供四肢骨干、骨骺、股骨颈、粗隆间、髁间、颌面、指掌骨以及足部等骨折复位及纠正。螺距较宽,螺纹较粗大,纹数较少,多用于松质骨,不适宜用于坚硬的皮质骨。因此自攻螺钉使用的材料通常要求较高的强度,一般采用不锈钢或钛合金加工,而非可吸收高分子材料。非自攻螺钉的螺纹较多,螺纹距较窄,配套丝攻的螺纹与螺钉螺纹精确一致,螺纹拧入的扭力很小,精确性高,多用于皮质骨,把持力较自攻螺钉差。

内固定接骨板系统中通常使用皮质骨螺钉和松质骨螺钉,松质骨螺钉和自攻螺钉相似,外径大、螺纹深,适用于干骺和骨端区域,而皮质骨螺钉多用于骨干。

2. 髓内钉:Kuntscher(1900~1972)对髓内钉固定做出了巨大贡献,他发明的髓腔内放置不锈钢髓内钉治疗早期骨折取得了很好的疗效。髓内钉由于需要较高的抗弯曲强度,所以髓内钉通常采用医用不锈钢和医用钛合金加工,后期通常还要取出,所以一般不使用医用可吸收高分子材料。

髓内钉通常分为交锁和非交锁两种类型,带锁髓内钉包括角度带锁髓内钉、弧形带锁髓内钉和直形带锁髓内钉三种类型。普通非交锁髓内钉的轴向稳定性差,抗扭转强度低,适应证较少。交锁髓内钉在标准髓内钉的基础上,由其近端及远端斜形或横形穿入螺钉,具有较好的抗旋转和抗压缩性能,固定稳定性好,符合 BO 生物学固定原则,从而扩大了手术适应证的范围,如股骨远端骨折、粉碎骨折等均可使用。图 6-2-3 为胫骨带锁髓内钉和股骨带锁髓内钉在使用中的照片。

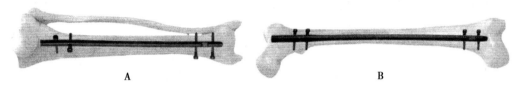

图 6-2-3　胫骨带锁髓内钉（A）和股骨带锁髓内钉（B）

3. 接骨板:自 1886 最早使用接骨板治疗骨折以来,经过一百多年的发展与创新,特别是随着内固定理念由坚强机械式内固定向生物学内固定转变,接骨板内固定在材料选择、制作工艺、治疗技术及治疗理念方面都有着重大的改变。接骨板的材料也由最初的不锈钢发展到不锈钢和钛合金两种主要金属材料,部分非承力小型接骨板也可以采用可吸收高分子材料。我国的接骨板用不锈钢材料应符合 GB 4234 中的规定,钛及钛合金材料应符合 GB/T 13810 中的规定。接骨板的种类也多式多样。根据接骨板外观通常分为直型接骨板和异型接骨板,异型接骨板包括 Y 形、T 形、L 形等各种形式的接骨板,见图 6-2-4。

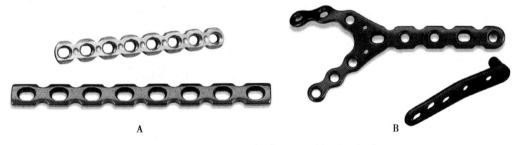

图 6-2-4　直型接骨板（A）和异型接骨板（B）

接骨板的主要功能是保护或中和、加压、张力带、支撑和桥接。根据接骨板的作用,接骨板也可分为普通接骨板、加压接骨板、解剖接骨板、重建接骨板、管状接骨板和桥接接骨板。目前常用的加压接骨板以动力加压接骨板(DCP)、有限接触动力加压接骨板(LC-DCP)和锁定加压接骨板(LCP)为主,见图 6-2-5。

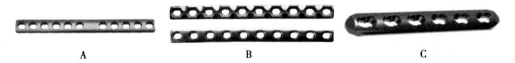

图 6-2-5　动力加压接骨板（A）、有限接触动力加压接骨板（B）和锁定加压接骨板（C）

其中锁定加压接骨板(LCP)集中了加压接骨板和带锁髓内钉两种技术的优点,它可以被用做加压接骨板产生的轴向加压,也可被用做锁定的内固定支架(类似 PC-Fix),且不影响血液供应动力加压孔与圆锥形螺纹孔的巧妙结合。锁定加压接骨板的螺钉孔由两个孔组成,一个孔含有圆锥形螺纹,与 PC-Fix 系统及 LISS 接骨板上的孔完全相同,可以使用锁定螺钉进行固定;另外一个孔类似 LC-DCP 的偏心加压孔,可以使用常规螺钉产生轴向加压,也可以使用拉力螺钉,把远端的碎骨块加压固定在骨干上。图 6-2-6 示 LCP 接骨板的固定。

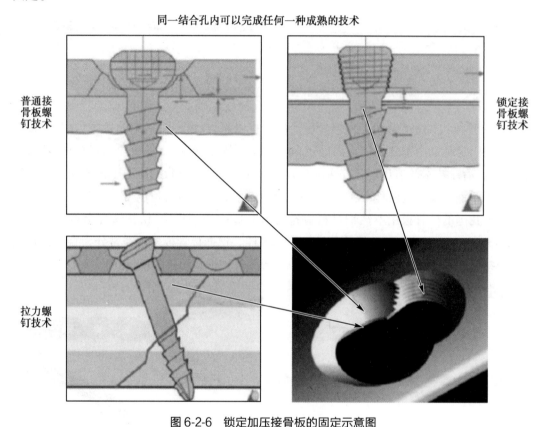

图 6-2-6　锁定加压接骨板的固定示意图

接骨板内固定具有骨折对位好、固定牢靠、手术较为简单、适应证较广和价格适中等优点,因此是内固定最常用的固定方式。但是接骨板固定通常需要二次手术取出,因此可降解吸收的内固定器械得到发展和应用。

(三)可吸收内固定材料

金属内固定物在骨科临床应用较广,但其应力遮挡作用、腐蚀、二次手术取出内固定物等问题一直未得到很好地解决。为了克服金属内固定材料的缺点,从 20 世纪 60 年代起,国际上就开始研究可吸收内固定材料。可吸收材料是指在体内可以在一定时间内分解或降解,并由体内代谢排出体外的一类材料。由于采用可吸收材料制作的内固定系统不必二次手术取出,减少了患者的痛苦,所以得到广泛的重视和迅速的发展。

在 20 世纪 70 年代,就开始采用可吸收聚乳酸作为骨折内固定材料,在 80 年代有报道采用可吸收螺钉治疗踝部骨折。之后开始将可吸收螺钉用于临床,早期主要应用在头颈部的下颌骨、眼眶和颧骨的骨折。可吸收高分子螺钉的生物学降解方式是水解,首先发生解聚反应,然后解聚了的分子分解成单体,最后单体进入三羧酸循环,在酶的作用下分解成二氧化碳和水。

聚乳酸(PLA)是应用最广泛的可吸收高分子骨折内固定材料,尽管应用于临床尚存在一些不足,包括组织相容性、强度、降解速度、X 线不显影等问题,但可吸收材料的出现仍是骨科的一大进展。对于强度问题,按照当前的研究水平,进一步大幅提高力学性能不大可能,但是可吸收金属材料的出现有可能解决相应的强度问题。

(四)内固定对生物材料的需求和发展

根据 AO 或 BO 的内固定原则和目标,归根结底是通过内固定保障骨折部位的正常愈合,减少患者的痛苦,最终通过功能锻炼达到完全康复。因此内固定器械必须有利于骨折愈合,有助于简化治疗,有利于组织的恢复,尽可能少地发生并发症和后遗症。所以理想的骨科内固定材料应该具有:1. 足够的强度以达到坚强的固定,强度逐渐衰减使骨折端得到足够的应力刺激,弹性模量与骨相接近会减少应力遮挡效应;2. 有良好的生物相容性避免组织不良反应;3. 具有生物可吸收性避免二次手术,4. 便于 X 线成像和磁共振成像观察等。但是目前现有的生物医用材料还无法完全满足以上所有的条件,常规的医用金属材料具有高强度特点,但存在应力遮挡效应,而且不可吸收。可吸收材料往往强度不足,无法承力。因此内固定器械的发展将会不断地推动新型生物医用材料的研究和发展。

1. 医用高氮无镍奥氏体不锈钢:具有超高的强度,相比临床应用的 317L 不锈钢,强度提高了一倍左右。目前由美国某公司采用 Biodur108 高氮无镍不锈钢制作的新型骨科植入物产品已经上市销售,代表产品是捷迈空心螺钉系统。由于高氮无镍不锈钢的高强度特性,高氮无镍不锈钢空心螺钉具有深螺纹、大孔径的特点,而且不降低螺钉强度,大孔径空心螺钉允许配套更大尺寸或更硬的导丝,从而提高了固定强度和刚度,避免偏离或在骨头上滑动等现象,可以提供更加精确的定位和螺钉植入。

2. 可降解镁合金:近几年已成为医用金属材料领域中的新的研究热点,除了在心血管系统的应用外,在骨科内固定领域中也获得了应用。2013 年德国某公司开发的用于拇外翻手术的可降解镁合金骨螺钉获得欧盟 CE 的产品认证,成为国际上首个可以在欧洲范围销售和应用的可降解镁合金植入物产品(图 6-2-7 左)。2015 年韩国某公司生产的镁合金骨钉获得 KFDA 批准上市,用于患者手部骨折,患者康复期间无任何并发症发生,意味着该镁合金骨钉具有良好的安全性(图 6-2-7 中)。我国某公司和中国科学院金属研究所合作开发的可降解高纯镁骨内固定螺钉目前已经进入产品的临床试验阶段(图 6-2-7 右)。我国在可降解高纯镁骨钉在股骨头坏死的保头治疗中,用于固定坏死部位的替换骨瓣的临床试验研究,取得可喜的研究成果。

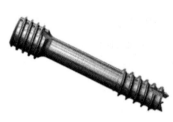
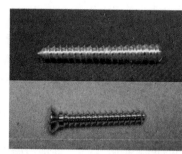
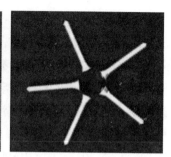

图 6-2-7　可降解镁合金螺钉产品，德国（A），韩国（B），中国（C）

（杨　柯）

二、人工关节

（一）人工关节所用材料的发展史

人工关节置换术来源于关节成形术(arthroplasty)，其目的是为了使失去功能的关节重新恢复其活动能力。早期人工关节的雏形是指放置于两端关节之间的某种材料，能够避免修整过后的关节面发生融合。经过多年来的研究，目前已有膝、髋、肘、肩、指、趾等关节假体应用于临床(图 6-2-8)。

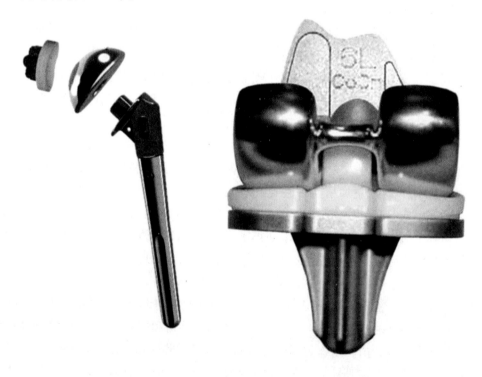

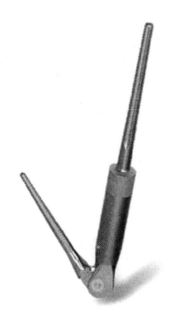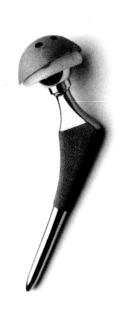

图 6-2-8　各种人工关节假体

　　膝关节(knee joint)由股骨内、外侧髁和胫骨内、外侧髁以及髌骨构成,为人体最大且构造最复杂,损伤机会亦较多的关节,属于滑车关节。髋关节(hip joint)由股骨头与髋臼相对构成,属于杵臼关节。最早有记载的人工关节材料见于 1840－1860 年,是一种非生物材料——橡木片,美国医生 JM. Carnochan 将其作为下颌关节成形的替代材料并恢复了下颌关节的活动能力。尽管最后因橡木片作为异物被排出而失败,但这一手术仍被视为人工关节置换术的开端。Gluck 于 1891 年在德国进行了首例全髋关节置换术,术中使用了象牙制的股骨头与髋臼,使用镀镍螺钉及骨胶固定假体,对骨水泥型全髋关节置换的应用起到了启蒙作用。1910 至 1920 年间,德国人 Dethert 使用强化橡胶作为股骨头假体进行了全髋关节置换术。

　　1923 年,Marius Smith Petersen 设计了玻璃杯关节成形术,将一个玻璃制的钟形"髋臼杯"植入人体,被视为髋关节置换术的鼻祖。但由于玻璃太过脆弱,在应用中经常发生碎裂现象,在此之后的十多年内,又有许多种材料陆续被使用,包括耐热玻璃、胶木、不锈钢及钴铬合金等。1936 年,Judet 采用聚甲基丙烯酸甲酯(PMMA)作为股骨头的替代材料,这是人工合成多聚材料首次被用于人工关节置换术中。1938 年,Smith Petersen 发现牙科中常用的钴铬钼合金有较强的生物惰性,采用该材料制作的髋臼杯开展约 1000 例临床研究,发现由于金属杯与股骨头摩擦增加,股骨头更易坏死,长期疗效不佳。

　　1941 年,美国人 Moore 和 F. R. Thompson 分别设计了长直柄人工股骨头和长弯柄股骨头假体,即之后诞生的 Muller,Harris 全髋股骨头假体的原形。Moore 又在 1950 年设计了自锁式钴铬钼合金的股骨头假体。1951 年 Leventhal 尝试了钛合金假体的临床应用并取得了不错的效果。1952 至 1957 年间,Willse 等使用冷固化丙烯酸酯骨水泥进行了大量的动物实验,为人工关节的骨水泥技术做出了卓越的贡献。

1950 至 1962 年,英国医生 John Charnley 提出了人工关节低摩擦理论,即应通过降低生物材料的摩擦系数而不是使用润滑液润滑假体关节面来获得低摩擦效应,并设计了直径 22.5mm 的金属股骨头和超高分子量聚乙烯(UHMWPE)髋臼组合的假体,使用聚甲基丙烯酸甲酯骨水泥固定,创建了低摩擦的人工关节置换术。此后,Charnley 又率先使用空气层流净化手术间、个人空气隔离系统、预防性抗生素等措施,大大降低了术后感染率。由于 Charnley 对人工关节领域发展作出的伟大贡献,他也被公认为现代人工关节之父。

至 20 世纪 70 年代,由于骨水泥界面的老化、破裂而引起的假体松动等并发症,使非骨水泥型假体再度兴起,其中最具代表性的就是生物固定方式。表面微孔型钴铬钼股骨头假体于 1971 年面世,由于假体柄全长都布满微孔,导致远端易产生应力遮挡效应,在此基础上产生了沿用至今的假体柄近端微孔设计。随着材料技术的发展,骨水泥型假体与生物型假体在近年来交替成为主流。

(二)人工关节所用材料的分类及要求

人工关节所用材料按照其特性可分为两类,包括:

①生物活性材料:指具备生物活性,能够在体内存留,同时刺激或促进特定的组织再生的一类材料。这类材料常被用于假体与宿主骨之间的联结固定材料及人工关节假体表面的涂层制备,如骨水泥、羟基磷灰石(HA)、磷酸三钙等。

②生物惰性材料:指不具备生物活性,能够在体内存留,可加强或替代某一组织的功能。这类材料常被用于制造人工关节假体的主体结构及关节面,如各种合金、生物陶瓷及高分子合成材料等。

根据以上分类,目前用于人工关节制造的材料主要包括合金、超高分子量聚乙烯、生物陶瓷、骨水泥。美国材料和测试学会(American Society for Testing and Materials,ASTM)和国际标准化组织(International Standards Organization,ISO)对这些材料在人工关节制造中的许多方面进行了标准化(表 6-2-1)。因此,在考量一种材料是否适用于人工关节时,需要对其生物相容性、机械特性及制造特性进行系统地研究。

表 6-2-1　人体组织与生物材料的弹性模量对比

材料	弹性模量(GPa)	材料	弹性模量(GPa)
关节软骨	0.01～0.17	钛合金	110
硅胶	0.01	钴铬钼合金	230
UHMWPE	0.5	不锈钢	205
PMMA	3.0	氧化铝陶瓷	350
骨	10～30	氧化锆陶瓷	200

1. 生物相容性　指材料植入后是否会引起周围组织的反应,材料是否具备降解能力,降解后造成的局部反应和全身影响,材料的生物力学相容性是否与人体骨骼结构相匹配;

材料磨损率低,材料磨损颗粒数量少,在人体环境中能耐受电化学腐蚀和化学腐蚀。

2. 机械特性 主要指材料的应力与应变之间相互作用造成的改变,包括弹性模量、弹性限度、屈服强度、延长与延展性、韧性及最终拉伸强度(图6-2-9)。

3. 制造特性 包括所使用原材料的质量、加工成型工艺、表面处理方式、成品的消毒灭菌工艺、批量生产和质量控制能力、设计服役寿命及生产成本控制。

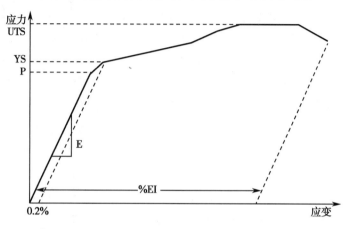

图 6-2-9 金属材料的应力与应变曲线

(三)常用人工关节材料

1. 金属类 早期人工关节的材料是不锈钢,由于不锈钢的耐腐蚀性和强度达不到在体内长期使用的要求,后期被钛合金和钴合金取代(表6-2-2)。

表 6-2-2 金属型人工关节材料的特性对比

性能	不锈钢	钴合金	钛合金
密度/(g/cm^3)	7.8	8	4.5
硬度/MPa	1500	1000	600
弯曲强度/MPa	800	1000	600
弹性模量/GPa	200	230	120

(1)不锈钢:是一种铁基合金,也可称为铁-碳基合金,含有镍、锰、钼、铬及碳元素。早期用做人工关节的是奥氏体不锈钢316L,是一种低碳含量(≤0.03%)的不锈钢。这种不锈钢具备优良的加工性能和足够的强度,但是长期使用会产生缝隙腐蚀、摩擦腐蚀及疲劳腐蚀等问题。在此基础上发展出了新型的无镍高氮不锈钢,这种不锈钢通过引入氮元素替代镍元素,同时提高锰元素的含量,整体提高了不锈钢的强度及抗腐蚀性。目前用做关节假体制造的不锈钢常用型号包括316、316L、317、317L及变形高氮不锈钢,主要应用于低端人工关节的制造,多用于对活动要求不高、期望使用寿命有限或假体费用有限的患者。

(2)钛基合金:具备良好的生物相容性和强度,人工关节中使用的钛基金属主要有商业性纯钛(cP-Ti)、钛铝钒合金(Ti-6Al-4V)及钛铝铌合金(Ti-6Al-7Nb)。由于纯钛的强度不足,通常只用做表面多孔涂层材料和相对低应力的部分。临床应用较多的是 Ti-6Al-4V 合金,是一种由两种不同结构晶体构成的双相合金,密度低、强度高、延展性好、耐腐蚀性能优良,弹性模量与人体骨骼接近,是制作人工关节假体的首选材料。在氧存在的条件下,钛合金表面会形成二氧化钛薄层,这种薄层能够有效地防止材料的腐蚀,但是容易损坏剥离造成摩擦表面凹凸不平,增大摩擦系数,因此通常不用钛合金作为关节面的制作材料。为了克服钛合金的这一特性,目前正在研究通过渗氮及氮离子注入等新技术对钛合金进行表面改性,在表面生产氮化钛(TiN)涂层,能够大幅度提高钛合金表面的硬度和抗磨损能力,这一工艺已被用于膝关节股骨髁假体的制作中。此外,由于铝、钒元素对人体细胞有潜在的细胞毒性,美国已研究出的 Ti-35.3Nb-5.1Ta-7.1Zr 合金及日本研究的 Ti-29Nb-13Ta-4.6Zr 合金等无铝、钒元素且耐磨的钛基合金期望能够取代传统的 Ti-6Al-4V 合金。

(3)钴合金:耐磨性、耐腐蚀性和综合机械性能均较好,生物相容性优良,在 20 世纪初即被用于齿科中。除了铬和钼之外,钴基合金还含有铁、碳、镍等元素。由于钴合金硬度高,对表面变形有很强的抵抗能力,因此具备很强的耐磨能力,因此适合制作假体的关节面。由于钴合金的韧性较差,因此工业加工难度较大,铸造和锻造的钴合金之间的性能也存在差异。此外,目前尚无资料证实钴及铬的毒性与致癌性,但是伴有慢性肾衰竭的患者在接受钴铬合金假体治疗后,血液中钴、铬浓度要比无肾衰竭患者显著升高。目前钴铬钼合金被广泛用于股骨柄、球头及股骨髁假体的制造,在一些金属-金属人工髋关节假体中,关节面也是由钴铬钼合金制成的。

除以上三种金属材料外,近年来多孔钽金属也开始被用来制备人工关节。

2. 骨水泥 即骨黏固剂,是以聚甲基丙烯酸甲酯为主体,可用于填充与植入间隙并能够自主凝结的生物材料(表 6-2-3)。通过在假体与骨之间形成表面一致的整体结构,在骨水泥和骨床之间形成微交锁固定,其作用在于将假体锚定在移植处的骨骼上,将假体承载的载荷传递到骨骼上。

表6-2-3　常用骨水泥的力学性能

品牌	压力/MPa	四点弯曲/MPa
Simplex P	100	74
Zimmer Regular	77	48
Palacos R	84	66
Palacos G	86	61
CMW	87	61
CMW 3	100	65
Sulfix-6	102	66

骨水泥通常由固态粉末与液体两部分制剂组成,使用时按照一定比例将两者混合,即可在室温下发生聚合反应,逐步固化。其中液体制剂为甲基丙烯酸甲酯单体液(MMA),是一种无色、透明、可燃且具有强烈刺激气味的液体,对皮肤有轻度的刺激性。还含有聚合反应的催化剂二甲基甲苯胺(DMpT)。固态粉末则是PMMA或MMA共聚物,以及聚合反应的促发物过氧化联苯甲酰(BPO),X线显示剂为硫酸钡或二氧化钡。

骨水泥的聚合分为物理和化学两个过程。物理过程中PMMA吸收液体MMA,形成黏性的糊状物。化学过程中,粉末中的BPO与液体中的DMpT反应,促使MMA的聚合反应发生,形成PMMA长链。在此过程中,因碳双键断裂并被单键取代,会产生聚合热。产热温度与周围组织结构、环境温度、骨水泥初始温度、体积大小、厚度等因素有关。在体外的测试中,各种品牌的骨水泥形成6mm厚的样本产热范围在66℃~82.5℃之间,在体内应用时由于骨水泥层较薄且髓腔相对湿润,产热范围则为40℃~47℃。

骨水泥除了起固定作用之外,也可在其中添加抗生素,形成抗生素骨水泥用于预防感染。抗生素释放量与抗生素种类、表面积、骨水泥成分及使用方法有关,一般最大释放量在第一个24小时内,此后逐渐减低。由于抗生素释放是一个表面弥散的过程,实际上仅有骨水泥表层的抗生素能够释放出来。加入水溶液抗生素会抑制PMMA的早期聚合从而导致骨水泥强度降低;加入抗生素粉末虽不会影响骨水泥的静止张力和压力强度,但可能降低疲劳强度,因此不主张常规加入抗生素,且只有热稳定型抗生素粉剂,如庆大霉素、妥布霉素、万古霉素、红霉素、头孢菌素和多黏菌素可以使用。20世纪80年代欧洲即有庆大霉素骨水泥上市,美国市场则到最近才通过庆大霉素骨水泥的上市审批。

合理地使用骨水泥能够使假体即刻得到固定,同时扩大假体的应力传导范围,使应力分布均匀,避免应力集中。但是骨水泥的机械性能不足,在体内长期使用存在因疲劳导致机械性松动和广泛骨丢失的风险。

3. 生物陶瓷 分为两类:①惰性生物陶瓷:包括氧化铝、氧化锆、医用碳素材料等;②生物活性陶瓷:包括羟基磷灰石、生物活性玻璃、磷酸三钙等。生物陶瓷材料化学性质稳定、机械强度高、生物相容性良好,陶瓷表面的离子结构可以吸引带极性的液体,均匀地覆盖在陶瓷表面形成流体薄膜润滑效果,且生物陶瓷材料具有优越的耐磨损性能,磨损率低、磨损颗粒小(表6-2-4)。

表6-2-4 常用髋关节假体材料的磨损率

材料搭配	金属/高分子	陶瓷/高分子	陶瓷/陶瓷
磨损率	0.17	0.13	0.016

(1)氧化铝陶瓷:初代氧化铝陶瓷出现于20世纪70年代,由于生产工艺的限制,当时的陶瓷颗粒结构粗大,陶瓷纯度不足,股骨头破碎率较高。第二代氧化铝陶瓷改进了加工工艺,减小了晶体颗粒的粒径,使股骨头的破碎率从0.1%减小到0.014%。第三代氧化铝陶瓷即高纯度氧化铝陶瓷,俗称"刚玉",颗粒直径在2pm以内,使股骨头破碎率进一步降低至0.004%以内(表6-2-5)。

表 6-2-5　氧化铝生物陶瓷的 ISO 6474 标准

Al_2O_3 含量（%）	>99.5
杂质（%）	≤0.1
MgO（%）	≤0.3
密度（g/cm³）	>3.90
平均粒径（μm）	<7
硬度（维氏硬度计）	>2000
抗压强度（MPa）	4000
抗弯曲强度（MPa）	400
杨氏模量（GPa）	380

（2）氧化锆陶瓷：出现时间晚于氧化铝陶瓷，断裂强度是氧化铝的 2~4 倍，断裂韧性是氧化铝的 2 倍。由于氧化锆陶瓷优良的韧性，股骨头假体的直径可至 32mm 以下，能够有效地降低磨损率与碎屑的容量，同时也能降低假体的破碎率。

（3）羟基磷灰石：是骨骼无机物质的主要组成成分，生物相容性优良，在体内 HA 的钙、磷离子可以与周围骨骼组织中的钙、磷离子形成化学键，促使新骨长入植入体表面或沿内部贯通性孔隙攀附生长，由于其力学性能差，不能单独用于人工关节的制造，通常将其用做涂层材料（表 6-2-6）。在 HA 涂层中，含有少量的磷酸三钙，而在 HA-磷酸三钙混合涂层中，磷酸三钙的含量会超过 40%，喷涂方式包括电化学沉积法和等离子喷涂法等。

涂层与基质的结合方式主要是机械性的联锁，是通过喷涂材料与假体基质的撞击而产生的。相对于钴铬钼合金而言，HA 与钛基合金的结合强度会更高，由于钛合金较钴铬钼合金软，更容易产生较强的涂层与基质之间的联结。因此钛合金是目前首选的 HA 涂层基质金属。

表 6-2-6　人工关节产品磷酸钙涂层特征

	HA 含量（%）	结晶度（%）	厚度（μ）	孔隙率（%）	涂层部位
Stryer	>90	70	50		柄近段
Stryker	>90	>75	60	<10	柄近段
DePuy		>50	155	<10	柄全长
Biomet		62	55	5	柄近段
Smith&Nephew			200	20	柄近段
Corin	97	>75	80-120	3-10	柄近段
Centrepulse	94	72	55	3	柄近段
Zimmer	70（30%磷酸三钙）		80-130		柄近段

HA 中含有的钙、磷成分在机体中会产生轻微的溶解,能够与周围骨组织的钙离子和磷离子形成化学键,材料的生物活性则随着钙磷比值的降低而升高,且材料的钙磷比越低,生物活性就相对越高,越容易解析出钙、磷离子,对刺激假体周围组织的愈合和整合起重要作用。当 HA 涂层假体植入后,骨生长能够跨越 1mm 的间隙,即使额外存在 $500\mu m$ 的波动,依然能够填充间隙。因此,即便存在着间隙和初期界面不稳定,HA 涂层依然能够通过促进早期骨长入而增加非多孔假体的稳定性,但对多孔涂层假体远期骨长入效果影响不大。

4. 超高分子量聚乙烯(UHMWPE) 是一种具有优异综合性能的线性结构的热塑性工程塑料,其分子量比普通聚乙烯高出几个数量级,机械性能优良,抗磨损能力强,分子主链上有短支链,结晶度低,耐低温脆性和耐环境应力开裂性能良好,是人工髋关节髋臼及人工膝关节髌骨假体、衬垫的首选材料。

聚乙烯(PE)是乙烯的多聚体,乙烯的分子式为 $CH_2=CH_2$,聚乙烯的分子式为 $—C_2H_4—$,在聚乙烯分子中,由 n 个 C_2H_4 相互连接成长链,n 越大,则聚乙烯的分子量越大(表 6-2-7)。按照 ISO 标准规范,UHMWPE 的分子量应超过 1 000 000g/mol。在实际应用中,UHMWPE 的分子量通常在 2 000 000~6 000 000g/mol 之间。

表 6-2-7　不同种类聚乙烯的比较

聚乙烯类型	分子量	侧链
低密度	低	高
线性低密度	中	可控制
高密度	中	低
超高分子量	高	低

UHMWPE 的使用性能与其成型方式密切相关。由于其相对分子量较高,熔体特性与普通聚乙烯等一般热塑性塑料截然不同,其熔体流动性极差、熔体临界剪切速率低、易破裂、加工过程中不易进料、成型温度范围窄、易氧化降解,给成形加工带来极大的困难。目前主要采用压制烧结成型工艺,将粉末倒入相应的模具中直接加压、加热成型,或将粉末加热压制制成棒材和板材再进行机械加工,在此过程中由于在高温下停留时间过长,会导致部分聚乙烯发生断链,形成含有双键和自由基等潜在危害物质的成分,并导致产品的力学性能下降。

为了克服这一问题,在后期需要进行辐照交联和热处理或加入抗氧剂。热处理和加入抗氧剂则是为了减少或消除残留的自由基。其中热处理技术又分为:①熔点以上熔融热处理:即将温度升至交联 UHMWPE 的熔点以上,将晶区熔融,使残留自由基再结合;②熔点以下热处理:与前者类似,但未升温至熔点,因此只能够减少自由基而不能消除自由基。加入抗氧剂,如维生素 E、受阻胺光稳定剂(HALS)、没食子酸等,能够有效捕捉加工过程中及辐照交联后残留的自由基,显著改善假体的抗氧化性能(图 6-2-10)。

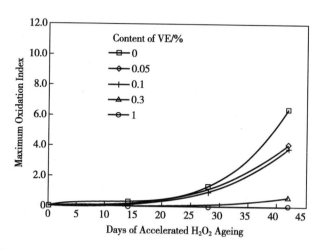

图 6-2-10　不同维生素 E 含量对最大氧化指数与氧化时间的影响

辐照交联是通过将产品暴露在高剂量的 γ 射线或电子束辐射中,将 UHMWPE 的分子链分解成 C 和 H 自由基,然后通过不同分子链上的自由基再结合形成交联点(表 6-2-8),从而达到减弱分子链运动的目的。经过辐照交联后,假体的磨损率会显著下降(图 6-2-11)。

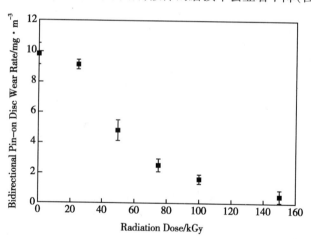

图 6-2-11　电子束交联并熔融处理的假体磨损速率与辐照剂量的关联

表 6-2-8　不同品牌高交联 UHMWPE 的生产过程

产品	辐射温度(℃)	辐照剂量(kGy)	辐照方式	热处理	消毒
Longevity	40	100	电离	150℃ 6 小时	等离子气体
Durasul	120	95	电离	150℃ 2 小时	EtO
Marathon	室温	50	γ 射线	155℃ 24 小时	等离子气体
XLPE	室温	100	γ 射线	150℃ 未知	EtO
Crossfire	室温	75	γ 射线	120℃ 未知	γ 射线
annoian	室温	35	γ 射线	110℃ 10 小时	γ 射线

相对传统 UHMWPE,高交联 UHMWPE 的延展性相对降低,刚度减低,因此能够减少黏性磨损的发生,从而减少磨损碎屑的形成。在周期性的符合下,高交联 UHMWPE 更容易发生形变而不是磨损,因此与硬质关节的配合使用更为方便,术中无需特别注意,更易操作。但高交联 UHMWPE 的临床使用时间相对较短,缺乏长期的随访报告,且在体内的磨损率与体外实验存在差距,其工艺也有待进一步提高与标准化。

(蒋 青)

三、人工脊柱材料

作为人体的中轴骨骼,脊柱不仅是身体的支柱,而且在负重、减震、保护和运动等方面发挥着重要的作用。随着社会的发展,脊柱损伤和与脊柱相关的疾病,比如脊柱结核、脊柱畸形等疾病,对人们正常的生活和工作带来了越来越严重的影响。经过科研工作者的不断努力,临床上已有各种有效的治疗方法,与之相关的各种人工脊柱材料也相继出现。现在常用的人工脊柱材料有金属脊柱材料、陶瓷脊柱材料、高分子脊柱材料及复合脊柱材料。

(一)人工脊柱材料分类

1. 金属脊柱材料 金属材料具有较好的强度、韧性和加工性能,是一种常见的人工脊柱材料。其在临床上广泛用于脊柱内固定、脊柱假体植入等方面,但金属脊柱材料的弹性模量比人体致密骨高出约数十倍之多,使得其容易出现"应力遮挡效应",导致骨质疏松或自身骨退化。此外,部分金属材料容易被蚀损,使得金属离子渗入组织,对人体组织产生一些不利的影响,所以开发具有优良特性的金属材料是目前迫切需要解决的问题。下面介绍几种常用的人工金属脊柱材料。

医用不锈钢具有较低的成本、可靠的疗效和较强的耐蚀性能,是一种常见的人工脊柱材料,在临床上被广泛应用。然而,医用不锈钢中含有镍元素,会腐蚀溶出,除可能使人体产生过敏反应外,还存在致畸、致癌等危害性。近年来,有研究者通过在奥氏体不锈钢基材上加入其他元素,改进材料在力学、生物等方面的性能,使医用不锈钢脊柱材料在植入后,能与脊柱更好地匹配;另有研究者通过对医用不锈钢进行表面处理,来改进医用不锈钢材料的性能,如 Dong 等通过将铜及其过饱和相位综合到一起,制备出了具备抗菌功能的不锈钢,且改性材料与常规涂层相比杀菌速度和持久性均有一定提升,从而使制备的人工脊柱材料具备抗菌性能;Lim 等利用微弧氧化技术制备了含钛电子束涂层的不锈钢材料,该材料不仅具有较好的组织相容性,而且具有能促进成骨细胞的增殖与迁移以及减少有害颗粒的释放等特点,从而使医用不锈钢在脊柱内固定、脊柱假体植入等方面有更好的应用。

钛是一种安全的金属元素,与人骨的弹性模量十分接近,因此在置入人体之后,可以与人体产生良好的力学相容性。而且,钛合金具有较强的惰性及抗腐蚀能力,不容易出现各种感染等情况,是一种新型医用人体植入材料,已在临床上广泛应用于骨科疾病治疗,比如脊柱内固定和脊柱假体植入。已有报道显示椎间钛网植骨融合器在脊柱内固定方面取得了很好的效果。网笼状融合器除了具有良好的生物相容性外,锯齿状末端嵌入椎体骨质可防止微小的移动,为植骨融合营造适宜的生物环境,最大限度地利用上、下正常椎体所提供的植骨床面积,有效地维持畸形矫正角度,恢复脊柱正常序列。Kanayama 等的体外动物实验发现,钛网与植骨床接触面越大,对移植骨的应力遮挡越小,椎间融合效果越好。

镁合金具有可降解吸收性、优良的力学性和生物相容性等优点,很早就成为人工脊柱材料的研究热点,且已经在脊柱治疗上取得了很好的效果。椎骨为松质骨,采用多孔镁材料制备的椎间融合器时,其杨氏模量与人体松质骨相匹配。孔隙率为 42%~50% 的多孔镁的屈服强度和杨氏模量分别为 8~12MPa 和 0.4~0.6GPa,与松质骨屈服强度(4~12MPa)及杨氏模量(0.1~0.5GPa)的匹配程度较好。作为潜在的生物可降解人工脊柱材料,镁及镁合金在生理环境中的降解腐蚀速度过快,限制了临床应用产品的开发。降低镁及镁合金过快的腐蚀速度,已成为其作为脊柱植入医疗器械材料的关键。虽然国内外针对人工金属脊柱材料进行了大量研究,但目前研制出的人工金属脊柱材料尚需进一步改善。随着人们对脊柱内固定、人工假体植入等治疗原则认识的深入,研究具有良好的生物相容性、低弹性模量参数以及对脊柱损害低的人工金属脊柱材料,将成为未来椎体缺损、脊柱破坏治疗的一个研究方向。

2. 陶瓷脊柱材料 陶瓷材料具有良好的血液相容性、组织相容性、骨传导特性、生物安全性,无细胞毒性,稳定的化学性能,使用方便,植入后融合率高,费用低廉等特点,是一种比较理想的人工脊柱材料。在临床应用过程中,陶瓷人工脊柱材料也遇到了不少问题。其中常见的问题有:人工陶瓷脊柱材料不易降解;人工陶瓷脊柱材料的机械强度较低。目前在临床上常用的陶瓷人工脊柱材料有磷酸钙、医用硫酸钙、人工珊瑚等材料。

磷酸钙由于其结构和成分与天然脊柱的矿物质相似,在生理条件下具有自固化能力、降解活性和成骨活性,不仅能与脊柱结合而且能促进新生体的形成。在临床上,磷酸钙是一种具有广阔应用前景的人工脊柱材料,比如骨水泥和脊柱假体植入材料。近年来,随着纳米知识与技术的不断发展,研究者发现人体骨骼中的羟基磷灰石主要是纳米级针状单晶体结构。根据"纳米效应"理论,具有纳米粒子的人工磷酸钙脊柱材料的比表面积明显高于微米级粒子,使得脊柱材料表面的原子数目明显变多,表面能增加,与组织的结合力提高,也有助于其力学性能(强度、韧性和超塑性)的改善。比如,纳米磷酸钙/聚酰胺66复合生物活性脊柱假体植入材料,由于具有良好的组织结合力和优异的力学性能,能有效防止术后下沉、塌陷等并发症的发生。

医用硫酸钙能在脊柱或脊柱膜存在的情况下,促进脊柱新生体再生。体外研究表明,成骨细胞可附着于医用硫酸钙,在此基础上形成脊柱新生体。医用硫酸钙作为一种人工脊柱材料,具有较好的骨融合效果,可有效纠正矢状位畸形和序列,维持椎体高度。诸多基础研究和临床实践均表明,医用硫酸钙可作为一种安全可靠的脊柱假体植入材料,其具有良好的生物相容性,不会引起周围组织的异常反应,可以在 5~7 周内被完全吸收,引导上皮组织进入移植区域,提供大量的钙离子,通过成骨细胞刺激脊柱再生,在脊柱修复治疗中显示了良好的效果。

人工珊瑚材料由海洋中的珊瑚所制备,具有与天然骨非常类似的小梁结构和化学成分,孔隙率介于 30%~60% 之间,孔径在一百到几百微米之间,其力学性能接近松质骨。人工珊瑚材料不仅具备良好的生物相容性,其自然三维多孔结构是其他人工脊柱材料所不能比拟的,微血管凭借深达材料内部的微孔向材料深层渗透,有利于脊柱新生体的形成与代谢。此外,该材料可被机体自然吸收降解,且降解周期与脊柱新生体爬行重建周期大致相当,是一种良好的脊柱工程支架材料。然而,人工珊瑚材料较低的强度限制了其在脊柱上的应用。随着材料加工技术的发展,已有研究表明,高温、高压可以改善人工珊瑚材料的强度,提高人工珊瑚材料在脊柱上的应用。

人工陶瓷材料具有良好的生物相容性,不含蛋白成分,使用过程中免疫原性反应、异物反应和全身毒性均很小。但是人工陶瓷材料仅具有骨传导能力,没有骨诱导能力,作为人工脊柱材料时,常与生长因子一起使用。

3. 高分子脊柱材料　高分子聚合物能够在体内逐渐降解,使其强度逐渐下降,不仅能免除应力遮挡作用,还能将应力逐渐传导给脊柱新生体组织,加速脊柱愈合及脊柱皮质的改建。常见的人工脊柱高分子材料有聚乳酸和天然高分子材料。

聚乳酸的主链主要由乳酸单元通过酯键连接而成,易通过生物降解转化为能量、二氧化碳和水。作为一种人工脊柱材料,聚乳酸不仅降解速度快,而且降解产物在早期能够刺激多功能干细胞的分化,加速脊柱愈合。已有的实验研究和临床研究结果表明聚乳酸无毒性、无致热原、无致敏原、无细胞毒性、无致畸致癌作用,具有良好的组织相容性,是一种优异的可降解人工脊柱材料。聚乳酸人工脊柱膜,在脊柱手术或创伤后,对脊柱周围软组织有优异的修复功能。

天然高分子材料具有极好的生物相容性、生物可降解性、低毒性、伤口愈合能力和止血、抗菌性等特性。常见的天然高分子脊柱材料包括甲壳素、壳聚糖和胶原。甲壳素和壳聚糖是一种多糖,具有结构和性能的调控性,聚合物可水解为水溶性片段排出体外,其降解速率可以预测。已有研究把甲壳素和壳聚糖应用于术后防粘连膜,在脊柱外科手术后,可以有效地解决手术性粘连问题。胶原是哺乳动物骨和韧带的主要成分,可以被人体消化吸收,在脊柱组织工程再生中应用较广泛。

对于人工脊柱材料,用可降解材料代替现有的非可降解材料是临床应用上的趋势。高分子材料展现出了优异的可降解性,但其在强度上还无法完全满足要求,因此提高可降解高分子材料的强度将成为人工脊柱材料的一个研究热点。

4. 复合脊柱材料　良好的植入材料应该具有骨传导能力、骨诱导能力、容易取材、价格低廉、力学强度可调节和生物相容性好等优点。但是单一的材料由于本身的缺点,无法完全满足这些性能要求。复合材料集合了多种材料的有益特性,极大地丰富了人工脊柱材料的种类。Muschler 等比较了胶原/陶瓷合成材料、胶原/陶瓷合成材料、混合自体骨和胶原/陶瓷/骨形态发生蛋白(BMP)合成材料在狗脊柱后路节段性融合中的效果,发现胶原/陶瓷合成材料中复合的 BMP 可改善融合效果,接近胶原/陶瓷合成材料混合自体骨的效果。临床上应用较广的是 Collagraft,是一种胶原/陶瓷复合材料,是由 60% 羟基磷灰石和

40%磷酸三钙复合胶原组成的多孔材料,模仿了自然骨的组成,可制成糊状和软细条状。当和患者的脊髓混合使用时,Collagraft 可同时具有骨传导能力(本身具有)和促脊柱新生体形成能力(脊髓内骨源性细胞)。

人工脊柱材料的出现,为治疗脊柱肿瘤、脊柱结核和脊柱损伤等疾病带来了极大的便利。但一系列的生物力学测试和临床应用结果显示,现有的人工脊柱材料存在一些不足:不能和上下椎体牢固结合,导致植入物脱出损伤脊髓;达不到满意的骨性融合,长期稳定性差。理想的人工脊柱材料应具备以下性能:既具有术后即刻稳定性,又兼顾长期稳定性,最好能与椎体形成永久骨性融合;能充分恢复椎体的高度;材料方面既要有良好的生物相容性,又有较好的抗疲劳性能,能在脊柱达到骨性融合前提供安全可靠的稳定性;植入方便。随着组织工程学和材料学的发展,人工脊柱材料有待进一步改进。

(宁成云)

四、人工骨

(一)生物活性人工骨

生物活性人工骨是指植入体内后能与周围活体组织形成骨性键合的人工骨(artificial bone)。生物活性人工骨以活性生物陶瓷、生物活性玻璃和玻璃陶瓷为主。生物活性人工骨的共性是都含有钙、磷成分,这类成分利于与活体组织形成骨性键合。这种键合主要是由羟基磷灰石在界面处的沉积而实现的。界面结合强度随时间增长而增强,类似于骨折的愈合过程。

1. 羟基磷灰石陶瓷　人体硬组织(骨、齿、关节)的主要无机物成分是羟基磷灰石,羟基磷灰石是钙的磷酸盐化合物中的一种,是磷灰石家族的一员,也是在临床应用中最常见的一种。它是含羟基的磷酸钙盐,其钙磷摩尔比为 5:3,一般取作 1.67;钙磷质量比为 2.1566,一般取作 2.16。钙磷比(Ca/P)通常指钙磷摩尔比。在生物医学领域,羟基磷灰石已用做人工骨、齿根、牙膏、生物材料涂层、经皮端子、药物缓释系统、人工血管、气管以及生物技术材料等。磷灰石是一类磷酸盐矿物,具有化学组成 $M_{10}(ZO_4)_6X_2$,其中:

M 主要有:Ca^{2+},Sr^{2+},Ba^{2+},Mg^{2+},Pb^{2+},Cd^{2+},Zn^{2+},Fe^{2+},Mn^{2+},Eu^{3+},La^{3+},Ce^{3+},Ra^{3+},Al^{3+},Nd^{3+},Y^{3+},H_3O^+,H^+,Na^+,K^+,空位及其他。

ZO_4^{3-} 主要有:PO_4^{3-},CO_3^{2-},SO_4^{2-},SiO_4^{4-},CrO_4^{3-},AsO_4^{3-},VO_4^{3-},UO_4^{3-},GeO_4^{4-},空位及其他。

X 主要有:OH^-,F^-,Cl^-,Br^-,CO_3^{2-},O^{2-},空位及其他。

羟基磷灰石研究的历史很长,1926 年,Bassett 用 X 线衍射方法对人骨和牙齿的矿物成分进行分析,认为其无机矿物很像磷灰石。1972 年,日本学者青木秀希成功合成羟基磷灰石并烧结成陶瓷,发现羟基磷灰石陶瓷具有优异的生物相容性。自此以后,世界各国都对羟基磷灰石材料进行了全方位的基础研究和临床应用研究。武汉理工大学经过长期研究发现这种材料对生物组织无毒、无刺激、不致过敏反应、不致畸、不致突变和不致溶血,适合于体内长期植入,具有良好的生物相容性。

羟基磷灰石是一种优异的人工骨和人工口腔材料。由其制备的人工听小骨能恢复人的听觉功能,其表面为微孔结构,孔径约为 $5\sim30\mu m$,构造、质量、弹性模量以及与人体组织的结合强度与人骨接近,产品质量轻、机械阻抗小,通过添加一定量的添加剂,改善 HAP 陶瓷的机械强度,达到了模拟人类听觉效果的目的(图 6-2-12~图 6-2-15)。

人工齿根植入颚骨后几个月,托牙就附着在牙根上,由于牙根承受的主要是压应力,这对陶瓷材料而言是比较有利的。在使用人工齿根时,为了防止齿根与牙龈之间进入杂菌,牙龈挨着牙根紧密生长是非常重要的,而 HAP 烧结体在这方面与天然齿根有相同的效果。长期的临床结果证明 HAP 烧结体与骨组织和牙龈组织具有很好的生物相容性,结合紧密。但烧结 HAP 的断裂韧性很低,因此无法用于门牙的齿根或承受较大力量的部位。

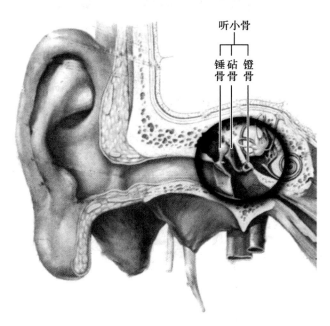

图 6-2-12　听小骨位置示意图

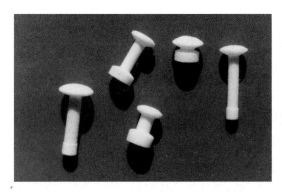

图 6-2-13　人工听小骨

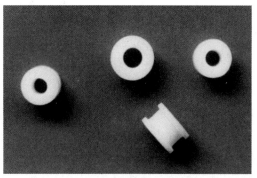

图 6-2-14　中耳通气引流管

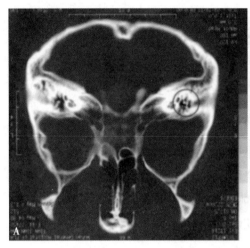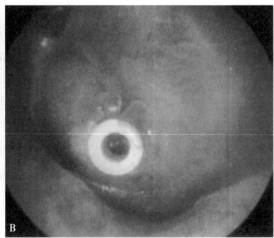

图 6-2-15　中耳通气引流管安置图

羟基磷灰石用做牙膏添加剂时,它能吸附葡萄聚糖,有利于防止牙龈炎,同时 HAP 还能吸附蛋白质、氨基酸和体液,经十几年的临床研究,HAP 牙膏能有效地防治牙龈炎和牙槽炎。

2. 生物可降解多孔人工骨　生物可降解或生物可吸收陶瓷材料植入骨组织后,材料通过体液溶解吸收或被代谢系统排出体外,最终使缺损的部位完全被新生的骨组织所取代,而植入的生物可降解材料只起到临时支架作用。

为了临床应用的需要,要求可降解生物材料:

1)在生物体新陈代谢过程中逐渐降解。

2)被替代的过程与新骨长出的时间要同步。

3)材料被替代过程不妨碍新骨长出的过程。

目前被认为具有生物降解性能的无机材料有:β-TCP、$CaSO_4$ 和一些天然材料如天然珊瑚以及 β-TCP 与 HAP 的混合材料等。

长久以来,生物医用无机材料领域的研究人员对生物可降解材料的组成设计、降解原理及与生物活性材料的区别持有不同看法。因为像生物活性玻璃、生物活性骨水泥、羟基磷灰石等在植入动物体内后材料表面也发现有部分的溶解吸收,而且在这类材料的组成中含有能与人体正常新陈代谢途径进行置换的钙、磷元素,或含有能与人体组织发生键合的羟基等基团。虽然 Driskell 等在 l972 年研制出多孔 β-TCP 材料;1977 年用 β-TCP 做成骨移植材料;1978 年 β-TCP 开始用于骨填充的临床;De Groot 在 l981 年用 β-TCP 做骨再生实验,但就其 β-TCP 多孔人工骨是否全部被新组织所取代并参与新组织形成过程,及 β-TCP 晶相的转化最后是否形成稳定的纳米尺度的 HAP 相没有进行详细地探讨。生物可降解或生物可吸收陶瓷材料植入骨组织后在植入区只起到临时支架作用,材料通过体液溶解吸收及细胞降解过程等,在体内通过系列的生化反应,一部分排出体外,一部分参与新骨的形成,最终使缺损的部位完全被新生的骨组织所取代(图 6-2-16)。

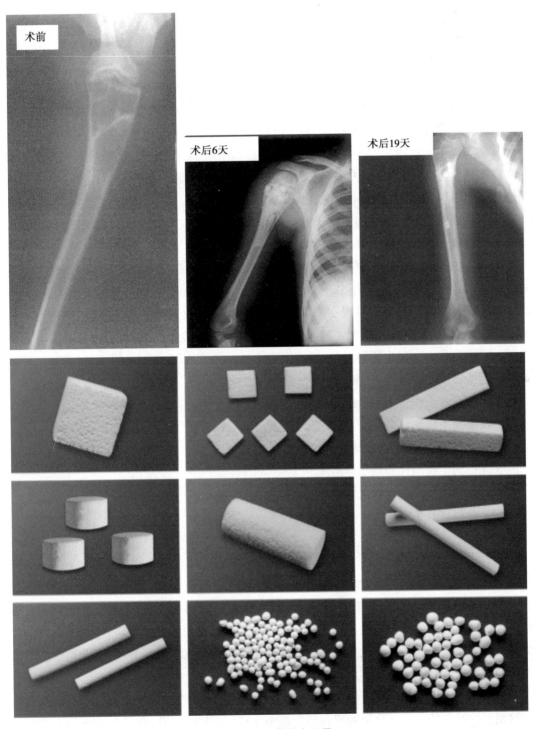

图 6-2-16　多孔人工骨

3. 活性生物玻璃陶瓷　是指含有磷灰石或磷酸三钙微晶,或在生理环境下生成羟基磷灰石表面层的微晶玻璃。其主要优点是:

①具有多元组成,可在较大范围调整其组成、结构和成分,赋予其新的性能,如:生物活性、可切削性、可降解性、自凝固能力,可铸造成型等。

②化学性能稳定,可长期稳定行使功能。

③机械强度高,微晶化处理提高母体玻璃强度数倍至十数倍。

④含适量玻璃相,成型加工性能好,容易制成多种形态的医用器件,满足临床要求。

⑤制造工艺成熟,产品性能稳定,易于批量生产。可以铸造、成型烧结、制备复合涂层。

玻璃陶瓷主要应用于口腔修复、骨科手术、整形手术、以及作为载药颗粒。国外采用玻璃陶瓷综合工艺,以热等静压方法制成人工脊椎、髂骨等修复体,抗弯强度达215MPa,抗压强度达1080MPa,是较坚固的玻璃陶瓷人工骨修复物。

含有铁磁性物质的玻璃陶瓷用于肿瘤热疗,含放射性核素的玻璃陶瓷用于肿瘤放疗,微孔玻璃陶瓷作为药物载体等。

4. 其他生物活性医用无机材料　磷酸钙骨水泥是一种新型骨修复材料。PMMA作为一种骨水泥得到了广泛的应用,作为填充材料和固定假体由于不能与骨组织牢固结合,因此易松动。在临床应用上还发现在PMMA聚合期间会释放大量的热量,局部温度可以达到80℃左右,能将周围的活组织细胞杀死。同时在体液环境中,PMMA能逐渐释放有毒的单体。PMMA作为一种生物材料,不具有生物活性。为了克服PMMA的不足,需要一种新的生物活性骨水泥来取代PMMA。

生物活性骨水泥作为一种医用材料,必须满足以下要求:

①在填充不同形状骨腔时,浆体要易于成型。

②在生物环境中,硬化时间要合理。

③优良的生物活性和骨诱导潜能。

④良好的机械性能和耐久性能。

⑤无毒和具有免疫性。

(二)生物惰性人工骨

生物惰性人工骨包括生物惰性陶瓷人工骨(氧化铝陶瓷、氧化锆陶瓷等)、生物惰性玻璃和玻璃陶瓷人工骨、金属人工骨(钛及钛合金)及碳质材料人工骨,这类人工骨均以化学稳定性获得良好的生物相容性,与周围组织间没有键合,不发生化学反应,植入体内后为纤维结缔组织所覆盖或包裹。现多为生物活性和生物可降解人工骨所替代,以及通过在其表面施加生物活性涂层来提高其生物相容性。

1. 氧化物陶瓷　刚玉晶体的结构使Al_2O_3陶瓷具有机械强度高、耐高温、耐化学侵蚀、生物相容性好等特点。氧化铝陶瓷包括的范围比较广,其中Al_2O_3含量在45%以上均属氧化铝陶瓷。

按Al_2O_3的不同质量百分含量称其为75瓷、95瓷、99瓷、99.97瓷。

　　氧化铝陶瓷的硬度较高,其机械性能取决于纯度、晶粒大小及工艺制度。氧化铝陶瓷表面抛光度可达 0.07~0.15μm。

　　大量临床研究表明,Al_2O_3 陶瓷股骨头与 Al_2O_3 关节套之间的摩擦残留物减少 10%。Sedel 等报道 Al_2O_3 全髋关节从未发现骨质溶解,用聚乙烯则发生过。陶瓷关节头的断裂在 1970 年和 1980 年曾有报道。

　　单晶氧化铝陶瓷(又称为白宝石)也可用做生物医用材料。由于氧化铝单晶结构更为完整,无脆弱的晶界相,在应力作用下不易出现微裂纹和裂纹扩展,因而表现出更高的强度以及更好的耐酸性和生物相容性(图 6-2-17、6-2-18)。

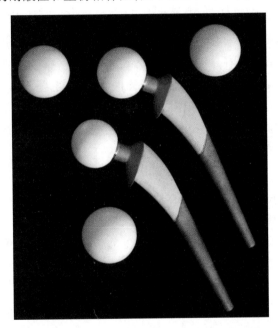
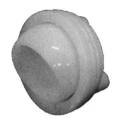

图 6-2-17　氧化铝髋关节及关节头

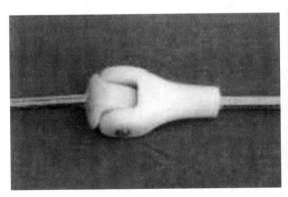
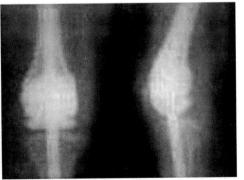

图 6-2-18　铰链式氧化铝膝关节

　　由于氧化铝单晶与人体蛋白质有良好的亲和性,因此在骨折内固定和齿科方面的应用已引起了世界各国的重视。

其他氧化物陶瓷如氧化锆陶瓷,由于其高的强度和断裂韧性也可用于人工关节,在聚乙烯摩擦润滑方面与 Al_2O_3 有相同的性能,更多用做复合材料的增强剂或用做等离子喷涂材料。关于 ZrO_2 的生物相容性问题目前也有不同看法。

2. 惰性生物玻璃陶瓷　按基础玻璃成分,可分为硅酸盐、铝硅酸盐、硼硅酸盐、硼酸盐及磷酸盐五大类,也可根据玻璃析出的结晶成分,分成氧化铝质、白榴石质、云母系、磷灰石质玻璃陶瓷。

玻璃陶瓷是由结晶相和玻璃相组成的。结晶相是多晶结构,晶体细小,比一般结晶材料的晶体小得多,一般小于 $0.1\mu m$。晶体在微晶玻璃中的分布是按三度空间取向。在晶体之间分布着残存的玻璃相,玻璃相将大量的、粒度细微的晶体结合起来,结晶相的数量一般为 50%~90%。玻璃相的数量为 5%~50%,玻璃陶瓷中结晶相、玻璃相分布的状态,随着它们的比例而变化。当玻璃相占的比例大时,玻璃相呈现为连续的基体,而彼此孤立的晶相均匀地分布在其中;如玻璃相数量较少时,玻璃相分散在晶体网架之间,呈连续网络状;当玻璃相数量很少时,它就以薄膜的状态分布在晶体之间。而玻璃陶瓷的性能,主要由析出晶体的种类、晶粒大小、晶相的多少以及残存玻璃相的种类及数量所决定。而以上诸因素,又取决于玻璃的组成及热处理制度。另外,成核剂的使用是否适当,对玻璃的微晶化起着关键的作用。

惰性生物玻璃陶瓷除用于口腔修复材料外,还可用于人工关节。1967 年一位瑞士学者研究了一种具有生物相容性的玻璃陶瓷,其主要成分为 SiO_2、Na_2O、CaO、P_2O_5、La 系元素或钇的氧化物。我国是从 1974 年开始进行玻璃陶瓷人工关节研究的,经大量的实验确定了 SiO_2-Al_2O_3-Li_2O 系统,以 Ag 为晶核剂,生成以 $Li_2O \cdot SiO_2$ 为主要晶相和少量 SiO_2、β-$Li_2O \cdot Al_2O_3 \cdot 4SiO_2$ 晶体的玻璃陶瓷材料。动物试验表明,这种玻璃陶瓷人工关节具有良好的生物相容性,并且机械性能较好、耐腐蚀、抗氧化、无毒,是一种较为理想的人工关节材料,但没有临床应用的报道。

总体而言,生物惰性人工骨由于与机体组织不能形成骨性结合,从而限制了它的应用效果和应用范围。必须对这一类材料进行改性,或与其他材料进行复合,提高其与机体组织的亲和性和结合强度,以满足临床应用的需要。

(王友法)

五、人工韧带

韧带、肌腱损伤与退变是骨科运动医学临床上的多发疾病、伤病,常导致一定程度的运动及活动功能障碍。为了恢复其运动、活动功能,临床需要应用移植物重建损伤的韧带。

移植物来源分类主要包括:自体移植物、异体移植物和人工移植物。

自体移植物:取材于人体自身组织,可导致取材部位组织严重损伤及缺损,人体组织取材局限性大,且供应有限,一般临床应用自体移植物较少。

异体移植物:取材于人体外的其他动物,由于其他动物异体移植有较严重的免疫排异反应,移植物品质量控制难度大,且有传播各种疾病及炎性感染等风险,目前临床基本不考虑采用异体移植物。

人工移植物:即由化导材料、生物合成材料仿生制造的移植物。人工韧带选用的化学材料如聚己内酯、聚对苯二甲酸乙二醇酯和碳纤维等,生物材料如左旋聚乳酸等均具备可模拟人体韧带形态,生物相容性好,物理力学性质稳定,抗疲劳强度、抗蠕变性、耐摩擦性高,安全可靠等,是达到与人体自身韧带基本特征相同的仿生移植物,临床使用较多。

(一)人工韧带

人工韧带为选用人工材料制造,模仿人体韧带的形态,将骨骼与其他骨骼相连的软组织结构,适合组织生长,有助于韧带本体感觉、感知的恢复,减少关节损伤的发生,且具有生物力学性能,是可用于人体韧带的修复、重建或替代的移植物。目前临床应用的人工韧带主要为 LARS 韧带,它是一种增强兼支架型人工韧带,材料为 PET(对苯甲酸乙二醇酯),又称聚酯纤维。PET 的生物相容性较好,移植在体内不会被降解。

20 世纪初,人工韧带首先应用于前交叉韧带(anterior cruciate ligament,ACL)重建,20世纪 60~80 年代,用聚乙酯烯、碳纤维等多种材料制造人工韧带较多,欧美、日本等各国应用广泛。这一时期人工韧带重建移植术后,患者多发生膝关节滑膜炎、人工韧带断裂或松弛、膝关节不稳定复发或手术失败,其术后 4 年的失败率可达 60%,失败主要原因:

(1)人工韧带材料生物相容性差,如碳纤维 dacron 等材料。

(2)人工韧带整体仿生结构设计不合理,术中固定困难。

(3)物理力学强度差,韧带易疲劳断裂。

(4)骨隧道扩大,发生滑膜炎和骨溶解等一系列问题。这一时期人工韧带由于较高的失败率,在 20 世纪 90 年代逐渐退出市场。

近 20 年来,各国材料学,化学、生物临床等科学家总结了早期人工韧带失败的经验教训,不断研究开发出新材料,满足人工韧带的选择,新的形态仿生设计、编织工艺、制造设备和技术逐步完善、改进。特别是法国科学家发明的 LARS 人工韧带在生物、物理力学、组织相容性、安全性等诸方面技术指标基本满足了人工韧带移植术的条件要求。

(二)人工韧带应用范围

人工韧带临床应用于人体关节内及关节外的韧带和肌腱等相应组织结构,起到增强修复、重建以及替代功能的作用。人工韧带在关节外具有三个主要功能:提高关节稳定性、引导关节运动与防止运动过度。

(三)人工韧带材料选择

1. 聚对苯二甲酸乙二醇酯(PET)   化学式为 $COC_6H_4COOCH_2CH_2O$,由对苯二甲酸二四酯与乙二醇酯交换或以对苯二甲酸与乙二醇酯化先合成对苯二甲酸双羟乙酯,然后再进行缩聚反应制得,与 PBT 一起统称为热塑性聚酯或饱和聚酯。其密度为:1.68g/cm³,

25℃,熔点:250~255℃,长期使用可耐120℃高温,短期使用可耐150℃高温,同时可耐 -70℃低温。属结晶型饱和聚酯,为乳白色或浅黄色高度结晶的聚合物,表面平滑有光泽。是一种工业、纺织医学等行业常用树脂。可分为:APET、RPET和PETG。

1946年英国发表了第一个制备PET的专利。初期PET几乎都用于合成纤维,20世纪80年代后,PET作为工程塑料有了突破性的发展,相继研制出成核剂和结晶促进剂。目前PET和PBT作为热塑性聚酯,成为五大工程塑料之一。

生产人工韧带的材料一般选择注塑级长丝纤维,加工成可供临床使用的各种型号规格产品。

2. 合成聚乳酸（PLA） 原料来源于乳酸(乳酸主要原料为天然谷物类,获取其淀粉,通过酶制剂作用提出乳酸)。其分子中含有一个手性碳原子,具有旋光性。因此,聚乳酸具有左旋聚乳酸(L-PLA),右旋聚乳酸(D-PLA),外消旋聚乳酸(D,L-PLA)和内消旋聚乳酸($mcso$-PLA)等几种不同的旋光异构聚合体,其中最常用的是左旋异构聚合体L-PLA。

(刘国金)

六、高分子绷带

（一）绷带简介

最初的绷带是裹在伤口上用于止血的皮条或毛条,有时也用各种植物的叶片止血。直到织物出现,人们开始用布作为包扎材料。在中世纪的欧洲,包扎伤口的布匹没有定例,随军医生没有专门的绷带,需要时随手抓到什么布片就用什么。到了18世纪欧洲随军医生才事先准备包扎材料,通常是卷成卷的干净麻布。每个爱护自己的家庭主妇也都会准备一片干净的布条,用于包扎日常做饭或做家务时划出的小伤口。最初多用粗麻布,后来发现细棉布更适合包扎伤口,它能迅速吸收血迹,从此开始使用细棉布绷带。当时法国的决斗者常用细麻布包扎伤口。

18世纪末出现了纱布,最初用于制作床幔,数年后才用于医学,但是,当时还根本谈不上消毒,而且经常重复使用,纱布绷带洗后晒干再用。1880年首次出现了消毒绷带,术后感染病例迅速减少。1890年纱布消毒开始采取热气和高压蒸气两道程序,此后人们开始大量使用消毒绷带。

20世纪80年代初,弹性绷带开始流行于发达国家,起初只顾追求绷带的高弹性,忽略了吸湿性及不使伤口过敏,因此,采用高弹性的氨纶与棉纤维混纺制成包芯纱再织造弹性绷带。事实上,这种绷带只能防止伤口不再受伤害而不利于愈合。随着纺织技术的不断进步,无毒副作用的纯棉弹性绷带逐渐取代氨棉弹性绷带。由于纯棉弹性绷带透气性好、吸湿性强、松紧适当、使用方便且对人体无不良刺激,将其作为包扎材料用于外科、骨科等领域,不但可以减轻病人的痛苦,防止肌肉收缩,又可促进体静脉淋巴液回流,改善肿胀,便于伤处骨骼运动,有利于功能的恢复,成为一种理想的医用包扎材料,被发达国家广泛使用。

石膏作为固定材料已有上百年的历史,临床为了应用方便多制成石膏绷带,即把石膏粉撒在绷带上后涂匀,卷成石膏绷带卷。但是石膏不易浸透,缺乏弹性,不能随时调整松紧度,常常会引起并发症,主要为坏疽、缺血性肌挛缩、褥疮、化脓性皮炎、坠积性肺炎、失用性骨质疏松,极少数可以出现过敏性皮炎等并发症。直至 20 世纪 80 年代末,我国开始将医用聚氨酯高分子材料试用于临床,作为石膏的新型替代物。

(二)绷带的分类及作用机制

1. 纱布绷带 主要成分是脱脂纱布,用于包扎伤口,防止伤口感染以及外科、骨伤科、下肢静脉曲张、防止肢体发生肿胀产生的血液循环及四肢骨折石膏拆除后的肿胀疾病的包扎。其作用机制为借助物理作用,运用绷带包扎机体的各个部位,达到固定与治疗患部的目的。

2. 弹力绷带 由自然纤维编织而成,质料柔软,弹性极高。弹力绷带的用途广泛,身体各个部位外用包扎,野外训练、外伤急救等可感受到此绷带的各种好处。其优点是弹性高,关节部位使用后活动不受限制,不缩水,不会妨碍血液循环或令关节部位移位,材料透气好,不会使伤口凝结水汽,携带方便。弹力绷带作用机制是能均匀地对受压部位产生一定压力,有利于对手术创伤部位及组织加压止血,还可以让患肢进行早期功能锻炼。在其活动过程中因弹力绷带伸缩而产生的回弹性对患肢包扎部位起到类似按摩挤压的作用,可促进血液循环,改善或加快静脉回流,有预防和治疗术后静脉血栓的功效,改善组织缺血、水肿,加快水肿吸收,从而减少了水肿的发生率,并可防止皮下血肿形成。

3. 石膏绷带 由上过浆的纱布绷带,加上熟石膏粉制成,经水浸泡后可在短时间内硬化定型,有很强的塑形能力、稳定性好。适用于骨科骨折固定、畸形矫正、炎症肢体制动、骨髓炎、骨结核、骨肿瘤术以及骨关节成形术肢体固定及模具模型制作等。石膏绷带固定的原理如下:石膏粉是由含 2 个分子结晶水的天然石膏($CaSO_4 \cdot 2H_2O$),经碾碎和烘炒加热至 107~130℃后,转变成含有半个结晶水的熟石膏($CaSO_4 \cdot 1/2H_2O$)。熟石膏加水后又变成含有 2 个水分子的结晶石膏,通常在 10~15 分钟内完全硬化。利用熟石膏加水后迅速硬化的特性,通常将碾磨极细的石膏粉涂撒在宽 10~15cm,长约 5m 的上浆纱布上,再卷成石膏绷带即可使用。因为熟石膏吸收空气中水分后可变成颗粒状或团块状,也就失去了硬化作用,所以石膏绷带必须防潮保存。临床上利用石膏迅速硬化的性能,将骨折复位后的肢体放置在某一理想体位间固定,从而达到肢体保持稳定、促进骨折愈合的目的。石膏还具有通气性好、允许做楔形切开矫正骨折成角的优点,因此是一种比较理想的外固定材料。但传统石膏绷带也存在许多不足之处,例如应用需多人操作、需不断塑型、粉尘污染、需有水助溶、脆性高、石膏重量较大、搬运时容易折断等,这些缺点严重制约了石膏绷带在急诊病人中的应用,所以石膏绷带一般应用于院内的病人,对于院外急诊不适用。

4. 高分子绷带 由高活性聚氨酯胶和基布构成,具有较好的生物相容性。经动物试验和毒性试验证实,医用聚氨酯胶无毒、无致畸作用。主要用于骨科、整形外科及一般外科的骨折和扭伤的外固定,促使骨折愈合,是传统石膏理想的升级换代产品。高分子绷带的作用机制与石膏绷带类似,具有水活性的聚氨酯预聚体中含有过量的多余二异氰酸酯与水反应,形成石膏状坚硬的高分子材料。但是其各项性能明显优于石膏绷带。

(三)高分子绷带

1. 高分子绷带特点

(1)硬度高、重量轻:聚氨酯材料构成有软链段和硬度段,软链段使其内聚力增高,硬度增强。经检测固化后的绷带硬度是传统石膏的 20 倍,这一特点保证了正确复位后可靠牢固的固定作用。固定用材少,重量轻,相当于石膏重量的 1/5,厚度的 1/3,可使患处负重小,对固定后功能锻炼减轻了负荷,有利于血液循环,促使愈合。

其次,石膏凝固后,仍然具有一定的脆性,因此负重过大时,可引起断裂,导致骨折整复后的再移位。绷带的聚氨酯材料构成有软链段和硬度段,这个特点有效降低患部受外力作用而再次损伤的可能性,从而有效地保障了固定的作用。同一部位的固定,高分子绷带的用料比石膏绷带减少 3/5 左右。

(2)多孔、良好的透气性:绷带使用了高质量的原纱和独有的网状编织技术,具有良好的透气性,有利于皮肤透气,解决了局部管式包扎所致的皮肤潮热、瘙痒等问题。

(3)硬化速度快:绷带硬化过程快,在打开包装后 3~5 分钟开始硬化,20 分钟就可以承重了,而石膏绷带需 24 小时左右才能完全硬化承重。

(4)极好的 X 线透射性:绷带对放射线的通透性极佳,X 线效果清晰,有利于医生在治疗过程中随时了解患肢的愈合情况,而石膏的透射性比较差,有时只有去除固定后,才能清楚地了解愈合情况,因而避免了有时在石膏拆除后通过 X 线检查发现未达到愈合标准,而需要二次重新包扎的麻烦。

(5)良好的防水性:绷带硬化后,表面光滑,对水分的吸收率比石膏和一般玻璃纤维制成的绷带和夹板低 85%,即使患肢接触水的环境后,也能有效地保证患部干燥。亦不怕二次浸水,可以佩戴绷带进行沐浴和水疗。

(6)操作方便、灵活、可塑性好:绷带只需在常温水中挤压 2~3 次就可以使用了。如果固定部位有皮外伤或操作时间长时,可不先浸水,直接进行固定,固定后,可在外层喷洒水来加快硬化速度。塑型性好,弯曲和拉伸强度高,可随意弯曲,绷带可做成管型或者托。

(7)舒适安全性:对医生而言,高分子绷带柔顺性好,对局部塑形包扎方便实用;对患者而言,高分子绷带收缩性小,不会产生石膏绷带变干后皮肤发紧、发痒的不适症状。

(8)适用范围广:骨科的外固定、整形外科的矫形具、假肢辅助功能用具、支撑工具、烧伤科的局部防护性支架等。

2. 高分子绷带使用注意事项

(1)禁止在可能发生肿胀的部位使用。

(2)高分子绷带的聚酯涂层会黏附在裸露的皮肤和衣服上。操作时请戴上防护性手套。

(3)高分子绷带比传统石膏薄,边缘尖锐,固定肢体后应将边缘修平整,并用棉布包裹,以防尖锐的绷带边缘刺破皮肤。

(4)使用时会产生一定的热量,使用者可能会不适,请注意,高分子绷带缠绕的层数越多产生的热量就越多。

(5)提醒病人尽量不要弄湿高分子绷带,因为长期包裹在潮湿的绷带下,皮肤会不适应。

(四)前景与展望

高分子绷带具有操作简便、硬度高、重量轻、透 X 线、防水等特点,同时具有良好的生物相容性,因此成为深受医务人员欢迎的骨科固定新产品。随着对高分子绷带更深入地研究,其性能将不断提高,成本不断降低。作为一种新型的骨伤科固定产品,必将在医疗装备领域得到更广泛的应用,并获得良好的经济效益和社会效益。

七、夹板

(一)夹板简介

夹板固定开创于公元 4 世纪,《葛氏方》已载有竹简固定法。隋代巢元方《诸病源候论》强调治疗骨折要"善系缚"。唐代蔺道人治骨折,骨干骨折用杉树皮固定。宋代《永类钤方》治疗前臂骨折用 4 块长短不一的夹板固定,与现代的固定方法相同,提出了扎带松紧应根据骨折类型而定,有紧有松。明代王肯堂《证治准绳》论述束缚敷贴用药甚详,载有杉树皮、竹皮双重固定法。清代吴谦《医宗金鉴》记载用牛皮制披肩固定肩部骨折,用杉木板制的通木固定脊柱损伤,用小竹片、小杉条制的竹帘杉篱固定四肢骨折,用抱膝治疗髌骨骨折等。传统夹板固定一般采用普通石膏及各种木、竹、纸夹板等,且以普通石膏为主,这是临床长期习惯使用的产品。随着西医技术与理念的涌入,根据临床经验总结出了多种骨折治疗原则,使骨折患者的治愈率得到大幅提高。目前,用于骨折患者外固定的器材已不再是早期的木质夹板,取而代之的是采用高分子材料合成的夹板。这些夹板可以根据需要合成各种形状,极大地方便了患者使用。

(二)夹板的应用及使用方法

1. 夹板的应用 夹板固定主要用于四肢闭合性骨折、开放性骨折且创面较小或经处理创口已愈合者。陈旧性骨折适合于闭合复位的也可采用。下肢长骨骨折或某些不稳定的骨折,使用夹板固定的同时常加用牵引、支架等其他外固定方法。

2. 夹板的使用方法

(1)选用大小合适的夹板和压垫。

(2)局部涂敷油膏,以活血化瘀、清热解毒、消肿止痛、疏通经络,涂敷范围可大一些,表面应平整。

（3）将绷带松弛地缠绕4~5圈后，再在适当的部位放置压垫，并以胶布固定。

（4）安放夹板，用4道扎带捆缚，先捆缚中间两道，再捆缚远侧和近侧，捆缚时两手平均用力缠绕两周后打结。扎带的松紧以能在夹板面上下移动1厘米为准。

另一种固定方法是放好压垫后，先放对骨折固定起主要作用的两块相对的夹板，用绷带在其中间缠扎几周，再放其他夹板，并用绷带在夹板外包裹，以维持各夹板的位置，最后撕开绷带打结，或另用4道扎带捆缚。

（三）夹板的作用原理

夹板固定法可通过扎带或绷带约束夹板，并在压垫部位增强挤压作用，达到固定骨折断端的目的。骨折复位后会发生再移位，因骨骼在折断并移位时，骨骼折断的形状已有向移位方向移位的倾向，移位侧骨膜撕裂，移位径路上的软组织遭受损伤，就形成了一系列不稳定的因素。复位后的骨骼存在着通过这些薄弱环节向原有移位径路再移位的倾向。伤侧远段肢体的重量和肌肉牵拉促使发生再移位。夹板固定后，夹板本身的重量很轻，固定不包括关节，关节面以下远段肢体的重量被外物支持，因此，伤侧远段肢体重量对骨折再移位的影响大为减少。而肌肉牵拉是由肌肉收缩活动所产生的，既能引起骨折再移位的不利一面，也可以是纵向挤压，促使断端紧密接触，有利于维持复位后的位置和促进愈合。

夹板固定后，通过扎带、夹板、压垫的综合作用，能控制造成骨折端成角、旋转、分离等再移位的活动，又保留对向挤压以利骨折愈合的活动。前者如在原成角侧及对侧的上、下两点共三点加入压垫防止再成角移位，以及与原移位方向一致的活动等。后者如前臂骨折后，通过握拳、伸指等活动，使与骨干长轴一致的肌肉收缩和舒张，以对骨折端纵向加压。而且在肌肉收缩时，肌肉的体积膨大，对压垫、夹板有挤压作用，被扎带捆缚的夹板和压垫又反过来以同样大小的力作用于肢体，挤压局部，增加骨折端的稳定，甚至可矫正残余移位（矫正移位靠手法复位，不能用夹板、压垫的挤压代替）。伤肢放在适当的位置上，也对维持骨折端的稳定有很大关系。

（四）夹板的分类

1. 小夹板 小夹板固定是我国临床使用最多的肢体固定方法之一，早已得到世界的认可。小夹板指用绷带把木板、竹板或塑料等材料制成的夹板固定在肢体上，通过绷带对夹板的约束力、夹板对患肢的杠杆力和棉垫对骨折端的效应力，形成局部外固定力学系统，使骨折部位保持固定不动，以利于骨折部位愈合。小夹板具有"简、便、效、廉"的优点，经历代学者研究开发，至今在骨科门诊和社区门诊扮演十分重要的角色，其治疗效果得到临床印证。小夹板固定适用于四肢长管骨闭合性骨折，包括肱骨骨折，尺、桡骨骨折，远端骨折，股骨骨折，胫、腓骨骨折和踝部骨折等。

随着现代患者对治疗疾病的舒适度及疗效要求逐步提高，小夹板的缺陷变得显而易见。小夹板固定法存在的问题有：①小夹板固定对肌肉丰厚部位的骨折和长斜形短缩移位的骨折,固定力不足;②夹板使用不当还会引起骨筋膜室综合征,造成严重残疾;③小夹板固定操作也经常出现问题,如压垫使用不当、松紧失度等。小夹板内固定属于间接固定,不适用于斜形、螺旋形和粉碎性等不稳定的骨折,不利于跨关节固定;患者又经常需要整复(整复指用手法或以手法为主,并借助于器械,使移位的筋骨恢复其原来的位置,以治疗筋骨损伤的方法),由医生进行松紧度调整。这些问题导致了小夹板的固定作用地位降低。在创伤急诊中大部分医生都先用夹板简单地临时固定患肢,这种固定很不稳定,有可能进一步加重创伤。

2. 石膏夹板　石膏固定是骨科常用的一项骨折治疗手段,常作为固定、制动、和制作模型之用,其主要用于:①骨折整复后的固定;②关节损伤和关节脱位复位后的固定;③周围神经、血管、肌腱断裂或损伤,皮肤缺损,手术修复后的制动;④骨与关节急慢性炎症的局部制动;⑤矫形手术的固定。石膏具有微孔,可透气及吸收分泌物,皮肤无不良反应,且价格便宜,适应方便,故在临床中有广泛的应用。虽然石膏具有良好的固定作用,但在临床使用上仍然存在许多的缺陷:①缺乏弹性,不能随时调整松紧度;②固定要求超关节(超过固定关节),常常会引起并发症,包括坏疽、缺血性肌挛缩、褥疮、化脓性皮炎、坠积性肺炎、失用性骨质疏松,极少数可以出现过敏性皮炎等;③一旦固定就不能反复拆卸使用,而骨折患者经常伴有创伤需手术等情况,从而影响医务人员换药、创面护理及患者进行功能恢复锻炼;④操作复杂,完成操作时间长。

3. 高分子夹板

(1)聚 ε-己内酯(PCL)高分子夹板:由半结晶树脂聚 ε-己内酯构成,具有低温热塑形状记忆功能及较好的生物相容性和力学性能。在塑型温度时呈柔软自黏性状态,在塑型温度下呈现为刚性片材,操作简便,塑型性好,可应用于骨科外固定。目前市场上产品种类较少,作为新型骨科固定产品,PCL 夹板拥有广阔的应用前景。

(2)聚氨酯高分子夹板:由多层经聚氨酯、聚酯浸透的高分子纤维构成,具有较好的生物相容性。动物试验和毒性试验证实,医用聚氨酯无毒、无致畸变作用,对局部无刺激性反应和过敏反应。作用机制是由水活性预聚体中过量的二异氰酸酯与水反应,形成石膏状坚硬的高分子材料。适用范围是骨科或矫形外科的固定,用于骨科、手外科的骨折、扭伤,软组织、关节韧带肌腱等固定。聚氨酯高分子夹板作为传统石膏的升级换代产品被广泛使用。

聚氨酯高分子夹板使用注意事项:

(1)防止发生外固定并发症,如血液循环障碍、神经压迫、压垫伤等。

(2)选择宽度、长度合适的夹板,太窄、太短其固定作用减弱,太宽则两片接触,软组织消肿后不易调整松紧,可剪去过宽部分,或添加衬垫进行解决。

(3)如整复固定后,经 X 线透视或摄片检查,复位不满意者,可松开绷带,再做整复,然后按已塑型夹板进行固定,并可根据需要,在适当的部位加垫,用绷带卷绕,或扎带扎紧。

(4)固定的调整与其他方式的固定相同,如患肢肿胀加重,局部血液循环不良,应及时松开绷带,调整固定松紧;如肿胀消退,则应及时扎紧绷带,以防骨折发生移位。

（五）前景与展望

历史长河中的一切事物只有不断向前发展,才能保持其旺盛的生命力,夹板也不例外。高分子夹板具有强度高、塑型好、重量轻、硬化快、透气、透 X 线、操作简便、舒适安全、拆除方便及可裁剪等优点,固定后强度较传统石膏更牢固,能提供足够的固定稳定性。高分子夹板的出现填补了传统固定的缺陷,给患者带来了新的治疗体验,也备受很多医师青睐。随着治疗骨折用固定夹板产品的与时俱进,高分子夹板必将在医疗装备领域得到更广泛的应用,并获得良好的经济效益和社会效益。

（陈学思）

八、负压封闭引流系统

（一）负压引流系统的发展历史

创面是涉及皮肤组织损伤的一大类疾病,也是诸多临床学科面临的外科基本问题。创面的具体治疗方案因创面成因及愈合条件不同而千差万别,但所有的创面治疗流程一定包含了现代外科学的基本原则。引流术就是其中之一。引流术是外科的一种治疗手段,是将人体组织间或体腔内积聚的液体导流于体外(外引流)或脏腔内(内引流)的技术。通过引流可将体内的有害液体及时排出,从而为组织再生创造必要的前提条件。

在现代医学理念中,作为最重要的外科原则之一,引流始终是临床上得到最广泛应用的基础技术。传统的引流方案是通过在组织中开通引流通道,并放置皮片、皮管之类的材料实施引流,其原理是利用压力差/虹吸原理/毛细原理,获得有效引流,因此属于被动引流方案。与传统引流技术相比,负压封闭引流通过负压源和相对密闭空间主动抽取液体,因此属于主动引流方案。

20 世纪 70 年代,前苏联首次发表应用负压治疗创面的报道;1992 年,德国乌尔姆大学外科医师 Fleischmann 等首次报道将负压应用于四肢软组织创面感染获得成功,并提出负压封闭引流系统的概念;1994 年美国首先引进了负压伤口治疗技术,并于 1995 年通过 FDA 认证;1994 年裘华德教授将负压治疗技术引进中国;1996 年欧洲引入负压治疗技术。此后,封闭负压引流技术作为新的现代伤口治疗方法在全球广泛使用。

目前负压封闭引流装置的国内外生产厂商众多,负压封闭引流技术曾经有多种不同的称谓,如负压封闭引流(vacuum sealing drainage,VSD)、负压辅助愈合(vacuum assisted closure,VAC)、吸引式创面封闭治疗(Suction wound closure therapy)、局部负压治疗(topical negative pressure)等。由于它们在工作原理上完全相同,因此国内外学术界将此类技术统称为负压创面治疗技术(negative pressure wound therapy,NPWT)。

（二）负压封闭引流技术基本结构及原理

尽管不同的封闭负压引流装置在材料、结构、吸引方式、工作参数上有所不同,但基本构成大同小异。一套完整的负压封闭引流装置主要由敷料、负压源、管道系统、密封薄膜、储液罐构成。

1. 敷料　负压敷料指负压系统中直接接触组织的部分。不同的产品敷料成分也不尽相同,分别由医药级的聚乙烯醇泡沫、聚酯型聚氨酯泡沫、聚醚型聚氨酯泡沫等组成,(图 6-2-19,6-2-20)其共同特点是具备互通孔隙用来传导压力及提供液体流出通道。但不同成分的敷料理化特性差别较大。如聚乙烯醇泡沫的孔隙直径约为 200~1000 微米,张力较强,组织完整性好,但顺应性和连通性稍差,用于分泌物较多且黏稠的创面易出现材料堵塞,但用于窦道等特殊病理形态的创面时适应性较好。聚醚型聚氨酯泡沫的标称孔隙直径约为 400~600 微米,材料柔软,顺应性和互通性良好,不易出现材料堵塞,但用于窄深的窦道时较易出现材料残留。聚酯型聚氨酯泡沫对此缺陷有所改进,增加了敷料的强度,相对不易出现碎屑和残留,但具体使用时仍应尽量避免窦道或过长时间使用。总体而言,临床上应根据不同的创面类型选择不同材料的敷料。

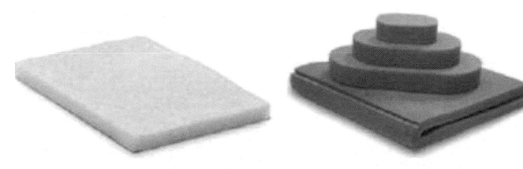

图 6-2-19　聚乙烯醇泡沫　　　　　　　图 6-2-20　聚氨酯泡沫

2. 负压源　负压源是产生负压和调节负压治疗参数的装置,主要由负压泵和相关软件组成。负压泵在电力驱动下产生负压,软件则用于调控负压的大小、作用方式。(图 6-2-21,6-2-22)

不同厂家的负压源设定的负压数值有时会有所不同。比如使用聚乙烯醇泡沫,推荐使用 400~600mmHg(1mmHg=0.133KPa)的负压力,而使用聚氨酯泡沫的美国 Acelity 和德国 Hartmann 等推荐的最适压力为 125mmHg 的负压力。

现代的负压封闭引流装置由于负载监控、创面冲洗等多项功能,因此其负压源还能够对多种监控参数和复合功能产生应答。除了压力数值,人们可按照治疗需要设置治疗模式(持续负压、间歇负压、循环负压、创面冲洗模式)。所谓间歇负压是指负压工作—停止—工作间隔运行的方式。循环负压指负压在一定压力范围内规律变化,通常设定在 60~125mmHg 的范围内。创面冲洗模式是在间歇负压的基础上,当负压停止工作时,向创面灌

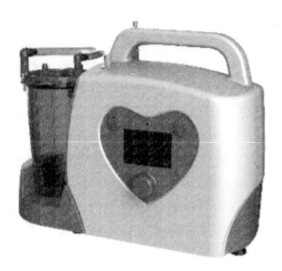

图 6-2-21 以外接电源为动力的独立负压源

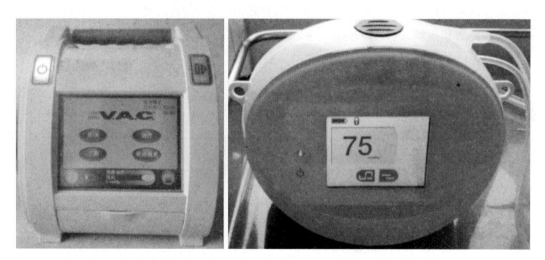

图 6-2-22 以充电电池为动力的独立负压源

注液体并保留一段时间,当负压再次启动时,将灌注的液体吸出,以达到清洁创面的目的。

现代的负压源通常具有自身监控的功能。当负压源感受到创面压力异常时,会立即发布泄漏报警,并在一定范围内进行压力补偿。当储液罐内液体达到设定数值后,负压源也会发布"储液罐满"报警,并提示"更换储液罐"。

负压封闭治疗也可不采用单独负压源而使用墙式中央负压,只需要将压力调整至合适数值即可,但缺点是只能提供持续负压的单一模式,无任何报警功能,且限制患者活动。

基于临床需求,新型的负压源正在向便携式发展。早年的便携式负压源为手动抽取真空的负压瓶,由于材料和工艺的限制,患者须频繁地抽取真空,极为不便。现在的便携式负压源多采用充电电池为动力,除体积明显缩小易于携带外,其功能与正常尺寸的负压源毫无区别,极大地方便了患者的使用。

总结近年来的临床研究报告,可以看出人们对于理想的负压源的要求是:压力稳定,长寿命,低噪音,灵敏性和稳定性的平衡。

3. 管道系统 随着负压封闭引流技术的不断进步,其管道系统也在结构和功能上发生着显著的变化。早期的管道系统仅具有简单的传导负压力和引流液体通道的功能。现代的管道系统,除了早期功能外,还加载了其他多种功能。多管道结构就是其中的典型设计。部分负压系统在主管道周边设置毛细管道用于感应压力变化;另有部分系统拥有主副管道结构设计,可通过副管道对主管道中残留渗液进行空气冲刷,以防止堵塞,并保证精确的压力管理。

吸引方式也是管道系统的核心设计内容。以国产负压治疗系统为代表的管道吸引方式是在聚乙烯醇泡沫敷料中包埋开有多个侧孔的硅胶引流管。国外负压治疗系统主要采用类似吸盘装置进行吸引,这样负压源产生的负压可通过大孔径敷料直接作用于创面,从而以较小的负压力值(50~200mmHg)高效实现引流及促愈作用。目前,吸盘式装置是国际上主流的负压吸引方式(图6-2-23)。

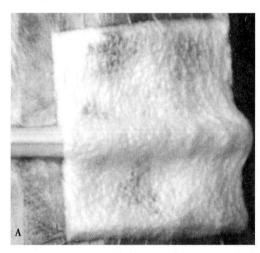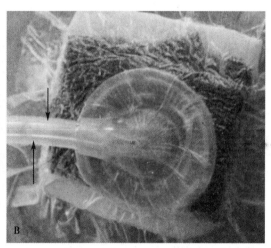

图6-2-23 带侧孔的插管式引流管(A)及吸盘式引流管(B)。 吸盘式引流管内可见用于感受压力变化的毛细管(箭头所示)

无论是插管式引流管还是吸盘式引流管,由于都是相对硬质材料,当创面位于受压部位时,需通过"搭桥"方式将吸引装置转移至非受压部位。因此,一种新的管道吸引装置颇有创新。这是一种以聚氨酯泡沫为材料制作的类吸盘吸引装置,可以直接置于任何部位,从而免去了额外"搭桥"的麻烦(图6-2-24)。

4. 密封薄膜 负压封闭引流装置的密封由粘贴薄膜来实现。密封薄膜通常为半透膜,成分常为聚氨酯和丙烯酸,具有良好的生物相容性和透气透湿性能。理想的密封薄膜通常要求顺应性好,特别易于在皱褶皮肤区域进行粘贴,同时还要有较好的防水性能,能够耐受一定时间的创面冲洗及给药。

5. 储液罐 储液罐是暂时存储引流物的容器。有些储液罐是独立于负压源的,但目前大多数国外产品的储液罐都是以可拆卸的方式集成在负压源上。这样可以适度控制系

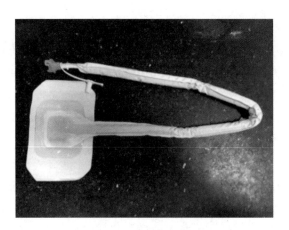

图 6-2-24　聚氨酯泡沫吸盘

统的体积,同时有利于参数的监测。为了防止逆行性污染,储液罐中放置有凝胶,遇到液体可作用生成半固体状态,以减少污染液体流动。

当引流量巨大时,出于卫生经济学考虑,不建议使用原装的储液罐,可改用临床通用积液罐。

(三)关于封闭负压引流技术的争议及未来发展趋势

1. 压力　负压力是封闭负压引流技术的核心参数。相关基础及临床研究显示,当负压力为 125mmHg 时增加局部血流的效果最佳,而负压力大于 400mmHg 时,创面血流量反而出现明显下降。但也有研究得出不同结论,认为将负压值维持在 75~80mmHg 时可获得最佳的改善血流效果。

目前不同的负压装置所推荐的压力值有所不同。简单而言,这些负压装置在敷料种类、吸引方式上存在明显差异,因此,相应的负压值可能与这些因素具有相关性。同时,临床医师也发现,负压值可以根据不同的组织类型、组织部位和组织状态做相应调整。但这些调整都是经验行为,缺乏科学的研究数据支撑。因此,需要研究人员和临床医师合作,在两个方面实施更多的研究。一是通过临床基础研究,探索不同条件下的适用负压值,同时,通过循证研究,获得合理负压值的推荐依据。

2. 工作模式　负压工作模式有持续负压和间歇负压两种方式。从临床效果来看,两种模式均能够获得较好的促愈作用。而从临床需求来看,间歇负压可提供负压治疗同时创面冲洗、创面给药等辅助治疗的条件。因此,有关研究应当将重点放在间歇负压的作用机制,而不是比较哪种模式更有优势。

3. 敷料的改进　目前常用的负压敷料是聚乙烯醇泡沫和聚氨酯泡沫,两种敷料在物理性能上各有长短,相应地在临床适应证上也有所区别。以聚氨酯泡沫为例,其优点是顺应性好,孔隙之间连通性好,压力传导均匀,因此引流效果和诱导肉芽组织生长的能力优良。但稍长时间使用会导致大量肉芽组织长入孔隙内,极不容易清除,并造成更换敷料时患者难以忍受的疼痛。因此,生产厂家一般推荐 3~4 天更换敷料。由于负压装置在中国价格昂贵,如此将给患者造成极大的经济负担。临床上常采用网眼油纱作为隔离创面与敷料之间的保护层,一定程度上避免了肉芽组织与敷料的粘连,但同时也减弱了负压诱导肉芽组织生长的能力。因此,对聚氨酯泡沫敷料进行改进,需在保持优点的前提下,通过物理或化学方式降低组织粘连的概率,达到延长使用时间的目的。

另外,由于负压治疗对于降低局部细菌负荷存在争议,因此,可在敷料上负载一些抗菌功能。目前含银离子的聚氨酯泡沫敷料已经问世(图6-2-25)。

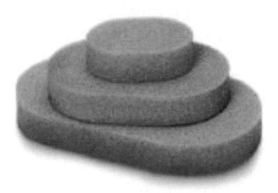

图6-2-25 含银聚氨酯泡沫敷料

4. 可能的发展趋势 封闭负压引流技术是项革命性的创面治疗技术,未来随着临床需求的不断更新,这项技术也将得到不断改进。根据临床使用情况和临床需求的分析,我们认为,未来负压治疗可能将在三个方面进行拓展。一是整合多种感受器,即对于创面的湿度、pH值、组织氧分压等创面愈合重要指标进行监测,提供治疗参考;二是整合多种治疗系统,如创面冲洗、创面给药等;三是整合互联网技术,方便治疗过程的远程监控和干预。

这些改进需求有的已经在实施当中,有些尚未研发。但不远的将来我们一定可以看到,更先进、更适合临床需求的综合负压治疗系统必将取代目前功能相对单一的负压治疗技术。

(谢 挺)

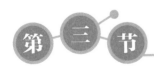 **眼科领域的应用**

眼科学是研究人类视觉器官疾病的发生、发展及其防治的专门学科,有着很强的专业特点,但又与其他临床学科和生物工程学科有着广泛的联系。而眼科疾病是影响患者生活质量最主要疾病之一,包括近视、远视、老花、散光、白内障、青光眼、干眼等上百种导致视力下降甚至失明的疾病。

流行病学调查的结果显示,全球近视患者已超过10亿,仅在中国就有超过三亿多人口患有近视,且近视患病率在中国年轻人群体中呈急剧增长趋势,在 16 至 22 岁的群体中已达 80%左右。白内障则是世界上主要致盲的眼病之一,目前全世界有 1700 万人因白内障致盲,且以 100 多万/年递增。在中国,白内障患者已达 5 千万人左右。青光眼过去主要是老年人疾病,近年来开始出现年轻化趋势。2012 年全球青光眼人数已超过 6600 万,我国的青光眼患者达 650 万。目前世界上约有 5000 万名角膜病盲患者,中国有 500 万名。国外角膜捐献率较高,而国内角膜捐献年仅 3000 例左右,远远不能满足患者需求。先天性无虹膜是一种常染色体显性遗传,呈双侧性,是少见的全眼球疾病。其发病率为 1∶64 000~1∶96 000,且在年轻组(0~20 岁)发病率更高,达到 1∶47 000。糖尿病视网膜病变是糖尿病最常见的并发症之一。在国内,糖尿病视网膜病变的患病率随着糖尿病病程的增加而呈上升趋势,病程在 10~14 年的糖尿病患者其患有糖尿病视网膜病变的患病率高达 70.6%。老年性黄斑变性是引起发达国家 50 岁以上人群出现严重的不可逆性视力损害的首要原因。在我国,75 岁以上人群患有老年性黄斑变性的患病率早期和晚期分别为 2.99%和0.9%。随着中国人口结构呈现老龄化的趋势,这一患病率仍在上升中。临床上泪器疾病以泪道阻塞最为多见,泪道阻塞性疾病多在中年以后发病,国外眼科门诊患者中约 3%患有泪道阻塞性疾病,我国目前尚无准确统计报告。干眼是目前世界范围内最为常见的眼表疾病之一,全球干眼发病率为 5%~35%,而在我国的发病率为 21%~33.7%。甲状腺相关性眼病以年轻妇女多见,年发病女性为 16/100 000,男性为 3/1 000 000。

　　眼球的解剖结构主要分为眼球壁和眼球内容两个部分。眼球壁包括外层的角膜和巩膜,中层的葡萄膜,内层的视网膜。角膜位于眼球外层的最前端,透明、无血管、有弹性,表面被泪膜覆盖,具有维持眼球壁的完整性,使光线进入眼球内并参与屈光等生理功能。眼球外壁的其余部分由巩膜组成,巩膜外面有眼球筋膜囊包绕,内面与脉络膜紧靠,前部巩膜与角膜相连,与角膜、结膜等共同构成眼内容的外屏障。由于光线不能透过巩膜,使眼球内成为相对暗室,当光线从角膜进入眼内,可以在视网膜清晰成像。此外,巩膜还为眼肌提供附着点。中间的葡萄膜自前向后分为虹膜、睫状体和脉络膜三个相连续的部分。虹膜中央有圆孔,称为瞳孔,瞳孔通过括约肌的作用可以开大和缩小,可以调节光线进入眼内量。睫状体分泌房水协助维持眼压,提供角膜后部、晶状体和小梁网代谢所需要的物质。睫状体有由平滑肌纤维束组成的睫状肌,睫状肌的协调收缩可以改变晶状体曲度,使眼睛能够看清近距离的物体。脉络膜是一层富含血管的棕色膜。眼球内血液总量的 90%在脉络膜,为视网膜神经上皮层的外层、视神经球内段和黄斑中心凹提供营养。视网膜由内层的神经上皮和外层的色素上皮组成,能够捕捉外界的光,通过视锥细胞、视杆细胞将捕捉到的光子转换为电刺激。眼球内容包括眼内腔与眼内容两部分。眼内腔包前房、后房、玻璃体腔。眼内容包括房水、晶状体和玻璃体,三者是光线进入眼内到达视网膜的通路,与角膜一起构成眼的屈光系统。房水由睫状体的睫状突上皮产生。晶状体位于虹膜后表面和玻璃体前表面之间,通过睫状肌的收缩与松弛可以带动整个晶状体厚度的变薄或增厚,从而改变其曲折力。玻璃体为无色透明的胶体,位于玻璃体腔内,具有黏弹性、渗透性和透明性,对晶状体、视网膜等周围组织有支持、减震和营养作用。

最近 30 年来,随着各类新型生物医用材料和新型医疗激光设备等的开发和应用,生物医用材料在眼部(图 6-3-1)应用发展迅猛。目前,生物医用材料在眼科疾病治疗方面的应用涵盖角膜接触镜、人工角膜、人工虹膜、人工晶状体、眼科手术用玻璃体填充物、青光眼引流阀、人工眶骨、人工泪道等。

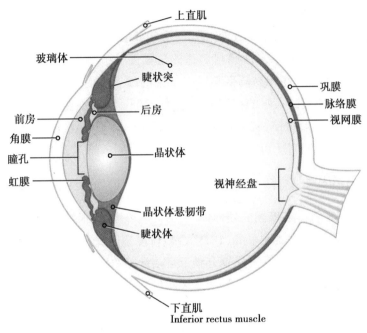

图 6-3-1　眼球结构示意图

一、角膜接触镜

角膜接触镜(图 6-3-2)是一种较精致的眼科医疗器械,归属于高分子生物材料领域,主要用途是矫正视力,同时在眼睛美容、眼科手术辅助治疗、治疗眼外伤等领域也起到作用。

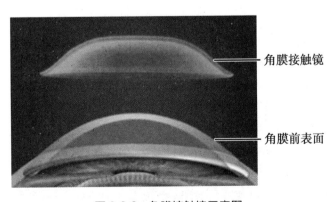

图 6-3-2　角膜接触镜示意图

制造角膜接触镜的材料可以分为硬性不透气材料、硬性透气性材料、软性非亲水性材料和软性亲水性材料。硬镜材料的模量高(>100MPa),含水量低(<1%),一般是交联的高分子,用它制造的角膜接触镜硬度较高,人眼难以适应,配戴不适及过程烦琐,应用不广泛。软镜材料具有低模量、高韧性,多为弹性材料和水凝胶材料。按照 FDA 软镜材料分类法,根据软镜材料的含水量和电荷,1986 年对它们进行了分类。Ⅰ类:低含水量(<50%),非离子型;Ⅱ类:高含水量(>50%),非离子型;Ⅲ类:低含水量(<50%),离子型;Ⅳ类:高含水量(>50%),离子型。用软性非亲水性材料制造的角膜接触镜与人眼的相容性差,一般需要进行表面改性,这种表面改性容易降低角膜接触镜的透氧性,应用亦不广泛。而采用水凝胶材料制造的角膜接触镜与人眼的相容性较好,佩戴舒适。目前在大城市中约有 40% 的近视患者选择配戴软性隐形眼镜,其矫正视力效果等同于框架眼镜,而且对于高度屈光不正及双眼屈光参差的患者尤为适用。

(一)常用的接触镜材料单体及其特性

虽然自 19 世纪末就有玻璃制的硬性角、巩膜接触镜生产,但接触镜工业的真正发展是从 20 世纪 40 年代聚甲基丙烯酸甲酯(PMMA)塑料硬镜问世后才开始的。塑料材料为一种或数种小的单体聚合而成的高分子聚合物。目前常用的接触镜材料单体特性如下:

1. 丙烯酸(acrylic acid,AA） 亲水性与润湿性好,但对 pH 值敏感,性质活泼,易于离子化。

2. 甲基丙烯酸(methacrylic acid,MAA) 亲水性好,但它亦使材料具有离子性。

3. 甲基丙烯酸甲酯(methyl methacrylate,MMA) 质硬,易于加工,透明,性能稳定,惰性强,但不透氧。

4. 甲基丙烯酸羟乙酯(hydroxyethyl methylacrylate,HEMA) 亲水性与润湿性好,柔软,富有弹性,但透氧性较低。

5. 甲基丙烯酸甘油酯(glyceryl methacrylate,GMA) 润湿性与抗沉淀性能好,但透氧性较低。

6. N-乙烯吡咯烷酮(N-vinyl pyrrolidone,NVP) 亲水,润湿性好,有很强的吸水性与较高的透氧性,但容易褪色。

7. 聚乙烯醇(polyvinyl alcohol,PVA) 亲水,吸水性好,抗沉淀,但难以加工。

8. 硅氧烷甲基丙烯酸酯(siloxanyl methacrylate copolymers,SMA) 有中度透氧性,但难以加工,润湿性较差。

9. 醋酸丁酸纤维素(cellulose acetate butyrate,CAB) 透明,润湿性能中等,但透氧性较低,没有 PMMA 稳定,且易于翘曲。

10. 氟硅氧烷丙烯酸酯(fluorinated siloxane acrylic ester,FSA) 有高度透氧性与较好的润湿性,较 SMA 脂类沉淀少,但因弹性模量低,须做得较厚。

11. 全氟乙醚(perfluoroether,PFE) 有高度透氧性,但因过于柔软不能矫正散光。

（二）角膜接触镜材料

作为接触镜片的材料必须满足以下条件：良好的光学特性，良好的生物相容性、湿润性、气体透过性、耐降解性和足够的机械性能。尽管材料的光学特性是最重要的，但是材料的湿润性和气体透过性对于维护角膜上的泪液膜和眼睛的健康是极其重要的。

1. 硬镜材料的特性 尽管硬镜材料出现比较早，但由于其柔韧性、湿润性、透氧性能较差，亲水性不佳，不能渗透入眼角膜正常生理代谢所需要的 O_2，佩戴舒适度不高，存在对人眼角膜磨损等缺点，没有得到很好的应用。

（1）PMMA 及其共聚物：此类产物透光率高，硬度高，模量可高达 3100MPa，性质稳定，生物亲和性好，易加工成型，成本低。1948 年由 Tuohey K 设计出第 1 副 PMMA 镜片，透氧性差，需较长时间适应。通常可与疏水性单体 MMA 或其他成分共聚，使性能得到改善。在聚合物夹层中加入一种有机硅氧烷可以提高材料的透气性，但是由于硅氧烷固有的疏水特性使得材料的保湿性能降低。

（2）CAB：是最早的硬性透气性角膜接触镜（rigid gas permeable contact lens，RGP）制作材料，由纤维素上的羟基与醋酸酐、丁酸酐发生反应得到，透明度好、疏水性强、吸湿性较小，透氧性能优于 PMMA，但吸水后易翘曲。

（3）甲壳素：由于其分子量很高，模量、强度大。通过改性得到其衍生物，可作为硬镜材料。将蟹壳制备的甲壳素用甲磺酸和 n-丁酸酐处理后，经洗涤提纯，得到 n-丁酰化甲壳素，注模后可做成接触镜。

（4）聚硅氧烷：由—Si—O—为骨架的交联弹性材料，生物相容性、透氧性优良。O_2 在该材料上有较大的扩散系数，纯聚二甲基硅氧烷的分子量可达 600kD。但聚硅氧烷疏水性很强，润湿性特别差，且能从泪液膜中吸附脂质沉淀物，易黏附在角膜上，舒适性不佳。

（5）SMA 共聚物：最早由 Gaylord 于 1975 年作为 RGP 材料开发。聚甲基丙烯酸酯主链使材料具有良好的硬度、透明性和稳定性。聚硅氧烷作为侧链提供高透氧性能，但会影响稳定性、耐用性与可润湿性，使材料表面沉淀增加。

（6）FSA 共聚物与碳氟化合物（fluorocarbon，FC）：在硅氧烷丙烯酸酯共聚物中引入氟原子生成 FSA，于 20 世纪 80 年代末问世，是 RGP 材料的一次飞跃。与 SMA 相比，含氟组分可以提高 O_2 在材料中的溶解性，使材料的透氧性提高（分子量为 30~160kD），而且可以弥补有机硅材料的亲脂性的缺点，改善表面性质，提高润湿性与抗沉淀性。碳氟化合物是由氟与少量的 MMA 和 NVP 共聚而成，其中的氟以聚全氟乙醚的形式存在，其浓度较丙烯酸氟硅氧烷大 10 倍。氟多聚体能抗蛋白质与脂类沉淀，其透氧性能是现有透气性硬性接触镜材料中最高的，该类透气性硬性接触镜材料的透氧性高，沉淀少，很少有并发症。

2. 非亲水软性材料 最常见的为硅橡胶材料，透氧性好，可满足角膜正常生理代谢的需要，但湿润性差，与人眼的匹配性较差。采用硅氧烷材料制备的软性非亲水性角膜接触镜具有很高的透氧性，但不具有亲水性，配戴舒适度不高。

3. 亲水性软镜材料 亲水软性材料大都是透明高分子水凝胶,含水量大,柔软舒适,可随眼球转动,并可防止角膜干燥,对 O_2、钠离子等通透性较好,是目前普遍使用的角膜接触镜材料。但其脱水性能非常关键。带有亲水性基团的交联高分子经吸水溶胀而成水凝胶,为 O_2 透过提供通道,吸水量一般为 35.80%。

(1)聚羟乙基甲基丙烯酸羟乙酯(Polyhydroxyethyl methacrylate,PHEMA)及其共聚物:是目前制造接触镜的主要材料。此外,聚甲基丙烯酸一缩二乙二醇酯、聚甲基丙烯酸二缩三乙二醇酯、聚丙烯酸羟乙酯及其共聚物也属同类,都是具有发展前途的医用高分子材料。含亲水羟基 PHEMA 十分引人注目,PHEMA 与角膜接触时,有一定的透气性,是比较理想的软接触镜片材料。有交联侧链的 PHEMA,柔软、透氧、强度也比较高,具有弹性。因羟基而吸水,含水量为 38%,是第一种用于接触镜的水凝胶材料。但抗蛋白质和类酯物质沉积性能差,且透氧性不很理想,出现了与一些特殊单体共聚的高含水材料。但是,目前含 PHEMA 的水凝胶角膜接触镜材料的缺点是抗蛋白质和类脂物质沉积性能差,且 PHEMA 水凝胶材料的透氧性能不很理想,因此人们正设法在该聚合物中引入其他单体,借以改善其性能。

(2)聚乙烯吡咯烷酮(PVP)及其共聚物:由 NVP 聚合而成的水溶性 PVP,具有良好的生物相容性、较好的透光性。但由于 PVP 易与离子结合而显电性,使其生物相容性变差,强度不高,但可以通过特定的共聚单元使其性能得到改善。加入少量甲基丙烯酸酯,可较小幅度地降低共聚物水凝胶的平衡溶胀度,可增强水凝胶的抗脱水性能。

(3)PVA 及其共聚物:PVA 水凝胶具有高度的生物相容性,化学性质稳定,弹性良好,含水量高,易成型加工。同时,它具有良好的透光性能,较高的弹性模量与抗张强度,生物相容性较好,能抗蛋白质沉淀。

(4)壳聚糖及其衍生物:壳聚糖具有较好的吸湿性、保湿性以及优良的生物相容性,成膜性好,是保证接触镜安全的理想材料。它具有较好的染色性、透氧性和促进伤口愈合的特性,可以作为美容镜以及用于眼科手术辅助治疗。

(5)硅氧烷水凝胶:结合硅氧烷材料的高透氧性以及水凝胶材料卓越的舒适度、润湿性与抗沉淀性、佩戴舒适性等优点,是目前最有前途的角膜接触镜材料,具有各向同性的微相分离结构,即双通道结构。起透氧作用的有机硅相和对离子/水渗透作用的水凝胶相。疏水的有机硅相如填充剂般分布在均匀的水凝胶相中,能提高透氧性和与眼睛的相容性,有助于镜片在眼睛角膜的表面自由移动。同时有机硅的引入能显著提高材料的拉伸强度,NVP 含量的增加使材料的拉伸强度下降。

(6)氟硅氧烷水凝胶:含氟单体的加入能够很好地使材料保持良好的透氧性,降低硅氧烷材料的疏水性。但由于氟化合物价格昂贵以及其特定的佩戴方式使其应用受到很大的限制,该水凝胶呈现优异的水解稳定性,可满足 2 年保质期的要求。

(7)聚氨酯(PU)水凝胶:PU 具有很好的生物相容性和血液相容性,优异的机械强度、耐挠屈性,且分子设计的自由度大,它可与亲水性单体如甲基丙烯酸二羟乙酯(HEMA)、N-乙烯基吡咯烷酮(NVP)、甲基丙烯酸缩水甘油酯(GM)、三甲基硅氧烷-甲基丙烯酸丙氧基硅烷(TRIS)合成亲水性 PU 的聚氨酯-聚丙烯酸互穿网络水凝胶体,并表现出良好的抗蛋白质黏附性。

(8)仿生材料:目前有一种添加有磷酸胆碱衍生物的仿生材料,含有两性离子基团,具有与泪膜相似的结构,含水量高。采用这种材料制造的角膜接触镜,具有较好的保湿性,能够抗泪液中的蛋白质沉淀,不需要使用蛋白酶片消毒,每半年更换一次。

(9)胶原蛋白:最初由 Fyodorov 发明,由猪或牛巩膜 I 型胶原制成的一种约 0.1mm 厚的透明柔软膜,具有低模量、高韧性的特性,生物相容性优良。根据胶原的交联程度不同可以在 12~72 小时内溶解。戴用前将其置于生理盐水或某种药液中水合,戴用时其胶原残基可稳定泪膜,促进角膜损伤愈合。提高胶原膜的透明度,有助于增强患者的依从性。

(三)发展趋势

尽管各种透明高分子材料具有良好的性能,为制备佩戴舒适的镜片提供了可供选择的材料但目前角膜接触镜材料存在以下问题:

①镜片材料的脱水使透光率和透光均匀性下降,导致镜片模糊,并夺取眼角膜上的水分。佩戴时还影响泪膜的稳定性,使泪液蒸发增加。

②存在透氧性能和机械性能的矛盾,限制了角膜接触镜的应用范围和使用寿命。尤其是材料的高含水量可以提高透氧性能,但使撕裂强度降低。

③高含水量、带有电荷性,易于亲和蛋白质使其生物相容性变差,易引发并发症。

随着人们对眼睛生理结构以及眼-泪膜-接触镜间相互作用的认识的进一步提高,透明高分子材料经过一定的发展,会在角膜接触镜上得到更好的应用。展望今后的发展:①开发生物相容性更好的接触镜材料:生物相容性是保证佩戴安全性和有效性的关键;②开发具有特殊功能的角膜接触镜材料:如研究具有药物缓释功能的、可重复利用的角膜接触镜用透明生物材料;③开发具有多方面优良性能的新型改性材料,具有更大的应用前景;④提高技术方法,简化生产步骤,降低生产成本。

二、人工角膜和生物工程角膜

角膜病是引起眼盲的主要原因,角膜病可使透明角膜出现灰白色混浊,阻挡光线进入眼内,引起视力模糊、减退甚至失明,目前最有效的治疗方法是角膜移植。人工角膜和生物角膜的出现,使角膜移植摆脱了供体缺乏的问题,为角膜盲的患者带来新的希望。

人工角膜和生物工程角膜经过长时间的发展。法国眼科医师 Pellier de Quengsy 于 1789 年首先提出将玻璃片植入混浊角膜以恢复视力,开创了人工角膜的植入史。1859 年,Heusser 第一次实施了对人的人工角膜植入术,其植入的透明玻璃仅存留了 3 个月。20 世纪初,同种异体角膜移植术的成功,转移了人们对人工角膜研究的热情。20 世纪 60 年代以来,伴随着材料学和生物学技术的发展,人工角膜的研究有了突破性进展。多种高分子聚合材料和生物材料相继应用于人工角膜。但是,由于人工角膜的生物相容性远低于生物角膜,因此临床应用受到限制。近年来我国生物工程角膜发展很快。

(一)人工角膜

人工角膜主要包括光学镜柱和支架两部分(图6-3-3)。光学镜柱是由光学特性优良、物理化学性质稳定的透明材料制成,用以替代病变后阻碍眼球光学通路的混浊角膜;周边支架相当于连接光学镜柱和周边组织的桥梁,故而要求具有良好的组织相容性。两部分材料都必须具备在眼内理化性质稳定,耐用性强,无生物降解以及无致炎性、无毒性、无抗原性的特性。光学镜柱材料要求光学性能好,透光率大于90%,屈光率高,同时还要具有良好的生物相容性,常用材料有PHEMA、PMMA、硅凝胶;周边支架常用材料有氟碳聚合物、羟基磷灰石(HA)等。此外,应用较多的还有牙齿、耳郭软骨、牛尾环状软骨等,成功率最高、植片存留时间最长的是利用自体牙齿做周边材料的人工角膜。该手术设计由Strampelli(1964年)提出并首次应用,最近有报道最长存留时间已达20年以上。

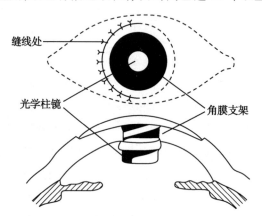

图6-3-3　光学性人工角膜示意图

生物支架材料应该具备透明度高、机械力学性能优良、生物相容性好、没有免疫排斥反应等特征。目前用于制作生物人工角膜的三维支架材料多是由胶原或纤维蛋白等经交联制备而成。

1. 光学柱镜　可使用无机和有机材料。生物玻璃作为无机材料被制成光学柱镜后虽具有光学性能好,理化性质稳定,容易被水湿润,抗高温,易消毒的优点,但由于它重、易发生碎裂、加工困难等缺点,已被新型材料取代。

有机材料的光学镜柱透光率大于90%,屈光率高,同时还具有良好的生物相容性,主要有:

(1)硅凝胶:主要成分是二甲基乙烯基硅氧基为端基的聚甲基硅氧烷(简称甲基乙烯基硅油),由自然界的二氧化硅在高温下与碳原子结合成单链,再聚合成高分子。硅凝胶的主要优点是质轻,热稳定性好,透光率高,分子结构稳定,抗老化性能好。其主要缺点是抗张力差、质硬,表面蛋白等污垢附着性大且不易处理,降低透光率。

(2)PMMA:是一种透明的高分子惰性有机聚合物,经过长期的临床应用,PMMA是一种较为理想的光学中心材料,因其透光率高(92%)、屈光率较好、性质稳定、加工方便,对衰老及环境变化有很高的抵抗性,无生物降解性,抗酸、碱及有机溶剂,质轻,不易破碎,可塑性强,加工容易等优点,成为在人工角膜上应用最多的材料。作为理想的光学材料,PMMA也还存在一定的缺点:①硬度较高,给植入后测量眼压带来困难;②对 YAG 激光耐受有限,可被 YAG 激光打裂损伤,使人工角膜植入后不易处理后膜,而且激光后释放单体具有生物毒性作用;③不能高压及加热蒸气消毒,增加了人工角膜再消毒的麻烦;④表面上皮细胞黏附性差,不能形成连续的角膜上皮,术后有潜伏感染、渗漏、角膜溶解等风险。

(3)PHEMA:PVA 水凝胶与人体组织具有高度的相容性,无毒副作用、无降解现象,化学性质稳定,具有良好的弹性,含水量高。后面出现了聚合物主要有 HEMA、PHEMA 等。这类聚合物材料与 PMMA 不同,含亲水基-OH,有较好的亲水性,其材料含水量由 20% 到 70% 不等,而且含水量的多少对材料的物理性能有明显影响。水凝胶材料有一定的渗透性,气体、电介质和葡萄糖等可通过,可见光透过率高达 97% 以上,屈光率 1.43。它的主要优点有:①同种材料的一体化设计,消除了长期困扰的材料间界面问题;②简化手术过程,减少了复杂操作引起的角膜创伤和并发症;③7mm 直径的光学中心扩大了视野,便于眼科医生行全面的眼内检查;④柔软光滑的表面使术后眼压测量成为可能;⑤PHEMA 材料细胞黏附性差,可避免术后人工角膜后膜形成;⑥软性 PHEMA 材料与眼内组织间引力小,有助于维持血-房水屏障。但水凝胶类材料一样存在表面钙化问题和巨细胞异物反应,其他手术并发症还包括周边海绵区撕裂、破孔及血管化不良等导致周边与角膜组织愈合不良。此外,PMMA 与 PHEMA 复合使用制成 PMMA-PHEMA,可以克服 PMMA 疏水性强、质硬等缺点,使用双氨基 PEG 对 PMMA 材料表面进行修复,可以增强其表面细胞黏附性。就目前来看,它仍不失为一种在材料和设计制作上较为理想的人工角膜。

2. 支架材料 是光学镜片与母体角膜组织直接接触的部分,要求有良好的生物相容性以及合理的形状和足够的强度来支撑整个角膜组织。在结构上主要起桥梁作用,在功能上一方面必须具有良好的生物相容性,与角膜组织相融合,同时又不被生物降解而长期保留;另一方面必须具有相应的强度,使光学柱镜得以固定并紧密结合而不渗漏。

(1)HA:由天然珊瑚礁材料经无机化处理加工而成,主要化学成分是 $Ca_{10}(PO_4)_6$ $(OH)_2$,类似于人体骨骼的主要无机成分,在体液中稳定,其孔隙结构类似于人体骨哈佛系统,具有内部彼此相连的微孔,这种成分与结构使 HA 具有独特的优点:①高度的生物相容性,无毒性,无抗原性;②纤维血管组织可长入其内联微孔中,改善植入物前、后组织的营养供应,加大植入物与受体组织接触的牢固性,从而减少感染、坏死、损伤的机会;③具有良好的稳定性,质轻,对周围组织刺激和压迫小。目前,临床上已经将 HA 人工角膜应用于角膜盲患者。HA 作为人工角膜周边支架部分是否理想,其纤维血管化的程度能否达到长期稳定的要求,其材质的过硬、过厚以及机械顶压是否影响角膜代谢等,都还需要做进一步研究。

(2)氟碳多聚体:是 20 世纪 80 年代以来研究应用最多的有微孔有机材料之一,它与玻璃碳的聚合物首先用做人工角膜的周边支架,该材料质硬,较粗糙,湿润性好,性质稳定,易于加工,孔隙率大,有较好的组织相容性和稳定性,具有合适的孔径及有序的纤维走向,有利于纤维细胞的长入。此外,此种材质柔软的特性大大减少了对角膜的机械刺激。主要并发症有人工角膜后膜、人工角膜脱出、移位、眼内炎、继发性青光眼,其并发症发生率相对较低。

(二)生物工程角膜

(1)动物胶原:角膜细胞外基质(extra cellular matrix,ECM)主要由胶原构成,占全角膜厚度的90%,对维持角膜的透明性至关重要。胶原作为一种结构蛋白已成为组织工程化人工角膜支架的理想材料,并在组织工程化皮肤、软骨、骨及神经等领域得到了成功应用。1993年,Minami等以酸溶性Ⅰ型胶原凝胶制作了三维支架,并分别接种牛角膜基质、内皮及上皮细胞,三维构建了三层角膜结构,具有开创性的意义。目前,国内外的一些学者先后采用不同的交联方法制作了胶原凝胶支架,动物实验发现材料内有神经纤维和受体基质细胞的长入,充分说明该材料作为角膜替代物的可行性。

(2)异种脱细胞角膜基质:脱细胞处理的天然角膜基质因能够保留其原有的特性和结构,为组织工程角膜提供了一个优良的支架来源。目前有多种方法,如酶、化学、物理等手段对动物来源角膜进行脱细胞处理,取得了一定成果,并尝试进行了三层角膜构建。目前,已经有较为成熟的猪脱细胞板层材料应用于临床。脱细胞板层材料应用于临床后,板层生物工程角膜植入术(图6-3-4)的设计亦日趋合理,使得手术后排斥反应和并发症明显减少。因此,可见脱细胞猪角膜细胞外基质在组织工程角膜领域具有良好的应用前景。

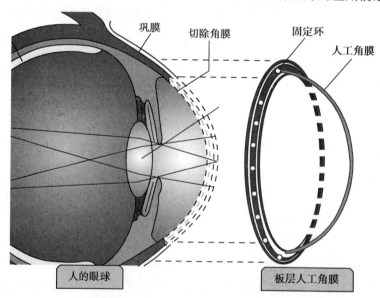

图6-3-4　板层生物工程角膜示意图

(3)蚕丝蛋白:取自于蚕茧,免疫反应性低,降解率及机械力学性能可控,具有应用于组织工程和再生医学的潜力。丝蛋白膜经过处理能够表现出较好的透明性,而且可以被小分子物质修饰,引导细胞和其 ECM 的结构排列。此外,丝蛋白膜支持原代人角膜缘上皮细胞、基质细胞及内皮细胞的生长。上皮细胞能够在材料表面形成完整的基底膜。应用 RGD 修饰的丝蛋白膜制作了三维角膜基质支架,表现出了较好的透明性,基质细胞在支架内有较好的活性。

(4)纤维蛋白:人纤维蛋白对细胞具有良好的耐受性,已被用做多种组织的替代物研究。与胶原不同的是,纤维蛋白载体材料在接种细胞后不会发生皱缩。利用纤维蛋白-琼脂糖经接种细胞后构建的三维角膜具有类似于正常角膜的表型和结构,但机械力学性能及透明性均较差,尚需完善构建方法以改善这种缺陷。

(三)发展趋势

人工角膜的研究已取得较大进展。但迄今为止,临床应用的多种人工角膜材料都还有一些缺陷,今后的发展趋势是继续找寻理想的材料。生物工程角膜的发展趋势是发展新的组织工程技术,使得其在透明度、硬度、免疫相容性达到最佳。

三、人工虹膜

眼外伤或眼先天异常可以导致无虹膜或虹膜缺损。眼球贯通伤常伴有虹膜的直接损伤和(或)虹膜脱出和睫状体损伤;眼前段的挫伤也可损伤虹膜和睫状体。轻者仅表现为瞳孔缩小、散大或变形,重者可引起虹膜根部离断、虹膜劈裂、虹膜萎缩、虹膜缺损甚至无虹膜。引起虹膜隔缺损的另一原因则是先天性异常。这些异常往往导致眼球的功能异常,出现球差、慧差的增加,复视、眩光、畏光、弱视和外伤后低视力等。为了解决这些问题,临床上曾采用以下措施:施行眼睑手术、戴角膜接触镜、角膜墨染或针刺术、行虹膜型人工晶状体植入术或人工虹膜隔合并人工晶状体植入术(图 6-3-5)。

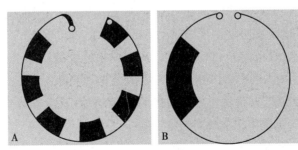

图 6-3-5　人工虹膜示意图

A. 全虹膜缺损人工虹膜;B. 部分虹膜缺损人工虹膜

(一)人工虹膜隔的材料及种类

目前用于手术治疗虹膜缺损的产品有 2 种,虹膜型人工晶状体和人工虹膜隔(图 6-3-6)。

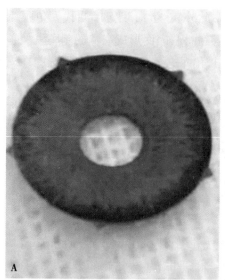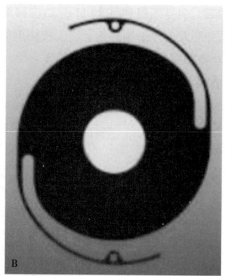

图6-3-6 非透明人工虹膜

A. 有色人工虹膜隔;B. 有色虹膜型人工晶状体

1. 开放型人工虹膜隔 由 PMMA 材料制成,PMMA 早已在现代晶状体手术中广泛应用。1990 年,Heimann 和 Konen 首次设计了透明的开放型人工虹膜隔。此型人工虹膜隔由透明无染色 PMMA 制成,可吸收紫外线,直径范围为 9~13mm(间隔 1mm),厚度 0.35mm,中间有一直径 3mm 的圆形瞳孔,下方有一半径为 2.5mm 的缺损,用以模拟 6∶00 位虹膜周切口,两边为人工虹膜隔襻可用于缝线固定。他们第一次设计时下方虹膜周切口的半径 2.5mm,第二次设计时将其扩大至 2.8mm。开放型人工虹膜隔的设计是模仿硅油填充时虹膜的机械性屏障功能,允许房水通过下方虹膜周切口进入前房而硅油被推回到瞳孔区后。模拟的瞳孔则是为了当下方虹膜周切口被炎症渗出阻塞时房水仍可交通,同时避免瞳孔阻滞。严重眼外伤时往往出现眼后段多种病变,术后仍需密切观察眼后段情况,通过透明的人工虹膜隔可以很好地观察眼底情况,包括后极部和周边部的变化。但由于 PMMA 材料不可折叠,植入时手术切口常大于 11mm,手术中眼内液体大量外流、眼球变形,手术操作复杂,手术时间长达数小时,所以术中和术后并发症较多。开放型人工虹膜隔是模拟硅油填充时虹膜的机械屏障功能,其发挥作用的前提条件是有效的房水循环,故在低眼压、房水循环不充分的情况下,建议使用闭合型人工虹膜隔。

2. 闭合型人工虹膜隔 在严重眼外伤病例中约有 30% 的患者由于前段增生性玻璃体视网膜病变(proliferative vitreoretinopathy,PVR)的发生导致睫状体房水分泌不足、眼压减低。在眼压降低的情况下,硅油更易进入前房,此时开放型人工虹膜隔就不能有效地发挥作用。闭合型人工虹膜隔是由高度纯化的硅凝胶制成,直径为 9.4~14mm,厚度 0.4mm,周边有四个小孔以供缝线固定。这种虹膜隔是一种软性、可折叠植入的人工虹膜隔。由于可折叠植入,手术切口较小,临床应用于外伤性虹膜缺损,术中和术后并发症也大大减少(图 6-3-7)。但因采用硅胶作为材料,植入后容易与硅油相粘连,无法形成清晰界面,手术操作难度大且影响观察眼底;而且硅油一旦进入前房,不能回复到后房位置,产生不可逆的角膜并发症。

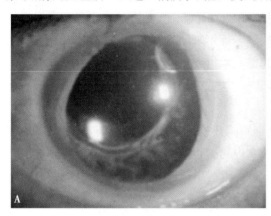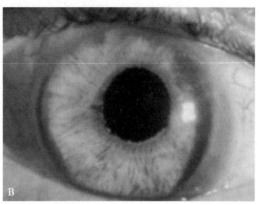

图 6-3-7　人工虹膜临床应用

A. 人工虹膜植入前;B. 人工虹膜植入后

德国某公司设计出一种 50C 型的人工虹膜,这种人工虹膜可以和普通人工晶状体联合应用,一只无虹膜眼要植入 2 片 50C 型人工虹膜,2 片人工虹膜可以衔接起来组成一个人造瞳孔。人工虹膜和人工晶状体是分别单独植入眼内的。这种人工虹膜的优点是:①可以使人工晶状体和人工虹膜通过小切口分别植入,而不必像虹膜型人工晶状体一样要做大切口植入;②2 片人工虹膜衔接起来组成的瞳孔直径可达 6mm,对眼底的详细检查是足够的,而虹膜型人工晶状体的透明光学区只有 4mm,这就限制了眼底的检查;③对于晶状体后囊存在严重的撕裂时,人工虹膜的植入可以给人工晶状体形成一个支撑,因此人工晶状体也可植入到囊袋内。其缺点是:①这种人工虹膜的脆性较大,较容易碎裂;②对于这种人工虹膜的植入技术还不完善,有时对于必要时把人工虹膜植入到人工晶状体后、人工晶状体前、甚至跨越人工晶状体上等手术操作的难度比较大。

（二）展望

虹膜型人工晶状体和人工虹膜对各种无虹膜和虹膜缺损眼的修复有一定优越性,人工虹膜隔的应用,短期内避免了部分患者眼球萎缩和硅油角膜病的发生,使部分眼球免于摘除。但对于人工虹膜隔的设计、实用性、适用的范围、植入技巧及其术后有效性尚待进一步研究。

四、青光眼引流装置

青光眼是一组与眼压相关的疾病,可导致进行性特征性视神经萎缩和视野缺损。多项多中心研究结果表明,降低眼压是目前唯一有确切临床疗效的治疗方法。目前降低眼压的方法有药物、激光、物理治疗及手术,这些手段可单独或联合运用,但不同种类和不同病情青光眼的治疗方案各不相同。尽管越来越多的证据表明药物治疗早期青光眼具有确切的疗效,但因青光眼具有极强的隐匿性,大部分患者就诊时已处于疾病的中、晚期,药物和

（或）其他治疗难以达到"目标眼压"。虽然滤过性手术经过一百多年特别是最近几十年的不断改进,疗效和安全性不断提高,且目前是最常用的手术方式,但该术式仍存在手术操作要求较高、对眼内组织干扰大、并发症较多等缺陷。近年来随着材料科学的进步,新材料用于青光眼引流阀,加上新的设计,青光眼引流阀植入术得到重视。

（一）青光眼引流阀

是将一阀门结构埋于结膜下,若眼压升高则阀门开放,将房水直接引流至结膜,可达到降眼压之目的。柔质引流阀的引流管及阀门腔室内衬弹性膜(elastomer),其极富弹性的张力可每时每刻地智能化调节液流量,柔质引流阀采用医用级硅胶材质,具有材质柔软便于手术植入、良好的生物相容性、减轻术后炎症反应等优点,显著减少低眼压、浅前房、恶性青光眼、炎症反应等导致管道阻塞等并发症的发生率,显著缩短术后住院时间。

（二）青光眼引流钉

是一枚中空的小钉子,由不锈钢制成,0.4mm 的直径,只有 2~3mm 长,植入眼内,起到沟通前房和巩膜下作用,可以有效降低眼压。

Ex-PRESS 青光眼引流器是一种新型的房水引流装置,于 2002 年经 FDA 批准后大量应用于临床中眼压控制不良的青光眼患者的手术治疗(图 6-3-8)。引流器有 P50、P200、R50 三种型号,其全长均为 2.64mm,其组件构成主要为:一个用于将房水从前房引流到巩膜下腔的无阀门管道,近端为一个防止穿刺过深的面板装置,其中 P 型面板中央有垂直通道以优化液体外流,而 R 型则无。远端为一个防止引流器从眼中脱出的"倒刺"样突起装置。P 型远端另有一个副引流孔,而 R 型则有两个相对较小的副引流孔,当虹膜、纤维蛋白或血液等物质将主要(轴向)开口堵塞时,副引流孔可用做房水引流的替代通道。Ex-PRESS 青光眼引流器由与人工心脏瓣膜材料相同的 316L 型不锈钢材料制造。EXPRESS 引流钉植入优势:①手术切口精确,损伤小,对视功能有很好的保护作用;②手术切口不会闭合,不会组织嵌顿;③手术不切除虹膜,眼内损伤小;④两个小孔参与房水引流,双重保险;⑤不切除小梁及虹膜,损伤小;⑥生物相容性好,明显减少滤过道瘢痕化发生率;⑦前房稳定,前房炎症反应轻微;⑧可多个植入。

（三）展望

引流植入物应用于抗青光眼手术有着悠久的历史,一直朝着安全、显效、简便微创的方向不断发展和改良。新型引流植入物显然具有简便和微创的特点,针对不同的房水外引流途径,应用于不同的抗青光眼术式中,并且在初步的临床应用中均获得了安全、有效的评价。TlFux 应用于临床时间较长,引流钉和 GGS 金质分流器均处于刚开始积累使用经验的阶段,这些新型引流植入物的出现,尤其是后者,确实带来概念上的革新,并且对手术过程进行大幅简化;它们的出现并不旨在填补任何空白或者取代传统,而是给开角型青光眼患者的手术治疗提供新的、更有希望的、创伤更小的、容易被医师和患者接受的选择。

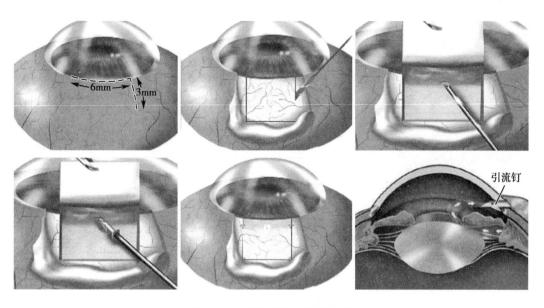

图 6-3-8　引流钉植入手术步骤

五、人工晶状体

　　白内障是全世界致盲和视力损伤的主要原因。人工晶状体是指人工合成材料制成的一种特殊透镜,它的成分可以包括硅胶、聚甲基丙烯酸甲酯、水凝胶等。第一次人工晶状体植入技术起始于 1949 年,英国眼科医生 Ridley 第一次将自制的人工晶状体植入患者眼内,此后一直应用至今。人工晶状体的形状功能类似人眼的晶状体,中央圆形结构起屈光作用,周边部分起支撑作用。人工晶状体具有重量轻、光学性能高、无抗原性、致炎性、致癌性和能生物降解等特性,常分为前房型人工晶状体和后房型人工晶状体(图 6-3-9)。白内障术后摘除了浑浊的晶状体,将人工晶状体植入眼内替代原来的晶状体,使外界物体聚焦成像在视网膜上,就能看清周围的景物了。

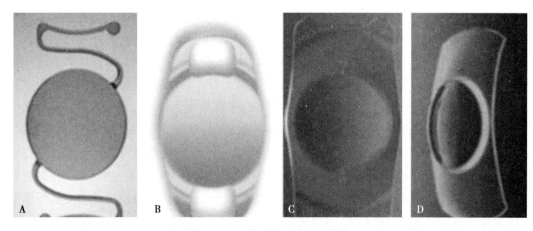

图 6-3-9　前后房型人工晶状体

A、B. 前房型人工晶状体;C、D. 后房型人工晶状体

（一）晶状体应用材料

人工晶状体按照硬度可分为硬质人工晶状体和软质人工晶状体(图 6-3-10)。

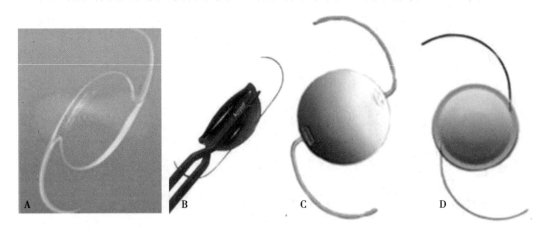

图 6-3-10　各种类型的人工晶状体

A. 硬性人工晶状体;B. 折叠型人工晶状体;C. 非球面人工晶状体;D. 多焦点人工晶状体

1. 硬质人工晶状体　光学部分不可折叠,是最早出现的人工晶状体,手术时需要一个与晶状体光学部大小相同的切口(6mm 左右),才能将晶状体植入眼内。PMMA 是一种透明的高分子惰性有机聚合物,生物相容性好,是理想的硬质人工晶状体材料,最先被人们用来制造人工晶状体。PMMA 性能稳定、质轻、透明度好,稳定屈光指数 1.49,分子量为 250~300kD,为疏水性材料,有较高的抗老化和抗环境变化特性,包括:抗酸、碱、盐和抗有机溶剂。其主要缺点是弹性有限,不能耐受高温高压消毒,因此不能用于制造适应小切口的可折叠人工晶状体。对 YAG 激光耐受有限,而且眼内激光治疗后,导致人工晶状体释放的单体具有生物毒性作用。此外,它与角膜内皮细胞的接触会导致角膜内皮细胞的永久损伤。

人工晶状体的支撑部分常制成袢状结构,有一些以 PMMA 混合材料制成,一些在透明的 PMMA 外面包裹蓝色材料制成。

2. 软质人工晶状体　随着人工晶状体材料的发展和改进,出现了可折叠的软质人工晶状体,即一个光学部直径 6mm 的人工晶状体,可以对折,甚至卷曲起来,通过植入镊或植入器将其植入,待进入眼内后,折叠的人工晶体会自动展开,支撑在指定的位置。

(1)硅凝胶:是软性人工晶状体的主要材料之一,在临床上得到广泛的应用。其主要成分是二甲基乙烯基硅氧基聚甲基硅氧烷,简称甲基乙烯基硅酮,即硅凝胶。其比重低、耐高温、高压。在 220~240℃温度下不发生老化,因此可进行高压或煮沸消毒。硅凝胶折射率约为 1.41,较 PMMA 小,因此同等屈光度的硅凝胶晶状体较 PMMA 晶状体要厚。硅凝胶有较好的柔韧性和弹性,因此可折叠,自行展开的速度较快,常常出现弹破后囊膜或出现翻筋斗的现象。早期硅凝胶材料的人工晶状体极易产生静电,吸附空气中的微粒及眼内的新陈代谢产物,这些黏附在晶状体表面的颗粒样物,可明显影响其透明度和透光率,严重者可形成膜样物包绕人工晶状体。尽管硅凝胶有这些缺点，但因其结构稳定、组织相容性好，可在眼内长期存留等优点，临床上已被广泛应用。第二代硅凝胶材料不仅摒除自身缺点方面作了诸多改进，并成功交联抗紫外线物质，使其更有临床应用价值。如今临床上常用的有：Canon Staarks-3、Tecnis Z9001 等。

（2）水凝胶：人工晶状体是由 PHEMA 和羟乙基丙烯酸甲酯的聚合物组成，可吸水到其原始质量的 20 倍、初体积的 30 倍。当水凝胶达到水平衡时就不再膨胀，对眼眶的刺激也随即消失。这种人工晶状体含水量高，化学稳定性好，植入后炎症和渗出反应较轻，但是生物相容性较低。临床发现水凝胶人工晶状体植入后可出现晶状体迟发型浑浊，其原因很可能是由于磷酸钙在人工晶状体表面的沉积，因此部分患者不得不在植入一定时间后取出。此外，水凝胶生物材料会出现长期脆性，由于人工晶状体属于永久植入物，因此，水凝胶的应用所带来的优越性并不十分明显。

（3）聚丙烯：具有高强度、高韧性、高畸变温度、良好的表面坚硬度的特点。它的密度低于水，为 0.9~0.92，吸水性低。聚丙烯不同于尼龙的优点是缺乏水解链，长期放置不降低张力强度。其缺点是氧化降解，尽管是饱和的碳化氢，也会发生自由基氧化反应，这个反应能被过氧化物，如过氧化氢、放射线、紫外线照射而引发，但加入添加剂就可以阻止这种反应。如今聚丙烯仍是许多软性、硬性 IOL 袢及 IOL 悬吊缝线的材料。

（4）亲水性丙烯酸酯：即聚羟基乙基甲基丙烯酸甲酯，是 HEMA 与 MMA 通过化学交联共聚结合而成的大分子有机化合物，既具有良好的机械性能和光学性能，还具有耐高温、可脱水植入以及良好的弹性和亲水性等优点。但由于极具渗水性，眼内代谢物可进入内部而黏附污染，影响其透明度。其具有网状空间结构，由于有羟基而具有吸水性。脱水状态时，质硬、半透明，可进行抛光处理；吸水后膨胀，体积增加，当吸水为 40% 时，屈光指数为1.43，充分复水后质韧、透明。主要缺点是由于亲水性丙烯酸酯的网状结构，可使水分子、离子以及小分子物质自由通过，同时也易使排泄及污染物存留，使其透明度降低。通过改良，如今临床上常用的亲水性丙烯酸酯 IOL，囊袋稳定性好，无折痕，术后较少发生浑浊。

（5）疏水性丙烯酸酯（acrylic）：是由苯乙基丙烯酸甲酯（MMA）、苯乙基丙烯酸酯（HE-MA）及其他交联体聚合而成的一类多聚物，可简称为丙烯酸酯。丙烯酸酯可被高度纯化，性质稳定，透明性极佳。在 37℃时的屈光指数为 1.544，较为轻薄，弹性较小，由折叠状态到完全展开约需 3~5 秒，更适合于小切口植入。此外，丙烯酸酯有极好的稳定性和生物性相容性，无毒性，植入眼内安全。由于此 IOL 表面黏性较大，使其更易黏附于囊袋内，使后囊与视区紧密接触，阻止晶状体上皮细胞的移行，后发性白内障发生率也低，但疏水性丙烯酸酯的高折射率使患者术后眩光等不良现象增加。临床上常用的类型有：SA60AT、SN60AT、Sensar AR40e 等。

（6）记忆性材料：为 MMA、羟乙基甲基丙烯酸甲酯、甲基丙烯酸酯羟基苯酚及乙烯乙二醇二丙烯酸酯交联聚合而成的三维共价网状结构。此材料低于 25℃时质软，加热使人工晶状体变软后，将其卷曲并冷却，使其呈硬质卷筒形状。通过小切口植入眼内，经体温加热，凭"记忆"缓慢恢复至原来形态。记忆材料为亲水性材料，可吸水 20%，屈光指数为 1.47，可耐高温、高压,有极好的生物相容性,术后后发性白内障的发生率低。

(二)发展趋势

白内障手术的进步与设备和人工晶状体的改进是相辅相成的。总的趋势是白内障手术日臻完美,人工晶状体的材料与设计日趋多样,为达到现代社会对视觉质量的要求,临床医师和研究人员通力合作,不断进行新的研发。人工晶状体种类的拓宽也给临床医师更多的选择,医师可根据不同的病患条件和要求进行个性化选择植入。今后可能对注入式材料和智能型材料有更多的研究。能以液态注射入完整的囊袋内,注射后迅速固化为凝胶状态并保留调节能力的人工晶状体将是今后研究和发展的方向。

六、玻璃体植入体

人工玻璃体是用于替换或补充眼球内玻璃体的植入物。为了取代病变的玻璃体和治疗视网膜脱落,人们使用多种替代物,如空气、生理盐水、人眼房水、硅油、透明质酸钠、胶原、异种玻璃体等进行玻璃体腔的填充,但治疗效果都不令人满意。如使用生理盐水、惰性气体难以长时间维持正常眼压,目前临床上使用最多的硅油由于排异反应易引起炎症,除不能获得可控的长期填充作用外,还会引起白内障等并发症。理想的玻璃体代用物应具备以下条件:①理化性质稳定,无毒性、刺激性、抗原性等;②透明度、屈光指数、黏度、比重等与人眼玻璃体接近;③具有良好的内充填作用,可以封闭视网膜裂孔,有力地展平、压复视网膜皱褶和视网膜裂孔瓣,且可在眼内存留较长时间,以形成牢固的视网膜脉络膜粘连;④对眼内各生化成分具有良好的通透性,不影响眼内组织的正常代谢。

(一)玻璃体填充物

1. 硅油 属聚二甲硅氧烷系列,常温下呈液态,光学透明,屈光指数为 1.375 ~ 1.4035,与玻璃体的屈光指数 1.3349 相似,比重为 0.76 ~ 0.97,这些特性决定了它在复杂性玻璃体手术中的作用,与其他眼内填充材料相比较,硅油治疗复杂性视网膜脱离有其独特的原理和优点:

(1)硅油具有光学透明性,屈光指数与玻璃体接近。

(2)硅油有一定的黏度和表面张力。硅油能封闭裂孔,并不在于它的黏度,而在于它的表面张力。透明质酸钠虽有黏度,但无表面张力,所以不能封闭裂孔,且价格昂贵。气体有表面张力,但无黏度,且在短期内被吸收。

(3)临床上应用的硅油比重为 0.97。做硅油/液体交换时,硅油缓慢向四周扩展,逐渐压迫隆起的视网膜,不易经裂孔进入视网膜下。比重为 1.24 的重硅油能保持在一定位置,常用于视网膜后极部裂孔。

(4)硅油不膨胀:术后发生急性眼压升高的机会较惰性膨胀气体少。

(5)**止血作用**:硅油把血液和纤维组织局限在硅油泡和视网膜之间,有填塞正在出血血管的作用,可防止继发性出血。

(6)防止眼球萎缩作用:临床观察发现硅油的眼内填充可使萎缩的眼球趋于稳定。

(7)术时患者取仰卧位,使术者可在正常体位进行手术,术后患者也不必取特别的体位。

硅油一般用于其他充填物难以治愈或治疗失败的复杂性视网膜脱离,主要包括:①合并增殖性玻璃体视网膜病变的视网膜脱离;②巨大裂孔性视网膜脱离;③后极部裂孔的视网膜脱离;④牵拉性视网膜脱离;⑤增生性玻璃体视网膜病变伴无虹膜症的治疗。

2. 重水 眼科用重水不是氘化水,实质上是全氟化碳液(perfluorocarbon liquids,PFCLs),包括有全氟辛烷(perfluorooctane),全氟萘(perfluorodecalin)等,是玻璃体视网膜手术中重要的玻璃体填充物。全氟萘烷是PFCLs中的一种,为高碳液态氟化物,具有比重高、黏度低、无色透明、沸点高及很强的氧结合力等特点。在20℃时密度为1.941g/ml、折射率约为1.32。在术中注射全氟化碳液可浮起玻璃体内晶状体及异物,机械压迫及固定视网膜,使之展平,减少术中损伤,但全氟化碳液会对视网膜感光细胞造成损害,进入前房可引起角膜内皮细胞缺失与水肿,因此手术结束前应将其吸除,避免其残留导致的术后并发症。现在眼科临床中已广泛被应用于:①严重PVR视网膜脱离;②巨大裂孔视网膜脱离;③脱位晶状体、人工晶状体;④玻璃体积血视网膜脱离;⑤黄斑裂孔视网膜脱离等。

3. 惰性气体 眼科常用的惰性气体为全氟丙烷(perfluoropropane,C3F8),它对组织无毒、无炎症反应,可吸收空气及血液中氮、氧而膨胀,通过向血液及眼内房水溶解而吸收,将其注入玻璃体腔,可较长时间顶压视网膜使其复位。气体/液体间表面最大张力为70erg/cm,顶压视网膜、封闭裂孔有效。全氟丙烷作为一种良好的玻璃体填充物,广泛应用于治疗复杂性视网膜脱离合并增生性玻璃体视网膜病变、黄斑全层裂孔(特别是合并有高度近视)、视网膜巨大裂孔、脉络膜脱离、睫状体撕脱、增生性糖尿病性视网膜病变及严重眼外伤等。

(二)玻璃体替代物

近十几年来,用合成高聚物如PVA、PVP水凝胶做玻璃体替代物已受到国内外的瞩目。

1. PVA 是一种极有前途的人工玻璃体材料,制作工艺简便,不需经γ射线辐射交联,经长期贮存观察未有絮凝现象发生,贮存稳定性好。PVA除具有良好的生物相容性和生物物理光学特性外,其网状支架对眼内各代谢成分具有良好的通透性,特别是因具有黏弹性而表现出良好的内填充作用,可封闭裂孔,展平视网膜。但PVA结晶性强,经60钴的γ射线辐照之后,分子间以共价键相连,形成具有三维立体结构的高分子水凝胶,此网状结构类似正常玻璃体内由胶原纤维和透明质酸构成的支架结构,通过控制γ射线辐照量和膨胀过程,可控制PVA人工玻璃体三维结构的疏密程度,从而使其在屈光指数、透光率、黏度、密度等方面与人眼玻璃体一致。水凝胶在贮存过程中易产生絮凝,另外在水凝胶制备工艺中需经γ射线辐射交联,工艺稳定性不理想,目前仍未用于临床。

2. PVP 是第一种被用做玻璃体替代物的合成高聚物。20 世纪 90 年代 Goldberg 制得的 PVP 水凝胶作为玻璃体替代物,作为眼科手术中黏弹性物质及人工玻璃体材料获得了美国专利。

3. 胶原 此类水凝胶材料生物的相容性好,可在 2 个月内被降解吸收,但强度不够理想,通过针头注射时结构容易破碎。胶原具有天然材料共有的弱点:物理机械性能差,其生物降解性在某些应用上也是弱点。而合成材料尽管力学性能良好而且性能稳定,但生物相容性普遍较差。因此应制备胶原-高分子复合材料,使其同时具有两种材料的共同优点,互相补充,取长补短。

(三)玻璃体缓释材料

1. 抗病毒药物植入装置 Vitrasert 是第一种玻璃体腔内植入装置,1996 年被美国食品药品监督管理局批准用于治疗获得性免疫缺陷综合征患者的巨细胞病毒(cytomegalovirus, CMV)性视网膜炎。它装载 4.5mg 更昔洛韦,以 1μg/h 的速率可持续释放更昔洛韦达 8 个月,植入方法是经睫状体平坦部切口将其置于玻璃体腔,用缝线固定于相应的巩膜上,药物完全释放后植入装置需手术取出。目前,Vitrasert 主要用于治疗 CMV 性视网膜炎。

2. 激素类植入装置

(1)曲安奈德植入装置:I-vation 是一种不可生物降解的在玻璃体腔内持续释放曲安奈德(triamcinolone acetonide,TA)的缓释装置,大小为 0.4mm×0.21mm,外观呈螺帽状,便于通过睫状体平坦部固定于巩膜上和最大化药物装载量。它装载 925μg TA,以 1~3μg/d 的速率持续释放 TA 预计 2 年以上,药物完全释放后需手术取出。目前,I-vation 对糖尿病黄斑水肿(diabetic macular edema,DME)的临床应用停留在 II 期。

(2)氟西奈德植入装置:Retisert 是一种不可生物降解的持续释放氟西奈德(fluocinolone acetonide,FA)的植入剂,大小为 5mm×2mm×1.5mm,装载 0.59mg FA,以约 0.5μg/d 的速率释放 FA 达 30 个月。Retisert 经睫状体平坦部切口置入到玻璃体腔,并用缝线固定于相应的巩膜上。目前,Retisert 主要用于治疗非感染性葡萄膜炎、视网膜静脉阻塞、DME。

Iluvien 是另一种 FA 玻璃体腔内植入剂,外观呈棒状,大小为 3.5mm×0.37mm,通过 25-G 针头将其从睫状体平坦部注入玻璃体腔,无需手术缝合,与 Retisert 相比创伤更小。Iluvien 由不可生物降解的高分子材料组成,装载 590μg FA,以 0.2μg/d 或 0.5μg/d 的速率释放 FA 18 到 36 个月。在一些欧洲国家,Iluvien 已经用于治疗慢性 DME。

(3)地塞米松植入装置:Ozurdex 是一种可生物降解的地塞米松玻璃体腔内植入剂,外观呈棒状,大小为 6.5mm×0.45mm,用 22-G 针头经睫状体平坦部注入玻璃体腔。它装载 0.7mg 地塞米松,可持续释放地塞米松约 6 个月,药物完全释放后植入装置不需手术取出。Ozurdex 主要用于治疗 RVO、Irvine-Gass 综合征、DME 及非感染性葡萄膜炎。

3. 睫状神经营养因子植入装置 NT-501 运用细胞封装技术,装载经过基因突变的分泌人类睫状神经营养因子(ciliary neurotrophic factor,CNTF)的细胞群,通过半透膜持续释放

CNTF 到玻璃体腔及视网膜,植入方法是通过睫状体平坦部小切口置于玻璃体腔并缝合于对应的巩膜上。NT-501 可安全有效地保护光感受器,并长时间持续分泌 CNTF 到玻璃体腔,有利于视网膜色素上皮变性(retinitis pigmentosa,RP)和地图样萎缩患者的综合治疗。

4. 抗 VEGF 缓释体 玻璃体腔内注射抗 VEGF 药物是目前湿性 AMD 的主要治疗方法,但由于抗 VEGF 药物的半衰期短,可能需频繁注射,增加了治疗费用及注射风险,而抗 VEGF 缓释装置多为热敏性可降解的水凝胶,可延长药物作用时间,克服有效药物半衰期短的特点,可能成为抗 VEGF 治疗的理想治疗方法。

(四)发展趋势

玻璃体腔内植入装置使药物直接作用于眼后段组织,全身副作用小,操作简单,是玻璃体视网膜疾病的有效治疗方法。其持续释放药物的特点减少了注射次数,降低了累计治疗费用,但可能发生手术相关不良反应如眼内炎、视网膜脱离和装载药物相关不良反应(如眼压升高、白内障形成或加重),还可能发生植入装置的断裂和转移等。如何将其本身携带药物的特性导致的不良反应降到最低,发挥药物的最大疗效是目前玻璃体腔内植入装置亟待解决的问题。目前激素类植入装置的临床试验表明其在非感染性葡萄膜炎和 DME 等疾病的治疗上具有很好的应用前景,有望成为眼底慢性炎性疾病的主导治疗方法。NT-501 将给 RP 和地图样萎缩患者带来希望,而抗 VEGF 缓释剂可能将成为治疗湿性 AMD 的新篇章。

七、眶内植入物

(一)人工义眼

先天性小眼球或无眼球患者或后天由于外伤、肿瘤等原因摘除眼球的患者,发生眼窝凹陷畸形,影响外观,不利于患者的身心健康恢复。为了矫治眼球摘除后畸形综合征,改善美容效果,研究人员一直在探索较为理想的充填物(义眼座),它使眼肌有一个接近生理状态的附着点,以便带动义眼转动,达到以假乱真的美容效果(图 6-3-11)。义眼座植入术最主要的并发症是义眼座暴露、感染,其发生机制被认为是义眼座血管化不良或延迟。义眼座的材质决定了其组织相容性,因此义眼座植入材料的选择至关重要。

目前,用于眼部整形的义眼座材料主要分为生物组织材料及人工合成材料两大类。自体组织虽具有组织相容性好、无排异反应等优点,但自体组织损伤大,来源受限,亦有一定的可吸收性,影响美容效果,目前临床已少用生物材料。人工材料获取容易且选择较多,如硅胶球、玻璃球、HA 等。

1. 生物组织材料 包括自体组织、同种异体组织及异种异体组织。

(1)自体组织:常用的有真皮脂肪、软骨、筋膜等。自体组织有相容性好、无排斥反应、塑形相对容易等优点。但由于取自自体,导致手术量加大,增加患者的附加损伤及痛苦,并

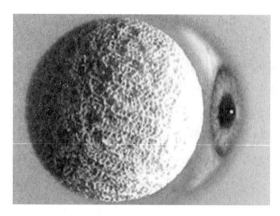

图 6-3-11　义眼座植入部位示意图

可能造成供区感染、出血、瘢痕畸形等并发症。还有一个重要缺点就是植入后的自体组织有部分被吸收现象,造成矫正不足,影响手术效果。

（2）同种异体组织:用于眼部植入中的有异体巩膜、羊膜、主动脉、睑板及胎儿骨等。这些同种异体组织以异体巩膜及硬脑膜用得最多,主要用于包裹非生物材料（义眼座）行眶内充填。

（3）异种组织:异种生物材料在眼部整形方面主要为牛心包膜,有较好的组织相容性,可用于包裹泡沫硅橡胶球或 HA 义眼,行眶内二期植入,排斥反应少,是一种包裹充填材料良好的代用品。

2. 人工合成材料　迄今为止包括以下三类:①金属类;②生物性陶瓷类（HA）;③聚合物类等。人工合成材料用于眼眶内充填已有很长的历史,由于一些材料有排斥反应、偏重、偏硬、不易塑形及组织不能长入等缺点,有的已被淘汰（如金属、有机玻璃、丙烯酸酯等）,有的也在逐渐被新型材料替代,如硅橡胶。由于硅橡胶无微孔,植入后血管和纤维组织不能长入,易脱出,近年来也有被淘汰之趋势。目前眶内充填材料主要有以下几种:

（1）HA:Perry 1985 年首先用于眼科临床,1993 年开始在国内应用,是目前国内外被公认为并发症最少、整形效果最好的充填材料。HA 成分与人骨的无机盐成分相似,具有 $50\sim500\mu m$ 的内联微孔,有很好的组织相容性,无毒性、无抗原性、无致敏性、不被人体吸收、不溶解、不腐蚀、不易发生排斥反应等优点。HA 植入后周围血管可迅速长入,骨细胞沉积于其表面,连续和向心性地长入植入物的微孔中,可使骨化及血管化。

目前 HA 的来源大致有 3 种。一种取自于南太平洋无污染的天然海洋珊瑚,由于来源少,故价格昂贵。另一种由牛骨加工而成,来源容易,价格较低。但是,如果在加工时其抗原性得不到彻底解决,则仍有免疫反应,可导致排斥。还有一种则是完全由人工合成,其优点是无抗原性,纯度高无任何杂质,制作工艺要求较高。目前国内生产的为后两种,用于眶内充填的义眼座直径为 12~24mm,白色圆形及异形（椭圆形）两种成品。异形 HA 义眼座,可以降低常规义眼座植入后引起的并发症,并有效适应患者眼部病变情况,获得良好的手术效果,适应证更广、安全性更好。临床中应用的 HA 义眼座有 3 种（图 6-3-12A）,分别为天然珊瑚 HA 义眼座(孔径 500μm)、天然珊瑚 HA 义眼座(孔径 200μm)、合成 HA 义眼座(孔径 500μm)。主要并发症包括结膜裂开导致义眼座暴露,防止其发生的关键是减小结膜缝合的张力,其发生率与手术方法及球体直径大小密切相关。

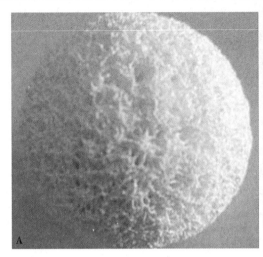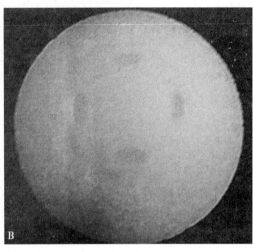

图6-3-12　两种常见义眼座

A. 羟基磷灰石义眼座;B. Medpor 义眼座

（2）Medpor 义眼座:又称多孔高密度聚乙烯义眼座(图 6-3-12B),由线性高密度多孔聚乙烯生物材料人工合成。此种义眼座具有表面光洁、重量轻的特点,具有以下优点:

①表面光洁、植入方便、可以直接植入眼眶且不会对周围组织和结膜产生明显的摩擦作用。

②质量轻,仅重 1.25g,植入眼眶后不会对眼眶软组织产生压迫作用,减轻了术后结膜水肿的程度,从而有利于结膜创口的愈合,减少了义眼座暴露的机会。远期效果方面,由于该义眼座轻,减轻了下睑和穹窿部组织所承受的压力,明显减少了由于义眼座过重所造成的义眼座移位下睑松弛、下睑外翻等并发症。

③在 100℃水温中表面能软化但不变形,使缝针更加容易穿过义眼座,操作方便。

④具有良好的生物相容性、植入后感染率低、几乎无排斥反应,可根据眼窝的特征进行随意修整和塑性。

⑤不会被吸收,能很好地维持眼眶内容,减少了术后远期眼窝凹陷、上睑沟加深等并发症的发生。

（3）甲基丙烯酸:改性聚甲基丙烯酸 β-羟乙酯（PHEMA）水凝胶义眼座由 HEMA 和 MMA 按 7:3 的比例混合共聚后制成。此种材料表面光滑、重量轻,同时具有可压缩性和膨胀性、性质稳定、组织相容性好、无排斥反应、并发症发生率低,其多孔结构有利于纤维血管组织向内生长。由于具有一定的压缩性,使手术操作简单快捷,可显著减少术后各种并发症,是一种安全、可靠、符合临床应用的眶内植入材料。

（4）乙烯醋酸乙烯共聚体（ethylene-venylacetate copolymer ethylene-venylacetate copolymer,EVA):是一种新型医用高分子化合物材料,性质稳定,有网状孔眼和一定的强度、柔软性、无毒,组织相容性好,国内外有将其用于制造血管、心导管、心脏瓣膜及阴道、子宫等给药装置,均无不良反应。用 EVA 颗粒经加温加压做成球状,植入眶内做活动义眼台,纤维结缔组织及新生血管可以长入,可以有效地防止充填物脱出和移位。EVA 材料价钱便宜,适合我国目前的国情及民情,是一种值得开发、很有前途的新型充填材料。

(5)聚四氟乙烯(polytetrafluoroethylene,PTEE)类:属不可降解的合成生物材料,以聚四氟乙烯和膨体聚四乙烯(EPTFE),商品名称 Gore-Tex,应用最广,国外已将其制作成义眼台,用于眼球摘除后眶内充填。这种材料是当前人工合成组织代用品的最佳医用生物材料,是比硅胶、HA 更为理想的生物性充填物。遗憾的是此材料价格昂贵,目前在国内较难推广。

(6)PMMA:由于 PMMA 义眼可有效保留多至 7 层的颜色层,所以佩戴后效果与填充式义眼一样拥有丰富的立体感及逼真对称的颜色分布。实践证明 PMMA 义眼是目前最为理想的眼球外观修复方法之一。PMMA 材料在眼科临床应用广泛,作为因人而设计定制的义眼片,无排斥反应,在色泽度、透明度上能与健眼媲美,联合 HA 义眼台植入能达到仿真的效果。

(7)聚甲基丙烯酸 β 羟乙酯 HEMA 水凝胶:是一种软性义眼,它能直接配戴,并具有舒适服帖、运动度好、无下垂感及不良反应等特点。软性义眼适用于植入各种义眼台和 HA 义眼台的患者。对于配戴已植入 HA 义眼台的患者,配戴薄型软性义眼有其独特优点,软性义眼直接吸附在该义眼台球结膜表面上,能减少摩擦,并能达到与义眼台的同步运动以及外观美容。同时还可以直接配戴薄型的软性义眼,起到增强美观的效果。软性义眼也有缺点,因系亲水性材料制成,干放后容易发硬、脆裂,日戴夜脱后必须存放在水中保养;软性义眼的使用期与硬性义眼相比也更短。

(二)人工眶骨

眼眶修复材料种类繁多,多年来,人们曾用各种不同的材料来修复眼眶缺损,一般来说,理想的修复材料应该具有以下特性:①在机械性能上,有一定的承受力度以支持周围组织,在自身组织得以修复后,能被组织溶解吸收,使组织恢复到原先的形状;②具有生物活性:通过刺激细胞生长使自身组织得以更新,而不会刺激自身组织产生毒性物质。常用的眼眶修复材料包括自体骨、生物陶瓷、金属、高分子聚合物等。

1. 自体骨　被称为眶壁重建的金标准,即填充物在整合重塑过程中能够完全为自体组织取代,可以取自体肋骨、髂骨、颅骨等作为移植材料。自体骨移植的优点:①组织相容性好,不易出现免疫排斥反应,易于快速血管化;②自体骨有一定的硬度与承受力。缺点:①硬度太大,难以塑形;②不同来源的骨受力限度不同,当超出其限度时,移植骨会折断;③取材增大了感染和出血的机会,同时会有气胸、跛行、颅内血肿等并发症。有研究指出自体骨适合于修复较大的眶壁缺损。虽然自体骨是常见的眼眶重建材料之一,但因取材复杂,并发症太多,所以并不是最理想的眼眶修复材料。

2. 生物陶瓷

（1）HA：是人体骨组织无机物的主要成分，约占90%，结构与人体骨组织极其相似，所以作为修复材料具有良好的生物相容性；材料内部的空隙便于骨组织的长入，是自体骨的良好替代物。HA虽然是一种理想的眶骨修补材料，但它的脆性很大，不易塑形，抗弯曲度低，使其应用受到制约，为弥补这些不足，需要引入其他物质与HA组成复合材料，临床用的HA复合材料是将羟基磷灰石与聚乙烯材料或与胶原蛋白组成复合材料，兼备了两种材料的特点，组织相容性好，易血管化，易塑形。作为眶骨修复材料，HA与其他物质组成的复合材料有着比多孔聚乙烯更为广阔的应用前景。

（2）磷酸三钙：与骨基质的无机成分相似，具有良好的生物相容性和骨引导作用，能促进新骨的生成，是一种可降解的生物陶瓷。新型的磷酸三钙的生物相容性和骨传导性进一步加强，材料降解的同时能诱导新骨形成。

（3）生物活性玻璃：早在20世纪70年代就有将生物活性玻璃用于骨修复的报道。该材料的优点是生物活性好，不利于细菌长入，不会出现排斥反应，骨传导和骨形成作用明显。该材料的缺点是质地硬，不易塑形，抗弯曲度差，不易固定。如果通过改进玻璃制备工艺，或将其和其他生物材料相复合，可以提高其抗拉强度和抗弯强度。因此，生物活性玻璃是一种有着广阔前景的眶骨修复材料，利用该材料最终将制备出可与人体骨组织相媲美的骨组织修复材料。

3. 钛金属

钛的理化性质稳定，组织相容性好，具有相当的硬度和强度，可塑性强，是良好的眶骨修复材料，钛合金有很好的抗磁性，不干扰CT和MRI成像，便于术后观察。钛在整形手术中有着广泛的应用，作为眼眶修复材料，钛网适合于修复较大的眶壁缺损。该材料作为眼眶修复材料的缺点是生物活性差、缺乏骨诱导作用、与周围组织结合强度低、金属离子释放产生的毒性作用、愈合时间长以及耐腐蚀性差等。为了避免这些副作用，研究者们将钛进行表面处理，常用的表面处理方法有化学法、物理法和生物法。单纯钛网（图6-3-13A）较适合修复早期眶壁骨折的患者，而对于已经产生眼球内陷的晚期眶壁骨折患者，单纯钛网的临床疗效并不是很好。这是因为单纯钛网在矫正和补充眼眶容积增加量上存在不足，往往造成眼球内陷不能完全矫正。手术过程中，为了适应缺损的眶壁形状，往往需要将钛网进行剪切，尖锐的金属边缘极易损伤周围组织。为克服这些不利，在钛网两面覆以一薄层多孔聚乙烯，制成复合材料，这种材料可以避免剪切产生的尖锐边缘，多孔聚乙烯能占据一定眶内容积，这样，可以在一定程度上减少眼球内陷的程度。

4. 高分子聚合物

（1）硅胶：在1963年临床上首次将硅胶用于眶壁骨折修复，该材料的特点是生物性及化学性稳定，组织相容性好，弹性好，易裁剪，成本低，但是硅胶的力学性能较差，当修复较大的眶壁缺损时，硅胶难以承受周围组织的压力而易发生弯曲，导致眼球内陷。硅胶无微孔，不与周围组织整合在一起，易引起排斥。因此，目前临床已基本放弃此种材料。

（2）高密度多孔聚乙烯：自1984年Medpor种植体（图6-3-13B）经FDA批准投放市场，它具有如下特点：①多孔性：材料内部含有许多小微孔，孔与孔之间相互沟通，允许软组织

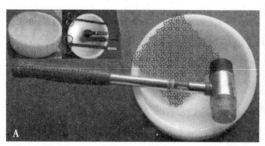
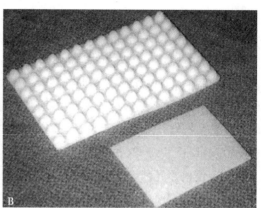

图 6-3-13　两种常见人工眶骨

A. 钛网；B. Medpor 高分子材料

和纤维血管长入其中，降低了免疫排斥反应，同时提高材料的抗感染能力；②良好的组织相容性；③易塑形；④支撑力好、坚硬，大范围骨缺损修补充填时不会产生弯曲变形。但 Medpor 种植体于放射线下不显影，术后 CT 检查不能清晰显示植体的位置，材料不可吸收，这限制了这种材料的广泛使用。此外，它可与 HA、钛金属复合，这些复合材料能相互取长补短，使二者优点得以发挥。

（3）可吸收植入物：包括聚乳酸（PLA），聚乙醇酸（PGA），PLA/PGA 复合物，聚乙烯二氧杂环己烷（PDO），聚乳糖 910/PDO 复合物等。该材料的特点是植入体内后，逐渐降解吸收、被自体组织取代，不需要二次手术取出，避免了相应的并发症。可吸收材料的表面有利于成骨细胞的吸附，能增加成骨活性。虽然修复的骨缺损范围较小，但为生物降解吸收材料在治疗骨缺损方面的应用提供了可靠依据。可吸收材料还是良好的生物工程支架，在材料内预先植入生物活性分子，引导期望组织生长，重建损伤的器官或组织。但该材料还存在诸多不足，如机械性能丧失太快，材料的降解速度不易控制，与新骨形成速度不相匹配，在新骨形成前，材料的力学性能已经不足以支撑眶内容物；多数可吸收的高分子材料影像上不显影，不利于临床观察，这大大制约了可吸收材料的临床应用。

（三）发展趋势

目前眼眶重建材料的选择仍然是临床上一个具有争论性的话题。传统上认为自体骨材料适宜于修复大面积的眼眶骨折，然而其优势和缺点亦相当明显。人工合成材料提供了相当的强度，同时能减少手术时间且种类多样，但是亦不能克服种种弊端。不可吸收材料植入体内终生都存在发生并发症的风险，而可吸收材料目前还不能很好的控制其生物降解的速度。近年来相继出现的复合材料是一个很好的补充，未来将会有更多的应用，如可降解吸收的高分子材料与组织工程骨的联合、纳米材料与高分子材料的联合等，将会给我们带来更多的惊喜。同时，三维 CT 成像、计算机导航系统、快速成型等技术的运用，为恢复眼眶骨性容积、修复眶骨折提供了一个更精确的、个性化治疗方法。组织工程骨和纳米材料的发展为骨缺损的修复治疗开辟了一条崭新的道路,也是近年来眼眶骨缺损修复的研究热点。组织工程骨是最有前景的新型骨修复材料,通过在预期部位对成骨前体细胞、支架、生物活性物质等的调控,达到促进骨组织愈合的目的。目前组织工程骨材料的研究取得了一定的进展。纳米材料内部的孔隙可使新骨穿过长入,内部互通的小孔传递营养,促进骨再生。材料表面纳米化可提高蛋白质的吸附作用,进而提高其组织相容性。目前,临床中尚没有十分理想的眶内植入材料,人工眶骨及义眼座材料不断改进,克服了以往质量大易下沉、孔径小不易血管纤维化等缺点,但其引起的暴露、突出、感染等问题仍然没有解决,这些都是需要继续研究的课题。因此,加快眶内植入材料的研究步伐具有重要意义。

八、泪道植入物

泪器在结构和功能上可分为泪液分泌部和泪液排出部。泪液的排出部称为泪道。泪道(图6-3-14)包括上下泪小点、上下泪小管、泪总管、泪囊和鼻泪管,其主要功能是引流泪液入鼻腔。正常情况下,泪腺产生的泪液除了通过蒸发消失外,一部分泪液依赖于眼轮匝肌的"泪液泵"作用,通过泪道排出。眼睑打开时,眼轮匝肌松弛,泪小管和泪囊因自身弹性扩张,腔内形成负压,积聚在泪湖的泪液通过开放的泪小点被吸入泪小管和泪囊。泪小管毛细作用也有助于泪液进入泪小管。在眼睑闭合时,泪小点暂时封闭,眼轮匝肌收缩,挤压泪小管和泪囊,迫使泪囊中的泪液通过鼻泪管排入鼻腔。

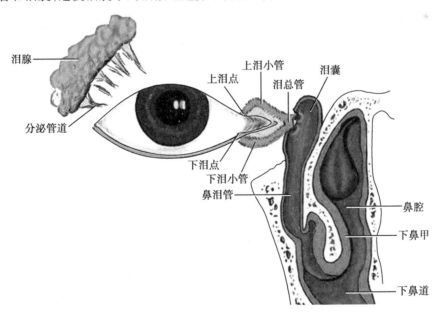

图 6-3-14　泪道结构示意图

(一)泪道栓塞植入物

泪液是人眼得以润滑和视物清晰的基本保证。但泪液质和量出现问题,或泪液动力学

327

异常,从而导致泪膜不稳定和眼表组织损害,就可造成眼部干涩等不适症状,这种眼表疾病为干眼。引起干眼的病因十分复杂,治疗方法也较多,需要根据病人的病因及其严重程度采取不同的治疗。采用泪点栓做泪点栓塞或封闭是治疗干眼的有效方法,成为临床常用的治疗措施。目前临床上将泪点栓(图6-3-15)分为可降解性和永久性两种。

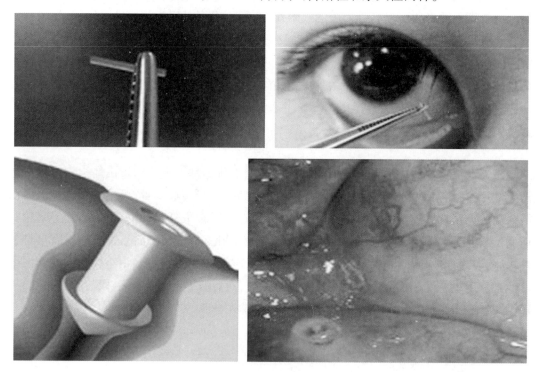

图6-3-15　泪点栓植入步骤

1. 降解性泪点栓　胶原性泪点栓会在短期内溶解,当溶解后效果即消失,适用于干眼的短期治疗,如手术后干眼、确定是否适合做永久性泪点栓治疗。

2. 永久性泪点栓　硅胶性泪点栓是常见的永久性泪道栓,易于取出,适用于中重度或者需要初期保留泪液的干眼患者。而记忆性泪点栓子,由热记忆性疏水性丙烯酸多聚体材料制作,可随眼部温度变化而自动缩短长度、增粗直径,常温下为9mm长、直径0.4mm、具有热膨胀能力的细长小棒,植入泪道以后随温度的升高缩短、膨胀而堵住泪道,从而与泪小管相适应,封闭泪小管的同时增加眼表自然泪液储留。整个手术过程不仅无痛、安全可靠,而且仅需1~2分钟。作为一种无损伤可逆的手术方式,记忆性泪点栓子泪道栓塞不会因为揉眼而脱出,医生可使用平衡液从泪道将它冲出。

(二)泪道引流管

泪道阻塞性疾病(lacrimal duct obstructive diseases,LDOD)引起的溢泪症是临床眼科中一种常见的泪道疾病,多因炎症、外伤、鼻腔疾病或者先天性泪道发育异常等引起。据统计大约占眼科门诊患者数的3%,泪道的任何部位都有可能发生泪道阻塞,其中泪小管阻塞作为 LDOD 中比较常见的一种类型,有文献报道其发病率占 16%～25%。目前针治疗泪道阻塞的方法很多,如反复冲洗泪道、泪道串线、泪道注入凝胶、机械探通、激光探通、插入人造泪管,甚至切开泪囊鼻腔直接进行手术等。总体来说其短期效果还可以,但远期效果不容乐观,即泪小管阻塞疏通术后还会发生再次阻塞,置管引起的各种并发症仍然没有得到有效解决。泪道引流管目前常用的有两类材料(图 6-3-16):不吸收材料(如硅橡胶)和可吸收材料(如羊膜)。

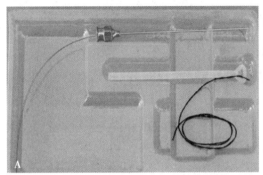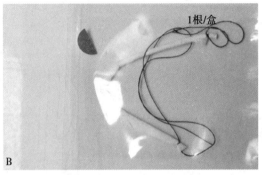

图 6-3-16　两种常见的泪道置管
A. 硅胶泪道置管;B. 羊膜泪道置管

1. 不吸收材料　最常用的是硅橡胶材料,它具有如下特点:①透明度好、质地柔软、弹性好、物理化学性能稳定、植入人体无毒,对泪道组织损伤小;②生物相容性好,无刺激及过敏等现象,可长期留置;③金属探子前端呈泪滴状,平滑过渡,减少对泪道的损伤,便于自鼻腔钩取牵出硅橡胶材料,质地柔软,对泪道组织损伤小。临床使用泪道引流管时,插管手术(图 6-3-17)成功率高,引流通畅,无阻塞现象;与传统手术相比,操作简便,病人痛苦小、出血少,不留瘢痕,无需住院,费用较低,患者易接受;在泪道及鼻腔内留置 3～6 个月,稳定无刺激,无过敏;拔管时不需麻醉,简单易行,病人无痛苦;对泪小管断裂吻合效果较好,对泪小管、泪小点狭窄及鼻泪管狭窄等疗效显著。泪道硅橡胶引流管可以减少狭窄或阻塞处的肉芽生长;不刺激角膜,对眼组织无损伤;但是硅胶管不降解,当探通部位愈合后,需进行二次手术将硅胶管取出,取出过程的摩擦对初愈部位以及正常泪道内壁造成创伤,不仅带给患者痛苦,而且可能引起泪道再粘连或狭窄,影响疗效。

2. 可吸收材料

(1)胶原-壳聚糖-聚乙烯醇负荷人工泪小管:胶原、壳聚糖和医用聚乙烯醇溶液混合均匀后,不添加任何化学交联剂,不改变胶原和壳聚糖的生物学性能,通过简单的物理交联,形成弹性负荷凝胶柱,然后造孔、清洗、风干、脱模后即制得半透明状人工泪小管。制备的新型可降解人工泪小管具有良好的力学性能和吸水溶胀性,便于手术操作,可支撑泪道,利于泪液的流通,防止泪小管粘连,有望成为一种治疗泪道阻塞的新材料。

(2)壳聚糖人工泪道:于泪道激光术后注入泪道治疗慢性泪囊炎,这种治疗方法对于提高手术成功率、防止术后泪道黏膜粘连有很好的作用,是一种安全有效的方法,值得推广。

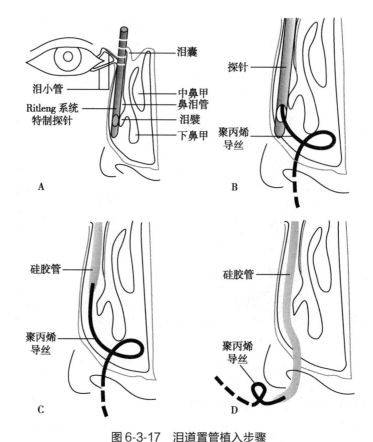

图 6-3-17　泪道置管植入步骤

A. 插入泪道探针；B. 引出泪道导丝；C. 拔出泪道探针；D. 固定泪道置管

（3）羊膜泪道：支撑物应具备安全无毒、植入简便、生物相容性好、质地柔软兼有药理作用等特点。同时由于羊膜具有抗原性低、促进上皮化、减轻炎性反应、抑制新生血管形成和抑制瘢痕增生等作用，使得羊膜在泪道重建方面的更具有优势。

（三）发展趋势

目前临床中干眼和泪道阻塞性疾病日益增多。手术前植入材料的选择和设计应充分考虑到手术易操作性和易患者的舒适性，材料的生物相容性、调节功能等方面，尽量保证疗效，减少并发症的发生，使患者的面部畸形状况得到更好的改善，痛苦减到最低。泪点栓是治疗干眼的一个有效办法，其操作简单，术后反应轻，并能长期持久地缓解症状，值得在临床上推广。硅胶和羊膜泪道已经在临床上使用，但其发挥的分子机制还需深入研究，由于降解性材料在泪道中的作用转归以及在临床上应用推广还需要大量的动物实验研究来证实，也将成为 LDOD 治疗的热点研究方向。目前，临床中尚没有十分理想的泪道植入材料，泪道材料暴露、突出、反复感染等问题仍然没有解决，这些都是需要继续研究的课题。因此，加快眶内植入材料的研究步伐具有重要意义。

九、眼用缓释材料

（一）常用眼科缓释材料

1. 眼药缓释水凝胶　此类角膜接触镜主要包括 PHEMA 水凝胶、硅氧烷水凝胶、分子印迹聚合物水凝胶、含离子配体的水凝胶。PHEMA 除了可以作为角膜接触镜片、支架材料外，还可以作为眼科药物载体。如将 PHEMA 作为毛果芸香碱药物载体可提高该药物的生物相容性，延长药物在眼部的停留时间。含硅水凝胶角膜接触镜以及含有 HEMA 的水凝胶角膜接触镜可以提高对色甘酸钠等药物吸收与释放性能，且药物的吸收与释放性能与水凝胶材料的离子化程度、含水量以及硅氧烷含量有关。而分子印迹水凝胶角膜接触镜能进一步提高药物的吸收能力，延长药物的持续释放时间，但存在技术路线复杂、不能消除药物的爆发式释放现象、药物的缓释动力学难以调控等缺点。离子型配体水凝胶材料同样可以提升药物的吸收与释放性能，但是对于不同的药物需设计不同的配体，只适用于离子化的药物，并且泪液中的药物浓度不可能超过 Na^+ 或者 Cl^- 的浓度。

2. 甲壳素及几丁糖　两者均有很强的亲水性，可在酸性介质中膨胀形成胶体黏稠物质而阻止药物扩散及溶出，由此可制成缓释微球、缓释片等。同时几丁糖具有良好的成膜性，在酸性介质中缓慢释溶，可作为片剂、颗粒剂的包衣材料。而用乳化技术制成壳聚糖包裹的药物滴眼液，可提高此药物眼部的生物利用度，延长给药时间间隔，无明显刺激症状及不良反应。

3. 胶原蛋白　还可以作为眼给药的载体，使药物在结膜囊内逐渐释放，从而在短时间内使眼内药物达到较高浓度，并保持较长时间，减少药物的全身毒性，具有广阔的发展前景。

4. 聚乳酸（PLA）　一种具有优良生物相容性和可生物降解的聚合物，具有较好的机械强度、弹性模量和热成型。PLA 在眼科中最主要的用途是作为眼科药物缓释系统（DDS）的载体。该 DDS 系统为治疗 PVR 提供了新的给药途径，可以抑制角膜移植术后的排斥，预防青光眼滤过术后瘢痕形成和白内障囊外摘除术后的后囊混浊，有效治疗术后炎症反应及细菌性眼内炎。随着研究的不断深入，生物医学与材料学的不断结合，PLA 在眼科的应用诸如药物新剂型、组织培养工程等方面的研究将越来越广泛和深入。

此外，纳米载体还包括甲基丙烯酸甲酯-乳酸共聚体、PBCA 纳米颗粒、氰基丙烯酸纳米颗粒等，它们能包裹匹罗卡品等药物延长降低眼压的时间，表现出更为持久的缩瞳效应。

（二）发展趋势

除 PLA 及其共聚物在眼科用药系统中的应用广泛外，其他人工合成的生物降解材料在眼科中主要作为眼部给药缓释控释系统材料，如聚氰基丙烯酸烷基酯、聚氰基丙烯酸丁酯、聚 ε-己酸内酯为常用于眼科研究的纳米材料。

小结

生物医学材料学在眼科领域上的应用为眼科学、眼科保健学、药学等学科的发展提供了丰富的物质基础,反过来这些学科又促进了材料学科的进一步发展,从而不断使新的或改良的眼科材料应用到眼科治疗与保健的领域中去。生物医用材料用于眼科领域,不同的用途有着不同的要求,如人工晶状体要求折射率高、硬度适中,人工角膜要求透光度高、透气性好、细胞亲和性好等。总的来说,对于理想的眼科材料,要求物理化学性质稳定、生物相容性好、无抗原性、无排斥反应、组织耐受性好、无刺激性、植入眼内无不舒适感,用于不同用途应具有各自适宜的特性等。近 20 年来,随着科学技术的革新和眼科学的飞速进展,人们对眼科材料的要求越来越高,需要更好的功能性眼科生物材料应用到眼科的各个领域当中。但目前还有相当一部分的眼科材料仍未达到理想化,故寻找新技术与新方法,不断改良现有的眼科材料或是制备新型的功能性眼科材料是当今生物材料研究领域的热点之一。

(刘祖国)

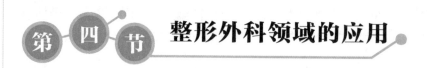

第四节　整形外科领域的应用

整形外科的最大挑战来自组织的缺损,临床上最常使用自体组织移植的治疗手段,但取材量有限且伴随明显的供区损伤。异体或异种组织移植常常存在免疫排斥、吸收、变形等问题。为此,根据不同需求制作的各类医用材料一直在整形外科中发挥着重要作用。本节主要介绍具有整形外科特色的几类医用材料:注射材料,颅面部植入材料,乳房假体,皮肤软组织扩张器和组织工程技术。

一、注射材料

注射填充材料是将填充材料直接注射到人体皮内或皮下的局部特定部位,以填充凹陷部位或改善皱纹,起到增进容貌和改善功能的效果。注射材料主要有注射用填充剂和肉毒毒素两种,其中注射用填充剂主要是以透明质酸(hyaluronic acid,HA)产品为代表。聚丙烯酰胺水凝胶也曾经在我国被用做一种注射填充材料,但由于严重并发症已经被国家药监局禁止使用。此外,左旋聚乳酸(PLLA)被美国 FDA 批准用于改善面部皱纹。随着在临床中的应用,注射材料不断创新发展,其生物学特性也在不断优化。

（一）透明质酸与肉毒毒素概况

美国 FDA 分别于 1981 年和 2002 年批准了注射用填充剂和 A 型肉毒毒素用于美容的治疗。2003 年交联透明质酸填充产品上市后,在整形外科形成了 A 型肉毒毒素和透明质酸填充剂两大治疗热点,并快速成长。经过十余年的广泛临床实践和大量临床经验的积累,已形成相关的诊疗规范。

1895 年,肉毒杆菌首次被发现。1897 年,Van Ermengem 根据毒素抗原的不同,将肉毒杆菌产生的毒素分为 8 型(A,B,C,C2,D,E,F,G)。其中,A、B、E、F、G 型可作用于人类神经系统。A 型肉毒毒素的毒性最强,稳定性最好。1946 年,结晶状的肉毒杆菌毒素被提炼出;1978 年,肉毒毒素开始被用于人体。1987 年,加拿大眼科医生 Jean Canuthem 等用肉毒毒素治疗病人的睑痉挛时,偶然发现在睑痉挛消退的同时眉间纹也随之消失,从而开始了肉毒毒素制剂应用于除皱的研究。1989 年肉毒毒素经美国 FDA 批准为正式药品,2002 年批准 A 型肉毒毒素可用于美容的治疗,我国 2012 年批准使用肉毒毒素进行美容注射。目前用于临床的 A 型肉毒毒素主要有两个产品:美国某公司的 Botox(保妥适)和我国兰州某研究所生产的衡力(BTX-A)。

1934 年美国哥伦比亚大学眼科教授 Meyer 和 Palmer 首次在牛眼玻璃体中分离得到透明质酸,卡尔·迈耶实验室在 20 世纪 50 年代阐明了透明质酸的化学结构:透明质酸是一种高分子的聚合物,是由单位 D-葡萄糖醛酸及 N-乙酰葡糖胺组成的高级直链黏多糖。2003 年透明质酸类注射美容产品上市,使用量以每年近 25% 的速度快速增长,成为仅次于肉毒毒素的第二大注射美容产品。在美国市场上通过 FDA 批准用于整形美容的透明质酸类皮肤填充剂已达 9 种,每系列均有不同颗粒大小或密度的产品,分别适用于真皮浅层、中层及深层注射以应对不同严重程度的皱纹。2008 年 12 月我国食品药品监督管理局批准了瑞典某公司的透明质酸类皮肤填充剂,其中含有 1% 的交联 HA,适用于鼻唇沟的注射治疗;2009 年 10 月批准了国产医用羟丙基甲基纤维素-透明质酸钠溶液,其商品名为 EME(逸美)。

理想的注射用软组织填充材料必须符合下列特征:①组织相容性好;②无过敏反应;③不致癌,不致畸;④无迁移,无再吸收;⑤无抗原性、不导致免疫及组织相关性疾病;⑥效果持久、作用可靠;⑦可以规模化生产;⑧价格低廉。纵观软组织填充材料的发展历程,目前尚无一种材料完全具备上述要求。在选择注射产品时,往往需要考虑诸如适应证、禁忌证、有效作用期及价格等因素。影响最终效果的不仅仅是产品本身,医师对产品特性的熟知、对局部解剖的掌握以及精准的注射技术、求美者的心态和社会环境等多种因素,均对治疗效果有着重要的影响。

随着对注射美容在临床应用的探索,临床中出现了联合应用透明质酸和肉毒毒素的治疗方案。比如 A 型肉毒毒素和透明质酸联合应用,在治疗眉间川字纹时产生了协同增强作用,分析其原因可能是肉毒毒素注射减少了肌肉运动,使得透明质酸填充物的吸收也相应减少,故而延长了疗效持续时间;同时降低了 A 型肉毒毒素的用量,减少其不良反应的产生,使微创除皱更为安全,面部表情更趋自然;并且也降低了单一使用透明质酸而产生的高昂费用,使得微创除皱的大门向更多爱美者敞开。

(二)透明质酸

透明质酸又名玻尿酸,是由葡萄糖醛酸和乙酰氨基组成的双糖单位反复交替连接而成的一种外观透明的胶状物质。从生物体提取的透明质酸呈白色,无异味、具有很强的吸湿性。透明质酸广泛存在于人体和动物的结缔组织、真皮层及角膜中,它能够与胶原和弹性蛋白组成支架,从而确保皮肤组织的稳定性和弹性。无论来源如何,透明质酸分子结构没有物种及组织的差异,没有免疫原性,用于临床注射时无需做皮试。透明质酸溶于水、不溶于有机溶剂,分子结构相对稳定,无需冷藏保存,常温下可以存放 2 年。研究表明,透明质酸有极佳的亲水性,可吸附的水分约为其本身重量的 1000 倍,1 克的透明质酸可以结合高达 6 升的水。一个体重为 70 公斤的人,体内仅含有干重 15 克的透明质酸,其中有近一半存在于皮肤中。

透明质酸与蛋白结合后形成分子量更大的蛋白多糖分子,此大分子是保持疏松结缔组织中水分的重要成分。透明质酸吸水后体积增大,形成有弹性的基质填充在组织空隙内,向周围产生的膨胀压力支撑周围组织,并且能够与胶原和弹性蛋白组成一个支架,从而确保皮肤组织的稳定性和弹性。透明质酸是目前自然界中发现的保水性最好的天然物质,被称为理想的天然保湿因子(natural moisturizing factor, NMF),2% 的纯透明质酸水溶液能牢固地保持 98% 水分,保湿效果是胶原蛋白的 16 倍。透明质酸-蛋白质-水的凝胶状结构还将细胞黏合在一起,使细胞发挥正常的代谢作用,保护细胞不受病毒细菌的侵害,使皮肤具有一定的稳定性。透明质酸通过增加皮肤及软组织的容积,主要用于修复面部或体表的凹陷畸形、老年性面部沟槽和静态皱纹,以及用于美化面部五官,调整面部和身体轮廓。

透明质酸的降解速度很快,人体内每天有 1/3 的透明质酸会被更新。如果注入自然状态的透明质酸无法在组织内长久存留,会迅速被淋巴组织转移并在 2 天内在肝脏降解为水和二氧化碳,而难以维持填充效果;因此,作为皮肤填充剂需要使用交联剂。交联后,透明质酸颗粒增大,降解速度减慢,吸水能力延长,以维持皮肤的弹性和保存水分。不同制剂所含有的透明质酸量和交联工艺均有差异,这也使其具有不同的物理特性和美学用途。例如,用于改善皮肤浅层皱纹和用于填充中面部凹陷的透明质酸制剂所需要的特性不同。硬度及弹性较大的制剂适合较深层次的注射,使得可触及的颗粒感降至最低;硬度及弹性较小的更适合中至浅层的皮肤细纹或褶皱的填充。另一方面,面部不同区域的皮肤张力、肌肉活动及脂肪含量的差异使得透明质酸受牵拉的频率和强度不同,引起填充剂形变的方向和程度也不同,进而对于透明质酸制剂的物理特性要求也不一样。

临床使用的透明质酸制剂一类是动物来源的,一类是非动物来源的,由细菌发酵生产。前者由于纯度不高,含有异种蛋白而具有潜在的致敏性,应用较少;后者的纯度、黏度更高,过敏反应发生率极低(约 0.02%),因而更受人们青睐。各种透明质酸制剂最显著的区别是其分子间的交联数目,交联数目越多的制剂在体内维持的时间就越长。例如:Restylane

由于交联数量和分子量（$350\mu m$ VS $800\sim900\mu m$）均比 Perlane 要小，因而维持时间较短，质地也更加柔软；与之类似，Juvederm Ultra 与 Juvederm Ultra Plus 存在交联数目的差异（分别是 6%和 8%），因而特性和降解速度也不一样。未全交联的透明质酸称为双相透明质酸，交联度普遍在 3%~5%左右；而单相透明质酸可以达到 12%的交联度，塑形效果更好。理论上大多数透明质酸制剂可以维持 6 个月，而个别制剂，如 Juvederm，可维持至 1 年。在实际应用中，病人的个体差异和注射部位的不同也会影响透明质酸制剂的维持时间。

此外，透明质酸制剂有三个重要特点：

①等容降解：透明质酸在组织内具有等容降解的特性，一部分透明质酸降解后，剩余的透明质酸可以吸收更多的水，维持总体积基本不变。临床上表现为充填部位的容积一直能够维持 95%以上，直到最后完全吸收。

②动态黏稠度：透明质酸黏稠度受压力和温度的影响，加压注射时其黏稠度下降，可以通过细小的针头到达注射部位，之后又重新回到较大的黏稠度，形成凝胶状。温度升高也能使透明质酸的黏稠度下降。

③能被透明质酸酶降解：如果注射后不满意，可以使用透明质酸酶很快地消除透明质酸。透明质酸填充剂的诸多优点，使其成为最常用的皮肤填充材料，并且安全性极高。

（三）聚丙烯酰胺水凝胶（PAAG）

聚丙烯酰胺水凝胶（商品名奥美定）是由 5%交联聚丙烯酰胺聚合体和 95%的水组合而成，是无色透明呈胶冻状的填充材料。作为一种注射类软组织填充剂于 1997 年由乌克兰引入我国进入临床应用，我国自行生产的聚丙烯酰胺水凝胶于 1999 年进入临床应用。有大量的患者接受了面部及胸部的聚丙烯酰胺水凝胶注射填充，术后并发症发生率高，包括疼痛、肿块、胸背不适感等，在 2006 年我国禁止该产品在临床中的应用。

（四）聚左旋乳酸（PLLA）

聚左旋乳酸是乳酸自行缩聚形成的高分子材料，具有较好的生物学相容性和稳定性，可在体内降解为乳酸和二氧化碳，不残留体内。美国 FDA 批准上市为可降解型人工合成材料，主要用于真皮深层的注射以改善皱纹，但价格昂贵且需要短期内多次注射。

二、颅面部植入材料

颅面部各种疾病均会引起组织缺损，常用的颅面部植入材料包括高分子材料、无机非金属材料和金属类材料。

（一）高分子材料

颅面部整形美容或缺损修复常用的人工合成高分子材料包括硅橡胶（silicone）、高密度多孔聚乙烯（high density polyethylene，HDPE）、膨体聚四氟乙烯（e-PTFE）、聚甲基丙烯酸甲酯(PMMA)等聚合物。

1. 硅橡胶 自20世纪40年代以来,硅橡胶广泛应用于医疗领域,有术中可雕刻塑形、有弹性、易清洗、可反复灭菌而不发生理化性能改变等特点。在整形外科中硅橡胶主要作为增加组织量、修复软、硬组织缺损或凹陷畸形的充填材料,应用于填充美容手术和颅骨、颌骨、颧骨等骨缺损的修复中,但在骨缺损或凹陷修复方面,硅橡胶已被生物相容性更佳、更具骨特性的其他生物材料所替代。

固体硅橡胶仍是目前最常用的隆鼻和隆颏材料。在鼻梁填充手术中,与自体骨或软骨相比,使用硅橡胶具有手术更简单,术后恢复快且不良反应少等优点。即使发生感染、外露等并发症或效果不佳,也可从原切口完整取出,不致造成严重后果。但由于组织不能长入固体硅橡胶,硅橡胶假体置入体内后在其周围会形成纤维包膜,术后可能出现假体晃动或移位,甚至撑破皮肤致假体外露、感染等并发症。

2. 高密度多孔聚乙烯 其商品名为Medpor,结构式同聚乙烯但物理特性不同,20世纪80年代开始应用于临床。市售Medpor呈白色,表面粗涩多孔,孔隙直径为$100\sim200\mu m$,孔与孔之间相互连通。Medpor具有一定的柔韧性和相对不可压缩性,并有良好的生物相容性,可用刀雕刻塑形,但其机械性能欠佳,不适合用于负重部位。此外,因其多孔,Medpor易被细菌污染,故术前材料需严格灭菌,术中严格遵循无菌原则,酌情应用抗生素。消毒Medpor时通常用环氧乙烷气体而较少用高压蒸气,因为高温可能引起Medpor变形。

在整形美容外科,Medpor主要被用于组织填充,如单纯的隆鼻手术,以及对颊部、眶骨、上下颌骨、颧骨等颅面骨缺损的修复和凹陷畸形的充填中。Medpor作为植入材料具有以下优点:①Medpor表面粗糙,内部具有开放和相互交通的孔形结构,组织可长入材料达到生物性紧密结合,较少形成包膜;②Medpor孔径适于毛细血管的长入;③Medpor很有韧性和弹性,可切割塑形;④Medpor组织相容性好,对组织和细胞没有毒性反应,且有良好的通透性及血循环,抗感染能力强;⑤Medpor稳定性好,无气化、老化,不易变形。Medpor存在以下缺点:①价格较贵,应用受到一定的限制;②由于假体和周围组织粘连较紧密,植入后移除的难度比硅橡胶假体大;③由于其质地较硬,远期来看容易发生顶破皮肤或黏膜致假体暴露,不宜用于支撑鼻尖和鼻小柱或延伸鼻中隔。

3. 膨体聚四氟乙烯 其商品名有Tefilon、Gore-Tex、Prolpast等,是一种惰性膨体聚合物,由聚四氟乙烯树脂经拉伸等方法加工制成。膨体聚四氟乙烯光滑不黏,质地柔软,其内部由许多聚四氟乙烯结组成,结与结之间细小的纤维多方向立体交织在一起,形成超微多孔结构(孔径$0.5\sim30.0\mu m$),允许周围的血管及肉芽组织长入,与自体组织结合牢固,增强了假体的稳定性,不易活动和移位,炎症反应轻且无包膜形成。

在整形外科,膨体聚四氟乙烯主要用于隆鼻术、面部凹陷畸形的整复、唇线增高、唇加厚、鼻唇沟过深的矫正中。其缺点主要包括:①膨体材料在有组织长入的情况下,会失去原有的柔韧性,逐渐发硬,变得非常坚实,使其外观及手感不自然;②膨体材料有许多的微孔,容易藏匿细菌,慢性假体感染是膨体隆鼻最常见的并发症;③由于周围组织长入膨体材料,植入后不易取出;④膨体材料弹性和立体感比较差,不易雕刻塑形。

4. 聚甲基丙烯酸甲酯　俗称有机玻璃,是一种热塑性丙烯酸树脂类材料。在 20 世纪 50 年代应用于颅骨、下颌骨等缺损的修复,在临床上曾是需要满足一定机械强度或负重部位骨缺损修复的首选材料,但周围组织不能长入材料内,并在其周围形成纤维包膜。后期还发现,聚甲基丙烯酸甲酯植入后对周围组织的刺激性相对较大,炎症反应较明显,术后积液较多;其力学性能差,抗冲击性能差,受到外力打击时易破碎;同时易老化而变脆,若干年后可发生碎裂,因此目前仅用于需特殊塑形部位的颅骨缺损修复。近年来,实验发现聚甲基丙烯酸甲酯释放的小剂量单体和添加剂存在致癌风险,随着其他生物相容性以及理化性能更好的材料不断涌现,临床已极少应用。

(二)无机非金属材料

整形外科中常用的无机非金属材料主要包括人工合成的羟基磷灰石(HA)、钙磷陶瓷(calcium-phosphate ceramic)及其复合物和天然形成的珊瑚、蚕丝等材料。

1. 羟基磷灰石　在整形外科领域主要用于较小和非承重部位骨缺损的填充,如牙槽骨缺损,颅骨缺损,上颌骨填充等。但由于其生物力学性能较差,不吸收,材料移位等缺点,目前临床应用已经较少。

羟基磷灰石与其他材料的复合应用弥补了其较脆弱、不耐磨等机械性能缺陷,弥补了不同材料的不足,极具开发和应用前景。微晶瓷主要由 $25 \sim 45 \mu m$ 的羟基磷灰石微球复合凝胶形成。2006 年美国 FDA 批准微晶瓷作为软组织填充材料,被广泛应用于皮下组织、真皮的填充治疗。微晶瓷进入体内后被纤维组织包裹固定,其中的羟基磷灰石成分在体内可长期存在,较难被降解,形成较长期的容量填充效应。微晶瓷注射主要的并发症包括凹凸不平、局部组织坏死、皮肤感染、炎症等。由于 CFDA 尚未批准微晶瓷的应用,国内应用经验尚不足,存在较多的非法操作以及由此带来的并发症。

2. 钙磷陶瓷　临床应用方法及适应证与羟基磷灰石基本相同,但机械强度较低、吸收缓慢、缺乏骨诱导性,在承重骨的修复中还有一定困难。研究发现,磷酸钙生物材料的颗粒尺度、表面结构对其机械强度和修复效果有较大的影响,目前,大量研究着眼于以磷酸钙类生物材料为基础的复合材料的研制、磷酸钙陶瓷表面纳米结构的改良等。

(三)金属类生物材料

在整形外科,金属材料主要应用于颅颌面领域,如颅面部人工关节、骨钉、接骨板,以及颅骨缺损修复。不锈钢最易制作,但耐人体组织液腐蚀性能差,长期会出现腐蚀和断裂,影响疗效,目前已较少使用。钛网与硬脑膜结合性良好,能给软脑膜和脑足够的支持,并能有效地保护脑脊液系统,已被广泛用于颅骨和硬脑膜缺损的修复。近年来 3D 打印技术的出现,使制备个性化修复体变得准确而且简单、快速,3D 打印个性化钛网可依照局部骨缺损情况进行个性化设计,具有制备精度高、外形好、术中操作简便等优点,为颅骨缺损的修复提供了新的合理有效的治疗途径。

三、乳房假体

乳房不但是女性哺乳的器官,同时也是女性重要的第二性征及女性美的必备条件。女性小乳症常常由于发育或者产后影响所致,往往会导致患者出现抑郁、缺乏自信、体像烦恼和性抑制等问题,隆乳手术不仅能够治疗患者的形体缺陷,也是一种心理治疗措施。随着现代社会公众对美容外科手术接受程度的提高,要求行乳房假体填充的人数逐年增多,各种各样的隆乳方法也应运而生,乳房假体植入材料的发展与更新促进了隆乳术的进步。

(一)乳房植入材料的种类

乳房假体植入材料可分为固体、液体、凝胶及复合材料。固体植入材料包括聚氨酯、聚四氟乙烯、可膨胀的聚乙烯醇(膨胀海绵)等,术后常出现局部组织炎症反应、假体变硬变形和明显不适等问题。可注射的液体及凝胶材料包括凡士林油、液体石蜡、环氧树脂胶、虫胶、蜂蜡、液体硅橡胶、聚丙烯酰胺水凝胶等,常常导致更多并发症,包括反复的感染、疼痛、水肿、硬结、游走移位、组织坏死浸润、不能完全取出,以及降解产物可能具有毒性及致癌性等。1962 年 Cronin 和 Gerow 开发出由固体硅橡胶外囊与硅凝胶或盐水填充材料复合而成的新型乳房硅凝胶/盐水假体植入物,由于其植入人体后组织相容性好、质感与外形逼真且易于取出而受到广泛欢迎,目前已成为医学界公认最实用、安全可靠的隆乳材料。

(二)乳房硅凝胶/盐水假体植入物的结构

乳房硅凝胶/盐水假体植入物的种类繁多,按其囊内容物不同可分为硅凝胶充填型和生理盐水充注型;按其使用方法可分为置入型和注入型;按其表面结构不同分为光面和毛面;按其形态可分为圆形和解剖型。其基本结构都是由两部分材料复合而成,包括低渗透性的硅橡胶外囊及其内充满的惰性填充材料,如硅凝胶材料或者盐水溶液等。

1. 假体硅橡胶外囊 乳房假体的硅橡胶外囊是由乳房假体模具表面蘸取多层液体硅橡胶在层流烤箱中交联凝固而得。硅橡胶囊的表面结构会影响假体形态的稳定性。光面假体易于植入,质地较软,但是会增加假体周围组织包膜挛缩的发生率;毛面假体则能使附着的包膜胶原纤维随机排列、不易收缩,从而延迟或降低包膜挛缩。例如某公司通过粗糙的聚氨酯发泡表面对未凝固的硅凝胶外囊进行压模制备而成的 Siltex 假体毛面;有些厂家开发出的更为粗糙的毛面假体还具有促进假体外囊与周围包膜组织黏附的作用,这种贴附性使得高黏稠度硅凝胶内容物堆叠而不翻转,保证了假体形态和位置的稳定,如某公司推出的 Biocell 毛面解剖型假体。

2. 假体填充物

(1)硅凝胶(silicone gel)填充物:通过调节硅橡胶聚合链长度或交联程度就可以得到不同黏稠度的硅凝胶,达到一定黏稠度的硅凝胶将在一定程度上保持其大小、形状及空间分布,成为具有形态记忆性的黏附型硅凝胶,是目前应用最多的乳房假体填充物。采用此类填充物的假体其手感及形态稳定性最接近女性正常乳房,且不易渗漏,一旦破裂也更易于彻底取出。

(2)生理盐水填充物:20世纪90年代,由于硅凝胶假体的限制使用,盐水假体一度成为最常用的乳房假体。盐水假体由硅橡胶空囊和自封闭式注射阀组成,假体植入后通过注射导管充填生理盐水。充填的生理盐水更接近人体体液的组成成分,即使发生渗漏或破溃也不会引起类似硅凝胶渗出的危险与顾虑,尤为适用于对假体安全性有较高要求的患者。生理盐水充填还具有手术切口较小,置入更为方便与简单,能够在术后灵活调整假体的体积等优点。盐水充注式假体最大的缺点是手感不如硅凝胶假体,同时有易渗漏、可能摸到假体折痕和注水阀等缺点,限制了其临床应用。

3. 假体外形 乳房假体有圆形和解剖型两种基本形状。圆形假体可以在包膜内任意转动而不会造成外观的改变,同时更有利于形成饱满的乳房上极。解剖型假体侧面为泪滴或楔形,其基底可设计成圆形或泪滴形,可以使乳房下极更为饱满,乳房上极更为自然。此外硅凝胶在硅橡胶囊内的分布情况会对假体的外形产生影响,内部的硅凝胶越稀薄,充填量越小,假体更柔软敷贴并触感更自然,但更易出现不同体态下皮肤皱褶,甚至导致假体外囊的疲劳和破裂(图6-4-1)。

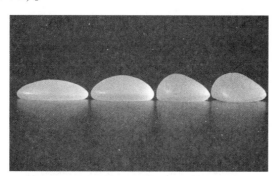

图6-4-1 不同外形的乳房假体示意图

(三)乳房硅凝胶假体植入物的安全性

乳房硅凝胶假体的使用经历了半个多世纪的发展,其安全性及有效性不断提高,目前临床应用的硅凝胶假体多采用解剖型毛面设计,并可提供一系列不同高度、宽度及凸度形状供选择,内部填充更高黏稠性的硅凝胶,具有更低的包膜挛缩及渗漏破裂率。世界权威研究机构流行病调查结果证实,没有足够的证据证明硅凝胶乳房假体会诱发自身免疫性疾病、增加乳腺癌发生率、危害之后的母乳喂养及对未出生的胎儿造成任何危害。乳房硅凝胶假体已经在全世界范围内成为目前隆乳术最常用的安全、有效的假体植入物。

四、皮肤软组织扩张器

皮肤软组织扩张术是指将皮肤软组织扩张器植入正常皮肤软组织下,通过注射壶向扩张囊内注射液体增加扩张器容量,对表面皮肤软组织产生压力使组织细胞分裂增殖及细胞间隙拉大,从而增加皮肤面积或通过皮肤外部的机械牵引使皮肤软组织扩展延伸,利用新增加的皮肤软组织对畸形组织修复和器官再造的一种方法。硅橡胶皮肤软组织扩张器(skin soft tissue expander)是 20 世纪 70 年代后期问世的一种新型医疗器件,目前已广泛用于整形、美容和修复手术中。使用硅橡胶皮肤软组织扩张器可在瘢痕或组织缺损附近产生并提供具有相同肤色、相同结构、相同厚度、甚至相同毛发数量的皮肤软组织,简化了手术过程,组织存活率高,同时克服了传统皮肤移植带来的外观差异,使整形和重建达到比较理想的效果。

(一)扩张器的类型

临床上使用的扩张器主要有两种类型,一种是可控型扩张器(controlled tissue expander),另一种是自膨胀组织扩张器(self-inflating tissue expander)。可控型软组织扩张器最初由 Radovan C 设计,通过反复注入生理盐水使之膨胀,优点在于可根据需要控制扩张容量和扩张时间,临床应用十分广泛。自膨胀型扩张器最初由 Austad 设计,其原理是扩张囊内含氯化钠饱和溶液,利用具有半透膜性能的硅橡胶囊内外的渗透压差使之自行扩张,优点是不需要定期向囊内注入盐水,操作比较方便。然而其扩张容量和时间不易控制,一旦扩张囊密闭性遭到破坏,囊内高渗盐水渗漏到组织间可导致局部组织坏死,故临床应用较少。

(二)可控型扩张器的结构

可控型软组织扩张器由扩张囊、注射阀门和导水管三部分组成(图 6-4-2)。

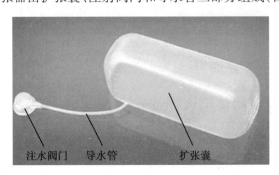

注水阀门　　导水管　　扩张囊

图 6-4-2　可控型皮肤软组织扩张器的结构

1. 扩张囊　扩张器的主体部分是扩张囊。扩张囊的主要功能是接受注水,通过自身体积的增大对表面的皮肤软组织进行扩张,这要求扩张囊有较好的弹性、良好的密闭性,以及较强的抗挤压、抗撕裂能力。扩张器的规格和型号依据扩张囊的容量大小和形状进行划分。常用的扩张器形态有圆形、方形、肾形和柱形。不同形态的扩张器适用于不同的躯体部位,比如四肢多使用方形和柱形的扩张器,外耳再造多选用肾形扩展器进行耳后皮肤的扩张等。此外还有一些特殊形状的扩张器,用于特殊部位的皮肤软组织扩张,如用于下颌缘的马蹄形、用于指背的长条形及用于眶周的新月形等。

2. 注射阀门 又称注射壶,是接受穿刺并由此向扩张囊内注射扩张溶液的装置。其形态有半球形、乳头状、圆盘形等,主要由顶盖、底盖、防刺穿不锈钢或尼龙底片以及防渗漏装置组成。以往的注射阀门有单向阀门和双向阀门两种,单向阀门只能向扩张器内注入液体而不能抽出,一旦注射过量发生皮瓣血运障碍则处理十分困难,因此目前的注射阀门均为双向。双向阀门既可向扩张囊内注入液体,也可将液体回抽,外科医生可以通过注入和抽出液体调节扩张囊内压力。

(三)扩张器的理化性质

皮肤软组织扩张器的制作材料是硫化的高纯度医用硅橡胶,具有耐化学腐蚀、弹性好,高温和低温环境中均能保持物理性能的优点。

1. 理化性质稳定 与乳胶相比,硅橡胶具有一定的惰性,经硫化处理后无臭无味,不含或者仅含有微量的不稳定物质,因此与机体和其他材料接触时不会引起污染和损害。在体温环境中,硅橡胶与体液中各种电解质和有机物质的长时间接触也能够保持原有的弹性,不易老化,不易变形,很难被腐蚀、代谢和降解。硅橡胶能够在很宽的温度范围内保持稳定的物理机械性能,维持稳定物理机械性能的温度区间为−100~316℃。临床上,应用高压灭菌消毒、煮沸消毒、化学熏蒸消毒、放射线消毒均不会明显影响扩张器的物理机械性能。

2. 机械性能好 硫化硅橡胶具有极佳的机械性能,弹性回缩力高,弹性伸长率高于450%~550%。抗扯断能力为543.6kg/in,抗撕裂强度为27.2~36.3kg/in,永久变形低于7%。扩张囊的弹性伸长率越大,抗扯断及抗撕裂强度越高,扩张囊壁抗爆破、抗冲击力越好,埋入人体后不会因超容量注射液体或受外力挤压而破裂。上述机械性能与胶料配方、炼制工艺及硫化成形工艺有密切关系。

(四)皮肤软组织扩张的机制和生物效应

1. 增加皮肤面积 增加皮肤面积通过软组织扩张额外获得的皮肤软组织有三个来源。

(1)扩张刺激诱导的组织生长:皮肤的生长在扩张过程中和扩张皮瓣转移后都存在,扩张中的细胞增殖和细胞间质的合成有助于皮肤面积的扩展,扩张皮瓣转移后又有助于皮肤厚度的恢复。

(2)蠕变效应:此效应是生物组织在力的作用下面积发生扩展或长度增加,而力的作用解除后生物组织的面积或长度不能完全复原的特性。由组织蠕变效应产生的皮肤面积增长是扩张区皮肤面积增长总量中的一部分,最终会在扩张组织移植后由生长的组织细胞取代。

(3)皮肤软组织移位:是邻近皮肤软组织被牵拉移位到扩张区,构成扩张区皮肤的外围部分,并在皮瓣转移时部分回复到原来部位,剩余部分最终也将在扩张组织移植后被生长的组织细胞取代。

2. 扩张对皮肤血流动力学和组织结构形态的影响 扩张器充盈后会对周围皮肤软组织产生扩张压力,当扩张压力高于毛细血管内灌注压时,局部血流被阻断。随着皮肤软组织结构的适应性变化,扩张张力会逐渐下降,因而减少了对皮肤血流的阻断影响。反复的血流阻断和恢复可以锻炼扩张皮肤中血管的供血能力,从而达到了皮瓣延迟的效果,提高皮瓣的活力。

3. 其他生物效应 扩张器置入机体后在其周围会形成一层纤维囊壁,主要由纤维结缔组织和胶原纤维构成。此外,表皮经过扩张后有增厚的现象,真皮层经过扩张后变薄,而毛囊、汗腺和皮脂腺等皮肤附件在扩张过程中没有明显的变化。扩张可以拉长皮肤软组织内的周围神经,但是并不影响神经传导。经过扩张的肌肉细胞会发生增殖,肌纤维发生萎缩并在扩张结束后一段时间可以恢复。扩张器对骨组织的长期压迫可造成基部的骨质吸收。

(五)扩张器植入术简介

根据修复区域和供区的大小形状选择适当规格和形状的扩张器;仔细观察扩张器外观有无划痕或孔眼,有无开胶或缝隙,并向注射壶内注射空气,拔出针头后将扩张器浸入水中,反复挤压观察有无气泡出现。植入术前将扩张器置于预埋置部位表面,循扩张器边缘画出扩张器埋置的范围和注射壶的位置。术中垂直切开皮肤至需要剥离的平面,用组织剪沿剥离层次逐渐向外周分离,一般剥离腔隙的范围应比扩张囊周边大 2~3cm;用组织剪通过已剥离的腔隙向注射壶放置位置的皮下做适当剥离,范围以注射壶置入后不易移位为度;仔细止血后,先将注射壶的注射面向上塞进注射壶埋置腔隙,然后将扩张器展平送入埋置腔隙,并在腔隙内展开,直至充满腔隙边缘;在剥离腔隙内放置剪有数个侧孔的负压引流管。直视下分层缝合切口,固定引流管(图 6-4-3)。

1,背部巨大黑痣　2,扩张器注水完成　3,黑痣切除术后

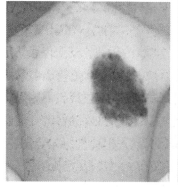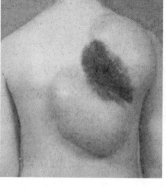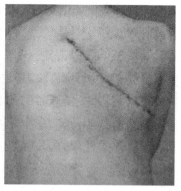

图 6-4-3　使用扩张器治疗背部黑痣

五、组织工程技术

在整形外科领域,组织器官的缺损或功能丧失的修复一直是临床治疗中的重点和难

点,但现有的修复材料距离理想状态还有很大差距。组织工程是应用细胞生物学和工程学的原理,将体外培养扩增后具有生物学活力及特定功能的细胞与可降解生物支架材料复合,在体内或体外再造组织或器官,用以修复或改善损伤组织或器官的结构与功能,最终形成有活力的正常组织或器官,达到真正意义上的生物学重建。因此,工程化组织移植是修复重建外科十分重要的治疗手段。

自组织工程技术出现以来,整形外科医师应用解剖学、生理学以及细胞生物学的基本概念发展大量的创造性实验模型及创新技术,成为组织工程领域的先行者之一。特别是1997年整形外科医生曹谊林教授通过组织工程技术在裸鼠体内形成具有皮肤覆盖的人耳郭形态软骨,是组织工程学发展史上的一项重大突破,标志着组织工程技术可以形成具有复杂三维空间结构的组织,显示了组织工程从基础研究迈向临床应用的广阔前景。与整形外科有关的组织工程主要包括:骨组织工程、软骨组织工程、皮肤组织工程、神经组织工程、肌肉组织工程、血管组织工程、脂肪组织工程等。软骨组织结构单一,是最早构建成功的工程化组织之一。在经历了免疫功能缺陷的小动物模型、具有免疫功能的大型哺乳类动物体内研究之后,软骨组织工程已开始逐渐向临床应用转化。

先天性小耳畸形是整形外科领域涉及软骨组织缺损的常见疾病。临床常用的耳郭再造支架主要包括自体肋软骨雕刻支架和高密度多孔聚乙烯材料支架。高密度多孔聚乙烯材料质硬,易造成再造耳郭皮肤外露,从而导致手术失败。自体肋软骨是目前耳郭再造材料的"金标准",但存在继发畸形,技术要求高等问题。应用组织工程技术构建耳郭形态软骨修复耳郭缺损发展迅速,已开展临床应用。支架材料的制备和选择是软骨组织工程的重点,新兴材料的研发及多种类型材料的联合应用是成功构建临床应用级组织工程耳郭软骨的关键。

用于组织工程耳郭构建的理想的支架应有良好的生物相容性,能够维持稳定的三维结构,为细胞提供良好的生理环境,支架的降解速度应与组织再生速度平衡以维持耳郭的形态,而且需要具备一定的强度和弹性。人工合成聚合物如聚乙醇酸(PGA)和聚乳酸(PLA)是目前组织工程耳郭软骨最常用的支架材料。通过PLA包被PGA纤维使之交联形成PGA/PLA多孔聚合物,可使材料在降解性和形状控制之间取得良好的平衡。应用软骨细胞复合PGA/PLA多孔聚合物支架可以在体外构建工程化耳郭软骨,植入免疫缺陷的裸鼠体内可获得成熟且稳定的软骨组织,但当植入具有完整免疫功能的大动物体内时,其支架材料体内降解产物乳酸和乙醇酸的局部聚集,可引发细胞坏死及机体无菌性炎症的攻击,致使软骨植入物最终纤维化和被吸收,是软骨组织工程技术下一步亟需解决的一项难题。

凝胶材料如海藻酸(sodium alginate),pluronics和纤维蛋白凝胶(fibrin gel polymer),在组织工程耳郭构建中的优势是可以通过注射的方式在成型的模具中加以塑形,尤其适用于在3D打印技术中的应用。凝胶材料良好的延展性使其可制备各种复杂形状,为细胞提供三维培养环境,表面积大,内部孔隙多,利于细胞的黏附和营养交换,维持细胞的球形形态,而球形结构的维持对软骨细胞的表型维持非常重要。而且凝胶材料的免疫原性相对较低,例如应用Pluronic F-127能够在有免疫力的动物体内形成新生软骨,其与耳软骨细胞混合植入猪皮下6周引起的炎症反应较PGA更小。但这类材料最大的缺点在于力学性能较差，难以在早期提供足够强度的支撑和保护。

利用可降解支架构建的组织工程耳郭软骨难以在体内长期维持其复杂形态，因此有学者构想使用不可降解材料作为内支撑支架，联合应用可降解和非降解材料共同解决组织工程耳郭复杂形态在体内维持的问题。目前已尝试的内支撑支架材料包括硅胶、Medpor、纳米纤维素支架、钛网支架及聚氨酯支架等，并已取得一定的效果。进一步的研究集中在寻找具有更好的生物相容性、更低的异物反应的内支撑支架材料上。

随着3D打印技术的发展，其与细胞生物学、计算机辅助设计和生物材料学等多个领域相结合，逐步发展成为一种新型的组织工程技术并应用于耳郭再造术中，目前已经可以利用藻酸盐水凝胶、纤维蛋白凝胶、Pluronic F-127水凝胶复合PCL支架材料和软骨细胞成功打印出具有人耳精细结构的工程化软骨组织，经过一段时间的体外培养，在小动物体内形成具有类似天然软骨弹性的软骨组织，但其最终能否应用于有免疫活性的大动物甚至人体还需进一步研究。

（肖　苒）

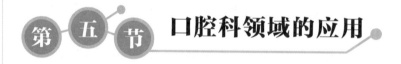

第五节　口腔科领域的应用

本节主要介绍了材料在口腔科领域的应用。目前在口腔科领域中应用的材料主要集中于修复材料，黏结剂和根管充填材料，牙根种植体以及引导组织再生材料等方面。本节课程则主要从上述几个方面入手，着重介绍了应用于口腔修复材料的印模材料、修复用非金属材料、金属材料、陶瓷材料及颌面赝复材料；黏结剂和根管充填材料部分着重介绍了现在临床应用较多的常见材料，如：牙釉质黏结剂、牙本质黏结剂、牙胶尖以及FR酚醛树脂等新型材料；又介绍了现阶段牙种植体的材料，并探讨了钛及钛合金的表面改性以及种植体的组织反应及骨结合机制等。另外介绍了基本的引导骨组织再生屏障膜的知识，以及在现阶段研究应用较多的可吸收性聚乳酸类薄膜与不可吸收性模型材料如聚四氟乙烯骨引导再生屏障膜等。最后还简单介绍了人工骨粉和动物源性骨粉的基本情况。

一、口腔修复材料

（一）印模材料

印模材料（impression material）指用于制取口腔印模（重现口腔软、硬组织外形以及关系的印模）材料的总称。

按材料的主要成分分类：

1. 琼脂印模材料 由于其主要化学成分:琼脂(agar)水胶体(hydrocolloid)易溶于热水,形成水胶体,对其水胶体加热至 71~100℃ 形成凝胶。所以是一种弹性且可逆的印模材料。

临床常见琼脂组成有:琼脂(主要形成胶体),硼酸盐(0.2%~0.5%,提高琼脂水胶体的强度和溶胶黏度),硫酸盐(1%~2%,减少琼脂和硼酸盐对模型材料凝固的影响),甘油(8%,保湿剂),苯甲酸烷基酯(0.1%,防腐剂),色素和增味剂(微量),水(78%,材料的连续相,影响其物理性能)。

琼脂印模材料的分类和应用:根据溶胶的稠度可将琼脂印模材料分为 3 型,1 型:高稠度;2 型:中等稠度;3 型:低稠度。口腔所有印模的制取均可使用琼脂类印模材料,但是由于其制取操作较为烦琐,需要专门的设备(如加热设备和托盘),因此目前在临床上很少使用 1 型或 2 型材料来制取全口和部分活动义齿印模。主要使用的是 3 型材料,其常与藻酸盐印模材料联合使用,可用于制取冠、桥、嵌体、局部义齿的印模,尤其适用于高精度联合印模(如:牙桩、烤瓷、嵌体等),同时为了降低成本,也可部分替代橡胶印模材料。

2. 藻酸盐印模材料 来源于红色海藻的海藻酸,其主要的化学成分是 β-D-甘露醇酸的聚合体。其与氢氧化物反应形成的盐为藻酸盐,溶于水后呈溶胶状态,该材料本质上是一种水胶体,为弹性不可逆印模材料。由于其价格便宜,可操作性强,凝固后具有柔软弹性,故在口腔临床上应用广泛。

藻酸盐印模材料的基本组成:藻酸盐(12%~15%,基质与多价阳离子反应形成凝胶),惰性填料(如滑石粉、碳酸钙等,可提高材料硬度和压缩强度,粒度越小则印模精确度越高),缓凝剂(如无水碳酸钠等,延缓反应时间,使其满足临床操作时间要求),增稠剂(如硼砂,增加溶胶稠度,调节材料流动性),反应指示剂(常用 10% 酚酞乙醇溶液,材料由红色至无色可指示印模材料凝固反应进程)。

藻酸盐印模材料的分类和应用:通常在临床上有两种剂型,包括糊剂型和粉剂型两类。均可用于制取活动义齿,全口义齿印模,以及正畸印模。糊剂型若贮存时间过长,藻酸盐易降解,影响其性能,故应严格把握贮存时间。粉剂型则易受潮,材料吸湿易结块,故应严格把握贮存条件,注意防潮,避免温度过高。

3. 橡胶印模材料 橡胶(rubber)印模材料,又名弹性体(elastomeric)印模材料,主要成分为人工合成橡胶,为弹性不可逆印模材料。其中,缩合型硅橡胶、加成型硅橡胶、聚醚橡胶为口腔临床应用广泛的弹性印模材料。

(1)橡胶组成:见表 6-5-1,均为双糊剂型。一管为基质糊剂,另一管为促进剂糊剂。

(2)橡胶印模材料的应用

1)缩合型硅橡胶:适用于全口义齿、活动义齿、冠桥印模的制取。由于二次印模法可提高缩合型硅橡胶的精确度,故临床常适用。

2)加成型硅橡胶:适用于冠桥、贴面、嵌体、咬合记录,活动、固定义齿等,但价格较昂贵。

3)聚醚橡胶:适用于冠、桥、嵌体、贴面、咬合记录等印模。

表 6-5-1 各类橡胶组成

橡胶类别	基质	促进剂
缩合型硅橡胶	聚二甲基硅氧烷和填料（碳酸钙，二氧化硅）	辛酸亚锡、烷基硅酸酯
加成型硅橡胶	乙烯基聚硅氧烷（高分子聚合物、填料 vinyl polysiloxane，VPS）	
聚醚橡胶	长链聚醚共聚物、填料	二氧化硅填料、增塑剂、苯亚磺酸钠

（二）口腔修复非金属材料

1. 牙体缺损/充填修复用树脂

（1）复合树脂：目前，临床上所使用的牙体缺损/充填修复用树脂是树脂基复合材料（resin-based composite materials），主要由可聚合树脂基质（resin matrix）、增强材料（无机填料）和引发体系组成。

树脂基质赋予材料固化性能，常用的树脂基质有：双酚 A-二甲基丙烯酸缩水甘油酯（Bis-GMA）、二甲基丙烯酸二异氰酸酯（UDMA），结构式如图 6-5-1、6-5-2 所示。

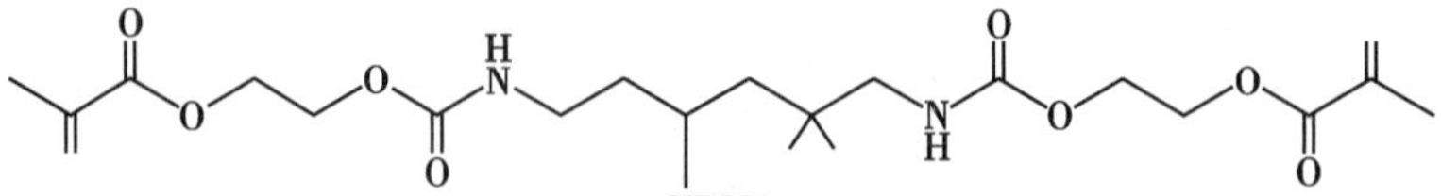

图 6-5-1 UDMA 树脂结构式

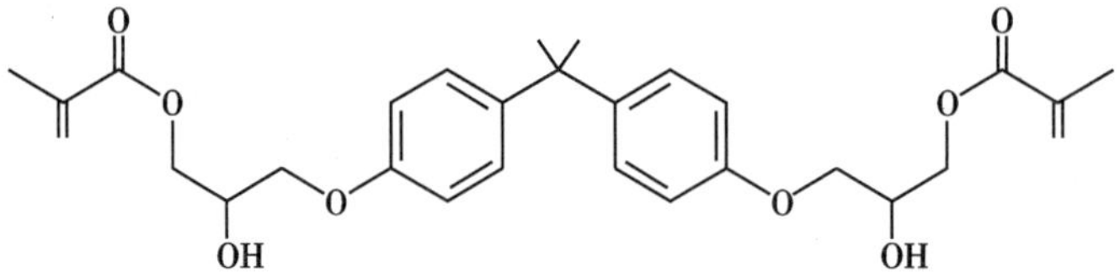

图 6-5-2 Bis-GMA 树脂结构式

树脂基质中添加增强材料可以显著提高材料的力学性能，减少体积收缩和降低热膨胀系数。微米级的无机填料多为不规则形状，容易造成树脂基质的应力集中，降低复合树脂的机械强度；而纳米级无机填料多为球形，能够更好地与树脂基质间均匀传递应力。无机填料含量越多，复合树脂的压缩强度越大，聚合收缩越小。常用的无机填料（inorganic filler）是颗粒状的石英粉、钡玻璃粉、玻璃纤维粉、锶玻璃粉等。钡、锶元素具有 X 线阻射性能，便于利用影像学技术观察充填物状况。无机填料的表面需要接枝有机硅烷（silane）提高填料与树脂间的结合。

复合树脂中的引发体系包括氧化还原引发体系、热引发体系和光固化引发体系。其中光固化引发体系是目前临床使用的复合树脂中最常见的引发体系,主要包括光敏剂(樟脑醌)和促进剂(甲基丙烯酸二甲氨基乙酯)。在促进剂存在下,当樟脑醌受到波长为440~500nm的光线照射时产生自由基,从而引发树脂基质的固化。

复合树脂的其他成分还包括阻聚剂和颜料。为防止复合树脂在运输和存储过程中不过早发生聚合,可以加入微量能够消除自由基的阻聚剂,如对苯二酚和2,6-二叔丁基对甲酚。加入微量的无机颜料可以使复合树脂的色泽与牙齿相同或相似,对临床上前牙美学修复具有重大意义。

(2)复合树脂的分类和应用

按操作性能分类:

①流动性复合树脂:黏度小,容易充填入小窝洞。固化后弹性模量低,刚性小,Ⅴ类洞修复垫底,可以降低黏接界面的应力集中,提高边缘密合性,减少术后敏感的发生率。

②可压实复合树脂:稠度大,不黏器械(含有大量的无机填料)。收缩小,容易塑形且不易塌陷变形。容易形成邻面接触点,后牙操作性能较好。

按应用部位分类:

①前牙(anterior)复合树脂:如超微填料复合树脂。

②后牙(posterior)复合树脂:如可压实复合树脂。

③通用型(universal)复合树脂:多数为混合填料型复合树脂。

④冠核(core)复合树脂:多数为化学固化或双重固化型复合树脂。

⑤临时性冠桥(temporary crown & bridge)复合树脂:多数为双组分化学固化型复合树脂。

复合树脂临床应用见表6-5-2。

表6-5-2 复合树脂临床应用

复合树脂类别	修复类型	临床应用
超微填料型复合树脂	非应力承受区缺损修复	1. 较小Ⅲ、Ⅴ类洞修复 2. 直接贴面修复 3. 瓷,复合树脂小缺损修补 4. Ⅰ、Ⅱ、Ⅳ类洞修复时,用于充填物表层覆盖 5. 制作牙周夹板
混合填料型复合树脂	多数前、后牙缺损修复	1. 前牙及后牙的多数缺损修复 2. 中小型Ⅰ、Ⅱ类洞修复,缺损不涉及牙尖
后牙复合树脂	后牙Ⅰ、Ⅱ类洞缺损修复	1. 后牙中等至较大的Ⅰ、Ⅱ类洞缺损 2. 近牙合远中洞的修复
可压实复合树脂	后牙Ⅱ类洞及近牙合远中洞修复	后牙Ⅰ、Ⅱ、Ⅵ(近合远中)类洞充填

续表

复合树脂类别	修复类型	临床应用
流动性复合树脂	微小缺损，V类洞缺损修复	1. 微小洞型的修复 I 、III、IV类洞和浅的 V 类洞 2. 复合树脂、瓷修复体小缺损的修补 3. 充填窝洞倒凹 4. I 、II类洞复合树脂充填修复洞垫底 5. 窝沟及点隙封闭 6. 乳牙缺损修复

2. 义齿（全口义齿/可摘义齿）修复用树脂 主要为制作义齿树脂基托（denture base）所需的材料，而理想的义齿基托材料应具备良好的生物安全性，良好的化学稳定性，良好的力学性能，制作简单，易修补，美观，价格低廉（图6-5-3）。

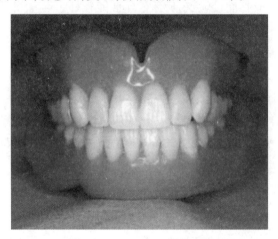

图6-5-3 义齿修复用树脂

目前，广泛使用的义齿基托树脂是聚甲基丙烯酸甲酯树脂及其改性产品。根据义齿基托树脂聚合固化方式分为四种：

①热凝型（heat-curing resin）：即加热固化型义齿基托树脂。由液剂（商品名：牙托水）和粉剂（商品名：牙托粉）两部分组成，是目前临床应用最广泛的基托材料。临床上可用于制作义齿基托、颌面赝复体、牙周夹板、矫治器等。液剂和粉剂组成见表6-5-3。

表6-5-3 液剂和粉剂组成

商品名	主要成分	特点	其他成分
牙托水	甲基丙烯酸甲酯（MMA）	MMA在常温下无色透明，易挥发，易燃，易溶于有机溶液	1. 稳定剂（防储存过程中聚合） 2. 交联剂（GDMA） 3. 紫外线吸收剂（UV-327）

续表

商品名	主要成分	特点	其他成分
牙托粉	甲基丙烯酸甲酯的均聚粉或共聚粉	1. MMA 均聚粉：MMA 经悬浮聚合，为无色透明粉状聚合物 2. MMA 与丙烯酸丁酯（BA）的嵌段共聚粉；MMA、丙烯酸乙酯（EA）、丙烯酸甲酯（MA）的三元共聚粉：提高操作、力学性能 3. MMA 与丙烯酸甲酯（MA）的共聚粉：提高基托耐磨性 4. MMA 与橡胶（如丁苯橡胶）的接枝共聚物：高韧性	1. 引发剂（BPO） 2. 颜料，红色合成短纤维（模拟牙龈色泽，牙龈的血管纹） 3. 增塑剂（如邻苯二甲酸二丁酯）

②自凝型（self-curing resign）：即室温化学固化型。由液剂和粉剂两部分组成。临床上可用于制作矫治器、牙周夹板、个别托盘、重衬、暂时冠等。液剂和粉剂组成见表6-5-4。

表6-5-4　液剂和粉剂组成

商品名	主要成分	其他成分
自凝牙托粉	PMMA 均聚粉或共聚粉	少量的引发剂和着色剂
自凝牙托水	MMA	少量的促进剂、阻聚剂及紫外线吸收剂

③光固化型（light-curing denture base resign）：即光固化义齿基托树脂。为单组分、面团状可塑物，组成上与光固化复合树脂相似。临床上可用于制作矫治器、重衬、义齿修补、暂时冠、个别托盘等。

主要成分有：树脂基质（Bis-GMA，30%～40%）；PMMA 交联粉（35%～40%）；无机填料（10%～15%）；活性稀释剂（TEGDMA，5%～10%）；少量颜料及红色短纤维丝；微量光引发剂。

④热塑注射型：即热塑注射成型义齿基托树脂。临床上可用于制作义齿基托、保持器、牙周夹板、牙合垫等。

材料一般为热塑性塑料，如聚酰胺（尼龙）、聚碳酸酯、聚酯，其中常用的热塑注射成型类义齿材料是尼龙材料，其美学性能突出，但刚性不足，若损坏则不易修理。

3. 树脂牙（resin teeth）　由聚合物制成的人工牙：

①聚甲基丙烯酸甲酯塑料牙：采用丙烯酸酯类二元和多元共聚物并加入交联剂聚合制作。

②复合树脂牙：经硅烷处理的超微 SiO_2 作为无机填料，加入传统塑料牙中。使其表面硬度明显提高，耐磨性增强。

4. 纤维桩（fiber post）　是一种新型的非金属复合牙科修复材料，常与树脂核及冠修复体共同使用来修复大面积牙体缺损。目前,由于其无金属腐蚀性、良好的生物相容性、优秀的美观性、适中的弹性模量以及操作简易等优势,得到较广的普及应用。

根据材料成分分类:

(1)碳纤维桩:现代的碳纤维桩的主体一般都是白色或乳白色,在美学性能上有所改进。

(2)石英纤维桩:是目前应用最广泛的纤维桩,颜色多为白色,乳白色或半透明,不含有黑色或其他杂色的纤维。

(3)玻璃纤维桩:具有高抗疲劳强度和非常优秀的光传导作用,有利于桩核置入根管后树脂的固化。

(三)口腔修复金属材料

1. 银汞合金(amalgam) 是一种特殊合金,由银合金粉与汞在室温下混合后反应形成。两者不同的比例对材料的性能有较大影响,若汞的含量过多,会使其强度和硬度下降,流动性和蠕变增加。反之,汞的含量过少,则汞合作用不完全,呈现粉状,机械性能降低。因此,传统型银合金粉与汞的重量比略大于1。

由于其强度大,耐磨性高,但是颜色灰黑,适用于后牙缺损修复和制作桩核修复。但汞易挥发,并有毒性,在使用时,必须注意汞的污染和防护。

2. 锻制合金(wrought alloys) 是通过对固体合金进行塑形变形而获得所需形状的合金型材。目前应用的锻制合金材料有合金丝、合金片、合金杆、精密附着体等(图6-5-4)。

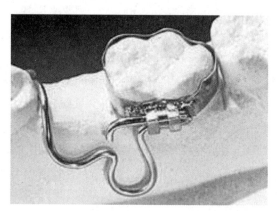

图6-5-4 锻制合金

(1)锻制合金丝

①18-8不锈钢丝(弯制卡环):其组成为,铬18%(铬含量大于13%时,具有优良的耐腐蚀性能,称之为不锈钢)、镍8%、余量为铁。该材料具有良好的生物相容性、优良的耐腐蚀性能、良好的力学性能和较高的弹性。

②镍-钛合金丝:其组成为,镍55%、钛45%。该材料可分为超弹性型和形状记忆型。

③β-钛合金丝：其组成为，钛 79%、钼 11%、锆 6%、锡 4%。该材料的性能介于镍钛合金丝与不锈钢丝之间。

④钴-铬-镍合金丝：其组成为，钴 40%、铬 20%、镍 15%、其他。该材料的弹性模量大，软态下有较好的加工性能。

四种锻制合金丝的临床应用见表 6-5-5。

表 6-5-5　四种锻制合金丝的临床应用

锻制合金丝类型	临床适用
18-8 不锈钢丝	1. 弯制卡环：>0.9m 2. 矫治器的各类簧：<0.9mm 3. 结扎丝：0.25mm
镍-钛合金丝	主要用于正畸弓丝
β-钛合金丝	1. 作为不锈钢丝与镍钛丝之间的中间选择 2. 用于治疗中期关闭间隙和后期的转矩恢复
钴-铬-镍合金丝	正畸弓丝和活动义齿的卡环

（2）锻制合金片

①镍铬合金片：其组成为，镍大于 80%、铬 7%、铜 2%、其他。该材料具有良好的延展性、韧性、耐腐蚀性。

②不锈钢片：其组成与不锈钢丝相似。

3. 铸造合金（casting alloy）　指通过失蜡铸造成型制备口腔修复体的合金（图 6-5-5、6-5-6）

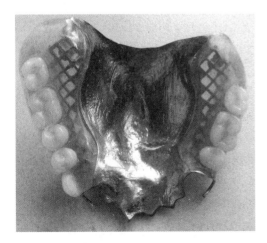

图 6-5-5　铸造合金 1

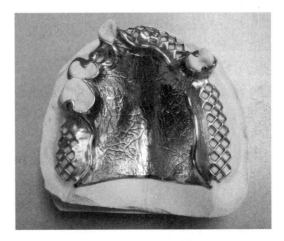

图 6-5-6　铸造合金 2

根据材料中贵金属的含量可分为：

（1）贵金属铸造合金（noble mental）：指贵金属元素含量不小于 25%。临床应用范围广,用于制作嵌体、冠、桥、支架等,可制作所有修复体。

①高贵(high-noble)金属:贵金属不小于60%,金不小于40%

②贵(noble)金属:贵金属不小于25%

贵金属铸造合金具体分类组成见表6-5-6。

表6-5-6 贵金属铸造合金具体分类组成

贵金属铸造合金类别	分类	组成
高贵金属	1. 金-银-铂	1. Au≥78%,金黄色
	2. 金-铜-银-钯（Ⅰ）	2. Au≥75%,金黄色
	3. 金-铜-银-钯（Ⅱ）	3. Au 50%~65%,金黄色
贵金属	1. 金-铜-银-钯（Ⅲ）	1. 金40%,淡金黄色
	2. 金-银-钯-铟	2. 金20%,银40%,钯20%,铟15%,淡黄色
	3. 钯-铜-镓	3. 不含金,钯75%,白色
	4. 银-钯	4. 钯25%,银70%,白色

(2)非贵金属铸造合金(base-mental):指贵金属含量小于25%。

①钴-铬合金、镍-铬合金:其组成中,铬含量不得低于20%,钴、镍、铬的总含量不得低于85%。该材料的强度高,疲劳强度为钴-铬合金最佳。而镍是致敏元素,铸造性能不如贵金属。临床应用于制作活动义齿支架、卡环等。

②铸造钛及钛合金:其组成为纯钛和钛合金。该材料的表面含有致密的氧化膜(与氧有极强的亲和性),有优良的生物相容性。临床应用于制作可摘局部义齿支架、基托、冠、桥、嵌体等。

(四)口腔修复材料

口腔修复陶瓷材料(dental ceramics)是指通过口腔技工室制作的用于牙齿缺失或缺损修复的瓷质材料。由于其硬度高,耐磨性好,化学性能稳定,生物性能好,着色性能强,因此广泛应用于口腔修复领域。

1. 金属烤瓷（porcelain）材料 是指在口腔修复治疗中,通过烤瓷熔附金属工艺制作形成瓷熔附金属修复体的陶瓷材料,其烧结后的结构以玻璃相为主。瓷熔附金属(porcelain-fused-to-mental)修复体:是由低熔瓷粉熔附到金属基底冠上的金-瓷复合结构。

陶瓷具有良好美学性能,能模拟自然牙的外观。修复用烤瓷材料的硬度应与牙釉质硬度相似,可通过低温熔结(通常低于基底金属熔化温度至少100℃)能与金属基底形成牢固结合。而金属有较高的韧性和机械性能,通过两者的结合,能形成具有天然牙外观和良好力学性能的修复体。临床制作常用到的瓷粉有:遮色瓷、牙颈部瓷、牙本质瓷、切端瓷、透明瓷、釉质瓷。

(1)遮色瓷:直接与金属接触的瓷层,既要将金属颜色遮住,又必须考虑到与牙体部瓷颜色的一致性。遮色瓷是决定金-瓷结合的关键瓷层。

(2)牙本质瓷:覆盖于遮色瓷的表面,相当于天然牙本质部分的瓷,又称体瓷。是金属烤瓷冠的基本色,再现牙本质色泽的半透明瓷层。

(3)釉质瓷:又称切端瓷。覆盖于牙本质瓷的表面,相当于天然牙牙釉质的瓷。能再现牙釉质透明的特点,一般位于切端2/3或牙合2/3。

(4)透明瓷:具有相当高的透明度,用来模拟天然牙透明度较高的部位。

(5)牙颈部瓷:又叫颈部瓷,颜色较深,表现颈部颜色

2. 全瓷材料 近年来,随着全瓷材料和制作工艺技术的发展,全瓷修复体以其优良的生物相容性和美学性能越来越受到人们青睐,目前已经成为修复新热点。全瓷材料可用于制作全瓷修复体(指修复体全部由瓷制成)、美容性贴面等(图6-5-7)。

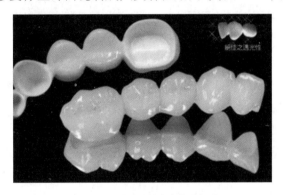

图6-5-7 陶瓷材料(全瓷冠)

基于陶瓷的主要成分分类:

(1)玻璃基全瓷材料(glass-based ceramics):透光性好,美学性能突出,就位后色泽会部分受到邻牙影响,与邻牙颜色融为一体,使在视觉上更为协调,即变色龙效应。此类全瓷材料机械强度较其他种类低。

(2)氧化铝基全瓷材料(alumina-based ceramics):透光性能介于玻璃基全瓷材料与氧化锆基全瓷材料之间,机械强度通常高于玻璃基全瓷材料,但低于氧化锆全瓷材料。

(3)氧化锆基全瓷材料(zirconia-based ceramics):透光性能介于玻璃基全瓷材料与氧化铝基全瓷材料之间,强度最高。

全瓷材料的临床应用见表6-5-7。

表6-5-7 全瓷材料的临床应用

类别	临床应用
玻璃基全瓷材料	适用于贴面、嵌体、单冠的制作
氧化铝基全瓷材料	适用于嵌体、单冠、三单位前牙桥的制作
氧化锆基全瓷材料	适用于单冠、多单位固定桥的制作

（五）颌面赝复材料

颌面缺损修复材料又称颌面赝复材料（maxillofacial prosthetic materials），是用口腔修复的原理和方法对颌面部软硬组织缺损进行修复所用的人工材料。制作的假体（赝复体）能修复缺损部位的外形和部分功能，如义颌、义鼻、义眼、义耳。理想的颌面赝复材料应长期保持良好的生物学性能和力学性能，色泽稳定，易修改、磨改、表面上光及着色修饰。其优点是费用低，制作过程短，允许定期评估和清洁手术部位，可控制赝复体的颜色、形状和位置等。但赝复体也有缺点：受体组织可能发炎，赝复体颜色、功能随时间会变化，传统固位方式有时固位不佳。这在一定程度上限制了其临床应用。

分类：可分为硬质和软质两类。

1. 聚甲基丙烯酸甲酯材料（硬质） 在组成上与基托树脂相同，可以是热凝型，也可以是自凝型，主要用于制作义耳、义眼、义鼻等，或作为缺损修复体的框架材料。这种材料制作的修复体质硬，缺乏皮肤软组织所具有的柔软弹性，仿真性较差。

2. 硅橡胶类材料（软质） 热固化硅橡胶由橡胶基质、增强填料、引发剂和颜料经机械混炼而成。室温固化型硅橡胶的组成基本与热固化硅橡胶相似。硅橡胶类材料是目前综合性能较好的颌面缺损修复材料，也是最常用的材料。

3. 丙烯酸酯类软塑料（软质） 组成与相应的义齿软衬材料基本相同，这类材料作为颌面缺损修复材料使用，也存在着增塑剂析出而变硬的问题。

二、黏结材料和根管充填材料

（一）黏结材料

黏结剂（bonding agents）是指能够将一种或数种固体物质黏结起来的材料。黏结口腔修复体或口腔修复材料到牙齿硬组织表面的物质称为口腔黏结剂或牙齿黏结剂（dental adhesives）。口腔黏结剂及其辅助材料，如表面酸蚀剂，统称为口腔黏结材料（dental adhesives materials）。

1. 分类

（1）按被黏物分类：牙釉质黏结剂、牙本质黏结剂、骨黏结剂、软组织黏结剂。

（2）按应用类型分类：充填修复黏结剂、固定修复黏结剂、正畸黏结剂和颌面缺损修复黏结剂。

2. 应用类型

（1）牙体缺损修复：黏结性复合树脂。

（2）牙列缺损修复：金属翼板桥。

（3）牙颌畸形矫正：正畸附件的黏结。

（4）龋病预防：防龋涂料（窝沟封闭剂）。

（5）美齿修复。

（6）骨缺损的修复：骨黏结剂。

3. 常用黏结材料简介

（1）牙充填修复用黏结材料：主要用于牙体缺损的直接复合树脂充填、窝沟点隙封闭和牙本质脱敏，涉及黏结剂对釉质、牙本质的黏结以及对复合树脂充填材料的黏结。根据用途可将其分为釉质黏结剂和牙本质黏结剂（表6-5-8）。

表6-5-8　釉质黏结剂和牙本质黏结剂的区别

牙充填修复用黏结材料	组成	黏结机制	性能	应用
釉质黏结剂	通常与树脂基质成分相同的丙烯酸类材料通过低分子量单体稀释而成	此类黏结剂可以渗透到经过酸蚀处理的牙釉质的纤维凹陷内形成树脂突，增加充填物的机械锁结合力，同时能形成分子间作用力甚至化学键	①固化后表面有一层未固化厌氧层，能与复合树脂突形成化学结合；②其黏结强度较牙齿黏结剂的大，因其本身具有疏水性，耐水解，所以黏结的持久性较好；③有些黏结剂还有释氟性	主要用于釉质的黏结或黏结面，80%～90%是釉质的黏结
牙本质黏结剂	分为酸蚀-冲洗类（etch & rinse）和自酸蚀类（self-etch）其主要都是由底涂剂、黏结树脂或酸蚀剂组成	建立在黏结界面形成混合层（hybrid layer）和树脂突（resin tag）结构的基础上的，混合层是黏结剂与牙本质间的杂化结构。这些结构的作用实质是界面相互渗透和微机械锁结	①酸蚀-冲洗类比自酸蚀类黏结强度高，影响因素：牙本质部位和结构；黏结剂的质量；临床操作原因等；②黏结的持久性与黏结界面的混合层结构的致密性、疏水性有密切关系；③术后敏感；④技术敏感性；⑤与自凝复合树脂的相容性；⑥生物学性能	主要用于牙体缺损的直接黏结修复、间接修复体的黏结修复、牙列缺损的间接黏结修复以及正畸附件的黏结

（2）固定修复用黏结材料：此处主要介绍相关水门汀类在黏结材料的应用（表6-5-9）。

表 6-5-9

	性能	应用
磷酸锌水门汀	①凝固时间 2~5 分钟；②其黏结强度较低；③具有较高的压缩强度；④体积收缩率为 0.04%~0.06%；⑤其溶解性在水门汀类中最小，但受唾液酸性的溶蚀作用，只能作为暂时性的表面充填修复材料；⑥是热和电的不良导体；⑦可能刺激牙髓发生反应	可用于牙体缺损的暂时性和中期充填修复，黏结嵌体、冠、桥和正畸附件，还可用于深龋洞的间接垫底
聚羧酸锌水门汀	①凝固时间 2~8 分钟；②有较强的黏结性能；③对牙髓刺激性较小	常用于固定修复体的黏结固位，还可用于垫底，乳牙修复，暂时修复
玻璃离子水门汀	①分传统型、光固化型和化学固化型，凝固时间不同；②色泽与天然牙接近；③体积收缩率 3%~4.5%；④有防龋性能；⑤有一定的牙髓刺激性	主要用于牙缺损的充填修复、固定修复体及正畸附件的黏结、窝洞的垫底及衬层
氧化锌丁香酚水门汀	①凝固时间 3~8 分钟；②黏结强度较低；③强度较低，不足以承受咀嚼力；④溶解性较大；⑤牙髓刺激性很小，有安抚、消炎、抑菌作用	常用于接近牙髓的深洞洞衬及垫底材料，还可用于窝洞的暂封和根管充填
氢氧化钙水门汀	①凝固时间 3~5 分钟；②强度较低；③溶解性高；④抗菌性；⑤初期对牙髓产生中等程度的炎症反应，后可有修复性牙本质产生	可用于间接盖髓、直接盖髓和根管充填

（3）其他医疗用黏结剂：骨黏结剂是指主要用于骨组织外伤、疾病及畸形治疗的黏结修复，如人工关节固位、骨折固定、骨缺损的修复等。常用的有聚甲基丙烯酸甲酯骨水泥和磷酸钙骨水泥。软组织黏结剂主要用于外科手术创口的黏结吻合和止血，以代替或部分代替手术缝合。常用的有 α-氰基丙烯酸酯黏结剂和纤维蛋白黏结剂。

（二）根管充填材料

根管充填材料（root canal filling materials）是用于根管治疗治疗过程中充填封闭根管牙髓腔及根管空隙的材料。理想的根管充填材料应具备以下性能：①容易充满根管；②充填后不收缩，不透水分，能充分封闭根管；③能促进根尖周病变的愈合；④具有一定的抗菌性能；⑤能长期保存在根管中而不被吸收；⑥具有射线阻射性；⑦必要时能从根管中取出；⑧不使牙变色。

目前临床所用根管充填材料分为固体充填材料（core filling materials）、糊剂封闭剂

（sealer）和液体类三类。

1. 固体充填材料（core filling materials）　主要是牙胶尖,其他还有银尖、钴铬合金丝和塑料尖（plastic points）（表6-5-10）。固体充填材料难于严密的封闭根管,一般需要与糊剂封闭剂结合使用。

表6-5-10　固体填充材料的区别

常见固体类根管充填材料的类别	组成	性能
牙胶尖（gutta-percha points）	古塔胶（gutta-percha）（10%~20%）、氧化锌（61%~75%）、松香（1%~4%）、硫酸钡（10%）和其他成分（约4%）；有些产品还添加了一些抗菌物质	①一定的压缩性；②一定的组织亲和性和X线阻射性；③有良好的可塑性；④具有必要时易取出的优点；⑤能溶于氯仿、乙醚等溶剂,不导热不导电
银尖（silver cones）	银（99.8%~99.9%）、镍（0.04%~0.15%）、铜（0.02%~0.08%）	具有较高的机械性能,有较高的强度和良好的韧性,其刚性比牙胶尖大,但其耐腐蚀性能差
塑料尖（plastic points）	热塑性树脂、填料及射线阻射物	有较好的弹韧性,易于应用,组织亲和性较好,但其缺乏射线阻射性

2. 糊剂封闭剂（sealer）　又叫根管封闭剂,用于封闭牙根管,可以结合固体类充填材料（充填尖）使用或单独使用,可在潮湿环境下固化。其种类较多,大多是由粉与液调拌而成糊状,充填后可硬化。常用材料有氧化锌-丁香酚类封闭剂、氢氧化钙类封闭剂、环氧树脂类封闭剂、根管糊剂、碘仿糊剂、玻璃离子水门汀等（表6-5-11）。

我国有关标准规定,根管封闭剂应该有适当的工作时间和固化时间,良好的流动性和明显的射线阻射性。

表6-5-11　常见根管封闭剂的区别

常见根管封闭剂类别	组成	性能	应用
氧化锌-丁香酚类封闭剂	Rickert配方与Grorman配方都主要由氧化锌和丁香油组成	有收敛作用、抗菌作用,混合物细腻,流动性好,凝固过程中体积收缩小,凝固后对根管的封闭效果较好,有一定的射线阻射性；但对根尖周组织有轻度的致炎性	常与牙胶尖联合使用,用于年轻恒牙、乳牙、根尖无病变的患牙根管,用于乳牙或根尖尚未发育好的根管时不使用牙胶尖

常见根管封闭剂类别	组成	性能	应用
氢氧化钙类封闭剂	粉：氢氧化钙、碘仿、抑菌药物；液：丙二醇等	抗菌性、X线阻射性、能促进根尖钙化，封闭根尖孔	常用于根尖尚未发育完全的年轻恒牙、根尖诱导成形术
根管糊剂	粉：麝香草酚、氧化锌；液：甲醛溶液、甘油等	收敛、抗菌效果	常配合牙胶尖使用，用于感染根管或根尖病变的根管治疗
碘仿糊剂	粉：碘仿、麝香草酚、氧化锌；液：樟脑氯酚合剂	有杀菌性能，能吸收减少炎性渗出物，促使肉芽组织生长，促进炎症愈合	用于坏死感染根管，根尖病变渗出较多的患牙
矿化物三氧化物凝聚体（mineral trioxide aggregate，MTA）	与硅酸盐水泥相似，主要由硅酸三钙、硅酸二钙、铝酸三钙等组成，但其原料更纯净，杂质很少	与水调和后凝固时间较长；凝固过程中伴有轻微的体积膨胀，因此用该材料充填根管后具有优秀的边缘封闭性能；有良好的盖髓和抑菌性能；对牙髓刺激性较小；有X线阻射性	是近年来出现的一种集根管充填、直接盖髓、活髓切断、根尖诱导成形术中封闭根管孔、髓室底穿孔或根管侧穿修补、根管倒充填等，不适用于保留滞留的乳牙，一般与牙胶尖联合应用的多种用途的材料

3. 液体根管充填材料　主要是 FR 酚醛树脂(phenolic resin)。

(1)组成:有两组分液体和三组分液体两种。充填时将液体按一定比例混合使用。主要成分有甲醛、甲苯酚、氢氧化钠等。

(2)性能:主要成分间发生反应,能在聚合前很好地充填根管,聚合后能将根管中残留的病原刺激物包埋固定成为无害物。其流动性大,渗透性好,对根尖周的刺激性小。但是其为红棕色,能使牙本质变色,影响美观。

(3)应用:因其特殊颜色不宜用于前牙,主要用于根管条件特殊,不适宜充填牙胶尖的患牙。

三、口腔植入材料

口腔植入材料(materials in dental implantology)是指部分或全部埋置于口腔颌面部软组织、骨组织的生物材料,用于修复口腔颌面部组织器官缺损并重建其生理功能,或为口腔颌面部组织器官缺失、缺损修复重建提供固位体,也可以作为口腔颌面部疾患治疗的装置。

1. 性能要求

(1)生物学性能:包括生物安全性、生物相容性、生物功能性三方面。植入性骨组织的材料最好能够与骨组织形成骨性结合(osseous integration)。

(2)适宜的力学性能:材料应与植入部位组织的力学性能相匹配。

(3)良好的化学稳定性。

(4)可消毒灭菌。

(5)有良好的加工成型性和临床操作性。

(6)有生产实用性。

2. 种类

(1)按材料化学组成分类:金属及合金植入材料、陶瓷植入材料、有机高分子植入材料、复合植入材料等。

(2)按临床用途分类:经皮/穿龈植入材料、骨修复材料、软骨修复材料、软组织修复材料、治疗用植入材料等。

(一)人工牙根材料

1. 概述 人工牙根是指牙种植体(dental implant)埋入骨组织的部分,其作用是将种植体上部修复体承受的咬合力直接传导和分散到颌骨组织中。

目前临床上广泛使用的人工牙根材料主要是钛及钛合金,陶瓷材料虽然生物相容性好,但其质地太脆。钛及钛合金具有良好的组织相容性,弹性模量在所有的金属材料中最接近骨组织。其表面的致密氧化膜对骨组织有很高的亲和性,植入骨组织后能形成骨性结合。种植体在功能性负荷时,负荷直接传导骨组织。另外,与其他合金相比,钛及钛合金的弹性模量更接近骨组织,有利于外力的传递(图6-5-8)。

2. 钛及钛合金的表面改性 目前常采用机械方法、化学方法、物理方法和生物化学方法等对钛及钛合金表面进行改性,以改善其生物活性、骨传导性、抗腐蚀性和抗摩擦磨损性能等。

机械改性方法主要有切削、磨削、抛光、喷砂、激光蚀刻等,以及其他一些物理处理、表面清洁方法,从而在金属钛表面获得特定的形貌和粗糙度,清理表面污染层。化学改性方法常用的有酸处理、碱热处理、过氧化氢处理、溶胶-凝胶涂层、阳极氧化、化学气相沉积等方法。还有常用的等离子体喷涂、物理气相沉积、等离子体浸没离子注入和沉积、激光熔覆等物理改性方法。现

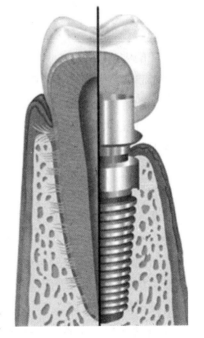

图6-5-8 种植体

如今利用生物化学表面改性技术的也较多,其目的主要是通过将特定的蛋白、酶或者肽附着于钛种植体表面,诱导特定细胞的分化和组织改建,控制骨整合的发生发展,提高金属钛表面的生物活性,有利于形成良好的骨结合。

3. 种植体的组织反应及骨结合机制

（1）牙种植体周围的组织学反应：种植体在骨组织中的反应可以大致分为三个阶段：第一阶段，表面首先被血块包绕，由于髓内蛋白质等生物高分子的吸附，很快形成暂时性的适应层，骨髓内细胞则在其外散开。第二阶段，术后约1个月，骨组织某些地方出现了吸收现象，但骨形成也在同步进行，但主要以创伤修复为主，如果在种植体表面存在生物活性材料，而形成化学性钙化层，该层是种植体和骨组织界面生物化学结合的基础。第三阶段，植入后3个月，种植体周围开始形成胶原纤维，继而形成网状纤维结构逐步完成骨性结合。种植体骨性结合的组织学表现为：成骨细胞的突起包绕附着于种植体表面，骨细胞成熟，界面无结缔组织。

（2）骨性结合机制：一般认为是通过种植体表面与周围组织在细胞及分子水平上相互作用而完成的。当牙种植体植入骨内后即刻会吸附周围血液和组织液中的一些生物大分子，并很快形成生物大分子层，继而诱发一系列的细胞学变化，最终矿化成骨。

（3）影响骨性结合的因素：其除了受外科技术和患者本身全身和局部健康状况的影响因素外，重要的影响因素还有种植材料本身和生物机械作用，包括种植体本身表面理化性质、种植体的力学性质、种植材料的加工方式、种植材料的生物相容性、种植体的表面化学和与骨组织的结合能力、种植体/组织附着机制、种植体的设计、种植体在口腔内应用时的负载类型、局部应力情况、种植区组织的特性等。其中种植材料的理化特性里，种植材料表面选择性吸附生物大分子是影响整个界面愈合的中间环节，其表面的理化性质不同，从而导致不同的细胞学表现。种植体界面的化学特性主要取决于金属氧化层的性质，而种植体表面的吸附和解吸附现象却受氧化层下面的金属特性影响。种植体的腐蚀性能在一定程度上也影响骨结合界面，不同的表面构型会影响种植体或组织界面的附着特性，通过改善附着特性，在最大限度上地转移负荷，减少种植体与组织之间的相对运动，可延长种植体的使用寿命。

（二）膜性材料

1. 概述　引导骨组织再生屏障膜应用于牙周引导组织再生术（guided tissue regeneration）中，作为一道物理屏障来分隔术中不同的组织，通过膜的物理屏障功能，将缺损部位与周围组织相隔离并支持一定组织生存空间，阻止结缔组织、上皮细胞进入缺损区，从而使组织修复再生功能得到最大限度的发挥。目前常用的膜性材料主要分为可吸收性膜性材料和不可吸收性膜性材料。

2. 可吸收性　主要指生物可降解性与可吸收性的高分子材料。该种材料是一类生物相容性较好，在生物体内经水解、酶解等过程，逐渐降解成低分子量化合物或单体，并最终能被机体吸收，最终通过新陈代谢等自然途径消失的聚合物。主要以聚乳酸类材料为代表，特别是聚乳酸类薄膜。聚乳酸是一种线性聚酯，可以通过乳酸直接缩聚来合成。该类材料植入人体后可逐渐降解，最终形成二氧化碳和水而排出体外，影响聚乳酸类材料降解吸收和强度维持时间的因素主要有材料的分子量及其分布、结晶度、表面特性、大小、形状、消毒和储存条件等。降解初期,降解反应进行较为缓慢,材料外形和重量变化不大,后加速。*L*-PLA 的力学性能和其分子量的大小密切相关,超高分子量 *L*-PLA 的力学性能在所有聚乳酸材料中最好,但聚乳酸在人体温度下为玻璃态,脆性较大,力学性能仍不能满足临床使用要求。为了提高其力学性能,人们采用了多种方法来改善其力学性能。一般来讲,聚乳酸类材料能够被机体很好地耐受,但在植入部位仍有微弱的无菌性炎症反应发生。

3. 不可吸收性　不可吸收性生物膜材料主要是指生物不可降解性的高分子材料,其化学性能十分稳定,在体内耐腐蚀而不降解,但有良好的生物相容性。

其中聚四氟乙烯(polytetrafluoroethene)骨引导再生屏障膜应用于引导骨再生,但其需要二次手术取出。它是由 PTFE 树脂经拉伸等特殊加工方式制成,具有微细纤维相互连接而成的蓬松网状结构,形成无数细孔,允许周围组织细胞有限地生长其中,形成良好的组织连接,使其不会在体内移动。ePTEF 同时富有弹性和柔韧性,可任意弯曲,容易塑形。

(三)牙科骨粉

1. 概述　牙科骨粉(dental bone graft material)是指一类动物来源或人工合成的有良好的生物相容性、适用于骨缺损的一种材料。牙齿因牙周病、先天畸形、外伤、炎症、肿瘤等原因缺失后,常伴随牙槽骨过度吸收,造成种植区的骨量不足,导致植牙受到极大限制。选择合适的骨代用品材料,重建牙槽骨缺损就成为研究的重点。骨替代材料应具备以下特点:①良好的组织相容性;②高度的骨引导性,可以促进骨缺损周围骨壁上的新骨形成;③具有大的内表面积和多孔性,有利于成骨细胞的黏附,便于新生血管和骨组织的长入;④吸收速度相对缓慢,以维持空间,促进长期的骨的重建过程;⑤与天然骨相近的弹性模量,以适应应力改变的环境。自体骨移植无免疫原性,较为常用,但自体骨来源少,且要以供区新缺损为代价。而异种骨材料移植可能带来疾病风险,适用于牙槽骨的扩大或再造、牙槽骨缺损部位的充填、种植体周围骨组织缺损部位的充填及上颌窦提升术等。根据主要材料的来源,主要分为人工合成性和动物源性的骨粉。

牙科骨粉引导骨生长的机制可总结为以下几点:①利于凝血块的稳定:牙科骨粉多为多孔结构,在移植后利于血液渗入,成为血凝块非常好的稳定框架,促进局部创伤愈合与新生骨形成;②利于血管的爬伸:牙科骨粉和骨界面生物学交互反应是评论较多的问题;③利于成骨细胞的生长并维持其周围形态学特征基本保持不变;④与新骨整合为一,参与天然骨重建。

2. 人工合成性　目前常用的人工合成型骨粉主要由磷酸三钙(TCP)组成,其质地较硬,脆性较大,物理、化学性能以及生物相容性都与羟基磷灰石相似,有非常好的生物相容性,对人体组织无毒、无刺激、无致敏性、无致突变性和致癌性,其中低温型(β-TCP)较高温型(α-TCP)生物降解性好。虽不如羟基磷灰石结晶度和力学性能高,但 TCP 具有优秀的生物相容性,在体内能生物降解,降解产生的钙及磷酸根可以参与局部体液循环,并被周围骨组织利用,刺激和促进新骨生长。然而 TCP 本身不具有诱导成骨能力。

3. 动物源性　另外现在还常用动物源性骨粉,如牛骨粉作为材料对骨缺损进行填充。

Bio-Oss 是从牛骨中提取一种碳酸盐磷灰石结晶体,经特殊处理,除去蛋白和其他有机成分,与人体骨的结构几乎相同,具有骨诱导能力,不引起免疫、过敏或炎症反应,各方面性能与理想的骨代用品材料的要求很接近。目前常通过煅烧等方法加工彻底去除其有机成分(相应的抗原性以及可能存在的病原微生物),保留其与人体骨基本一致的无机成分和天然三维交通结构。但其后期的成功率的影响因素还要看骨缺损大小、患者自身情况、临床操作等具体分析。

(张　旭)

第六节　非血管内管腔医用材料

一、气道支架

气道支架是置入气道起支撑作用的管状结构,也是维持中心气道通畅的一种非常有效的手段,作用在于可以迅速改善患者的呼吸困难症状。

目前气道支架的种类很多,但由于人体气道的解剖、生理学及病理生理学非常复杂,由支架置入带来的并发症如肉芽组织增生导致再狭窄、气道分泌物阻塞、支架移位甚至断裂的发生率约在 5%~20%,有的甚至发生致命的并发症。另外部分支架在发生并发症后难以取出,因此支架的组织相容性、力学特性、个体化制作等都是今后支架设计研究的方向。

(一)气道支架发展历史及现状

气道支架的应用已经有 100 多年的历史。19 世纪 90 年代,第一例气道支架是由两位外科医生在外科手术中为气道狭窄患者放置的。随后在 1914 年,出现了在硬质支气管镜下放置气道支架的报道。1965 年 Montgomery 设计的由硅酮制成的 T 形管,用于治疗声门下狭窄,是第一个真正意义上的气道专用支架,自此硅酮成为了气道支架的常用材料。但当时支架的设计明显影响了气道黏膜纤毛清除分泌物的能力。1989 年法国医生 Dumon 设计了外壁上带有钉状突起的直筒硅酮支架,钉状突起既支撑了支架的位置,又保留了支架外壁与气道黏膜的空隙,使得气道黏膜的纤毛功能得以保留。这种支架真正开启了气道支架治疗的先河,但其不便之处是必须在硬质支气管镜下放置,而当时在北美只有 5% 的肺科医生掌握硬质支气管镜技术,因此 Dumon 硅酮支架仅在欧洲成为了肺脏病介入治疗的热点。另外由于硅酮支架管壁较厚、占据气道管径比例大、在气管狭窄时容易移位等问题使得金属血管支架被引入了气道(图 6-6-1)。

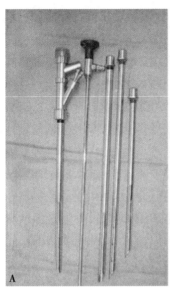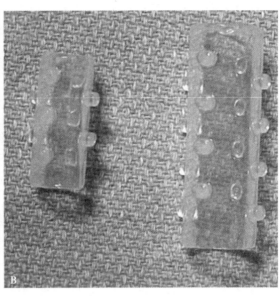

图 6-6-1　硬质支气管镜（A）和 Dumon 支架（B）

近二十多年来，随着生物相容性材料及支架制作技术的不断发展，气道金属支架的种类和性能也得以不断扩展，加之可弯曲支气管镜技术的普及、金属支架易于放置的特点使其在临床中的应用越来越多，也取得了很好的短期疗效。但在良性气道狭窄病例中，肉芽组织增生、难以取出等远期问题成了金属支架难以逾越的障碍。因此，随着近几年硅酮支架在中国的上市，不少国内医生开始了硬质支气管镜及硅酮支架放置技术的学习。

尽管中外学者进行了长期不懈地摸索，已上市或在研究阶段的支架也很多，但由于人体气道的特殊性，理想的支架应该是易于放置和取出、塑形性好、与气道壁贴合好，既能良好地扩张又不会压迫气道黏膜导致缺血、不易移位，组织相容性好、无刺激性，不易招致感染、不刺激肉芽组织增生，不影响气道纤毛摆动清除分泌物、价格低廉。目前的各种支架距离理想的支架依然非常遥远，3D 打印支架、生物可降解支架及药物涂层支架正在或将成为学者们研究的热点。

（二）气道支架的种类

气道病变不同，所需支架的性状和种类亦不相同。目前市面上有很多种类的气道支架。每种支架的特性取决于其材质及结构设计方法。

支架按材质大致可以分为 4 类：

（1）硅酮支架：如 Montgomery T 管、Dumon 支架等。

（2）金属（覆膜或非覆膜）支架：目前金属支架种类繁多，其中有不锈钢支架如 Gianturco 支架、iCAST 支架；钴合金支架如 Wallstent 支架；镍钛记忆合金支架如 Ultraflex 支架、国产镍钛合金支架、AERO 支架等。每一种金属支架的机械性能通常与其结构设计、所选金属本身的"弹性"和"可塑性"以及各种金属的含量相关。

（3）混合型（有金属加固）硅酮支架：是硅酮支架的改良型，在硅酮膜内包埋了金属，弥补了硅酮抵御高强度压力不足的缺点，如 Orlowski 支架、Dynamic 支架等。

（4）其他材质支架，如由聚乙烯制成的 Noppen 支架、由聚酯纤维网眼表面被覆硅酮制成的 Polyflex 支架等。

硅酮支架在国外价格低廉，应用广泛，在国内较国产镍钛合金支架昂贵。硅酮支架的优点是可以在放置现场裁剪为需要的形状、释放后容易调整位置、取出相对容易。缺点包括：移位、边缘肉芽组织增生、支架内黏液栓形成、壁厚管腔小，柔韧性差故而对不规则气道贴合差、不易放入远端气道，影响气道纤毛清理作用、需要在全身麻醉下硬质支气管镜下放置。

金属支架放置方法简单，可以用可弯曲支气管镜放置，因而临床应用非常多。多数金属支架为自膨胀式，即支架自推送器释放后自行张开达预定直径；部分不锈钢金属支架为球囊扩张式，即释放后需借助球囊将支架撑开达预定直径。金属支架的优点的是可以在射线下放置、壁薄几乎不占据气道直径、可以适应扭曲的气道等。

金属支架又分为覆膜支架和非覆膜支架。表面经抛光处理后不再添加任何涂层和覆膜材料的金属支架称为金属非覆膜支架。非覆膜支架的优点是相对不易发生移位、保留了气道黏膜纤毛的清除能力、被支架遮挡的支气管可继续通气，但肉芽组织或肿瘤经常沿支架壁金属网眼长入支架内，导致支架内再狭窄，或气道上皮经网眼长入支架内导致支架上皮化，使得支架取出非常困难。覆膜支架是在普通金属非覆膜支架上覆盖高分子特殊膜性材料而构成，是金属非覆膜支架的支撑理化特性和覆膜材料特有性能的有效组合。覆膜支架的缺点是外壁光滑容易移位、明显影响气道排痰，但肉芽组织增生仅发生于支架两端或覆膜破损处，故取出相对容易。为克服非覆膜或全覆膜支架的缺点，目前有支架设计为半覆膜，如 Ultraflex 半覆膜支架。总体而言，金属支架释放后不易调整位置、更容易刺激肉芽组织增生。硅酮与金属支架的比较详见（表 6-6-1）。

表 6-6-1　硅酮与金属支架的比较

	硅酮	金属支架
支气管镜	硬质支气管镜	硬质或软质支气管镜
支架壁厚	厚	薄
塑形性	差	易于与气道壁贴合
分泌物	可形成黏液栓	非覆膜支架相对较少
移位	更容易	非覆膜支架不容易
肿瘤向支架内生长	无	非覆膜支架很容易
肉芽组织增生	少	非覆膜支架很容易
气道黏膜清除能力	受影响	非覆膜支架保留
取出/调整	容易	困难

为了契合气道走行,每种支架都可被设计成一种或多种形状、尺寸。常见的支架形状有直筒形(支架全程直径一致)、沙漏形(支架两端膨大)、楔形(支架直径由粗过渡到细)、T形(支架伸出一侧支与主干成T形角度)、L形(支架近端及远端成夹角)及Y形支架(支架远端分叉为两支)(图6-6-2)。

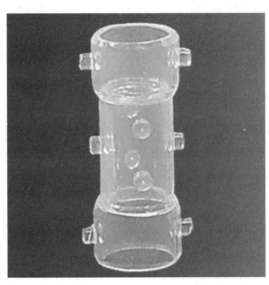

图6-6-2 沙漏形硅酮支架

(三)气道支架的用途

1. 中心气道(包括气管和段以上的支气管)器质性狭窄的管腔重建 无手术指征的气道恶性肿瘤是支架置入的首选适应证,可以在清除腔内肿瘤组织后置入支架;对于良性气道狭窄,置入支架应该慎重,尤其是金属非覆膜支架,一定要在其他手段治疗无效的前提下再进行。

2. 气管支气管软化症软骨薄弱处的支撑 对于这种患者,在其他手段治疗无效、呼吸困难不能耐受情况下可以放置支架。

3. 气管支气管瘘口或裂口的封堵 气道支架置入是封堵气道瘘口、裂口的常用方法。

(四)常用气道支架的特点

1. 硅酮支架

(1)Montgomery T管:为硅酮材质,有不同的长度和直径供选择,常用于治疗声门下气管狭窄。因外支固定在气管切开瘘口处,气管内部分不需要借助T管管壁与气管管壁之间的压力与摩擦力固定支架,故而很少发生移位,因此可选择直径稍细的T管,以减少对气管血流和淋巴回流的影响。因而T管被认为是治疗高位气管狭窄最安全的支架。T管可以现场修剪长度,不足之处是容易形成痰栓阻塞支架(图6-6-3)。

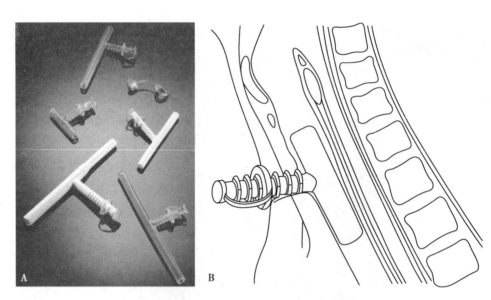

图 6-6-3　Montgomery T 管

A. 及在气道内位置;B.(外支自气管切开瘘口伸出)

（2）Dumon 支架：为硅酮材质,有透过射线和不透射线两种,不透射线的壁稍厚。市售的 Dumon 支架形状有直筒形、沙漏形和 Y 形,均有不同的直径。直筒形又分为气管支架和支气管支架,沙漏形壁厚固定为 1.5mm、长度固定为 5cm。也可以向厂家定制特殊形状的支架,但预定周期较长。Dumon 支架的固定有赖于钉突与气道壁之间的压力和摩擦阻力,故不适用于管径随呼吸变化明显的气管、支气管软化症。Dumon 支架最大优点是可以现场修剪、缝接,容易调整位置或取出(图 6-6-4、6-6-5)。

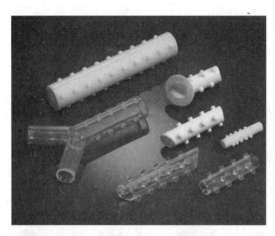

图 6-6-4　Dumon 支架（白色为不透射线）

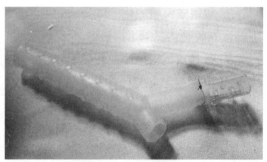

图 6-6-5　现场缝接 Y 形和直筒形 Dumon 支架

（3）Hood 支架：是早期气道硅酮支架的一种。有直筒式和 Y 形,壁光滑。后来的直筒支架两头为凸缘,用来防止移位。即使这样,仍不能防止支架移位(图 6-6-6)。

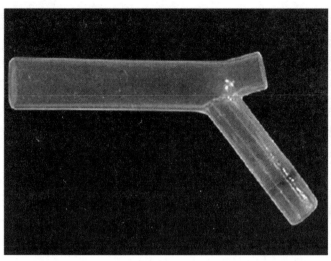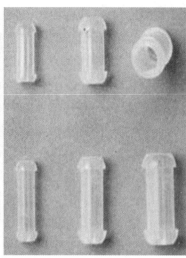

图 6-6-6　Hood 支架

2. 金属支架

（1）Ultraflex 支架：是镍钛合金自膨胀式支架，分为部分覆膜和非覆膜支架，已非常广泛地用于各种良、恶性中心气道狭窄的治疗及瘘口的封堵。该支架有特殊的针织样编织方法，一旦部分释放，不能回收重放和再定位，但另一方面，受压时支架的金属丝做轴向及冠向运动因而不会变长，减少了支架两端对气道黏膜的纵向切割力。另外支架的柔韧性较好，对黏膜的压迫小，但反过来支撑力也会稍弱（图 6-6-7）。

（2）Wallstent 支架：是由钴合金丝编织的自膨胀式支架。非覆膜支架由于肿瘤或肉芽组织向支架内生长明显，导致反复阻塞，故应用不多。覆膜支架表面附有薄层的硅酮膜，可以克服上述缺点，但置入后仍然较难调整位置或取出。另外，当支架受到轴向压力时会变长，超出理想位置，且纵向长度的反复变化会导致支架两端边缘与气道壁反复摩擦，刺激肉芽组织增生（图 6-6-8）。

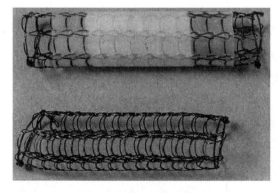

图 6-6-7　Ultraflex 支架

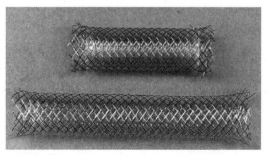

图 6-6-8　Wallstent 支架（上为覆膜支架，下为非覆膜支架）

(3)国产镍钛合金支架:是镍钛合金丝编织的自膨式支架,编制方法类似于 Wallstent 支架。镍钛记忆合金的特点是有形状记忆功能,低温时支架具有良好的可塑性,在接近体温时支架恢复至预设形状。支架支撑力的大小由不同的丝径和编织的疏密度决定,有较好的柔韧性和可压缩性,较硅酮支架更适于不规则的管腔。但支架受到轴向压力时会变长的缺点同 Wallstent 相似,部分良性气道狭窄患者放置超过 1 周即很难取出,故不适于长期放置。生产商在国内,故可以方便地根据患者气道特点向厂家定制个体化形状及大小的支架(图 6-6-9)。

(4)Gianturco 支架:为不锈钢自膨胀式非覆膜支架,由连续的不锈钢丝弯曲成 Z 形环状单节,两节或两节以上单节连接成支架。该支架的优点是支撑力强,释放时无长度变化;对分泌物排出影响小;支架上带有小钩,释放后嵌入气道黏膜防止支架移位。缺点是较短的支架释放时不易定位、对气管瘘无效、不可回收,支架硬度较大、机械性刺激强、长期放置会常常会损伤气道壁,文献中有气道穿孔、大出血、支架解体等的报道,现已较少应用(图6-6-10)。

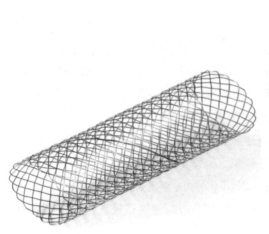

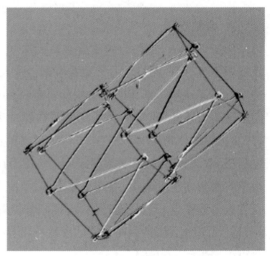

图 6-6-9　国产镍钛合金支架　　　　　　　图 6-6-10　Gianturco 支架

(5)AERO 支架:由激光切割镍钛合金而成的自膨胀式支架,全覆膜可阻挡肉芽组织向支架内生长。美国制造,价格昂贵,国内未上市。支架设计为两头膨大、外壁有小突起固定支架以减少移位,但总体移位率仍不低;两端有拉线,可以调整支架位置;边缘略收呈拱形、受挤压后长度不变,以减少对气道壁的损伤;覆膜成分为组织相容性较好的聚氨酯,内壁有亲水涂层减少黏痰附着。上市时间不长,但在美国应用较广(图 6-6-11)。

(6)iCAST 支架:为美国产球囊扩张式覆膜支架,骨架为激光切割的不锈钢,被膜为可扩张的聚四氟乙烯膜。推送器为多腔导管,外套有被压缩的支架,导管的主腔用于进出导丝,副腔用于为球囊充放气以释放支架。市售的支架最小可达直径 5mm,长度16mm,因而有时被用于叶、段支气管狭窄的治疗。该支架国内未上市,国外应用经验也不多(图 6-6-12)。

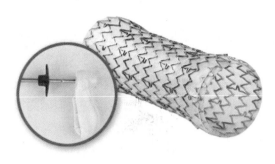

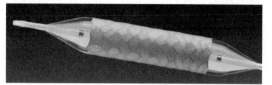

图 6-6-11　AERO 支架及推送器　　　　　图 6-6-12　iCAST 支架经球囊扩张后

3. 混合型硅酮支架　Dynamic 支架：由德国 Freitag 医生发明，是一种 Y 形混合硅酮支架，远端分支分别起支撑左、右主支气管作用，主干部分的前侧壁内加了马蹄形（图 6-6-14）的金属支撑，与柔软的后壁共同模拟了正常的气管软骨和膜部结构，以此产生类似生理的空气动力学作用，在患者咳嗽时支架膜部可以随之变形，帮助排痰。Dynamic 支架很长，适用于气管-支气管软化症或气管-主支气管都狭窄的患者，但同时过长的支架也造成排痰困难（图 6-6-13、6-6-14）。

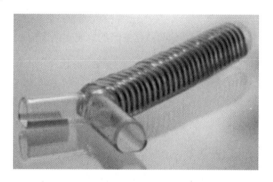

图 6-6-13　Dynamic 支架

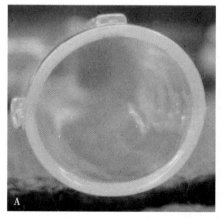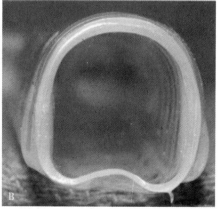

图 6-6-14　普通 Dumon 支架

A. 与 Dynamic 支架；B. 横截面比较

4. 其他材料的支架

（1）Polyflex 支架：是一种薄壁的自膨胀式多聚酯支架，由聚酯纤维网眼表面被覆硅酮组成，支架内径相对较大，克服了硅酮支架的缺点。表面设计有防滑钉凸，用以防支架移位，但实际应用中移位仍常见。与金属支架相比，该支架可以取出，对气道壁损伤较小，较少刺激肉芽增生或形成气道瘘。主要用于良性气道狭窄。此支架在国外有报道，但国内尚未应用（图 6-6-15）。

（2）Noppen 支架：是由聚乙烯制成的螺纹管，比硅酮支架硬，不能折叠，螺纹被设计用来防止支架移位（图 6-6-16）。部分商业化生产的气道支架比较详见（表 6-6-2）。

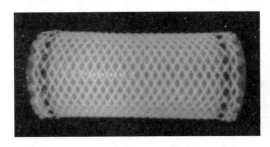

图 6-6-15　Polyflex 支架

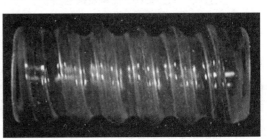

图 6-6-16　Noppen 支架

表 6-6-2　部分商业化生产的气道支架比较

名称	材料	形状	主要问题/并发症
Montgomery	硅酮	T 形	难以置入、要有气切瘘口
Dumon	硅酮	直筒，Y 形	直筒型易移位、Y 形置入困难
Hood	硅酮	直筒，Y 形	Y 形置入困难
Ultraflex	镍钛合金，自膨胀式，覆膜或非覆膜	直筒	组织增生、支架断裂
Wallstent	钴合金，自膨胀式，非覆膜	直筒	组织增生、长入阻塞管腔
Wallstent（覆膜）	钴合金，自膨胀式，覆膜为聚亚安酯	直筒	组织在支架两端增生、气道穿孔
国产镍钛合金	镍钛记忆合金，自膨胀式	直筒、Y 形	组织增生、长入阻塞管腔
AERO	镍钛合金，自膨胀式，覆膜为聚氨酯，内壁有亲水涂层	直筒（两端稍膨大）	移位、两端组织增生
iCAST	不锈钢，覆膜为聚四氟乙烯	直筒	移位、两端组织增生
Gianturco	不锈钢，自膨胀式	直筒	支架断裂、气道穿孔、致命性大咯血、组织长入阻塞管腔

名称	材料	形状	主要问题/并发症
Palmaz	不锈钢，球囊扩张式	直筒	支架塌陷、组织长入阻塞管腔
Dynamic	硅酮，前侧壁有金属环	Y形	置入困难
Orlowski	硅酮，管壁环绕金属	直筒	非常硬，置入困难
Noppen	聚乙烯	直筒	只适合气管、黏痰滞留
Polyflex	多聚酯丝，硅酮覆膜，自膨胀式	直筒，Y形	直筒型易移位、Y形置入困难

（五）各类气道支架的置入特点

目前常用的支架置入方法是借助支气管镜和特殊的推送装置将支架置入气道，前述各类支架放置方法各不相同。

1. 硅酮支架

（1）Montgomery T管：可以在外科手术中直接放置。临床上常在硬质支气管镜下放置，患者应有造好的气管切开瘘口。

（2）Dumon支架：也必须在硬质支气管镜下放置。放置前，先将支架置入专用装载装置纵行压缩，再传送入专用的硬质支架推送杆进行放置（图6-6-17）。

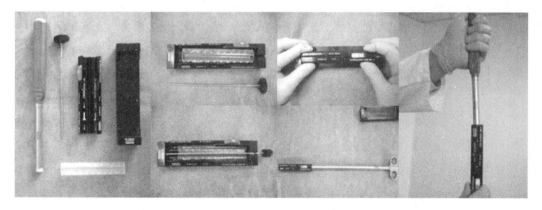

图6-6-17   Dumon支架的装载装置

2. 金属支架   出厂时均已装载在自身的推送器中，可以在硬质支气管镜下直接经推送器释放，临床上常在可弯曲支气管镜辅助下放置。

3. 混合型硅酮支架   由于硅酮内有金属加固无法压缩入推送器，故需要在硬质支气管镜下直接用特殊的硬质钳放置并调整位置。

4. 其他材质支架   据支架的材质及设计不同，放置方法近似混合型硅酮支架或金属支架。例如Noppen支架只能套在特制的推送器外进行放置。而Polyflex支架放置方法则近似于金属支架。

（六）气道支架的选择与并发症管理

硅酮支架、Dynamic 支架等的放置要求有更专业的设备及器材，需要医生掌握硬质支气管镜技术，金属支架的放置则可通过软质支气管镜技术在门诊放置。但并非放置方法越简单的支架就越适合患者，一定要结合具体情况而定。支架的选择要结合气道病变的病因、部位、形状、长度，以及有无气管软化、瘘口等。总之，支架的放置一定要慎重。

支架的并发症除了与病变本身的特点有关外，还与选择支架的材质、构造、形状、型号、尺寸等相关。只有合适的支架才能减少一些相关的并发症如移位、黏液栓塞、肉芽组织形成、肿瘤组织向支架内生长等。危及生命的并发症如支架刺破气道壁导致的大出血鲜有报道。

支架置入体内后一定要对患者进行合理的随访及管理，必要时行胸部影像、支气管镜检查判断支架的位置、有无再狭窄、肉芽组织增生等。支架发生严重并发症时要及时取出（图 6-6-18、6-6-19）

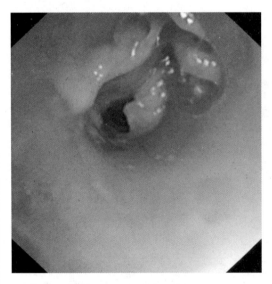

图 6-6-18　Montgomery T 管内痰栓

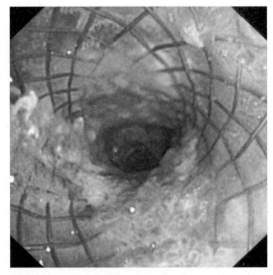

图 6-6-19　肉芽组织向金属非覆膜支架内生长（支架置入 20 天后）

（七）未来支架的设计方向

气道支架是解决气道狭窄的重要手段，但目前种类繁多的气道支架都有局限性，尤其是支架在体内长期存留所引发的再狭窄问题一直无法解决，而生物可降解支架和药物涂层支架正在试图解决这一难题。生物可降解支架是一种在完成其支撑使命后可以自动降解消失的支架，药物涂层支架可将药物带到气道，持续而缓慢地释放，抑制成纤维细胞增生，减少肉芽组织增生反应。3D 打印支架则是为了完美地契合病变部位,旨在解决支架的个体化问题。对于恶性肿瘤的患者,带放射粒子的支架可以在缓解梗阻的同时对肿瘤部位进行放疗。总之,道路很漫长,我们仍需要不断努力去开发新型支架,为患者带来最大的获益。

二、消化道支架

消化道狭窄、梗阻、漏、瘘等都是直接导致消化道畅通功能丧失的疾病,重建消化道的通畅是各种治疗策略的本质目的。临床实践表明,植入消化道支架是重建消化道通畅功能的重要治疗手段。自采用食管腔内置管技术治疗食管狭窄以来,消化道支架的临床应用已有百余年历史。由于早期制作材料及工艺所限,支架放置困难,并发症多,制约了内支架在消化道疾病中的应用和推广。近年来各种金属支架相继问世,其放置操作简便,创伤小,效果满意,临床应用越来越广泛。

(一)食管支架

早期的食管癌因没有明显症状而容易被忽略,以至于出现梗阻症状时,多数已经到了晚期,此时大部分患者已经失去了手术机会,同时手术治疗的预后也不甚理想。缓解消化道功能状态,增加患者的营养支持,改善患者的生活质量,成为晚期食管癌姑息治疗的主要目的。在这种情况下,食管内支架应运而生。食管支架是指通过医疗手术,在胃镜或 X 线电视监视下,经输送器植入人体食管,起扩张并长期支撑食管作用的管状结构。食管支架适用于食管恶性狭窄(食管癌、贲门癌、吻合口癌)、转移性癌肿致食管狭窄、食管气管瘘、良性狭窄(不适合扩张和手术)等。食管支架可以按照不同的分类方法分为很多种,按照材质可分为塑料支架、金属支架、生物支架等;根据支架是否覆膜可分为无覆膜支架、部分腹膜支架及全覆膜支架;按照外形可分为分段食管支架、杯球食管支架、杯双球食管支架、杯球伞食管支架和软边食管支架;按照功能可分为通用型食管支架和特殊部位食管支架。

1. 塑料支架 为最早使用的一类食管内支撑物,多由无毒的硬质塑料及树胶等制成。在自膨式金属支架(self-expanding metallic stent,SEMS)未发明前此类支架曾广泛应用于临床,常用的有 Celestin 管、Atkinson 管等。Celestin 管需经外科手术通过,如经左切开食管或剖胸探查时在肿瘤上方经食管、经胃造口牵拉法等方法送入食管,支撑食管狭窄部分。Atkinson管是 Atkinson 等在 Celestin 管的基础上进行了改造,使其能在纤维内镜下植入食管,避免了手术创伤,减少了手术的并发症及死亡率。但是此类支架存在许多缺陷,如管腔大、质地硬、弹性差,且没有自行扩张性,植入后患者胸痛明显,随着 SEMS 的临床应用,这类支架在临床上已经很少见到。近些年来,一种新型自膨式塑料支架(self-expanding plastic stents,SEPS)即 Polyflex 支架在临床上得以应用,这是一种由聚酯塑料编制的网状全覆膜支架,其内表面全部内垫有硅胶膜,支架两端也均覆有硅胶膜以减少支架边缘对食管管壁的损伤。支架头端扩大呈喇叭形,以减少支架移位。不透 X 线的黑色标志位于支架头尾部及体部,以便于在透视下进行支架的定位和调整,头尾两端的蓝色标记设计是为了便于内镜直视下的观察和定位。此支架在释放时可随时调整并便于回收,故适合于良性狭窄的病人。此类支架有 3 个不同的大小规格(内径直径 16mm,18mm,21mm)及长度规格(90mm,120mm,150mm)以适合不同的病变,同时这类塑料支架的价格相比金属支架低廉。在欧美国家该型支架应用较多。

2. 金属支架 此类支架为现在临床上最常用的支架类型,可分为两大类,一类为不锈钢金属支架,另一类为记忆合金支架(表 6-6-3)。

表 6-6-3 食管支架按材质分类及比较

种类	举例	优缺点
塑料支架	Celestin 管 Atkinson 管	管腔大,质地硬,弹性差,且没有自行扩张性,植入后患者胸痛明显
金属支架		
不锈钢金属支架	Wallstent 支架,Z 形支架,Song 支架,FerX-ELLA 支架	自行扩张,富有弹性及柔软性
记忆合金支架	Ultraflex 支架,Esophacoil instent 支架,Choo Stent 支架,Memotherm 支架,Do 支架	良好的形状记忆功能和优良的弹性,支架的柔软性好,患者的异物感较轻

(1)不锈钢金属支架:临床上常见的有 Wallstent 支架、Z 形支架、Song 支架、FerX-ELLA 支架等。

1)Wallstent 支架:由瑞典科学家 Hans Wallsten 在 1983 年设计完成,是目前临床上使用频率较高的支架之一。最初的形态是由数根合金金属螺旋编织成的管状、两端开放式的弹性圆柱结构,支架纵、横向受力后均可缩放。合金丝的基本组成是钴和铬,另含少量的镍、铁、锰等元素。支架的弯曲度好,抗疲劳强度强,内径在大弯曲度时仍能保持基本不变。1994 年完成的 Wallstent Ⅰ型支架的基本结构为不带膜的哑铃型,而 1997 年改进后的Ⅱ型支架为中央带聚氨酯膜,两侧端 10mm 为不带开放式喇叭形结构,最大设计内径为 25mm。由于 Wallstent Ⅰ型和Ⅱ型支架的长度释放后有近 23% 和 30% 的缩短率,精确定位和释放时的监控调整、步骤极其重要。

最新设计推出的 Flamingo 支架是专门用于食管下段贲门口病变的特殊支架,其主要特点是支架呈上宽下窄的圆锥形构造,不同层面的径向受力各不相同。近端开口最宽(24mm 或 30mm),因此沿横径水平张力最大,利于支架固定;远端开口最小(16mm 或 24mm),位于贲门口或悬垂置于胃底,径向受力最小或不受力,顺应性最佳,中段带膜可防止肿瘤内侵。Flamingo 支架的设计更接近于食管下端和贲门部的生理特点,支架在释放至近 50% 或以上时,仍能回缩调整。

2)Z 形支架:又称为不锈钢自膨式金属支架,因其不锈钢丝呈 Z 形排列而得名。该类支架最早是于 1985 年设计的,当时主要用于血管狭窄的支撑扩张,目前在国内已经得到广泛的应用。整个支架是由数节不带膜的 Z 形网格状不锈钢丝组成。改良后的食管 Gianturco-Rosch Z 形支架,两端呈哑铃状,内由硅膜覆盖,中央带防滑倒刺。Wilson-Cook 的 Z 形支架两端喇叭口形态略有变异,中央部最大内径为 18mm,中间无倒刺。支架上端安装有回收线可回收,也可用于良性狭窄的治疗。早期 Z 形支架释放后,常有部分节段膨胀不全现象,需用气囊扩张。改良后的支架径向张力明显提高,中央部带倒刺能防止支架滑动,支架释放前后无长度改变,无需考虑支架缩短问题是其结构上的一大优势。柔顺度不够,在成角狭窄易被压缩和放置在上颈段时易有异物感是其不足之处。新近的改进是在节段的连接处加宽以适应成角狭窄和在支架远端添加防反流套膜。

3)Song 支架:是 Gianturco-Rosch Z 形支架的改良型,增加了回收装置。

4)FerX-ELLE 支架:是由不锈钢金属丝编织而成的自膨式金属支架。支架近端的特殊设计可以减少支架移位,头端有回收钩以便于回收及支架的调整,同时还配有抗反流的瓣膜结构。支架两端有不透放射线的环线结构可以协助 X 线下定位。

(2)记忆合金支架:形状记忆合金(shape memory alloys),简称 SMA,是一种在加热升温后能完全消除其在较低的温度下发生的变形,恢复其变形前原始形状的合金材料,即拥有"记忆"效应的合金。此类支架主要是利用了镍钛合金具有形状记忆效应这一特性所研制的,镍钛记忆金属具有良好的形状记忆功能和优良的弹性,在 4℃ 以下时可任意缩小变形而无弹性,随着温度的升高支架逐渐恢复弹性,发挥持久扩张作用。良好的形状记忆功能和优良的弹性,扩张后的支架与病变组织之间保持良好的顺应性,并可维持较好的径向张力,另外支架的柔软性好,患者的异物感较轻。临床上常见的此类支架有 Ultraflex 支架、Esophacoil instent 支架、Choo Stent 支架、Memotherm 支架和 Do 支架等。

1)Ultraflex 支架:是由镍钛合金丝按不同几何图形编织而成,特殊的材质和加工过程赋予其形态的记忆和超弹性功能使支架在释放后能"记忆性"恢复到原始设计形状,与病变组织间保持良好的顺应性,并维持较好的径向张力。Ultraflex 支架最早由瑞典医师 Cweikel 在 1991 年用于临床,由于支架的柔软性好,放置后异物感较小,非常适应于食管上颈段病变狭窄。据文献报道,早期支架放置后的移位率相对较高,1997 年支架的两端被改进为喇叭口状,以减少移位和食物填塞端口,近端开口改为平齐,并以特殊丝线串联,内镜下用活检钳或拉钩抽拉时可收闭开口即能移动和回收支架。支架中段覆膜设计以减少肿瘤在支架内生长,此支架有部分覆膜及全覆膜两种不同类型,适用于维持由内源性和(或)外源性恶性肿瘤引起的食管狭窄部位的通畅性。覆膜食管支架系统还适用于并发食管瘘闭塞。覆膜支架的中段覆盖一层聚氨酯。支架金属材料为镍钛合金。非覆膜支架和覆膜支架均有近端释放系统或远端释放系统。远端释放系统从递送导管下(远)端开始置入支架。近端释放系统从递送导管上(近)端开始置入支架(图 6-6-20)。

2)Esophacoil Instent 支架:最早于 1994 年用于食管恶性肿瘤的姑息治疗。此类支架在设计上颇有独到和创新之处,整个支架由单一扁平镍钛金属丝以紧密螺旋形式环绕而成,有良好的形态记忆功能,自膨后的金属支架紧密性甚好,能有效地防治肿瘤的内侵,两端开

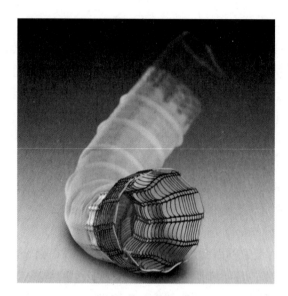

图 6-6-20　食管支架

口微宽成喇叭口状,可减少移位发生。支架发生移位时,可从内镜外套管中将其回收,支架释放前需捆绑在输送器上,释放后的长度回缩率近50%,释放过程精确。定位难度高、支架自身重、外表与病变组织摩擦系数小、易发生移位、外取困难等原因使其推广使用受到限制,临床上应用相对较少。减轻支架自重、在材料中植入抗肿瘤药物和放射物质、添加防反流装置和开发适合良性食管狭窄的新型支架是其今后发展方向。

3) Choo 支架:是由镍钛合金丝组成的一类完全覆膜支架,整个支架是由多个内径18mm,长约20mm的单体链接构成。这种由外膜连接各个单体而组成的特殊结构提高了支架的柔韧性。支架头尾两端膨大(内经约24mm)可以减少支架移位的发生,头尾两端设有四条金丝线以方便在X线透视下定位,同时支架头端设有回收线以便支架回收及位置调整。

4) Memotherm 支架:是一种热反应型支架,在温度达到35.5℃时支架展开到最大程度,此支架的两头膨大,以减少移位,体部覆膜以防止肿瘤支架内生长。

5) Do 支架:是 Choo 支架的改良版,设计中加入了三片瓣膜样结构以减少反流的发生,适合于低位食管狭窄及贲门处狭窄的患者(图 6-6-21)。

(二)胆道支架

胆管恶性梗阻的姑息治疗是胆管支架放置术最佳的适应证,其病因大多为胆管癌、胰腺癌、壶腹癌、肝癌及转移癌等。胆管支架治疗可以达到降低胆管内压力,减轻黄疸的目的。与外科手术相比,胆管支架放置术能明显缩短住院时间,具有并发症少、死亡率低、存活时间长等优点。胆道支架适用于无法根治性切除的恶性胆管梗阻患者、胆系引流较丰富、估计引流效果理想者、无其他器官功能障碍的患者和预计至少可存活 3 个月的患者。目前临床常用的胆道支架按所用材料可分为塑料支架和自膨式金属支架两大类。按照功能可分为 ERCP 术中用胆道支架和 PTCD 术中用胆道支架。近年来,其他新型胆道支架也被不断开发出来,如药物洗脱支架、带放射粒子支架及生物可降解支架等,但多数尚在探索阶段。

1. 塑料支架　常用材料有聚乙烯、聚四氟乙烯和聚氨酯,大部分塑料支架是由不透 X 线的聚乙烯制成的。

针对肝胰疾病的类型及支架留置的部位不同,所采用的塑料支架的粗细、形状和长度均有不同,内镜下一般采用 7~12Fr(French,长度单位)的支架。不同口径的支架需要与之配套的支架输送器,7~8Fr 支架的输送器仅为一相同口径的推送器,8.5Fr 以上的输送器除推送管外,还有一 5~7Fr 的内衬定位管。常用的塑料胆管支架的造型有双猪尾支架、下曲形支架、直型支架、S 形、无侧孔支架。

2. 金属支架　常用材料为不锈钢丝、钽丝、镍钛合金丝,由于镍钛合金丝的生物相容性较好,具有形状记忆特性,弹性较佳,是目前较为常用的制作胆管支架的材料。

金属支架还可分为无覆膜支架和覆膜支架两种,覆膜支架有预防肿瘤组织向腔内生长的作用,多用于胆总管下段梗阻的治疗。Isayama 等随机比较了覆膜支架与非覆膜支架治疗胆总管恶性肿瘤的疗效,表明虽然在支架的平均通畅性和患者平均存活期之间,两种支架无显著差异,但在支架阻塞率、反复治疗次数及医疗总花费上,覆膜支架具有显著的优越性。覆膜支架组不会发生肿瘤组织向支架腔内生长的情况,但在术后发生胰腺炎及胆囊炎的风险略高。在覆膜材料的实验研究中,Yasumori 等发现聚氨酯和硅胶覆膜摩擦系数低,而且较为耐久。

置入器的种类包括 TTS(through the scope,可通过内镜的)置入系统(ERCP:2.7mm×1800mm;PTCD:2.7mm×500mm)和金网(金属网管)TTS 置入系统(2.7mm×1800mm)(图 6-6-22)。

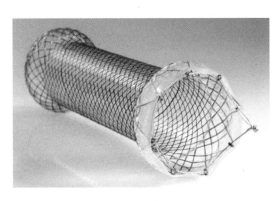

图 6-6-21　全覆膜可回收食管支架

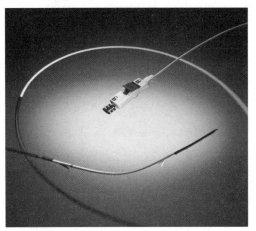

图 6-6-22　胆管支架

（三）肠道支架

20%~30%结肠癌患者可发生肠梗阻。癌性肠梗阻按传统方法应行急诊肠造瘘。急诊肠造瘘有较高的死亡率（23%）和并发症发生率（50%），支架可避免急诊肠造瘘，成功率较高（85%~100%），无手术条件的癌性梗阻患者也可行支架治疗。肠道支架适用于癌性肠梗阻的根治（避免急诊肠造瘘）、不能切除的结肠恶性肿瘤伴梗阻和结肠憩室炎伴梗阻等情况。相对禁忌证包括患者有肠穿孔迹象、直肠肿瘤距肛门口小于4cm及能够一期完成癌灶切除的梗阻患者。肠道支架按外形可分为双球、双蘑菇头和喇球等类型。按照功能可分为幽门支架、十二指肠及空肠支架、结肠支架和直肠支架。

1. 小肠支架 主要治疗胃流出道梗阻、十二指肠梗阻、胃空肠吻合口梗阻及上段空肠梗阻。梗阻致狭窄的成角大，小肠壁较薄，使用镍钛记忆合金网状支架，直径10~20mm（图6-6-23）。

2. 结直肠支架 结肠腔径较粗且具有丰富袋形结构。结肠内容物较胃和小肠内容物明显黏稠，水分减少，故结肠支架管径应远较上消化道支架管径大，但因降结肠以上结肠段距肛门较远且需经多个锐角肠曲使粗管径支架难以经肛门输送和释放，故一般用于降结肠、乙状结肠及直肠狭窄段的支架需较大管径，而升结肠及横结肠狭窄段可根据使用期限及输送释放的具体条件选择管径略小的支架。支架构造的选择也应根据结肠功能及结构特点以及输送释放条件合理选用，用于降结肠、乙状结肠及直肠的支架管径为25~30mm，用于横结肠支架管径为20~22mm。由于覆膜支架远距离输送和释放较困难，且高位较少发生结肠瘘，故横结肠以上肠道一般不使用覆膜支架（图6-6-24）。

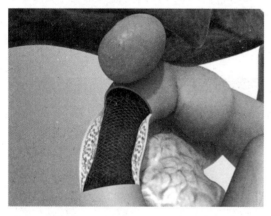

图6-6-23　十二指肠支架

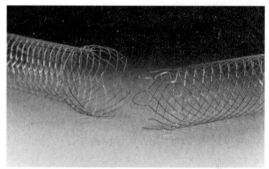

图6-6-24　结肠支架

（张　杰）

三、泌尿系统医用材料

腔内泌尿外科学是在泌尿系统腔道内、腹腔或腹膜后腔隙内及泌尿和生殖系统的血管腔道内使用特殊器械,完成对泌尿生殖系统疾病诊断和治疗的一门科学,实现了微创操作下完成大部分泌尿、男性生殖系统手术的理想。泌尿系统腔道的贯通性,给应用各种腔内器械及材料创造了天然优势,相关的非血管内管腔医用材料主要包括:

(一)导丝

亦称为引导钢丝(guide wire),为泌尿外科腔镜手术常用材料,其作为一种内引导工具,在各种需要放置内镜或导管的操作中都有很重要的地位。临床常用的导丝包括:输尿管支架套件导丝、Amplatz Super Stiff 导丝、Sensor 导丝、Zebra 导丝、ZIPwire 导丝、TFE 导丝、Roadrunner PC 导丝、Hiwire 导丝、Biwire 导丝等。

1. 泌尿系统相关导丝由内芯(core or mandrel core)和外弹簧套管(spring guide)构成,外被包塑层。导丝内芯多由不锈钢、镍钛合金构成,可分为标准芯和硬芯两种规格;外弹簧套管多由不锈钢、铂钨合金构成。导丝粗细一般用英寸表示,多数为 0.035 inch(0.89mm)或 0.038 inch(0.96mm),细的仅为 0.025 inch(0.63mm)。导丝长度一般为 150cm。

2. 泌尿系统相关导丝属于固定导丝(fixed-core guide wire),即导丝内芯在两端焊接固定,不能自由移动,故导丝头端的硬度、柔软段长度以及头端形状均不能改变。头端形状有直头和弯头(J 形)两种(图 6-6-25);柔软段长度大部分为 3cm 或 4cm,长的可达 8cm,使导丝能更好地顺应泌尿系统腔道的弯曲、狭窄,不易导致管腔穿孔、黏膜下损伤或假道。柔软段其后为硬度很大的导杆部分,纵向推力好,利于通过复杂的解剖部位、撑直扭曲输尿管及辅助器械交换或放置(图 6-6-25)。

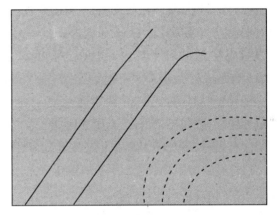

图 6-6-25   两种不同头端形状的 Zebra 导丝

3. 不同导丝具有不同特性,诸如粗细、软硬度、可视性、可塑性、可推送性、可跟踪性和可扭控性。根据手术方式结合导丝的不同特性挑选不同的导丝,是手术成功的一个不可忽视的环节。例如 Hiwire 导丝的外面具有亲水涂层,该涂层可以吸引水分子在其表面形成"凝胶状"覆膜,从而降低导丝表面的摩擦力,改善器械间(内镜与导丝、支架与导丝)的相互作用,使导丝在管腔组织、内镜工作通道中易于移动。Zebra 导丝表面具有蓝白或黄白相间的条纹,在内镜直视操作下可为术者提供清晰的镜下标志。Biwire 导丝一端为直头,一端为弯头,两端均有柔软段,因此任何一端均可作为引导端引导操作。Roadrunner PC 导丝外包裹聚亚安酯,具有高度弹性和抗折性,其铂金头端具有高度可视性。

(二)输尿管支架

输尿管支架(ureteral stent)的应用由来已久,最早出现于 20 世纪初,目前在泌尿外科手术中被广泛运用。一根理想的输尿管支架应具有以下特点：良好的生物相容性，抗感染，抗衣壳形成，具有抗反流作用，放置后稳定，引流充分，患者耐受性好，不易移位，价格便宜等。但目前还没有一种输尿管支架具备所有这些特点。临床常用的输尿管支架包括：Urosoft 蓝支架、Uropath 支架、Vario 支架、Contour 支架、Percuflex Plus 支架、Percuflex 支架、Polaris Loop 支架、Polaris Ultra 支架、Stretch VL 支架、Universa 支架、Greene 肾移植支架、Bander 转换支架等。

1. 输尿管支架为中空导管，管径用"F"表示，主要有 4.5F、6F、7F 三种规格，部分细者管径仅为 3F，粗者管径可达 9F。输尿管支架长度变化很大，一般从 8cm 至 35cm 不等，但如 Bander 转换支架长度可达 75cm。术者可根据输尿管支架放置指征与患者的身高选择不同管径、长度的支架。输尿管支架前端可开孔或不开孔，中间管壁可有或无侧孔，尾端可带丝线，以便于操作中调整支架位置。输尿管支架前端或两端多设计为"猪尾巴"形状（J形），以防止支架移位、脱落。

2. 输尿管支架主要包括以下三种

（1）人工多聚物输尿管支架：主要为聚乙烯输尿管支架、硅橡胶输尿管支架与聚氨酯输尿管支架（图 6-6-26），如 Urosoft 蓝支架、Contour 支架、Universa 支架等。该类支架价格便宜，易于成型加工，置入体内无毒副作用，可以在 X 线下显影，应用最为广泛。但长期置入后容易碎裂、折断，容易导致结石形成，若要长期置入需定期更换，更换周期为 3~6 个月。

（2）金属输尿管支架：多为不锈钢、超耐热合金钛或镍钛合金（nitinol）等材料，如 Resonance 支架。金属支架创伤小、耐受性良好、再狭窄率较低，置入后易被普通尿路上皮覆盖，可防止衣壳形成，并在体内可留置长达 12 个月，尤其适合治疗复杂的、常规方法治疗无效的良性及恶性输尿管狭窄。但金属输尿管支架价格较贵、置入后不易取出、易移位、纤维肉芽组织或肿瘤组织向内生长继发阻塞等缺点，严重制约了金属支架的临床应用。

（3）可降解输尿管支架：可生物降解材料是一种人工合成的有机化合物，在体内具有可吸收性，经水解等反应降解为代谢产物而排出体外，如环氧乙烷共聚物、乙交酯-丙交酯共聚物（poly lactid-glycolide acid）等。可降解输尿管支架组织相容性好，组织间反应小，降解时间约 6~12 周，完成其内引流和支撑作用后可自行降解并随尿液排出体外，避免了二次使用膀胱镜取出支架的问题，同时也可减少了泌尿系感染、肾功能损害等并发症。目前该类支架尚处于研发推广阶段（图 6-6-26）。

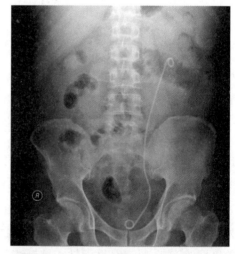

图 6-6-26　双 J 形聚氨酯输尿管支架在 X 线下显影

3. 输尿管支架放置的适应证如下　输尿

管的外源性压迫、输尿管梗阻、输尿管损伤、输尿管操作及操作的准备,发挥引流尿液,防止输尿管粘连、堵塞或狭窄,辅助结石碎片通过的作用。术者可根据具体手术要求选择不同材料、不同型号或特殊类型的输尿管支架,例如 Rusch 抗反流支架,膀胱端带有防反流阀,可以防止膀胱压力过高时尿液经输尿管支架反流回肾盂。

4. 输尿管支架既可顺行置入,又可逆行置入。顺行置入的方法为:通过输尿管或肾盂切口,将导丝插入并将其前端放置于输尿管膀胱开口处,沿导丝将输尿管支架尾端放置于膀胱内,再将导丝拔出,确保导管留置于肾盂、输尿管及膀胱内。逆行置入的方法为:通过患者尿道、膀胱逆行上插,先在输尿管中插入导丝,然后沿导丝将输尿管支架前端放置于肾盂内,再将导丝拔出,确保支架的一端在肾盂内,另外一端在膀胱内。

5. 输尿管支架进入患者体内后,必然会引起机体对异物的排斥反应,排斥反应程度与材料对患者机体的刺激程度相关,同时与患者的年龄和体质、支架留置时间相关。常见输尿管支架管并发症包括:尿频、尿急、尿痛等膀胱刺激症状,血尿,感染,腰腹疼痛、耻骨上痛,尿路结石,支架移位、断裂等。

(三)尿道支架

尿道支架(urethral stent)于 1980 年由 Fabian 首先用于前列腺增生患者,其近期疗效显著。国内 1995 年由那彦群等学者首先报道,肯定了其近期疗效,认为尿道支架治疗前列腺增生症适应证较广,但支架治疗后不能阻止前列腺继续增生,且由于支架刺激还可导致尿道黏膜过度增生,这些因素均会影响其远期治疗效果。临床常用的尿道支架包括:Memokath028 尿道支架、Angiomed 尿道支架、Grikin 尿道支架、MTN 型尿道支架等。

1. 尿道支架为圆柱形或多面圆柱形的非封闭管道,管径 12~14mm,长度 20~90mm。根据制作工艺不同,可分为螺旋和网状两种形态。这两种不同形态尿道支架的特点见表6-6-4。

表 6-6-4　不同形态尿道支架的特点

项目	螺旋尿道支架	网状尿道支架
代表	Memokath028 尿道支架	Angiomed 尿道支架
结构	一根螺旋弹簧盘绕而成	多根金属丝编织而成
管径	细	粗
支撑强度	弱	强
通透性	强	弱
上皮化	难	易
移位	易	难
取出	易	难
留置时间	短期	长期

2. 尿道支架主要包括以下两种

（1）永久性支架：一般由镍、钛或其合金编织而成的网状支架，直径及支撑强度大，并在6个月内可完全上皮化，一般不再取出。目前广泛使用的具有热形状记忆效应的镍钛合金支架，可在 55~60℃ 热水作用下，自行膨胀固定于尿道中，极大缩短了手术时间。但是异物的持续存在和金属离子的释放会对组织有刺激作用，为减少此类刺激，如 Angiomed 尿道支架，在其表面覆盖一层高分子有机膜，既减少了组织反应，又减少了金属离子在体液中溶出。另一方面当再狭窄发生且需要取出已上皮化支架时，操作会带来较大的损伤。

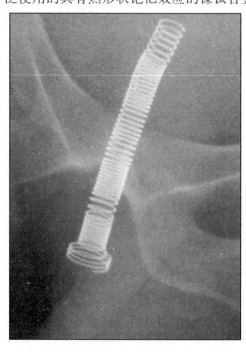

图 6-6-27　螺旋金属尿道支架在 X 线下显影

（2）临时性支架：包括螺旋金属支架（图6-6-27）和可降解支架。可降解支架主要由羟基乙酸聚合物、乳酸聚合物或乙交酯-丙交酯共聚物组成，通过材料技术可改变支架降解时间的长短，一般在 1 年左右完全降解。相较于金属支架，可降解支架具有组织相容性好、炎症反应小、感染率发生低、表面无结晶、短期置入无需取出或替换等特点（图6-6-27）。

3. 尿道支架适用于因良性前列腺增生症所致的排尿困难、尿潴留，尤其适用于合并严重心脑血管疾患、凝血功能障碍、高龄以及不愿手术或不宜手术的患者。尿道支架也可用于尿道下裂手术，协助患者安全度过吻合口瘢痕增生期，预防术后尿道狭窄。值得注意的是，前列腺中叶增生明显突入膀胱、前尿道狭窄、神经源性膀胱、膀胱结石或膀胱肿瘤患者应慎重选择使用尿道支架。

4. 选择规格合适的尿道支架，是手术成功的关键，而选好规格的前提是准确测量尿道前列腺部的长度。目前临床上常用的测量方法有经腹或经直肠超声测量法以及膀胱镜直视下测量法。放置尿道支架同样多采用超声引导、膀胱镜直视或二者结合的方法，一般使支架近端距离膀胱颈口约0.5cm，远端距离前列腺尖部0.5cm。否则支架位置过高，会使支架近端突入膀胱，尿道黏膜不能覆盖部分容易形成结石，甚至引起堵塞；支架位置过低，支架远端压迫尿道外括约肌，可并发尿失禁。

5. 放置尿道支架后，由于尿路上皮受损、支架裸露、支架位置不当、肉芽组织增生、前列腺继续增生等多种因素，可出现诸如间歇性血尿、下尿路感染、尿失禁、尿潴留、逆向射精、支架移位等并发症。其中支架移位是手术失败最常见的原因。

（四）球囊扩张导管

球囊扩张导管（dilation balloon catheter）是微创操作发展的产物，广泛应用于神经介入、消化内科、妇科、泌尿外科等多个学科。泌尿系统球囊扩张导管是在神经介入球囊扩张导管基础上研制而成。目前临床常用的泌尿系统球囊扩张导管包括:X-Force N30 肾造瘘球囊扩张导管、X-Force U30 输尿管球囊扩张导管、Passport 输尿管球囊扩张导管、Acscend AQ 输尿管球囊扩张导管、棒状水囊前列腺扩裂导管等。

1. 球囊扩张导管主要采用同轴设计和双腔设计,其中心腔用于插入导丝,导管腔用于球囊充液。不同类型的球囊扩张导管有不同的球囊长度、充盈直径以满足不同的手术需求。使用前仔细阅读产品标签和产品说明书上球囊充液的指标,充液到所要求的直径和长度,但不要将球囊充液超过产品的爆破压。例如 Acscend AQ 输尿管球囊扩张导管球囊长度 4~10mm 不等,球囊充盈直径 4~10mm 不等,球囊爆破压为 20atm(图 6-6-28)。

2. 球囊扩张导管适用范围包括 经皮肾镜取石术标准通道的建立,输尿管肾盂连接部狭窄、输尿管狭窄、尿道狭窄、前列腺增生等疾

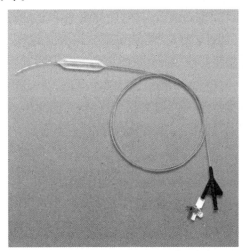

图 6-6-28　一种输尿管球囊扩张导管

病,也可用于封堵输尿管上段管腔,协助制造人工肾积水或阻止结石上移。

3. 通道的建立是经皮肾镜取石术的关键步骤。相较于套叠式金属扩张器,球囊扩张导管省略了反复扩张通道的过程,借助球囊的压力钝性将通道一步扩张到位,明显缩短了通道的建立时间。另外,避免了反复扩张时由于肾脏位移幅度较大所造成的扩张深度失控,或者导丝脱落所导致的通道丢失等情况的发生,从而一定程度上降低了肾脏集合系统损伤的风险。球囊的扩张作用是静态的,呈放射状持续扩张,减少了操作出血。但是球囊扩张导管为一次性耗材,费用较高,导致其推广受限。

4. 对于输尿管狭窄、尿道狭窄、前列腺增生等疾病来说,球囊扩张导管的静态、放射状径向扩张作用,不易产生剪切力,使管壁受力均匀,故损伤小,出血少。此外,治疗过程可在内镜直视下进行,可重复扩张,即使失败也不影响手术治疗。但是球囊扩张的前提是导丝必须能通过狭窄段,且扩张前应将球囊位置摆放准确,扩张时间 5~10 分钟为宜,时间过长会影响管腔黏膜的血液供应,加重其损伤,不利于疾病的恢复。输尿管狭窄段球囊扩张术后留置输尿管支架,既可充分引流,又利于扩张撕裂的输尿管内膜和肌层的绕周生长,避免再次狭窄。

(五)取石网篮

自 1995 年 Bagley 等首先报道应用钬激光腔内治疗泌尿系结石以来,输尿管镜激光碎石手术已逐渐成为治疗输尿管结石的首选方法之一,但其治疗输尿管上段结石的清除率与中下段结石相比却明显降低,主要原因为结石位置较高,易发生移位,返回肾盂。近年来,

随着取石网篮等辅助工具的日臻完善,输尿管镜激光碎石术的成功率明显提高。目前临床常用的取石网篮包括:Escape 结石回收篮、Segura Hemisphere 结石回收篮、Stone Cone 取石网、Zero Tip 结石回收篮、NCircle 网篮、NCompass 网篮、NGage 网篮、NTrape 网篮、Dimension 取石篮等。

1. 取石网篮由网篮、外鞘和手柄组成 网篮部分材料多为不锈钢、镍钛合金,设计多样(图 6-6-29)。例如 NTrape 网篮,网篮由镍钛合金丝编织成网状,中心网孔直径<1mm,周边网孔直径<2mm,末端手柄可操控网篮进出鞘管;当网篮张开时,呈曲棍球杆样弯曲的网兜,直径 8mm,可阻止输尿管结石上移并取出直径>1cm 的结石碎块;当提取结石达到一定压力时,网兜会翻转而释放结石(图 6-6-29)。

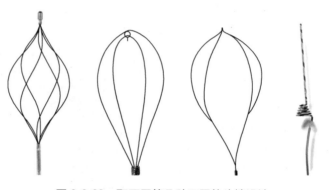

图 6-6-29　取石网篮几种不同的头端设计

2. 放置取石网篮需沿结石周边缝隙插入,越过结石至其上方后将网篮撑开。若结石与输尿管壁间无缝隙,可先从输尿管结石边缘碎石,待结石与输尿管壁之间产生缝隙后再放置取石网篮。Escape 结石回收篮可将结石套住,直接带出输尿管。Stone Cone 取石网则可以形成圆锥状网兜,阻止结石上移。当结石上方输尿管扩张明显,输尿管径大于取石网篮直径时,结石仍可能上移。

3. 激光碎石过程中,激光光纤不要与取石网篮直接接触,以免碎石能量导致网篮纤维断裂,网篮破损。对于结石较大、嵌顿较严重的情况,切忌强行牵拉取石网篮,以免网篮损坏、黏膜粘连撕脱甚至输尿管断裂。

(六)导尿管

导尿管(catheter)的产生可追溯至西方中世纪,当时的制作材料主要包括银、动物皮革甚至纺织纤维等。直到 1860 年,拿破仑二世的私人医生 Auguste Ne1aton 在红色硫化橡胶导管的顶端打了侧孔制成了第一条橡胶导尿管。1935 年,美国泌尿外科专家 Frederic Eugene Basil Foley 在美国泌尿学会年会上首次展示了一种止血袋导尿管,这是为减少经尿道前列腺切除术施行过程中的出血而研制的带有球囊的乳胶导尿管。这种管上附着的球囊能够很好地将尿管固定而不易脱出,Foley 导尿管逐渐在留置导尿中发挥着越来越重要的作用,目前临床常用的导尿管多由此发展而来。

1. 导尿管为中空导管,头端开有侧孔,以引流尿液或向膀胱内灌注药物。导尿管管径自 6F 至 30F 不等,成人多使用 14F、16F、18F、20F 四种规格,儿童用 6F、10F。导尿管细软,为增大硬度,管腔内多有导丝支撑。因不同人群尿道长度差异较大,导尿管长度自 18cm 至 43cm 不等,其中儿童、女性用导尿管长度较短,男性用则较长(图 6-6-30)。导尿管根据设计不同可分为单腔、双腔及三腔三种类型,单腔导尿管只有一条排液腔,因不便固定,目前主要用于暂时导尿或自家间歇导尿;后二者距头端 2.5cm 处带有球囊,因此较单腔导尿管多一条导管腔为球囊充液。球囊具有固定尿管、压迫止血的作用,其容积一般随管径增大而增大,小至 3ml,大者可达 60ml。三腔导尿管配有两条排液腔,以方便持续膀胱冲洗、膀胱灌注治疗等(图 6-6-30)。

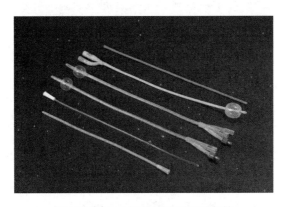

图 6-6-30　几种不同类型的导尿管

2. 导尿管材料主要包括以下三种

(1)聚氯乙烯:此类导尿管价格便宜,但对人体刺激性较强,并容易造成尿路感染,基本已被淘汰。

(2)硅化乳胶:即在乳胶导尿管的表面包被一层硅橡胶,可减少乳胶组织相容性差造成的尿路刺激症状,此类导尿管价位适中,目前应用最为广泛。

(3)硅橡胶:其生物组织相容性好,不会产生黏液和沉积物,导管弹性好,表面光洁度高,引流畅通,患者感觉舒适,但价格昂贵,在欧美发达国家使用较多。此外,近年来在导尿管表面加覆亲水涂层,以减少管壁与尿道黏膜的摩擦,或加覆抗生素涂层,以起到局部抗菌,减少尿路感染的风险。

3. 导尿过程中,因患者尿道畸形、狭窄或术者操作不当,可导致尿道出血、尿道假道等损伤。留置尿管后,导尿管表面易形成细菌生物膜,造成的泌尿系感染为最常见的并发症。导尿管留置时间过长,尿垢形成附着于导管外壁则可导致拔管困难。

(张　杰)

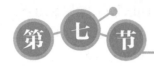

第七节　术中常用医用材料的应用

一、手术缝线、吻合器、补片

（一）手术缝合线

1. 概述　缝合线是指医疗中供外科手术缝合的线材,广泛应用在各类外科手术中的伤口缝合。为减少缝合过程中组织产生二次伤害的现象,一般缝合线配针销售和使用。缝合线直接接触人体组织,所以除了具有必要的力学性能和耐消毒性外,对生物安全性的要求非常严格。

据美国药典记载,手术缝合线按其直径大小制定了标准的型号规模。缝合线的型号以数字表示:"0"号以上,数码越大,缝线越粗,如 4 号粗于 1 号;"0"号中,0 越多缝合线直径越细,如 11-0、9-0、7-0、2-0 的直径依次增大。表 6-7-1 为常规缝合线规格及其对应的直径。为使缝合所产生的创伤减至最低,外科惯例公认,应选用能使组织安全对合的最细型号缝合线。

表 6-7-1　缝合线规格与直径

I 类（天然材料）			II 类（合成材料）		
规格	公制规格	直径（mm）	规格	公制规格	直径（mm）
12-0	—	—	12-0	0.01	0.001~0.009
11-0	—	—	11-0	0.1	0.010~0.019
10-0	—	—	10-0	0.2	0.020~0.029
9-0	0.4	0.040~0.049	9-0	0.3	0.030~0.039
8-0	0.5	0.05~0.059	8-0	0.4	0.040~0.049
7-0	0.7	0.07~0.099	7-0	0.5	0.050~0.099
6-0	1	0.10~0.149	6-0	0.7	0.070~0.099
5-0	1.5	0.15~0.199	5-0	1	0.10~0.149
4-0	2	0.20~0.249	4-0	1.5	0.15~0.199
4-0/T	2.5	0.25~0.299	—	—	—
3-0	3	0.30~0.399	3-0	2	0.20~0.249
2-0	3.5	0.35~0.399	2-0	3	0.30~0.399
0	4	0.40~0.499	0	3.5	0.35~0.399

2. 缝合线的分类与主要产品　从古至今,缝合线的材料经历了马尾、棉线、麻线的原始应用到天然纤维和合成纤维的推广;从羊肠线的开发到一系列生物吸收性纤维的问世,缝合线推陈出新,不断增加品种,提高质量。缝合线的分类方法较多,主要按照原料、结构和降解行为进行分类。

(1)根据原料种类:可分为天然高分子材料、合成高分子材料和金属材料三大类。天然高分子材料缝合线包括天然多糖类缝合线(棉线)、天然多肽缝合线(羊肠线、蚕丝、胶原线)等。随着合成高分子材料的发展,出现了聚对苯二甲酸乙二醇酯(PET)、聚丙烯(PP)、聚对二氧杂环己酮(poly-p-dioxanone,PDS)、聚乳酸(PLA)、聚羟基乙酸(polyglycolic acid,PGA)、聚酰胺(polyamide,PA)、乙交酯-丙交酯共聚物(PGLA)纤维等。金属材料有不锈钢缝合线、钛线等。

(2)根据缝合线的结构可分为:单丝型、加捻型、编织型等。

(3)根据缝合线生物降解行为可分为:可降解缝合线和不可降解缝合线。前者是指缝合线在体内使用1~6个月后可降解成为被人体吸收或通过新陈代谢系统排出体外的小分子。不可降解缝合线在体内一直保持良好的结构和性能,不出现降解,伤口愈合后需将其取出,否则较容易引起组织感染。

以下介绍几种常用的缝合线:

(1)蚕丝缝合线:将蚕分泌蛋白质凝固形成的长丝经脱胶后去除外表面的丝胶后而得到的线材。蚕丝缝合线是一种纯天然的蛋白质材料,其中包含了18种人体所需的氨基酸。蚕丝具有β折叠结构和良好的力学性能,在人体内使用时降解速度慢,被列为不可降解缝合线。蚕丝缝合线具有强度大、打结牢固等优点,仍作为缝合线的主要品种在国内外得到广泛使用,主要应用在普通外科、眼科、心血管和神经手术等方面。

(2)聚酯缝合线:20世纪50年代发明了聚酯缝合线。聚酯缝合线是一种合成的、非吸收的编织无菌外科缝合线,它是由聚对苯二甲酸乙二醇酯组成,其抗张强度仅次于金属线。线体表面进行了涂层处理,表面平滑且降低毛细现象,使用过程中组织拖拽较低。为了便于不同场合的使用,部分线材显示绿色或蓝色。聚酯缝合线为多股编织,线体柔软,操作打结容易,在体内可维持长久的张力,不具延展性,多用于心脏血管外科、瓣膜置换及血管修补、胸腔外科、胸骨缝合、眼科、神经外科等方面。

(3)聚酰胺缝合线:也称为尼龙缝合线,它是由聚酰胺6或聚酰胺66纺织成的一种非吸收型线材。聚酰胺缝合线有单丝和编织线两种形式,常以单丝形式出现。单丝形式的聚酰胺缝合线可平滑穿过组织,对组织创伤小,表面光滑不易被细菌附着,使用中不产生毛细作用,并具有良好的生物相容性。聚酰胺缝合线主要用于软组织的缝合和结扎,眼科手术、骨科手术、皮肤缝合等。

(4)聚丙烯缝合线:是一种以单丝形式为主的缝合线,主要成分为聚丙烯。这种缝合线强度大、重量轻、不吸水、抗酸碱、无异物反应。单丝形式的聚丙烯缝合线表面光滑,无毛细现象,抗菌能力强,结构成分稳定,纤维强度维持长久,线体柔软、平滑,无组织拖拽,组织相容性好。该缝合线适用于心血管手术、整形外科、眼科、神经外科等。

（5）金属缝合线：是由金属材料制备而得到的线材，主要包括不锈钢缝合线、钛缝合线、银缝合线。该类缝合线强度高，不生锈，组织相容性好，且银缝合线还有抗菌特性。主要用于胸骨对合及肌腱修补、缝合骨头、固定骨折及滞留缝合等。

（6）可降解缝合线：具有使用后无需进行二次手术将其取出，免除病人痛苦，减少伤疤形成的优点，已成为缝合线研究领域的热点。可降解缝合线的材料来源于天然高分子材料和合成高分子材料。天然高分子材料制备的可降解缝合线主要包括羊肠线、胶原缝合线、甲壳素缝合线等。合成高分子材料制备的可降解缝合线主要包括聚乳酸缝合线、聚乙交酯、聚对二氧环己酮、聚乙交酯丙交酯等。

1）羊肠线：是最早被用做可降解缝合线的线材。羊肠线的原料来源于羊肠黏膜和牛肠黏膜中的胶原，经过纺丝、拉伸和加捻后制备得到 15 根的胶原细带，经过磨光处理后改善线材外观和使用性能，最后浸泡处理增强其柔韧性，得到理想性能的缝合线。羊肠线原料来源广泛，制作工艺相对简单、成本低廉，故它仍是一般体内缝合线的材料。但是羊肠线存在柔韧性差、组织反应大、在消化液和感染环境下其抗张强度耗损快等缺点。为提高羊肠线的抗张强度和减少切口感染率，人们分别制作了掺有交联剂铬的铬肠线以及加碘制作的碘肠线。

2）胶原缝合线：是从动物骨骼等组织中经浸煮、水解等多道工序提炼，再经过纺丝、拉伸、加捻和交联的作用而制成的缝合线。胶原缝合线的性能由胶原的性质决定，其降解行为直接与胶原的分子交联程度有关。天然的胶原蛋白是从动物体内提取的蛋白质材料，未添加其他物质，具有良好的生物相容性，植入体内后无不良反应，无毒性，能被机体吸收。这种缝合线不仅伤口愈合好，瘢痕小，且结节性好，操作方便，适用于口腔科、五官科、眼科等。

3）甲壳素缝合线：甲壳素也称为甲壳质或几丁质，是从虾、蟹、昆虫等甲壳动物的外壳、真菌的细胞壁内提取而来。甲壳素缝合线的研究始于 20 世纪 70 年代，目前甲壳素缝合线的制作技术已经较成熟，主要是通过有机溶剂将提纯后的甲壳素溶解，借助湿法纺丝工艺制备缝合线。通过合理控制纺丝工艺条件，包括溶剂的种类、凝固浴类型和温度、后处理工艺等，可制备出多种型号且满足不同需求的可吸收甲壳素缝合线。甲壳素缝合线与人体相容性好，无毒、无刺激性，具有抗菌消炎作用，可促进伤口愈合，原料来源丰富，价格便宜。

4）聚乙交酯（PGA）缝合线：聚乙交酯又名聚羟基乙酸，为一种高结晶、可生物降解的脂肪族聚合物。聚乙交酯比较容易水解，植入人体 7～11 天后仍保持较高强度，30～60 天后被吸收。聚乙交酯缝合线具有以下优点：无毒性，无抗原性，无致癌性，能抗胃酸和胃消化酶，抗感染，组织反应极小。它通常用于皮下缝合，腹部和胸部的外科手术等。聚乙交酯缝合线的缺点是会给人体组织带来损伤，且缝合线强度在体内环境中下降较快，目前大多采用聚乙交酯-丙交酯来代替。

5）聚乳酸（PLA）缝合线：聚乳酸是以微生物产物乳酸为主要原料聚合得到的聚合物，是一种无毒、无刺激性，具有良好生物相容性，可被生物分级吸收，强度高，可塑性好的高分子材料。聚乳酸在人体内代谢的产物是 CO_2 和 H_2O,中间产物乳酸也是体内糖代谢的正常产物,因此不会在重要器官内聚集。聚乳酸材料制备的缝合线具有良好的生物相容性,强度高,降解后的产物可被周围组织吸收。但是聚乳酸缝合线存在亲水性不够,对细胞黏附性弱,降解产物偏酸性,引起炎症反应,不利于细胞生长的缺点。

6)聚对二氧杂环己酮(PDS)缝合线:PDS 分子链上带有醚链,分子链柔性大,故可制成各种尺寸的单丝缝合线。PDS 缝合线引起的组织反应小,单丝的抗张强度比聚酰胺和聚丙烯高。使用过程中,PDS 缝合线在生物体组织中强度保留率大,植入体内 4 周后仍可保留50%的强力,适用于愈合时间较长的创面。但对于愈合较快的伤口来说,缝合线在失去支持作用时则成为组织的累赘。

3. 缝合线制备方法 天然与合成缝合线的制备流程如图 6-7-1 所示。

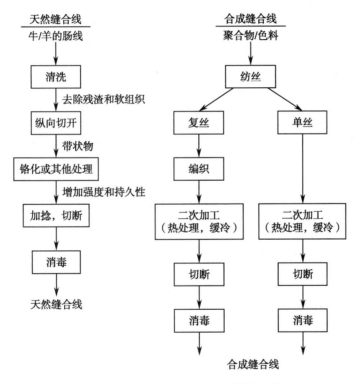

图 6-7-1 天然与合成医疗缝合线制备流程

图 6-7-1 显示缝合线的制备包含了纤维的获取、结构制备、涂层、消毒灭菌和包装五个步骤。

(1)纤维的获取

1)天然纤维:直接从自然界中得到高强度材料,去除残渣和软组织后,裁剪获得可用于缝合线制备的纤维。例如,直接从自然界中获取的蚕丝纤维或者牛肠黏膜下层纤维。

2)合成纤维:以自然界获取的聚合物或者人工合成的聚合物作为原料,通过不同的纺丝方法得到不同结构和性能的纤维,并将其应用在缝合线的制备中。例如,以甲壳素为原料,通过湿法纺丝获取甲壳素纤维,用于甲壳素缝合线制备;借助熔融纺丝的方法将聚乳酸材料加工成纤维,用做聚乳酸缝合线原料等。

(2)缝合线结构制备:天然获取的纤维已经形成了固定的形状,只能通过切割等手段形成理想的形状用做缝合线。

对于合成缝合线,为使缝合线具有良好的结构和相应的性能,通常在结构上对缝合线进行设计和加工,目前缝合线的结构有:单丝型、加捻型和编织型。

单丝缝合线仅包含了一根纤维,制备工艺简单,缝合线表面光滑,穿透组织时摩擦小,不会引起毛细作用,可减少感染;但是纤维弹性较差,不易打结,且打结安全性差,因折叠或卷曲可能使缝合线造成缺口或薄弱点,以致断裂。

加捻型缝合线是将两根或两根以上的纤维在加捻机上并合加捻而成。缝合线内部结构呈单一的 Z 向或 S 向螺旋状。由于加捻中施加的作用力无法释放造成内应力存在,不能定形或者定形不良的缝合线后期易打扭变形。

编织型缝合线是在锭式编织机上编织而成,股线的捻向是正反双向,相互作用趋于平衡,受到外力时,基本趋于稳定,不会随内应力的变化而变化。编织型缝合线具有抗张强度高,弹性好等优点。

(3)缝合线的后处理:从自然界中直接获取的纤维在使用过程中存在强度低和持久性差等问题,需要进行一定的后处理,提高相关的性能。采用铬盐和碘盐对羊肠线进行交联,可提高羊肠线的使用性能。例如,普通羊肠线吸收速度快,术后抗张强度仅能维持 7~10天,并在 70 天内被完全吸收。普通羊肠线经过铬盐溶液处理后称为铬化肠线,可对抗机体内各种酶的消化作用,使吸收时间延长至 90 天以上。使用碘盐对普通羊肠线进行处理,可减少伤口感染率。

一般加捻型和编织型合成缝合线表面不够光滑,较粗糙,缝合时容易与组织产生摩擦,拖拽力比较大,需要对其进行聚合物浸渍或涂层处理。缝合线涂层不仅可改善缝合线的表面性能,而且可提高原料的使用性能,大部分涂层材料起到润滑剂的作用。

浸渍法是常用的处理方法,其主要原因是浸渍法便于掌握浸渍层的厚度,保留芯层线原有的力学性能。涂层法是另外一种处理方法,可改善打结性能,也容易降低结的安全性,另外,如果涂层脱落会进入周围组织内,可引起组织炎症,所以涂层材料应与缝合线之间具有良好的亲和力。

在涂层液中加入硅、硬脂酸钙和特氟纶等物质可改善缝合线的润滑性。若涂层液中加入适当的增塑剂可降低缝合线刚度,如苯甲酸乙酯、三醋酸甘油酯、邻苯二甲酸二乙酯等。加入抗微生物组分可改善缝合线的抗微生物性,如青霉素、盐酸四环素、硫酸新霉素等。处理后的缝合线柔软且光滑性方面呈现较大程度的提高,部分涂层材料还具备一定的生物活性,可起到止痛、止血、抗菌等多种作用。

(4)消毒灭菌:外科手术要求缝合线为无菌材料,因此缝合线的消毒灭菌处理非常重要。手术缝合线常用的消毒灭菌的方法有:蒸气压力釜法、干态加热法、环氧乙烷法和钴同位素法。

部分研究表明通过高压蒸气、甲醛熏蒸、煮沸、苯扎溴铵溶液浸泡等方法对缝合线进行消毒后缝合线最大强度均出现不同程度下降,水煮沸消毒对其影响较大。用辐射灭菌方法处理后,缝合线的轴向拉伸强度和打结强力并无明显改变,且无硬化产生,效果较好,与高压蒸气消毒灭菌、化学熏蒸灭菌等方法相比,灭菌更彻底,不污染环境,无残留,耗能低,并且可在常温下进行处理,适用于热敏材料的消毒。

4. 缝合线的性能指标　手术缝合线是常见的生物医用纺织品,广泛应用于各类外科手术中,用以缝合伤口,连接组织和结扎血管。理想的缝合线应具备以下性能:

(1)在力学方面:要求缝合线具有良好的强度,柔韧性,弹性。对于不可吸收缝合线,需缝合线的强度保留率高,不影响到拆线;对于可吸收缝合线,需强度保留率与组织愈合同步。缝合线应具有良好的弹性和柔韧性,防止使用过程中出现断裂的现象。要求缝合线容易打结,且结节不会脱散。

(2)在外观形貌方面:要求缝合线直径小,表面光滑,色泽均匀一致,条干均匀,易于穿过组织,受到的组织阻力小且不会破坏组织。产品结构稳定,可长期保存。

(3)在生物相容性方面:要求缝合线具有良好的生物相容性,无致癌性,无过敏性和毛细管现象。使用后无毒、副作用。对于可吸收缝合线,使用后可完全被人体所吸收或通过新陈代谢系统完全排出体外,对于不可吸收缝合线,使用后完全不出现任何降解现象。同时要求缝合线组织反应性小,不影响伤口的愈合,无任何潜在的感染风险。

(4)在消毒性方面:要求缝合线易于消毒且消毒后不发生变性,包括力学性能、结构和生物相容性。

缝合线的制备标准和测试方法可参考国家相关标准。对于不可吸收缝合线可参考 YY 0167—2005 行业标准;对于可吸收缝合线可参考 YY 1116—2010 行业标准。

5. 缝合线的未来发展趋势　目前,对缝合线的研究主要集中在产品的智能化、功能化和新材料开发方面。德国与美国科学家利用形状记忆材料设计并制备了一种新型的医用缝合线。在使用时,只需要将缝合线放置在伤口合适部位,通过适当的加热,材料会恢复到之前曾给定的形状,自动打结并互相拉近,获得缝合的效果。此外,这种材料对人体无毒,不会产生任何不良反应,使用一段时间之后自行降解,不会在人体内残留有害物质。乌克兰国家科学院用酚类聚乙烯醇缩醛胶"波福-6"对聚乙内酰胺外科缝合线进行涂层改性,使其具有仿外科单丝缝合线结构,并具有抗菌防霉性。实验结果表明,抗菌物质溶液浓度在1%时,可出现最佳抗菌效果。抗菌剂"波福-6"涂层后对缝合线的物理机械性能没有影响,辐照消毒后,缝合线上抗菌物质的成分和含量均未发生变化。人体毛发是由氨基酸构成的蛋白质材料,具有良好的生物相容性,适合应用在可吸收缝合线中。日本医生已经用头发生产出无创伤的缝合线,并成功应用于临床试验。头发制备的缝合线在使用过程中不会出现吸水膨胀的现象,同时埋植在组织内 150 天不会引起任何反应。与传统的羊肠线和胶原缝合线相比,头发缝合线具有原料来源丰富,产品价格低廉,组织反应小,生物相容性好,复原反应和伤口愈合速度快等优势。为省去缝合过程中打结的步骤,同时为组织提供最小的压力和促进伤口愈合,Ruff 教授设计了一种带倒钩的 PDS 缝合线。使用该缝合线时具有不需要拆除,也不用打结稳固等优点。缝合线上的倒钩配置能够将缝合组织固定,并提供足够的组织支持。该产品适用于真皮组织缝合、肌腱修复和内部器官伤口缝合等外科手术中。

目前可吸收缝合线已经占据了缝合线绝大部分市场,因减少了拆线步骤和病人的痛苦,被广泛地应用在临床。高分子材料降解行为较难控制,时常影响到创伤的愈合,因此缝合线的降解行为一直被人们所关注,在降解行为研究方面仍存在大量的工作。未来主要通过控制聚合物材料分子量和结晶行为对缝合线的降解行为进行调控,开发新型的涂层材料,增加缝合线的功能,提高外科手术可操作性和安全性。在外科手术中因医生的缝合方式和方法存在千差万别,造成对同一伤口的缝合存在较大的差别,带来不同的治疗效果。提出新型的缝合技术和缝合方法,减少缝合医生不同而带来的差别,仍需进一步努力。各种新技术和新材料在缝合领域中的应用将给手术缝合线带来更大的市场潜力和前景。

(二)吻合器

1. 概述　吻合器是手术中使用的替代手工缝合的设备,吻合器的发展是一个由低级到高级,由简单到复杂,由粗糙到精细的过程,至今已有近 180 年的历史。1827 年,法国马赛的 Denans 研制了一种活动性金属环,用于挤箍小肠的两端,治疗小肠破损获得成功,开创了机械性外科的先河。1908 年,匈牙利的 Hultl 及 Fisher 设计了一种胃缝合器并应用在胃切除术中,但是由于该器械太重,未被推广。1950 年日本 Nakayama 对该设备进行改进。1954 年前苏联莫斯科实验外科器械研究所开始设计及制造吻合器。1960 年制成了 PKS 管状吻合器并应用于临床。1972 年美国的 Ravitch 发展了前苏联的吻合器,设计了系列的吻合器产品,有 LDS(ligating-dividing stapling),用于结扎分离系膜及大网膜血管;TA(thoracic-abdominal)用于胃肠道缝合;GIA(gastro-intestinal anastomosis)用于胃肠道侧-侧吻合。1977 年美国制造了 EEA(end-end anastomosis)管状吻合器。20 世纪 70 年代后期,我国江苏、上海、北京和杭州等地开始设计与制造胃肠吻合器。1977 年上海手术器械六厂与上海中山医院合作研究国产胃肠吻合器,相继制造了 GF-1 型管状吻合器、XF 残端吻合器、CF 侧-侧吻合器及荷包成型器等。1979 年,美国强生公司研制了一次性使用的塑料吻合器,功能更趋完善。

与手工缝合相比,机械吻合具有以下优点:

(1)操作简便、迅速,大大地缩短了手术时间。

(2)准确、牢固可靠,保持良好血运,有效防止渗漏,明显降低吻合处口漏的发生率。

(3)应用领域扩大,使术野狭小、部位较深、手工操作困难的缝合和吻合变得容易,使腔镜手术(胸腔镜和腹腔镜等)成为可能,如果没有各种腔镜缝合器的应用,电视胸腔镜和腹腔镜外科是不可能开展的。

(4)缝合功能增加,能够进行交叉重复缝合而避免血供和组织坏死。

2. 吻合器工作原理　各种吻合器的工作原理与订书机工作原理相同,故总称为 stapler,即在外力作用下向组织内击发植入两排互相交错的 U 形吻合钉,吻合钉弯曲成 B

形,将两组织钉合在一起。组织中小血管可以从 B 形缝合钉的孔隙中通过,故不会影响缝合部及其远端的血液供应。目前所有的缝合钉为金属钛或钽制成,与手工缝合线相比,组织反应小;机械吻合器在吻合过程中已固定了吻合钉的间距,且形成整齐的排列,缝合松紧度可由标尺控制,避免了手工缝合过疏过密和结扎过紧、过松的现象,因此保证了组织良好的愈合。

各种吻合器为达到 B 形缝钉的缝合,包含的主要部件有钉钻、钉仓、钉匣、缝钉定位针、驱动器、击发手柄、旋钮及标记尺等。为了切除多余组织,造成圆形端-端吻合口和侧-侧吻合口,还装备了各种刀具,如环形刀、推刀等。

3. 吻合器的分类　按照使用次数可将其分为永久使用型和一次性使用型两类。两类吻合器的结构和功能相同,但前者使用不锈钢金属制成,可高温高压消毒,与一般手术器械一样,可以长期反复使用,每次更换钉匣即可。后者为塑料制成,通过环氧乙烷消毒后包装,使用后即丢弃。

根据吻合器的结构和功能的不同,可将其分为线性吻合器(linear stapler)、环形吻合器(circularsStapler)、线性切割吻合器(linear cutter)也称侧-侧吻合器(side to side stapler)、荷包吻合器(purse-string device)、皮肤-筋膜吻合器(skin and fascic stapler)和(胸、腹)腔镜专用吻合器。

(1)线性吻合器:该吻合器是将组织进行直线吻合(图 6-7-2)。组织固定在钉仓和钉钻之间,安置好定位针,根据组织厚度标尺预定好合适的厚度,扳动击发手柄,缝钉驱动器将两排交错的缝钉植入组织并弯曲成 B 形,牢固地将两层组织钉合封闭。该缝合器无切割功能,在松开吻合器前,须沿吻合器边缘切除多余组织和预计要切除的器官,通过碘酊消毒断端后,移去缝合器。该缝合器虽只有一种功能,但应用较为广泛,主要用于支气管、食管、胃、十二指肠、肠、血管等残端的封闭。

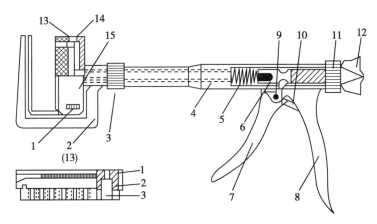

图 6-7-2　不锈钢制直线型吻合器结构示意图

1-定位钮,2-弓形架,3-紧固螺母,4-外套管,5-复位弹簧,6-滑块,7-左柄,8-右柄,9-鳃轴螺钉,10-保险钮,11-尾翼螺母,12-调节螺钉,13-塑料组件,14-推钉板,15 组件架,13(1-缝钉,2-钉仓,3-推钉片)

（2）环形吻合器：在腔道组织内击入两排环形交叉排列的吻合钉，使两层腔道组织吻合在一起，内置的环形刀立即切除多余的组织，形成圆形吻合口，完成腔道的吻合（图6-7-3）。环形吻合器主要用于食管、肠和胃等消化道端-端吻合和端-侧吻合等外科手术。

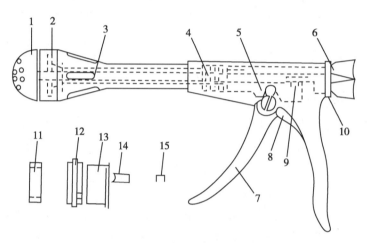

图 6-7-3　环形吻合器结构示意图

1-抵针座，2-推针板，3-推杆，4-弹簧，5-滑块，6-调节螺杆，7-左柄，8-保险杆，9-指示杆，10-尾端螺钉，11-塑料刀座，12-塑料针座，13-环刀，14-推针片，15-吻合针

（3）线性切割吻合器（侧-侧吻合器）：通过该吻合器可以同时在组织的两侧击入两排（共4排）直线、交叉排列的吻合钉，内置的推刀在两侧已缝合好的组织之间进行切割离断（图6-7-4）。目前，临床广泛应用这种缝合器进行胃-肠侧-侧吻合、肠-肠侧-侧吻合、不全肺裂离断、肺部分切除等手术。

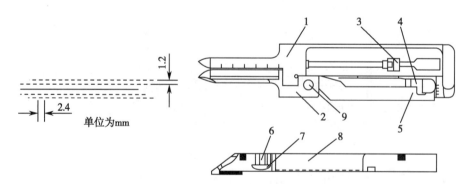

图 6-7-4　线性切割吻合器结构示意图

1-钉仓壁；2-抵钉臂；3-推刀；4-锁紧弹簧；5-锁柄；6-吻合钉；7-顶钉粒；8-钉仓；9-固定螺钉

（4）荷包吻合器：系不锈钢和塑料制作（图6-7-5）。由上下两个叶片组成，叶片上具有相对应的带孔凹凸齿槽，钳夹组织时，组织嵌入齿槽内，当带线直针穿过齿槽孔时便自动做好荷包缝合。主要应用于食管、胃肠外科手术中，具有节省手术时间、针距和深度均匀、缝

合规范可靠等优点,常与管型吻合器配合使用。尤其在消化道两端行手术时,术野狭窄,徒手荷包缝合费时困难,使用荷包器在一定程度上可以克服上述困难。

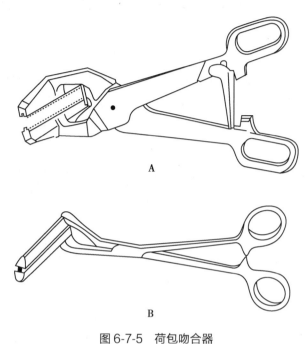

图 6-7-5　荷包吻合器
A. 塑料制荷包吻合器;B. 不锈钢制荷包吻合器

(5)皮肤-筋膜吻合器:用于较长的皮肤切口缝合,使用操作方便、速度快、组织反应轻,愈合美观。

(6)(胸、腹)腔镜专用吻合器:即各种腔内切割吻合器。这类吻合器共有 6 排吻合钉,钉匣中携带全新刀片,在钉合的同时刀片从中间切开组织,通过两边各 3 排吻合钉完成缝合、止血等功能。

4. 吻合器使用注意事项　与传统缝合方法相比,吻合器从整体上讲,简单易行,安全可靠。若使用不当,也会导致手术失败,危害病人健康。为充分发挥吻合器的优势,使用时需注意以下事项:

(1)根据拟定的手术类型及操作步骤,选择合适的吻合器类型和规格。

(2)吻合器使用前需要进行消毒,塑料吻合钉和塑料刀座在高温下会发生变性,严禁高压蒸气消毒,应采用消毒液或环氧乙烷气体进行消毒。

(3)使用前仔细检查吻合器是否完好无损,有无吻合钉缺失及部件遗漏问题,如有问题应更换完好的吻合器。

(4)塑料组件内的推钉片若已生锈,不宜使用。

(5)吻合器使用前切记打开保险杆,以免吻合钉过早被推出。

(6)掌握吻合器的基本工作原理,熟悉各类型吻合器的结构性能,掌握正确的操作方法,吻合过程中控制压紧后的组织厚度不超过规定的技术参数。

（7）吻合器使用完毕,撤出缝合部位后,仔细检查被缝合的器官组织,有无遗漏、出血和不应有的损伤,如发现缝合欠妥或可疑欠妥之处,应手工缝合数针。

（8）吻合器在运输和保存过程中应避免重压、碰撞、跌落,以防影响使用。

（三）补片

1. 概述　随着科技的发展,医用补片已成为组织修复的重要组成部分,被广泛地应用在多个领域,包括普外科、妇产科、心胸外科、脑外科、泌尿外科及口腔科等。

（1）普外科:医用补片在普外科应用得最为广泛,主要用于各类疝的修补,包括腹股沟疝和切口疝等。

（2）妇产科:将医用补片应用在女性盆底损伤和压力性尿失禁等疾病中。

（3）心胸外科:主要应用在胸壁重建、膈肌和心包的修复等。由于肿瘤、手术、病菌感染以及外伤等原因造成大面积胸壁缺损,为确保机体的完整性和正常的功能,需要通过医用补片对缺损的部位进行修复或者重建。

（4）脑外科:硬脑膜的修复。

（5）泌尿外科:主要用于膀胱膨出、尿道下裂、肾下垂等修复。

（6）口腔科:主要用于牙周手术治疗。

以下选择在临床中应用时间长,治疗效果良好的疝修补片和人工硬脑膜进行详细介绍。

2. 疝修补片　疝是指腹内脏器或组织经腹壁组织的薄弱点或缺损向体表突出,如图6-7-6所示。疝病为常见病和多发病,与人体的年龄有关,发病率随年龄的增加而增加。据欧洲国家和北美有关流行病学资料显示,腹壁疝的发病率为 $2\% \sim 10\%$,腹股沟疝的发病率为 $0.11\% \sim 0.15\%$ 。在我国每年约有 300 万人被确诊为腹股沟疝,且其他各类疝也多达 50 万例以上。其中腹股沟疝发病率最高,约为 $0.3\% \sim 0.5\%$,而且老年男性的发病率有显著性增高,可达 1.16% 。

腹部疝可分为腹内疝和腹外疝,腹内疝是指腹内脏器自其原来的位置,经过腹腔内一个正常或异常的孔道或裂隙脱位到一个异常的腔隙,如闭孔疝、膈疝、网膜孔疝等。疝内容物主要是胃和肠管,腹内疝在临床上较为少见,尚未出现症状的腹内疝临床上多难以确诊。腹外疝是腹部外科最常见的疾病之一,常以缺损处的解剖部位来命名,其中以腹股沟疝发生率最高,占 90% 以上,股疝次之,约为 5% 。较常见的腹外疝还有切口疝、脐疝、白线疝和造口旁疝等。各类型腹外疝的发病位置如图 6-7-7 所示。

目前,手术是治疗疝病的最好方式之一。自 1887 年意大利科学家 Bassini 提出了第一个现代的、以疝解剖为基础的治疗方法后,该手术方式不断改进,各种修补材料不断更新,疝修补手术的治疗也在不断发展。疝修补技术包含了传统疝修补技术、无张力疝修补技术和腹腔镜疝修补技术。传统疝修补技术是强行将组织缝合在一起,缝合处的张力较高,有一定的疼痛感而且复发率较高,术后活动能力差,生活质量明显降低。1989 年 Lichtenstein等首先提出了无张力疝修补技术的概念,即以人工生物材料作为补片加强腹股沟管的后壁来修复缺损组织,克服了传统疝修补技术对正常组织解剖结构的干扰,层次分明,且修补后周围组织无张力。与传统疝修补技术相比,无张力疝修补技术具有操作简单,手术时间短,不增加周围组织张力,术后无剧烈疼痛感,疝复发率低等优点。目前,无张力疝修补技术已经被广泛应用于临床。随着腹腔镜技术的不断发展和进步,腹腔镜技术已被广泛运用在各种疝修补技术中。与传统的疝修补手术相比,腹腔镜手术具有切口小,创伤小,疼痛轻,疗效好,恢复快,术后并发症和复发率低等优点。

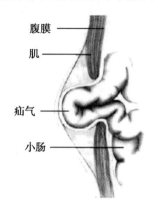

图 6-7-6　腹壁疝发生示意图

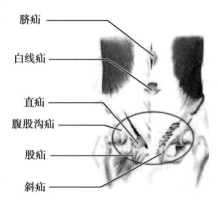

图 6-7-7　腹外疝发病位置

3. 疝修补片的基本要求　无张力疝修补手术在临床上的普遍应用也使疝气修补片成为了研究的热点,从而出现各种各样的疝修补片。理想外科手术用疝修补片的要求是:

(1)理化性能稳定,不引起炎症和异物反应,安全无毒,无致癌性,组织相容性好,利于组织再生,耐老化。

(2)具有良好的力学性能,能抵抗人体腹压及缺损体压,弹性略小于腹壁,韧性好。

(3)可根据需要进行自由裁剪,使用方便。

(4)具有抗感染、柔软和贴服性,产品易消毒,且消毒后产品不出现变性等现象。

4. 疝修补片的分类与主要产品　外科用疝修补片按照用途分为腹股沟疝、股疝补片(约占用量的60%),腹壁疝补片(包括切口疝、腰疝等,约占用量的18%),脐疝补片等。根据材料的孔径大小可分为4种类型:Ⅰ型为大孔型,孔径大于$75\mu m$;Ⅱ型为小孔型,孔径小于$10\mu m$;Ⅲ型为包含微丝或小孔的大孔型,由大孔中弥补小孔或多种纤维丝材料构成;Ⅳ型为极微孔型,孔径小于$1\mu m$。按照材料成分不同可将疝修补片分为不可吸收、可吸收和复合型补片。

不可吸收材料在疝修补中所占比重较大,有金属和非金属之分。金属材料因柔软性差而不再使用。目前常用的非金属材料疝修补片有:

(1)聚酯补片:是乙烯二醇和对苯二酸的聚合体。该类补片具有亲水性,组织瘢痕收缩较聚丙烯补片小,比较柔软,不易与组织粘连的优点,但是强度差,抗张性不理想,手术并发症比较多,复发率较高,因此我国较少使用。

(2)膨化聚四氟乙烯补片:膨化处理以后的聚四氟乙烯材料呈现出多孔结构,可制成柔软的、可弯曲的、耐磨性好的修补材料。1983 年膨化聚四氟乙烯材料被制成软组织补片并应用于临床。膨化聚四氟乙烯补片惰性强,比较光滑,表面能低,引起的炎症反应较聚丙烯补片小。膨化聚四氟乙烯补片结构为微孔结构,限制了成纤维细胞以及巨噬细胞等在补片内的运动,因此补片的牢固性和抗感染能力降低,一旦出现感染,其微孔可藏匿细菌,大部分情况下须移去补片。

(3)聚丙烯补片:是目前临床上最常用的不可吸收补片。与其他热塑性树脂相比,聚丙烯具有来源广泛、价格低廉、无毒无味、强度高和化学稳定性好等优点而广泛应用于医疗器械领域。临床上的聚丙烯补片是用聚丙烯单丝编制而成的网状物,具有较高的孔隙率,按其孔径的大小来分,属于Ⅰ型完全大孔径型。聚丙烯补片的孔径较大,允许吞噬细胞和白细胞通过,允许纤维原细胞、胶质细胞、新生血管细胞的生长,降低补片感染率,提高宿主相容性。但是聚丙烯的组织相容性较差,易产生过量的瘢痕组织同时并发长期的慢性炎症。聚丙烯与腹腔脏器直接接触时可能引起腹腔粘连、纤维化等,引起患者的不适。

(4)可吸收疝修补片:临床上使用的可吸收补片主要有聚羟基乙酸补片和聚乳酸-羟基乙酸补片两种,吸收周期约 90 天,突出优点是抗感染能力强,并可促进组织胶原的增殖,减少与内脏粘连,但是吸收周期短,一般不作为疝修补的永久材料,可用于临时有污染的腹壁缺损的修补材料。在严重感染等情况下,无法使用不可吸收材料修补时,采用可吸收材料可临时恢复腹壁的连续性,有助患者度过疾病的危险期,再通过永久性材料进行确定性修复。

(5)复合型疝修补片:是将多种材料综合起来,充分利用多种材料的优点,使补片性能更趋完善。不同材料构成的复合补片发挥的作用不同,如方便固定,提高产品的腹壁顺应性,但大多希望在疝修复过程中既能保证腹壁组织长入良好,又能有效地防止其与内脏产生粘连。按照复合材料的种类可将其分为两大类:一类是聚丙烯骨架与不可吸收材料复合,另外一类是聚丙烯骨架与可吸收材料复合。

1)聚丙烯+不可吸收材料:代表性复合补片为聚丙烯和膨化聚四氟乙烯复合补片(PP/e-PTFE)、聚丙烯和聚偏二氟乙烯复合补片(PP/PVDF)。聚丙烯和膨化聚四氟乙烯复合补片融合了聚丙烯补片和膨化聚四氟乙烯材料的优点,外层的聚丙烯补片结构组织生长性好,内侧的膨化聚四氟乙烯材料起到防粘连的作用,常用做巨大腹壁切口疝的修补材料。该复合补片的缺点是材料较厚,固定后腹壁的顺应性差。

2)聚丙烯+可吸收材料:该类补片是以聚丙烯网为骨架,再加可吸收材料的补片进行复合,从而将不可吸收材料和可吸收材料的优点综合起来。其目的是减少聚丙烯异物的用量,起到防粘连和抗感染的作用。根据可吸收材料的不同,可分为三种:第一种是"聚丙烯+聚乳酸-羟基乙酸共聚物(PLGA)"复合补片,轻量型,部分为可吸收补片,低永久性植入物,网孔大,组织嵌入后不形成大块瘢痕;第二种是"聚丙烯+再生氧化纤维素"复合补片,组织分离式网片,大网孔,较少异物残留,氧化纤维素的应用可减少组织的黏附;第三种是"聚丙烯+Omega-3 脂肪酸"复合补片,组织分离式网片,防粘连效果好。

5. 疝修补片的发展趋势　国外在疝修补片方向上的研究较早,且部分技术相对成熟,产品品种多,品种丰富,可适用于多种不同疝外科手术治疗和修复。我国在该方向上的研究较晚,主要集中在单纯聚丙烯经编疝修补片的生产和销售,部分疝修补片仍以进口为主,价格昂贵。

疝修补片已成为临床治疗疝的重要材料,疝修补片的功能化及其高性能化对提高治疗水平和减少病人痛苦起着重要的作用。未来疝修补片的功能化集中在增加药物控释功能和去瘢痕作用;在高性能研究方面包含疝修补片的轻量化、抗感染、防粘连和提高组织相容性等方面。

(1)功能化方面

1)药物控释功能:通过结构设计实现疝修补片中药物控释功能,依靠药物作用改善修补片周围环境,加速伤口愈合,降低异物带来的炎症反应和病人的痛苦。

2)去瘢痕作用:选择合理的生物材料,设计新型的疝修补片结构,减少或去除组织之间形成的瘢痕,提高治疗效果。

(2)高性能化方面

1)超薄轻质疝修补片:借助先进的加工技术,将低密度材料加工成为超薄轻质疝修补片,确保轻质植入物引起的炎症反应轻,腹壁顺应性好,提倡使用轻量网状结构疝修补片或复合疝修补片。

2)长效抗感染疝修补片:通过筛选合适的材料和合理的加工工艺获取具有长效抗感染能力的疝修补片,以便能应用在污染或感染部位。

3)防粘连疝修补片:使用表面处理技术提高疝修补片表面光滑程度,降低表面能,提高疝修补片的防粘连作用;或通过复合技术将具有防粘连作用的材料复合在骨架材料的表面,形成防粘连层,提高疝修补片的防粘连作用。

4)高组织相容性疝修补片:在高分子材料结构和加工方式方面进行优化,提高疝修补片的组织相容性,降低慢性感染和慢性排斥发生率。

6. 人工硬脑膜概述　人工硬脑膜是由生物材料制备而成的人体脑膜的替代物,用于因颅脑、肿瘤、脊髓损伤及其他颅脑疾病引起的硬脑膜或脊膜缺损的修补,防止脑脊液外漏、颅内感染、脑膨出、脑粘连和瘢痕等严重并发症,以恢复其完整性。

7. 人工硬脑膜基本要求　人工硬脑膜直接与人体组织接触,故对生物相容性和安全性要求较高。对人工硬脑膜具有以下的要求:

(1)组织相容性好,无毒副作用,不产生免疫反应。

(2)安全性好,无致癌性物质,不传播病毒性疾病。

(3)化学性质稳定,无急性炎症反应,不发生脑膜-脑粘连。

(4)表面光滑,与蛛网膜和脑组织不粘连。

(5)具有一定的强度、弹性和伸长性。

(6)韧性好,致密性好,无渗漏性。

(7)便于消毒和保存。

8. 人工硬脑膜分类及其简介 按照人工硬脑膜的降解行为可以将其分为可降解型人工硬脑膜和不可降解型人工硬脑膜。可降解型人工硬脑膜包括自体移植物和异体移植物，如筋膜、纤维蛋白膜、颅骨骨膜、羊肠膜、尿囊膜、牛肌腱的炮制膜、牛心包膜等。不可降解型人工硬脑膜包括金属材料和高分子化合物，如金箔、不锈钢片、银箔、橡皮膜、聚四氟乙烯、尼龙、维尼龙、涤纶硅橡胶膜等。但因前者会引起不同程度的炎性反应，结果造成纤维性变和与脑粘连，后者会产生不同程度的结缔组织增生包裹。当前国外应用较多的是牛肌腱的炮制膜及涤纶硅橡胶膜。

(1) 自体筋膜：脑膜修复中应用较广泛的材料是取自自体的材料。自体筋膜具有不发生排斥反应、组织相容性佳等优点。因自体膜的提取需另行手术，取材来源有限，且与脑组织存在一定程度的粘连，具有易引发癫痫等缺点，很多国家已基本不用。

(2) 同种异体脑膜：是从其他人体内获取的脑膜，具有正常人体脑膜的超微结构，能够起到一定的支撑及保护脑组织的作用等优点。但材料来源有限，易受到伦理道德的限制，具有潜在感染病毒性疾病的可能，故已禁用。

(3) 异体生物材料：如牛心包、猪腹膜等。其优点是材料具有一定的伸展性和弹性，表面光滑，不易与周围组织产生粘连，组织炎症反应轻微，修补后脑膜完整性好，能有效防止脑脊液渗漏。但在样品处理过程中使用到的戊二醛存在残留，不易彻底清除，具有一定毒性，存在异物反应可能。

(4) 人工合成修补材料：这类材料一般取材方便，价格低廉，但作为永久性异物，排斥反应很难避免，易致无菌性炎症反应及刺激肉芽组织生成。

9. 人工硬脑膜发展趋势 随着生物材料和加工技术的发展，开始研究新型材料包括丝素、羊膜、胶原和细菌纤维素膜在人工硬脑膜中的应用。上述几种新材料均较符合理想的人工硬脑膜修补材料应具备的特点，但也存在各自的不足之处，如丝素蛋白膜在制作工艺上仍有待进一步改进；羊膜在取材方法与交联剂的选择方面值得进一步探究；生物胶原没有一定的空间网状结构，不利于自身成纤维细胞附着；细菌纤维素膜作为一种新型生物材料，其在硬脑膜领域的研究尚未见文献报道。因此，新材料与新技术各种优点的相互融合将成为今后新型硬脑膜替代材料开发和应用的必然途径。

（徐卫林）

二、止血材料

（一）概述

止血材料是指应用于伤口出血部位，通过加速血液凝固过程达到止血目的的医用材料。理想的止血材料应具备以下特点：止血迅速、无毒性、无抗原性、不会引起炎症反应、不影响组织愈合。

出血一直是外伤死亡的重要原因，也是创伤病人在手术台上死亡的第一杀手。大量出血和创伤是引发凝血障碍的主要危险因素,凝血障碍包括持续低温、代谢性酸中毒、不能形成凝血块和启动凝血机制。出血在晚期发病率和死亡率中也起着重要作用,持续低血压、大量红细胞和血浆产物渗流会导致多种器官衰竭。因此,如何在最短的时间内有效地控制出血对于降低创伤病人的死亡率具有重要意义。早在4000年以前,古埃及人就懂得使用一种含蜂蜡、油脂和大麦的混合物来止血。古印度人使用一种红砂和动物内脏的混合物来止血,而在中国古代,大夫们则使用金疮药和金不换等中草药来止血。随着科学的进步与材料学的发展,越来越多的材料被用于制备止血材料,例如沸石、化学胶原蛋白、氧化纤维素、动植物多糖成分等。

(二)止血材料分类

止血材料可以按材料种类、产品形态与降解行为进行分类。

1. 按材料种类分类　止血材料分为天然高分子止血材料、合成高分子止血材料、无机类止血材料。

(1)天然高分子止血材料:天然高分子材料是人类最早使用的医学材料之一,它的多功能性质和生物体的相容性与可降解性特点都是其他材料无法取代的。目前天然高分子生物医学止血材料主要有天然多糖类材料和天然蛋白质材料两大类。

多糖是由许多单糖分子经失水缩聚,通过糖苷键结合而成的天然高分子化合物。多糖水解后如果只产生一种单糖则称为均聚糖,如纤维素、淀粉等。而最终水解产物是2种或2种以上单糖则称为杂聚糖,自然界广泛存在的多糖主要有:

植物多糖,如纤维素、半纤维素、淀粉、果胶等。例如纤维素是由 D-吡喃葡萄糖经由 β-1,4糖苷键连接的结晶性高分子化合物,具有不同的构型和结晶态,且分子呈长链状。

动物多糖,如甲壳素、壳聚糖、肝素、硫酸软骨等。甲壳素为 1,4-2-乙酰胺基-α-脱氧-β-D 葡聚糖。壳聚糖是甲壳素脱去部分乙酰基后的产物,呈白色或灰白色,伴有珍珠光泽,为半透明无定形固体,在高温下易分解,不溶于水和稀碱溶液,可溶于有机酸和部分无机酸。壳聚糖作为止血材料时,壳聚糖带有正电荷,通过与红细胞发生凝集反应,刺激血小板及活化补体系统促进凝血,从而达到止血的效果。

琼脂多糖包括琼脂、海藻酸、角叉藻聚糖等。海藻酸是存在于褐藻类中的天然高分子材料,是从褐藻或细菌中提取出的天然多糖,类似于细胞外基质中的糖胺聚糖 GAGs,无亚急性/慢性毒性或致癌反应,具备良好的生物相容性。海藻酸盐具有较强的吸水性,并且容易与一些二价阳离子结合,形成凝胶,当它与创面渗液接触时,通过离子交换生成可溶性的海藻酸钠,置换出的钙离子在伤口表面可以加速创面止血。

天然蛋白质材料是存在于哺乳动物结组织中的胶原蛋白和血浆蛋白中的纤维蛋白材料,是人们最早开始接触的生物材料之一。胶原遍及全身各个器官,其中以肌腱、韧带、皮肤、角膜、软骨中含量尤为丰富。胶原蛋白具有很多优异的生物学性质,例如低免疫性、良好的细胞适应性、组织相容性、可降解性。而纤维蛋白类止血材料能形成纤维蛋白凝块黏附于创面形成封闭作用,达到止血的目的。纤维蛋白类止血材料多为人纤维蛋白原,人源性的纤维蛋白材料生物相容性良好,不会像动物胶原蛋白材料一样引发免疫反应。从20世纪初就有学者们研究纤维蛋白类止血材料,并已研制出了三代止血产品,止血效果有了显著的提升。

(2)合成高分子止血材料:通过选用不同成分聚合物与添加剂,通过有机反应合成的生物高分子医用止血材料,包括聚氨酯、聚氧化树脂、聚乙烯醇、硅橡胶、硅凝胶等,经过加工可制备出不同形式的止血产品,用于不同的创面伤口。例如由聚乙烯、聚丙烯腈、聚己内酯、聚氨酯和聚乳酸等材料制备出来的薄膜型敷料,此敷料几乎没有吸收性能,对渗出物的控制是靠对水蒸气的传送。由聚氨酯与聚乙烯醇为主要原料制备出来的多孔型敷料,具有较强的吸液能力,弹性优良,可以用于创面的填充止血,对于洞穴型伤口,可以避免伤口的两壁黏合(图6-7-8)。

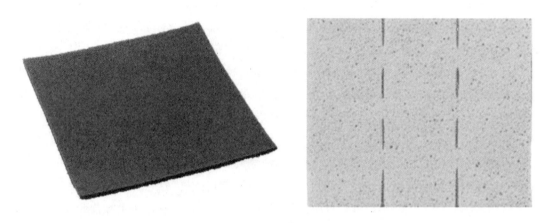

图6-7-8　聚氨酯止血材料

(3)无机类止血材料:是以无机盐物质为基质而制备出来的医用止血材料,具有优良的吸附性和引流性,包括沸石、高岭土和蒙脱土等。沸石是一种天然硅铝酸盐矿石,其骨架的基本结构单元是硅氧四面体和铝氧四面体,它们之间通过共用四面体顶点的氧原子相互连接构筑成具有规则孔道的三维结构,同时拥有很高的比表面积($500\sim1000\text{m}^2/\text{g}$),内部孔腔和管道的体积为沸石体积的50%以上,吸附性好。研究表明,沸石还具有生物活性、生物稳定性以及良好的生物相容性。目前,美国某公司生产的速效止血粉(QuickClot)的主要成分为圆形小颗粒状的沸石,见图6-7-9。作用在创口时会选择性吸收血液中的水分子,而不吸收血液中其他成分,导致血小板和凝血因子的浓缩,从而达到快速止血的目的。然而这类止血材料在生物安全性方面往往还存在一定的隐患,比如使用时的放热反应会造成创面组织的二次伤害。

2. 按产品形态分类　根据不同的伤口类型与治疗技术,可制备出不同使用形式的止血材料,如粉末状、凝胶状、海绵状、薄膜状以及纤维与无纺布等形态(表6-7-2)。

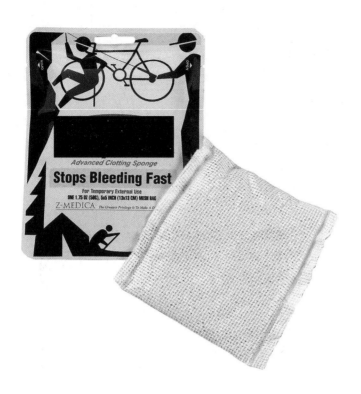

图 6-7-9　速效止血粉

表 6-7-2　不同产品形态的止血材料

止血材料形态	使用部位	优点	缺点
粉末状	1. 创面位置和形态无要求 2. 适合于颅脑、神经等敏感部位	1. 根据创面大小控制添加量 2. 使用简单方便 3. 快速结痂，创面整洁	1. 与组织黏附力差，易被冲走 2. 不适合中、重度出血创面
纤维、无纺布	1. 创面位置和形态有要求 2. 适合于敏感部位	1. 多孔结构，吸水性良好 2. 品质柔软，可贴服于创面 3. 结构致密，封堵效果好	1. 与组织黏附力差，易脱落 2. 不适合中、重度出血创面
海绵状	1. 创面位置和形态有要求 2. 不适合于敏感部位，一般伤口可使用	1. 多孔结构，吸水量高 2. 品质柔软，可弯曲 3. 有支撑力，抗穿透 4. 与渗血创面形成均匀凝胶层	1. 与组织黏附力差，易脱落 2. 不适合重度出血创面

续表

止血材料形态	使用部位	优点	缺点
薄膜状	1. 创面位置和形态有要求 2. 适用于大动脉出血	1. 结构致密，封堵效果好 2. 可弯曲，可贴服于创面 3. 可固定于创面	1. 吸水性差，易于发生侧漏 2. 中、重度出血创面
凝胶状	1. 创面位置和形态无要求 2. 不适用于敏感部位，一般伤口可使用	1. 包裹创口，提供湿润环境 2. 与组织黏附力好，不易脱落	1. 会黏附手术器械和手套。 2. 不易吸收，易引起血栓。 3. 不适合中、重度出血创面。

3. 按产品降解性分类　止血材料可根据产品是否能被人体吸收降解分为不可降解止血材料与完全可吸收降解止血材料。目前高分子生物医用止血材料主要有非生物降解性和生物降解性两种。

（1）非生物降解性高分子止血材料：主要有聚氨酯、聚乙烯及聚丙烯酸酯等。其特点是不具备生物活性、易导致致毒性和过敏性等反应。

（2）生物降解性高分子止血材料：主要有天然多糖、蛋白质、聚乳酸、聚酯和聚酸酐等。其特点是易降解，且降解产物经代谢能排出体外，对组织生长无影响。

甲壳素作为天然多糖的一种，属于低等动物中的纤维成分，在酶的作用下会分解为低分子物质。因此甲壳素止血材料均能被生物降解而被机体吸收。天然蛋白质类止血材料的主要成分是胶原或纤维蛋白两种。胶原是主要由 3 条 α 肽链或 α 链的多肽链缠绕成的特有的超螺旋结构，每条肽链大约由 1000 个氨基酸组成。胶原蛋白不易被一般的蛋白酶水解，但能被梭菌或动物的胶原酶断裂，断裂的碎片自动变性，可被普通的蛋白酶水解。纤维蛋白原止血材料在凝血酶的作用下，纤维蛋白原生成纤维蛋白，形成凝块，而纤维蛋白凝块可被血纤维蛋白溶解系统溶解。淀粉基止血材料具有很广泛的应用，其降解产物是小分子的淀粉链、果糖和麦芽糖，可被机体吸收，无任何毒副作用。聚乳酸是典型的合成生物降解高分子止血材料，它在人体内会先降解成乳酸，然后进一步分解成二氧化碳和水排出体外。

（三）止血材料止血机制

止血即为血由流动状态变为不流动状态的过程，实质是血浆中的可溶性纤维蛋白原变为不溶性纤维蛋白，其是止血的重要组成部分。图 6-7-10 为止血过程示意图。

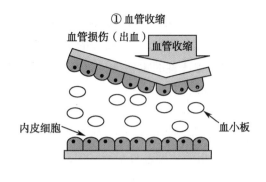
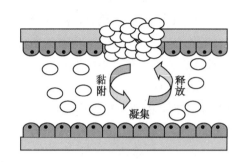
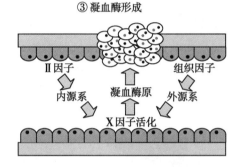
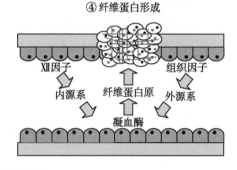

图 6-7-10　止血过程示意图

止血机制包含三个方面:血管的收缩、血小板的激活以及血浆中凝血因子的启动。其中,根据凝血酶原激活物形成途径和参与因子的不同,又可将凝血过程分为内源性凝血(参与凝血的全部因子都来源于血浆)和外源性凝血(启动因子为来自于组织的组织因子)两条途径。血管的收缩是创伤后止血的最初反应,血管平滑肌通过轴突反射使血管收缩,管腔变窄,流经损伤部位的血流减慢,有助于血液凝固。同时,因为血管内皮下弹性蛋白、胶原的暴露,激活了黏附在血管损伤部位的血小板,发生血小板聚集反应,并从其内部释放出大量的促凝物,进而在局部形成血小板血栓而止血。

材料与血液接触后,主要有三种止血途径:

1. 化学性止血　材料中带有负离子物质,能使红细胞与血小板快速聚集,从而释放与凝血相关的因子,加速血液的凝固。

2. 生理性止血　材料能够迅速激活凝血因子 Ⅱ, Ⅴ, Ⅶ, Ⅹ 和 Ⅻ,使内源性凝血系统启动,与凝血酶作用形成不溶性纤维蛋白多聚体,加快止血过程。

3. 物理性止血　材料接触血液后,吸收血液中的水分,血液黏度和浓度的增加使血液流速减缓,或者材料吸水后膨胀,盖住创面从而封闭出血点,达到止血的目的。

(四)止血材料现状及未来的发展趋势

近年来医用可吸收止血材料引起了各国医学界和产业界的高度重视,有关可吸收止血材料的研究规模和速度一直在增加。目前常用的可吸收止血材料有纤维蛋白胶、吸收性明胶海绵、氧化纤维素、微纤维胶原、壳聚糖及藻酸钙纤维等。随着对材料性能要求的提高，开发止血效果更佳、绿色、环保、可降解、无毒、无副作用、无刺激性、具有良好的生物相容性的材料势在必行。因此，从现有的条件出发，寻找自然界中优良的生物、植物材料并加以加工、改进就成为一种理想的选择。

国内对可吸收止血材料的需求量大，且增长速度快。国内每年开展的烧烫伤、创伤治疗及外科手术超过千万台次，每年医疗费用约为千亿元人民币，而烧烫伤、创伤治疗及外科手术的医用材料费用占整体医疗费用的5%以上。根据相关数据统计显示，2013年国内无菌吸收性止血材料行业市场规模已达到58.65亿元，未来几年，随着政策促进、技术力度的加强，市场需求的拉动，国内无菌吸收性止血材料市场规模将呈现进一步上升的趋势，预计未来几年无菌吸收性止血材料市场规模将呈几何倍数增长。

国内可吸收止血材料与国外产品存在明显的差距。目前医用止血材料主要有纤维蛋白胶、吸收性明胶海绵、氧化纤维素、微纤维胶原、壳聚糖及藻酸钙纤维等。多糖止血材料及止血海绵目前在国内没有生产，国外也是推出不久，例如有美国某公司的PerClot止血产品，见图6-7-11。

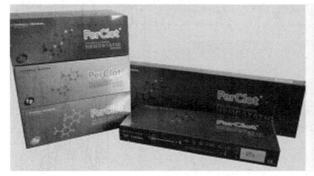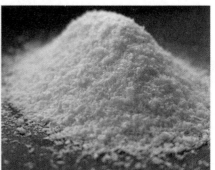

图6-7-11　PerClot多聚糖止血材料

可吸收止血材料需具备良好的止血性能和优良的生物相容性，无毒副作用，无刺激性，易于加工成型等。而在制备可吸收止血材料的原料中，淀粉与植物多糖受到越来越多的关注。因为再生纤维素会使得伤口周围组织处于高酸性环境，具有一定抗菌作用，但同时可能引起周围组织的炎症反应。同样，从动物源中提取出来的壳聚糖，具有潜在过敏反应的风险。相反，用食源性材料马铃薯中提取出来的淀粉制备而成的止血材料，例如耐斯泰止血粉，不仅具有强的吸水性，可以快速吸收创面血液中的水分，达到快速止血的目的，而且可以被人体中所含有的淀粉酶分解吸收。同时，随着国家大力支持中药产业，研究者们对从中药材中提取有效成分所制备出来的止血材料越来越关注。由于中药材具备天然的药理作用，例如促凝血、抗溃疡、抗肿瘤、抗氧化、免疫调节等，用来制备生物医用止血材料是一种可靠安全的医用原料。

（刘国金）

三、防粘连材料和组织黏合剂

（一）防粘连材料

1. 防粘连材料及其发展史　粘连可分为先天性或后天性,先天性粘连主要由于胚胎发育过程中,腹膜腔的形成期间出现了异常,后天粘连则可分为炎症或术后粘连。炎症性粘连发生在腹内炎症过程中,例如阑尾炎、急性胆囊炎、急性憩室炎、盆腔炎性疾病和使用子宫内避孕装置导致的粘连。目前,大多数粘连发生是由于手术原因造成的,术后组织粘连是术后组织愈合过程中经常发生的病理生理过程,也是亟待解决的医学难题之一。术后组织修复过程中,结缔组织纤维与相邻术后组织或器官粘连在一起,根据粘连程度的不同,可以从薄膜发展为致密的瘢痕组织。与手术后粘连形成相关的因素包括创伤、热损伤、感染、缺血和出现异物等。其他多种因素,包括由于缝合过于紧密而导致腹膜内张力过大产生缺血,擦伤,接触异物(例如医用手套中的滑石粉、缝合线的线头或纸制品纤维等),反应性缝合线,手术灯过热或冲洗液过热,伤口表面暴露及细菌感染都可能增加术后粘连的形成。研究表明,成纤维细胞的增殖是产生组织粘连的根本原因。图 6-7-12 显示了组织粘连的形成机制。

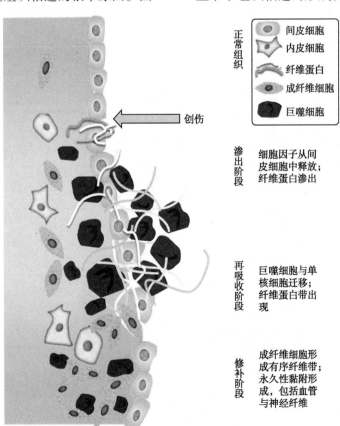

正常组织　间皮细胞／内皮细胞／纤维蛋白／成纤维细胞／巨噬细胞

创伤

渗出阶段　细胞因子从间皮细胞中释放;纤维蛋白渗出

再吸收阶段　巨噬细胞与单核细胞迁移;纤维蛋白带出现

修补阶段　成纤维细胞形成有序纤维带;永久性黏附形成,包括血管与神经纤维

图 6-7-12　组织粘连成因机制

术后粘连严重影响着全世界数百万人的生活质量,引起诸如慢性疼痛、小肠梗阻,难以进行二次手术、骨盆疼痛以及女性不育症等术后并发症,给患者精神和经济上带来双重负担。粘连形成可发生在几乎任何腹腔手术后,包括胆囊切除术、胃切除术、阑尾切除术、子宫切除术、结肠切除术、腹部子宫切除术和腹部血管手术。不同程度腹腔粘连的发生率在一般手术后为67%~93%;开放妇科骨盆手术后高达97%;在剖腹手术的患者的临床和尸检研究中,腹内粘连的发生率为70%~90%。据统计,在美国每年用于治疗腹腔、盆腔粘连的费用高达11.799亿美元。由于术后粘连既是外科领域常见的临床现象,也是术后愈合过程必然发生的病理生理过程,所以在大多外科手术中,都涉及了防止组织之间粘连的问题。预防粘连的目的是在保证正常伤口愈合和避免感染的前提下消灭或减少粘连发生的严重程度和范围,进而防止由粘连引发的并发症出现。目前防粘连的手段有:改进外科手术技术、药物治疗、生物疗法及采用隔离物等。

在预防粘连的各种方法中,采用防粘连材料作为隔离物是一种简单而有效的途径。它们主要通过物理屏障方式在粘连形成的早期阶段使受创区域和外周组织隔离从而阻断纤维蛋白桥的形成以防止组织粘连形成。理想的防粘连材料应具有良好的生物相容性、适宜的组织黏附性(不需缝合)、能完全覆盖创伤表面并具有足够的体内滞留时间、可降解吸收且不需二次手术将其取出、能够有效防止粘连形成且不影响伤口的正常愈合、具有一定的力学强度及便于实施操作等特点。图6-7-13在大鼠体内实验,显示采取防粘连材料预防粘连的实验组(A)与无处理对照组(B)进行腹腔手术后14天的情况对照。可明显看出实验组没有出现腹腔粘连,而对照组粘连情况严重。

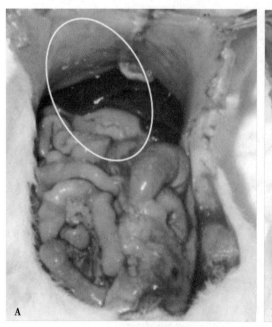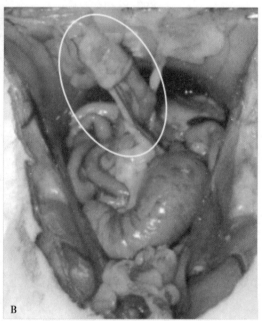

图6-7-13　防粘连材料在腹腔术后使用效果

A. 手术后使用抗粘连材料;B. 手术后未使用抗粘连材料

目前国际上采用较多的是"短期屏障"法,即手术后在易发生粘连的部位植入隔离材料(液体或固体制剂),以防止组织粘连。随着20世纪70年代后美国医用材料的突破性发展,可生物降解吸收材料进入医疗市场并得到广泛应用。

目前常用的可降解、吸收医用防粘连膜材料归属于高分子聚合物。一部分来源于天然产物,例如:透明质酸、羧甲基纤维素、天然胶原蛋白、壳聚糖及其衍生物和葡聚糖等;另一部分来源于人工合成材料,例如:聚乳酸、聚-DL-乳酸-聚乙醇酸共聚物(PLGA)、聚乙二醇(PEG)、聚对二氧环己酮(PDS或PPDO)、聚乙醇酸(PGA)和聚 ε-己内酯(PCL)共聚物等。

目前防术后粘连的方法包括:改善手术技术、物理阻隔、生物疗法和药物防治法等。回顾历年的成果,仅有五种抗腹腔粘连的物理屏障类材料(固体和液态制剂)在欧美乃至全球获得食品药物管理局认可并得到广泛应用,它们分别是在妇科手术中广泛使用的可再生纤维素和经延伸的聚四氟乙烯;在美国和欧洲使用较多的是透明质酸-羧甲基纤维素(Separfilim);以及在临床已有广泛研究和应用的聚乳酸膜和4%的葡聚糖溶液。

2. 防粘连材料的种类 近年来,多种可降解、吸收的高分子材料用做防粘连材料,其中既包括天然高分子材料,另一部分来源于人工合成材料。根据材料形态不同,国内外商品化的抗粘连材料可分为液体与固体两类。根据材料形态不同,国内外商品化的抗粘连材料可分为液体与固体两类。

(1)液体材料:液体类防粘连材料根据不同的载体大致可分为:溶液和凝胶等。总体来讲,每种液态材料都期望通过"漂浮作用"使创面相互分离从而避免组织粘连形成。

1)艾考糊精溶液:艾考糊精是一种玉米淀粉衍生物,无色、无味,商品名,是美国FDA批准应用于临床的液态类抗粘连材料。4%浓度的艾考糊精用做胶体渗透试剂,在循环中很快就会被 α-淀粉酶降解为葡萄糖,它能在腹腔内至少保留3~4天,提供暂时的物理屏障,缩短间皮细胞的修复周期,防止术后纤维蛋白的形成,从而减少腹腔粘连的形成。迄今为止,没有任何有关艾考糊精在代谢和降解过程出现局部或全身副作用的报道。图6-7-14为艾考糊精结构式。

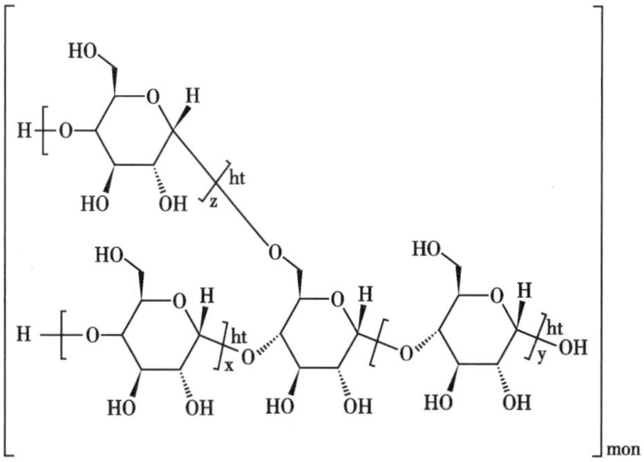

图6-7-14　艾考糊精结构式

2）透明质酸水凝胶：透明质酸（HA），又称玻璃酸，是1934年由Meyer和Palmer首次从牛眼玻璃体中分离出的一种酸性黏多糖，随后又从脐带、皮肤、关节滑液及雄鸡冠等许多软结缔组织中提取得到HA。现已研究证实透明质酸是由（1-β-4）D-葡糖醛酸（1-β-3）-乙酰基-D-氨基己糖的双糖单位重复连接而成的一种高分子黏多糖。早在1968年，Bebtley等就发现组织受损后，最初的变化为病变局部HA含量明显增加。Weigel等认为创伤开始愈合时，由血小板或周围细胞可产生一种活化因子，促进凝块中一种或多种血细胞合成HA，与血纤蛋白结合，填充至由血纤蛋白构成的网状结构中，使原有的血纤蛋白网状结构发生变形、溶胀，产生许多空隙，利于细胞向基质内浸润和移动。HA预防粘连的报道最早于30年前，HA能有效减少粘连形成，特别是肌腱粘连。1986年，大量的动物实验发现，HA凝胶可显著地减少肌腱组织粘连的形成。在这些实验中，透明质酸凝胶在受伤部位有较长的存留时间，不会引起炎症反应，也不会抑制伤口愈合。最早以HA为主要成分上市的隔离剂是某公司的Seprafilm。大鼠盲肠粘连模型实验发现Seprafilm可显著降低术后粘连的发生率。Sepracoat的透明质酸水凝胶是将液态聚合物喷雾混合后喷涂于创面，数分钟内凝固形成机械性屏障预防粘连形成，其在腹腔镜手术中应用较为广泛。透明质酸是细胞外基质和生物可吸收的天然成分，在水溶液中，该分子获得巨大体积，形成一个类似储水器湿润结缔组织的黏性凝胶，透明质酸凝胶不仅能够增加分子黏合度，还可以延长其作用时间。然而，由于在一项动物实验中使用这种材料出现了动物死亡与严重副作用等问题，此类抗粘连材料已退出欧洲市场。通过水溶性壳聚糖与氧化透明质酸间发生席夫碱反应（图6-7-15），形成可注射型、原位交联水凝胶，用于术后防组织粘连。

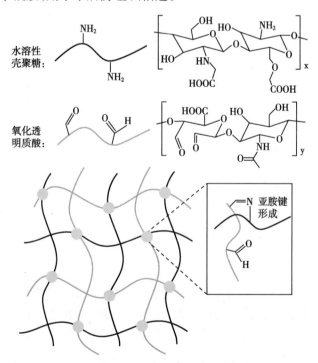

图6-7-15　壳聚糖与氧化透明质酸通过席夫碱作用形成水凝胶

3)聚乳酸防粘连凝胶:聚乳酸是近年来应用最为广泛的可吸收材料,用于骨科的内固定以及预防组织间粘连。聚乳酸材料已从低分子量向高分子量聚合物发展从固态材料向多孔、液态材料发展。聚乳酸凝胶是一种新型的生物可吸收材料,主要用于预防组织间粘连,其特点为材料经特殊工艺制成,遇组织液即由液态转移为凝胶状固态并紧贴创面,发挥生物屏障作用,防止粘连形成。成膜后的凝胶缓慢降解为乳酸单体,无需酶的作用,最终形成二氧化碳和水排出体外,具有良好的组织相容性,降解产物明确,无毒副作用、无刺激、无热原、无异物感。其成品形式为针筒剂液体,使用前呈液态,喷洒在创面后与渗出液接触很快由液态变成半流体膜,体内留存时间较长,用于预防硬膜外纤维化和粘连效果尤佳。这种材料在运用上具有以下优点:①具有双物态性质,可在组织表面形成良好的贴附膜;②可在微小创口操作,有利于微创手术的实施;③降解时间长(一般为 4~6 周),可度过纤维瘢痕的增生活跃期;并可根据不同部位的要求调节降解速度。

聚乳酸凝胶在术后有效防粘连、防渗血渗液,创面吸附性好,遇水(组织液)后依照创面形状形成微孔状柔性膜,具有良好的贴附性、透气性、隔离作用、止血作用,亦可作为药物缓释载体、赋型剂、肿瘤介入栓塞剂、骨科填充诱导细胞生长材料。适用于妇产科、普外科、骨科脊柱等手术,尤其腔镜手术操作方便。

4)聚乙二醇防粘连溶液:利用聚乙二醇亲水链段与共聚酯疏水链段(共聚酯可为乙交酯、丙交酯、己内酯、对二氧六环酮当中的两种或两种以上成分共聚而成)连接而成的嵌段聚合物溶液体系,具有温敏特性,可在体温环境下自发形成凝胶,将这种材料涂敷在术后创面可具有预防创面粘连的效果。如聚己内酯丙交酯-聚乙二醇-聚己内酯丙交酯和聚乙二醇单甲醚-聚己内酯丙交酯,这两种材料都具有十分良好的生物相容性与可降解性,对创面粘连的预防也十分有效。

(2)固体材料:临床上最早的固态类预防腹腔粘连要追溯到外科医生术后运用患者自体大网膜覆盖创面起到直接物理屏障作用,但是后期的相关动物实验证明无血供的网膜组织并不会减轻粘连。因此,大量固态类防粘连膜产品应运而生。

1)纤维素及其衍生物:羧甲基纤维素(CMC)是一类具有生物相容性、热稳定性的高分子多糖,是派生于纤维素的水溶性高分子物质,与滑液有着相似的润滑特性。毒理学研究证实它对大鼠、狗、人等均无毒性反应,其可被制成薄膜、凝胶、海绵等不同形式使用。对CMC 在椎板切除后硬膜粘连的预防效果的研究表明:CMC 作为三维屏障材料既能包绕神经根又可保护硬膜,能够有效地防止硬膜粘连。冷冻干燥法制得 CMC 海绵能明显降低组织粘连,同时海绵状的 CMC 操作方便,而且易于与浆膜表面黏附,不需缝合。Seprafilm 生物可吸收防粘连薄膜,是可生物吸收、半透明的粘连屏障,由两种阴离子多聚糖,即玻璃酸钠(HA)及羧甲基纤维素(CMC)组成,是用活化剂(EDC)对这些生物聚合物一起化学修饰的一种可吸收防粘连薄膜。可用于进行腹部或骨盆剖开手术的病人,以减少手术后组织间粘连发生率、发生范围和严重程度。

氧化再生纤维素(ORC)是第一种被 FDA 批准用于防止术后粘连的产品,其黏附性强,不需缝合,术后 10~14 天可被降解吸收。但血液及腹腔液的存在会降低其作用,使用前必须妥善止血。Interceed 是一块大小约 8cm×11cm 的无菌膜,有如下优点:①可根据术中创面的大小裁剪成适宜尺寸;②术中易操作,无需缝合固定;③纤维素易降解为多糖;④维持长达 2 周的机械隔离作用。

2)壳聚糖及其衍生物:壳聚糖是由自然界广泛存在的几丁质经过脱乙酰化后得到的阳性天然大分子聚合物。壳聚糖大分子中有活泼的羟基和氨基等官能团,在特定的条件下,壳聚糖能发生水解、烷基化、酰基化、羧甲基化、磺化、硝化、卤化、氧化、还原、缩合和络合等化学反应,可生成各种具有不同性能的壳聚糖衍生物。壳聚糖及其衍生物在医药、食品、化工、化妆品、水处理、金属提取及回收、生化和生物医学工程等诸多领域具有应用价值。壳聚糖生物组织相容性较好,在生物体内可降解吸收并具有一定的抗炎性,作为一种可吸收医用防粘连膜材料。壳聚糖及其衍生物能够单独应用于医用防粘连膜材料,如壳聚糖溶液经流延法制成的半透明片状薄膜,适用于腹部外科、妇科手术,预防术后粘连。手术时将半透明片状薄膜卷成筒状,由转换器送入腹腔,覆盖于创口表面即可发挥良好的防粘连作用。一种商品名为"百菲米"的医用级水溶性壳聚糖也可以适用于腹部手术粘连的预防,将其置入体内后短时间内与体液相互作用,形成一层膜状结构,附着于组织器官之间,从而达到生物隔离作用。置放后缓慢降解,不凝结成团形异物危害健康。百菲米对预防心脏手术后心脏粘连已有成功的案例报道。

3. 总结与展望　术后粘连的形成是多种病理因素参与的生化过程,涉及众多细胞因子复杂分子网络,目前实验研究和临床研究均无客观统一的粘连分级评分标准,评价各种抗粘连材料亟需建立客观的动物模型,粘连评分标准应从定性和定量两方面进行评价。尽管各种抗粘连材料已在动物实验中证实在术后粘连的防治过程中有效,但是在临床上应用还很少,各类商品化的防粘连材料在临床使用过程中也出现了不同的问题,还没有哪一种材料能够高效且无副作用地防止术后粘连的形成。此外,膜类防粘连产品在开放式手术中应用效果比较好,液体或凝胶类产品在配合内镜手术中应用效果较好,防组织粘连到底是药物防治效果好还是阻隔膜治疗效果好,目前两者在不同粘连部位或组织都没有绝对优势,两种方式都有自己的不足之处,可能需要两种方式结合治疗才能使患者满意。尽管各种抗粘连材料已在动物实验中证实在腹腔粘连的防治过程中有效,但是极少数在临床上应用。究其原因,可能与治疗性的物质在腹腔中消失过快有关。

综上所述,一种理想的生物屏障材料应具有以下特性:①抗粘连、抗炎作用明显;②有良好的生物相容性,尤其是对腹膜间充质细胞和修复的间皮细胞;③材料降解速率与愈合时间相匹配;④与创面组织黏附性好,尤其是渗血的创面(湿润环境中),能够覆盖腹膜损伤区域且在愈合过程中不移位;⑤材料柔软,方便腹腔镜操作;⑥价格低廉,易被广大人民所承受;⑦可作为药物缓释载体,维持药物浓度,加速创面愈合。

屏障类抗粘连材料作为防治腹腔粘连措施中最简便易行的方式,有着良好的发展前景,受到越来越多交叉学科领域科研工作者的关注。目前新型材料的研发多数以已证实其抗粘连效果的基质材料为载体,实验还集中在动物实验和体外实验,抗粘连分子机制还鲜有报道。随着材料科学、医学、分子生物学、化学等学科的交叉融合发展,加上对腹腔粘连发生机制的深入揭示,相信在不久的将来将会不断有新的高效隔离物应用于临床,无粘连愈合将会变为现实。

(二)组织黏合剂

1. 组织黏合剂概述 术后受损组织的重新连接对于其结构与功能的重塑至关重要。目前手术缝合是应用最广泛的方法,但是,其主要缺点在于可能导致组织的炎症反应、感染、增生、破裂,甚至出现组织器官的损伤、坏死和不愈合以及对于体液及空气的泄漏不能提供及时的密封。此外,手术缝合对于内部组织(不太容易接触到)进行精准的黏合、密封较为困难。组织黏合材料是手术缝合线的有效替代品。相比手术缝合线,组织黏合材料通过黏附、密封受损组织以达到止血、抗菌、防止空气及体液渗漏,具有更加快速、方便,感染风险低,有利于组织修复及愈合的功效。

组织黏合剂的主要功能是受损组织的黏附、伤口的密封、止血抗菌,以及防止体液及空气的泄漏等。组织黏合剂已广泛应用于眼科、口腔科、手术外科等医疗方面。使用生物材料的组织黏合剂包括软(结缔)和硬(钙化)组织黏合剂。软组织黏合剂可用于外部或临时性固定附属装置[如结肠(造)瘘袋]及内部伤口的闭合和封口。硬组织黏合剂常用来将修复材料结合到牙或骨上,其作用要求更具有持久性。在过去20多年的时间里,与软组织相比,硬组织黏合在临床上取得了更大的成功。

组织黏合剂应具有以下特点:①在干、湿、动态环境下(血管等软组织),具有较强的组织黏附力和弹性;②止血效果好(组织受损大量出血);③抗菌(杀菌+抑菌)活性强(受损组织部位易受到不良微生物的侵袭,引发伤口感染,不利于伤口的愈合);④组织生物相容性好,对自身正常组织无免疫源性;⑤组织黏合剂可生物降解吸收,降解产物易于排出体外(代谢)或经机体正常吸收,利于组织的修复及愈合;⑥使用方便、价格便宜及易于获得。

2. 组织黏合剂的种类 目前,广泛研究和使用的组织黏合剂主要是合成聚合物、天然聚合物基或两者结合的复合组物。合成聚合物具有强的组织黏附强度和可调控的机械性能,天然聚合物具有优良的生物相容性、低的免疫源性及体内降解性。合成聚合物基黏合剂包括:2-氰基丙烯酸酯、聚亚胺酯基、聚乙二醇基、聚酯基和聚乙烯醇基材料,天然聚合物黏合剂包括:胶原基、明胶基、纤维蛋白基、壳聚糖等。合成-天然聚合物基复合组织黏合剂包括:牛血清白蛋白/聚乙烯醇、壳聚糖/聚赖氨酸和聚乙二醇/右旋糖酐等。

(1)氰基丙烯酸酯:2-氰基丙烯酸酯(甲基、乙基、丁基、辛基等)能在潮湿或血液环境中通过阴离子机制迅速聚合,快速止血和形成具有高度黏附性的膜。在20世纪60~70年代对氰基丙烯酸酯黏合剂进行了广泛的临床和实验研究。这些材料既能迅速止血,又能牢固粘接组织。然而,其聚合物膜较易碎,活动组织中可能会发生移位,且难以用于大面积伤口,也存在生物相容性问题(不利的组织反应和动物试验中有肿瘤生成),使这类材料目前的使用仅局限在口腔黏膜和危及生命的动、静脉连接等场合。

(2)纤维蛋白基(fibrin-based)组织黏合剂:纤维蛋白组织黏合剂是最早应用于医用领域的生物胶。纤维蛋白封闭剂是通过产生合成蛋白质凝块来发挥黏合剂和伤口敷料作用的。纤维蛋白组织黏合剂的工作原理是：血液中的凝血酶在 Ca^{2+} 的作用下被激活，凝血酶使纤维蛋白原变成纤维蛋白单体，单体自发以氢键结构相连成可溶性的多聚体，Ⅻ因子可使可溶性纤维蛋白多聚体变成结构稳定的多聚体，多聚体通过物理吸附和化学键黏合创缘，阻止出血，抑肽酶可抑制纤维蛋白多聚体溶解，延长黏合时间。纤维蛋白封闭剂有4个主要优点：①止血；②能黏结到结缔组织；③可促进伤口愈合；④具有优良的组织耐受性和可生物降解性。

纤维蛋白材料通过酰胺化反应与组织形成共价联接，可在较短时间内对伤口进行密封、止血。因此，fibrin-based 材料在手术过程被作为组织密封剂或止血材料使用。但其存在一定的局限性：①自体纤维蛋白基组织黏合剂不易获取，成本较高；②异体纤维蛋白基组织黏合剂（来自血库人的血浆），有传播血液性疾病（肝炎、艾滋病等传染性疾病）的潜在危险；③纤维蛋白基组织黏合剂在湿态环境下（受损部位存在大量体液）较低的黏合强度；④对于弹性软组织，其具有低的黏附强度。最近，出现了一种基于光化学反应的新型纤维蛋白基组织黏合剂。在光敏剂的存在下，通过可见光照射，催化纤维蛋白（其他蛋白或多肽）中酪氨酸残基形成二酪氨酸共价键，从而实现快速、有效地黏附并密封组织。光化学反应合成的天然纤维蛋白基材料的黏附强度是商业化纤维蛋白基组织黏合剂的5倍，动物皮下埋植实验表明，光交联纤维蛋白材料可在8周内降解且伴有适度的炎症反应。光化学反应为制备高弹性、高黏附强度、快速聚合纤维蛋白基黏合剂提供了新的途径。

（3）聚乙二醇基（PEG-based）组织黏合剂：聚乙二醇基生物材料被广泛用做体液屏障及止血黏合剂。商业化 PEG-based 组织黏合剂包括：Duraseal、Coseal 和 AdvaSeal。Duraseal 组织黏合剂主要成分为：聚乙二醇酯和三赖氨酸胺，其已被用于神经外科头盖和脊柱手术，防止术后脑脊髓液的泄漏。利用 Duraseal 作为手术缝合线的辅助材料用于脑硬膜修复，可以提供更加致密的黏附密封，比单独使用手术缝合线具有更好的效果。在另一项临床研究中，Duraseal 具有减少（弱）腰椎显微手术术后瘢痕组织形成及术后疼痛的效果，伤口愈合正常，没有出现术后并发症。Coseal 作为另一种 PEG-based 组织黏合剂（通过迈克尔加成反应，巯基与马来酸酐酯形成共价键），其在血管手术中被用于密封手术线缝合伤口与阻止出血。

PEG-based 组织黏合剂具有良好的生物相容性、可控的生物降解性、灵活性及相对高的黏附强度。但是，PEG-based 组织黏合剂的高溶胀性可能会对周围组织造成压迫。

（4）聚乙烯醇基（PVA-based）组织黏合剂：合成聚合物基组织黏合剂被广泛用于术后组织联接、密封伤口。基于酶催化的聚乙烯醇基组织黏合剂也被研发并应用于术后伤口密封。在葡萄糖氧化酶（GOX）或辣根过氧化物酶（HRP）的催化下，羟基苯（类似于酪氨酸）改性的聚乙烯醇衍生物溶液可原位形成水凝胶，从而黏附、密封伤口。PVA-based 组织黏合剂具有高的机械强度和组织黏附强度。但 PVA-based 组织黏合剂潜在的细胞毒性、慢性炎症反应、湿态下黏附强度低，其应用受到限制。

（5）胶原、明胶基组织黏合剂：胶原是连接组织中含量最为丰富的结构蛋白和细胞胞外基质的主要成分。因此，胶原基生物材料已被广泛应用于生物医用领域。与纤维蛋白相比,胶原分子具有更低的传播疾病的几率。纤维或多孔性胶原支架可吸附血液及促凝血分子,也可诱导促凝因子发挥作用。胶原基组织黏合剂(牛科胶原/凝血酶)已得到 FDA 的批准。相比纤维蛋白基组织黏合剂,其具有更低的成本。明胶是胶原不可逆水解产生的聚肽混合物。一定程度上,明胶的组成与分子量取决于胶原水解条件和动物源。水解处理可破坏胶原的有序结构,使明胶更容易进行物理化学改性。然而,明胶的基本组成成分与生物化学特性依然与胶原类似。通过明胶分子中赖氨酸残基中的氨基基团($-NH_2$)与甲醛反应形成亚胺共价键是制备明胶基组织黏合剂最简便的途径。间苯二酚也被引入体系,以提高黏附强度,即所谓的 gelatin-resorcinol-formaldehyde(GRF)配方。由于甲醛具有高毒性。之后,戊二醛(交联剂)被引入明胶体系,形成 GRFG 胶。在明胶基组织黏合剂体系中,共价键形成机制较为复杂,其主要包括:①甲醛与明胶分子结合(Ⅰ);②戊二醛与明胶分子通过席夫碱反应形成亚胺共价键(Ⅱ);③间苯二酚与甲醛形成网络结构(Ⅲ)。尽管,GRF 与 GRFG 组织黏合剂具有强的黏附强度,但甲醛、戊二醛的潜在毒性仍是一个挑战。为克服上述体系存在的局限性。利用 N-羟基琥珀酰亚胺修饰的聚 L-谷氨酸与明胶混合,原位形成明胶基组织黏附剂。该半合成的黏合剂拥有比纤维蛋白基黏合剂更高的黏附强度。

(6)白蛋白基组织黏合剂:存在于不同动物源血浆中的白蛋白组织黏合剂被大量研发。经 FDA 批准,商业化的白蛋白组织黏合剂(BioGlue)作为止血剂被广泛应用于血管和心脏外科手术。通过调节白蛋白与戊二醛的摩尔比或浓度来调控胶的黏附强度。

另一种白蛋白组织黏合剂 Progel 被用于肺部手术防止空气泄漏。Progel 是一种复合组织黏合剂,包括人血清白蛋白和两个 N-羟基琥珀活性酯修饰的 PEG 交联剂。将两者混合,白蛋白赖氨酸残基中的伯胺基团与 NHS 活性酯反应,形成交联结构。体内实验表明,Progel 可有效阻止胸膜空气泄漏、降解速度较快且没有免疫反应。

(7)聚亚胺酯基(PU-based)组织黏合剂:聚亚胺酯基生物材料具有强的组织黏附剂及高弹性,被广泛应用于组织黏合剂。因其可与组织蛋白中的氨基($-NH_2$)反应形成稳定的化学键,从而实现组织黏附。例如:通过二异氰酸酯改性蓖麻油合成了可生物降解聚亚胺酯基黏合剂。降解产物无毒的聚亚胺酯基组织黏合剂被广泛应用于整形外科及肾脏手术。例如:可喷射性 PU-based 组织黏合剂被用于腹壁整形术以避免血清肿形成。PU-based 组织黏合剂与组织层有较强的黏附力、利于伤口愈合且降解产物无毒。但其他生物安全性仍然需要进一步研究。

(8)壳聚糖基组织黏合剂:壳聚糖是天然聚合物多糖,具有抗菌、止血、组织黏膜黏附、良好的生物相容性及可生物降解性,被广泛应用于生物应用领域(抗菌剂、止血材料、蛋白/药物/基因载体、组织黏附剂、组织工程支架等)。由于壳聚糖是非水溶性生物材料,需要进行化学改性,如利用乳糖醛酸改性壳聚糖。叠氮基团被引入壳聚糖分子(用对叠氮苯甲酸改性壳聚糖),在紫外光照射下,改性壳聚糖可形成水凝胶。琥珀酰化壳聚糖(壳聚糖与琥珀酸酐反应)可以提高壳聚糖的水溶性。将其与氧化多糖(含有醛基)混合,通过席夫碱反应生成亚胺共价键,形成胶,该胶具有优异的止血性能和黏附特性。利用酪氨酸改性 PEG偶联壳聚糖,接枝 PEG 很大程度上提高了壳聚糖的水溶性,酪氨酸残基的引入可形成交联网络结构。在过氧化氢/HRP 存在条件下,壳聚糖溶液通过形成二酪氨酸键,快速成胶。壳聚糖复合组织黏附剂的交联强度是纤维蛋白基材料的数倍,相比于手术缝合线、纤维蛋白胶、氰基丙烯酸盐黏合剂,壳聚糖复合组织黏附剂对皮肤缺损有超强的愈合能力。

（9）贻贝仿生组织黏合剂:近些年,受一些海洋生物（贻贝）对固体具有较强黏附力的启发,一类新型组织黏附剂被广泛研究。贻贝可分泌一种黏附蛋白,在苛刻的水相条件下能与各种不同的表面形成明显稳定的黏接,该特性对于抗水性组织黏附剂的研发至关重要。贻贝仿生组织黏合剂的主要成分是一种复杂的蛋白混合物〔其中多巴胺（L-β-3,4-di-hydroxyphenyl-α-alanine）的含量极高〕。多巴胺残基可被认为是酪氨酸残基氧化的产物。这类生物黏合剂的黏附机制相当复杂,其涉及不同功能基团间的一系列反应:多巴胺残基氧化形成醌式结构,其可与含有氨基或巯基的蛋白发生席夫碱、迈克尔加成反应或与特定金属离子配位。由于直接制备含多巴胺蛋白存在一定难度。因此,利用多巴胺及其衍生物改性生物相容性合成/天然聚合物成为制备多巴胺基组织黏合剂的有效途径。目前,多种多巴胺基组织黏合材料被合成。其主要包括:PDA-聚酯、PDA-壳聚糖、PDA-聚丙烯胺和PDA-PEG 等。

（10）硬组织黏合剂:主要是应用于牙科和骨科的黏合剂,这部分内容在相关章节中介绍,本节不予赘述。

目前,一些组织黏合剂已应用于临床并实现产业化。但是,由于人体不同组织间存在差异,适用于任何组织黏合剂的研发及产业化存在一定挑战性。相反,可通过调节黏合材料的化学组成、应用环境和材料组成配方来优化组织黏合剂的性能。此外,透彻地研究黏附生物材料与活性组织间的相互作用对组织黏合剂的发展至关重要。具有良好生物相容性、高黏附强度、高弹性、物理黏合组织及促进组织生长与修复性能组织黏合剂的研发将成为未来组织黏合剂领域的主要研究热点。

（孔德领）

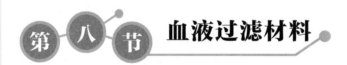

第八节　血液过滤材料

一、人工肾、肾透析

（一）概述

血液透析迄今已有 100 多年的历史,1913 年美国 Johns Hopkins 医学院的 John J. Abel 用火棉胶制成管状透析器并首次命名为人工肾脏（artificial kidney）,用水蛭素做抗凝剂,对兔进行 2 小时透析,开创了血液透析事业。20 世纪 30 年代荷兰学者 Kolff 研制了第一台转鼓式人工肾。1945 年,历史上首次救治了一例急性肾衰竭患者;1960 年挪威 Kiil 制成平板型透析器,1967 年 Lipps 制成中空纤维(hollow fiber)透析器,因体积小,效率高,从此风靡世界。

我国的血液透析起步较晚,但近 30 年来得到了快速的发展。20 世纪 50 年代末,天津、上海开始研制人工肾;70 年代初,北京友谊医院、广州中山大学一附院和南京医科大学一附院等开始使用英国 Lucas2 型人工肾机,国内上海等地也相继研制国产人工肾机。中空纤维透析器大部分依赖进口,但是国内一些公司也相继生产了国产透析器、血滤器、血浆分离器、血液灌流器等。国产人工肾设备在质量和数量方面正在努力提高,快速发展,国产透析器正在逐渐占领中国市场。

透析是指溶质从半透膜的一侧透过膜至另一侧的过程,半透膜具有一定大小的孔径,允许某些溶质透过。人体内的"毒物"包括代谢产物、药物、外源性毒物,只要其分子量大小适当,就能够通过透析清除出体外。透析的基本原理是扩散和对流。扩散是指半透膜两侧液体各自所含溶质的浓度不同,溶质从浓度高的一侧通过半透膜向浓度低的一侧移动。对流也称超滤,是指溶质和溶剂因透析膜两侧的静水压和渗透压梯度不同而跨膜转运的过程。

在肾透析过程中,将透析液与病人血液用半透膜隔开,按浓度差相互渗透,使病人的电解质和酸碱度恢复正常,并清除代谢产物,维持病人生命。目前,半透膜均为中空纤维膜。患者的血液在中空纤维中向一侧流动,而透析液在中空纤维外向反方向流动。血液中的小分子废物通过中空纤维壁进入到透析液中。为防止某些盐类等有用的物质随着废物一起离开血液,透析液中的酸碱度和渗透压应与血液中的基本相同。血液从患者臂部或腿部的血管通路流入人工肾,经过人工肾得到净化后又流回静脉。患者的血液要流经人工肾许多次之后,通常需要透析几个小时,才能达到治疗要求。患者通常每周透析 2~3 次。

血液透析对清除因肾衰竭所产生的有害物质和纠正水电解质酸碱失衡有较好的效果。血液透析常用于治疗急性肾衰竭、慢性肾衰竭和药物中毒,并配合肾移植治疗。目前全世界每年有百万肾衰患者在依赖血液透析维持生活,血液透析的长期存活率不断提高,5 年存活率已达 70%~80%,其中约一半病人可恢复劳动力。

(二)肾透析用高分子材料

在血液透析装置中,透析膜是最重要的组成部分。透析膜的性能优劣直接决定了血液透析治疗的效果。自 20 世纪 40 年代,Kolff 制备了第一个血液透析膜并用于人工肾的研发,透析膜在人造器官中的地位就越发重要。目前全球有超过百万人依靠基于透析技术的人工肾脏维持生命,中国也有 30 万以上登记的透析患者,由于经济等原因接受非正规治疗的存量患者数量可能更多。因此,研发高效、质优、价廉的血液透析用材料对于包括尿毒症在内的终末期肾衰竭患者的治疗,提高其生活质量都有着重大的意义。

1. 膜材料的特性　自 20 世纪中期以来,研发了多种用于透析用的膜材料。膜材料应具备以下性质:①可选择性地清除血液中的小分子及中分子有毒物质,如尿素,β_2-MG 等,而保留血液中的有用蛋白（如人血清白蛋白等）；②具有较好的生物相容性：不产生严重的炎症反应，不激活补体系统，不与体内核细胞及其产生的各种因子发生化学反应，对于与血液直接接触的血液透析用膜还应具有较好的血液相容性，不产生溶血凝血等不良反应；③较低的非特异性黏附，具有一定抗蛋白黏附性能；④透析膜还应具有较好的力学性能及物化稳定性，在透析过程中不发生破裂，不释放对生物体有害的颗粒及物质。

2. 常用膜材料的特点　常用的透析膜材料主要包括天然纤维素、其衍生物以及合成高分子材料。

1）纤维素类：主要包括再生纤维素和衍生纤维素膜。再生纤维素又称赛璐玢，如铜仿膜（铜铵膜）、皂化纤维素膜、黏胶纤维素膜等均属于此类。而衍生纤维素膜主要包括醋酸纤维素膜和血仿膜等。

纤维素类材料在 20 世纪 90 年代以前一直是血液透析治疗中使用的主要膜材料，它具有结构规整、选择通透性好、价格低廉、力学性能适宜等优点。为了进一步提高纤维素膜的生物相容性，研究者通过共混或表面改性的方法提高其抗吸附、抗凝血等性能。如 Saljoughi 等将醋酸纤维素（CA）与聚乙二醇（PEG, Mw = 400）共混，采用相转移法制备了不对称 CA 膜。研究表明，增加 PEG 比例可改善纯水透过率（PWP）、胰岛素及人血清蛋白（HAS）的传递，也有利于膜次层中大型孔洞的形成。Ishihara 课题组利用 2-甲基丙烯酰氧乙基磷酸胆碱（MPC）对醋酸纤维素进行共混改性，结果表明，该透析膜可显著降低表面蛋白质的吸附及聚集，并提高了其抗凝血能力。

但纤维素基材料的化学稳定性较差，膜结构易被破坏，因此在消毒处理等方面存在较大困难。此外，也有报道称纤维素膜在生产及长期贮存过程中会发生降解，其降解产物具有较强的氧化应激反应。临床研究显示，长期经醋酸纤维素膜透析治疗的患者有一定几率出现结膜炎、听力视力退化及头痛等并发症。因此，近年来其市场份额逐渐被其他合成高分子所替代。

2）聚砜聚醚砜类：聚砜（PS）和聚醚砜（PES）具有稳定性高和不易玷污等优点，其使用的温度范围和 pH 范围较广，具有良好的可加工性能。此外，PS/PES 类透析膜在制备过程中孔径和孔径分布更容易控制，而且对血液中中分子量有害物质 β_2-MG 和内毒素能够有效去除。

聚砜材料属于强疏水性材料，因此在制备透析膜前，需要进行亲水化处理。Jane 等通过氯甲基化反应对聚砜材料进行改性，通过 Williamson 醚合成法与聚乙二醇碱生成 PS-PEG，利用相转化法制得 PS 膜和 PS-PEG 膜。实验结果表明，与 PS 膜相比，PS-PEG 膜在亲水性和血液相容性方面得到显著提高。赵长生课题组分别用 PEG 和柠檬酸修饰聚氨酯获得三嵌段共聚物（PEG-PU-PEG 及 CA-PU-CA），并利用共混的方式获得了 PU/PES 复合膜。结果显示，由于膜材料亲水性或电负性的增强，改性后的透析膜抗蛋白吸附及抗血小板黏附的能力显著增强，其中 PEG-PU-PEG 改性材料具有更好的抗玷污能力，而 CA-PU-CA 改性材料具有更好的抗凝血性能。朱丽萍课题组将具有磺基甜菜碱结构的聚合物 PSBMA 修饰到 PES 表面，不仅增加了 PES 的亲水性和血液相容性，而且赋予了材料抗蛋白吸附及抗血小板黏附的性能。

目前制约聚砜与聚醚砜大规模应用的主要问题是该材料的价格较为昂贵,对患者的经济压力较大。

3)聚丙烯腈(PAN):具有好的耐热性、化学稳定性和力学稳定性。PAN 膜对中分子量有害物质也有很强的去除能力。与聚砜材料相似,PAN 是疏水性较强的材料,需要与亲水性单体共聚,提高亲水性后才能用于血液透析。除此之外,PAN 的血液相容性不能满足透析的要求,在透析过程中需要加入一定量的抗凝血剂。

Xu 等为了提高聚丙烯腈顺丁烯二酸(PANCMA)膜的亲水性和血液相容性,利用酯化反应,将 PEG 固定在膜的表面。实验表明,通过增加 PEG 的修饰量可以提高聚丙烯腈膜的亲水性,并降低膜对血清白蛋白(BSA)、血小板以及巨噬细胞的吸附。Senthilkumar 等利用羧基化聚乙烯亚胺(CPEI)对 PAN 进行共混改性,随着极性 CPEI 的增加,材料的亲水性得到改善,抗凝血性能得到显著提高。

4)聚甲基丙烯酸甲酯(PMMA):俗称有机玻璃,是迄今为止合成透明材料中质地最优异,价格又比较适宜的材料。PMMA 树脂是无毒环保材料,可用于生产餐具、卫生洁具等,具有良好的化学稳定性和耐候性。因此,近年来也有研究者开发 PMMA 血液透析膜。Nakada 等发现基于 PMMA 膜透析器的持续透析方案(PMMA-CHDF)可对血液中的细胞激素进行有效地清除。他们通过 43 例临床实验,研究了 PMMA-CHDF 对败血性休克的治疗效果。结果显示,PMMA-CHDF 通过吸附白介素-6 及血乳酸,从而改善了高细胞因子血症及贫氧症状,显示了其用于治疗败血性休克的前景。

此外,利用 PMMA 膜吸附细胞因子的性能,研究者还将其应用于尿毒性瘙痒症的治疗。长期透析的患者普遍出现慢性瘙痒现象,各种治疗方法均无明显效果。Lin 等认为血清细胞因子变化可能是引起尿毒性瘙痒症的原因。而 PMMA 人工肾(PMMA AK)能吸附更多的血清细胞因子,可清除绝大部分"中等分子物质",从而有效改善患者的腕管综合征及营养不足等并发症,同时对抑制尿毒性瘙痒症有效。

但是,PMMA 对蛋白质的吸附作用会造成白蛋白的流失,而且吸附在膜表面的蛋白质占据有限的表面位点,从而大大降低膜的吸附量。因此,PMMA 相关的改性技术及临床应用有待进一步的研究。Tijink 等采用 N-乙烯基吡咯烷酮与甲基丙烯酸丁酯共聚的方法对该类材料进行改性,改善了血液相容性,与 PES 材料相比不会显著吸附血小板、白细胞等。

5)其他透析膜:壳聚糖(CS)是一种结构类似于糖胺聚糖的多糖,是甲壳素的 N-脱乙酰基衍生物,具有较好的亲水性和生物相容性,在人造皮肤、伤口敷料、药物载体等生物医药领域有广泛的应用。CS 不溶于水、碱溶液及有机溶剂,在有机稀酸中可凝胶化,这一特性使 CS 作为基质膜应用于分离过程成为了可能。Anderson 等将 CS 与不同分子量的普朗尼克(pluronic)构建了物理互穿网络 PIN 膜,该膜对中分子的清除率大大提高,随着膜中 pluronic 复合多元醇中 PEO 嵌段长度的增加,对血小板的吸附和激活明显降低。

（三）肾透析系统

1. 血液透析机（人工肾）的基本结构 血液透析机是一个基于微电脑技术的机电一体化设备,包括体外通路、透析液通路和监控装置,即通常所说的血路、水路和电路,实现对透析治疗各种物理量的控制和监护,保证透析治疗安全而有效地进行,其结构如图6-8-1所示。

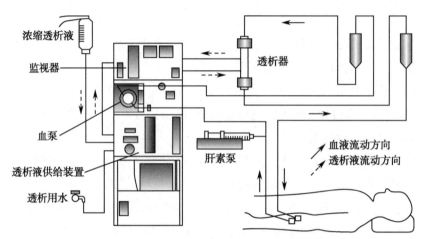

图6-8-1 血液透析机结构示意图

2. 体外循环通路 也称血路,由血泵、压力监测器(泵前动脉压力监测器和透析器后静脉压力监测器)、血液管路、肝素泵、空气探测器和静脉夹组成(图6-8-2)。

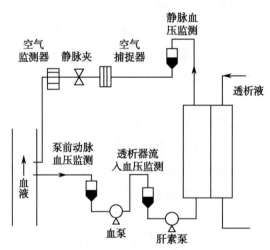

图6-8-2 血液环路装置示意图

血泵是血液体外循环系统的动力部件,用来驱动血液在体外血液循环通路中流动。血泵多采用蠕动泵,通过滚轴顶部压迫闭合血液管道,克服血液阻力而使血液流动。

3. 透析液通路 是指浓缩的 A、B 液通过透析配比装置和反渗水按比例配制成合格的透析液,透析液在透析器内和患者的血液发生弥散、对流、超滤等透析基本过程,最后排出废液。

4. 透析器和透析膜

1)透析器:是整个透析装置的核心功能部分,透析质量在很大程度上取决于透析器的性能。透析器由内部透析膜和外部支撑结构组成。透析膜为半透膜,将透析器分为透析液室和血室两个部分。透析时,血液和透析液在膜的两侧反向流动,水和溶质通过膜进行交换。透析器外壳由聚氨酯材料制成透明的盒状或圆柱状,可观察血液情况。透析器有4个开口:2个血室出入口,2个透析液室出入口。血室接口带有螺纹,以便在与血路连接时旋紧,防止脱离;透析液接口为统一规格,能与所有透析液管的接口连接。

根据构造,透析器分为蠕管型、平板型和中空纤维型三大类。管型透析器为早期使用的透析器,现已弃用。

平板型透析器有单层平板和多层小平板两种,前者体积大,操作复杂,易污染,也已弃用;后者体积小,交换面积比前者大,预充较大,血液从相互折叠成多层的膜之间通过,透析液与积压液相间。在国外有少数地区仍使用。

中空纤维型是目前最常用的透析器,其结构如图6-8-3所示,由数千条薄壁空心纤维构成,纤维内径$200\mu m$,壁厚$10\mu m$左右,纤维束两端与透析器外壳固定,能耐受500mmHg的跨膜压。血液在空心纤维内流过,透析液以相反方向在纤维外流动。

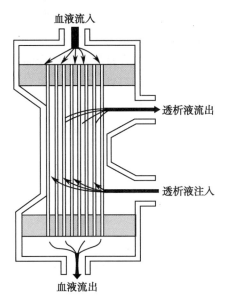

图6-8-3　中空纤维型透析器结构示意图

2)透析膜:透析器中能够代替肾小球和肾小管功能的部分是透析膜,是透析器的关键部分,决定透析器的主要技术指标。透析膜的种类主要有纤维素膜、纤维素替代膜和合成膜。透析膜的生物相容性即血液与透析膜作用后产生的一系列反应。相容性好的透析膜引起的补体、白细胞、单核细胞、细胞因子的释放、凝血、血管活性物质、β_2-微球蛋白及其他方面的变化轻微。常用的透析膜材料如表 6-8-1 所示。

表 6-8-1　常用透析膜

分类	材料
未修饰的纤维素膜（低通量）	铜仿膜（cuprophane）
	双醋酸纤维膜（cellulose diacetate）
	棉纶铜胺膜（nylon cuprophan）
修饰性/再生纤维素膜（低通量）	血仿膜（hemophan）
合成膜（低通量）	聚砜膜（polysulfone）
	聚碳酸酯膜（polycarbonate）
修饰性/再生纤维素膜（高通量）	三醋酸纤维膜（cellulose triacetate）
合成膜（高通量）	聚砜膜（polysulfone）
	聚酰胺膜（polyamide）
	聚醚砜膜（polyethersulfone）
	聚丙烯腈膜（polyacrylonitrile）
	聚甲基丙烯酸酯膜（PMMA）

纤维素膜:由棉花加工而成,有各种名称如再生纤维膜、铜仿膜、皂化纤维素酯膜等。生物相容性不及其他类型,超滤系数小,但价格便宜,是目前常用的透析器。

替代纤维素膜:也称为醋酸纤维素膜,纤维素多聚体表面含大量游离羟基,这些羟基与醋酸根结合,便成为醋酸纤维膜,其生物相容性比纤维素膜有所提高。

合成纤维素膜:合成纤维素膜即血仿膜,是铜仿膜的改进型。在膜的制作过程中,纤维素表面的游离羟基团被叔胺化合物覆盖,改变了膜的表面性质,明显提高了膜的生物相容性。

聚丙烯腈:虽为疏水聚合物,但遇水亲和性良好,含水率较高,孔径比纤维素膜大,透水性和对中、高分子量物质的通过性良好。由于在膜内表面还可修饰各种构造基团,因此血小板附着比较少,有更好的生物相容性。

聚甲基丙烯酸酯膜:通过改变聚合物浓度、凝固条件、膜的热处理条件,可得到不同孔径尺寸的膜,这些膜的透水性、溶质透过性也不同,可用于普通透析和滤过。对补体、白细胞的影响比较小,生物相容性好。

聚砜膜:属于超滤膜,具有非对称的结构,在与血液接触的内面可形成很薄的致密层,而其外侧为多孔性支持层,具有很高的滤过速度,溶质的滤过性能也很强,从肌酐到 β_2-微球蛋白都有很高的筛分系数。

聚酰胺膜:具有不同孔层的非对称性三层结构,内表面为致密层,孔径为 $50\sim55\mathring{A}$,由于亲水性好,不易形成蛋白阻塞,而且可以清除 β_2-微球蛋白。

其他膜:对透析膜进行维生素 E 或肝素修饰,用于无肝素透析,防止出血。有些透析膜具有吸附中分子物质的功能,分别由以上膜改良而来。

(四)人工肾辅助疗法

1. 血液滤过及血液透析滤过

(1)概述:血液滤过(hemofiltration)是在超滤技术基础上发展起来的,作为一种血液净化方法已日益显示出它的优点,并逐渐被人们所认识和接受。血液滤过的作用机制是在血液滤过膜两侧施加一定的跨膜压(transmembrane pressure,TMP),使血浆水和溶质以对流的方式通过滤过膜,相当于肾小球的滤过作用。把滤过液弃掉,然后输入新鲜电解质溶液,即相当于肾小管的重吸收功能。

(2)血液滤过用材料:滤过膜是滤过器中最关键的部分,应该具有以下特点:较好的生物相容性;截留分子量明确,中、小分子物质能顺利通过,而大分子物质不能通过(不丢失蛋白);抗高压性、高渗透性,能滤出足够水分;物理性质稳定。常见的血液滤过膜材料见表6-8-2。

表6-8-2 常见血液滤过膜

产品名	材料	
	中文名	英文名
Amicon	聚砜	polysulfone(PS)
Cordis DOW Sartorius Daicel	醋酸纤维A	cellulose acetate(A)
Enka	纤维素	cellulose
Gambro	聚酰胺	polyamide(PA)
	聚碳酸酯	polycarbonate(PC)
Rhone-Poulence,Asahi	聚丙烯腈	polyacrylonitrile(PAN)
Toray	聚甲基丙烯酸甲酯	polymethylmethacylate(PMMA)

(3)血液滤过的临床应用:血液滤过在临床上的应用远低于血液透析。据欧洲透析和移植协会(EDTA)的统计资料,20 世纪 80 年代早期,有规律进行血滤治疗的患者人数不及人工肾治疗人数的 10%。造成这种状况的原因:一是滤过器的价格问题,二是对小分子毒素的清除率低,另外血液滤过治疗中积累的许多经验如控制性超滤、碳酸氢盐都已用于血液透析技术的改良。若患者对血液透析耐受性差,出现恶心、呕吐、头疼等失衡反应,存在器质性心脏病、心血管系统不稳定、糖尿病,老年人,不明原因的皮肤瘙痒等情况下,可以选择血液滤过治疗。此外,越来越多的急性肾衰竭也已接受了血滤治疗。

2. 血液灌流

(1)概述:血液灌流(hemoperfusion,HP)是指血液借助体外循环,通过具有广谱解毒效应或固定特异性配体的吸附剂装置,清除血液中内源性或外源性毒物或致病物质,达到血液净化的一种治疗方法。这一过程有点类似于血液透析,所不同之处在于"净化"的机制。

血液透析是借助超滤和透析作用除去小分子代谢废物及水分,而血液灌流则是依赖于吸附剂、酶、活细胞等对血液中某些成分进行吸附或分解等处理,由此清除血中毒物,而且不限于分子量大小。在临床中被广泛地用于药物和化学毒物的解毒、尿毒症、肝性脑病及免疫吸附等治疗。若与血液灌流器接触的是全血,则称为全血灌流或直接血液灌流;若与血液灌流器接触的是血浆,则称为血浆灌流或间接血液灌流。血液灌流的原理很简单,就是吸附,其装置和流程如图 6-8-4 所示。根据吸附材料的不同,血液灌流的吸附作用分为物理、化学、免疫及其他特殊吸附(如磁性吸附、配体吸附)等。物理吸附无选择性,吸附速度随温度升高而降低。化学吸附依靠键合力(如配位、氢键等),具有选择性,被吸附物质分子在吸附剂固体表面不能自由移动,一般吸附速度随温度升高而升高。免疫吸附主要依靠抗原抗体的特异性,吸附能力取决于亲和力、吸附容量及溶液理化性质。

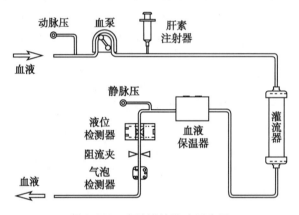

图 6-8-4　血液灌流治疗示意图

(2)血液灌流用材料:血液灌流吸附剂须符合以下标准:①与人体血液接触无毒、无致敏反应;②在血液灌流过程中不发生任何化学和物理变化;③具有良好的机械强度,不发生微粒脱落,不发生形变;④血液相容性良好。常用的血液灌流吸附剂主要包括活性炭和树脂两大类。

1)活性炭(active carbon):具有比表面积高(可达 $1000m^2/g$),孔径较小,孔隙率高,孔径分布较宽等特点,是一种良好的广谱吸附剂。能吸附多种化合物,特别对难溶于水的物质,如肌酐、尿酸和巴比妥类药物具有良好的吸附性能,吸附速度快,吸附容量高。常用的活性炭由椰子壳、木材、聚乙烯醇、石油、合成树脂等材料在严格控制氧化的条件下高温碳化制得。1969 年,张明瑞将人工细胞原理应用于活性炭微胶囊技术得到包膜活性炭,并用于血液灌流。包膜活性炭解决了在血液灌流活性炭血液相容性差和微小炭粒脱落造成血栓塞和白细胞、血小板下降等问题,使活性炭血液灌流实现了临床应用。

2)吸附树脂:除活性炭类吸附材料外,还有一类应用较广的血液灌流材料是合成树脂。合成树脂是指具有网状立体结构的高分子聚合物,根据合成的单体和交联剂的不同,制成不同的品种,分为吸附树脂和离子交换树脂两大类。吸附树脂又分为极性吸附树脂和非极性吸附树脂。一般情况下,极性吸附树脂容易吸附极性的水溶性物质,而非极性吸附树脂对一些脂溶性物质具有更好的吸附性能。早期一般认为树脂不必包膜,但是大量的动物实验和临床观察发现,树脂也有微粒脱落和破坏血液有形成分的副作用,主张包膜后再用于血液灌流,包膜材料和方法与活性炭类似。常见吸附树脂主要有丙烯酸酯、聚苯乙烯和聚乙烯醇等。

丙烯酸酯类树脂是一种研究较多的非离子型水溶胶,交联后制得的树脂具有交换容量高、抗有机物污染性能好等优点。PMMA 是一种常用的丙烯酸酯类树脂,机械强度高,不易破碎,易合成,后期处理方便,价格便宜。树脂骨架为交联的烷基结构,为疏水性骨架,而树脂表面具有大量的酯基结构,为亲水性表面,因此具有良好的血液相容性。

聚苯乙烯树脂机械强度好,物理化学性质稳定,应用于血液灌流较早。Davankov 等将二乙烯基苯(或苯乙烯和二乙烯基苯的共聚)在聚苯乙烯的 θ 溶剂(介于良溶剂和沉淀剂之间)存在下悬浮聚合,得到具有机械强度好,直径在 0.3~0.8mm 范围的聚苯乙烯树脂。适合进行全血或血浆灌流,且对于小分子毒物有很高的吸附容量,对 β_2-微球蛋白也有很好的吸附性能。

聚乙烯醇(PVA)是人们最熟悉的水溶性聚合物之一,一般利用聚醋酸乙烯酯水解得到,工业品是白色粉末。聚乙烯醇树脂具有良好的亲水性、无毒、易修饰等优点,以膜或水凝胶的形式广泛应用于酶固定化及血液净化等生物医学领域。

3)离子交换树脂:是一类化学吸附剂,它比较早地用于解毒研究。虽然离子交换树脂具有交换容量大、交换速度快的优点,但是它对血液离子平衡和 pH 有严重影响,需谨慎使用。1968 年 Sawchak 报道了以 Dowex 1×2 强碱树脂去除胆红素。1987 年,藤田良之等研究了具有磺酸基的磺化 P-乙烯基苯酚-二乙烯基苯共聚物对尿素的吸附,吸附作用是依靠磺酸基中的氢原子与尿素中的氮原子之间的氢键力。1988 年,Tazaki 研制出了一种含疏水层和亲水层的球状离子交换树脂吸附剂,这种酸性离子树脂由内至外依次包裹了硅树脂、羟丙基纤维素及硅树脂。该吸附剂对尿素有很强的吸附能力,但并不影响血液的 pH 值,这一点优于传统的离子交换树脂。

4)多糖吸附材料:多糖类材料是近年发展较快的一种天然高分子吸附分离材料。琼脂糖、壳聚糖和纤维素等均属于多糖类材料,多糖是所有生命有机体的重要组分,在控制细胞分裂和分化、调节细胞生长衰老以及维持生命有机体的正常代谢等方面有重要作用。多糖类材料用于血液灌流,需要进行一定的修饰,提高对目标物质的吸附选择性。在目前发展迅速的免疫吸附领域,多糖类材料的应用比较广泛。

琼脂的主要成分是琼脂糖,它的结构单元是 *D*-半乳糖和 3,6-脱水-*L*-半乳糖。在琼脂糖分子里含有三重螺旋轴的左手双螺旋结构,螺距为 1.90nm,水分子就含在螺旋的空穴内。琼脂糖骨架是由许多琼脂糖链互相盘绕形成的绳状琼脂糖束。琼脂糖束间的相互结合不是共价键,多数人认为是氢键。

壳聚糖又名甲壳胺或脱乙酰甲壳素,是一种碱性氨基多糖物质,是除蛋白质以外数量最大的天然有机化合物。壳聚糖分子上的活性基团为氨基而不是乙酰胺基,分子间强烈的氢键作用消失,壳聚糖可溶于稀酸之中,但是不能溶于水及大多数有机溶剂。壳聚糖具有良好的生物官能性、生物相容性和血液相容性,对细胞组织也不产生毒性影响。何炳林等用戊二醛交联壳聚糖制成微球用于吸附胆红素,具有很好的吸附效果和生物相容性。

纤维素的化学结构是由许多 β-D-葡萄糖基通过 1-4 糖苷键连接起来的线性高分子化合物。纤维素链中每个葡萄糖基环上有三个活泼的羟基:一个伯羟基和两个仲羟基。因此,纤维素可以发生一系列与羟基有关的化学反应,如酯化、醚化、亲核取代等,也可以发生接枝共聚和交联。纤维素凝胶树脂既具有优良的孔结构,还具有相当好的力学强度,是血液灌流比较理想的吸附材料。

5)免疫吸附剂:活性炭和树脂的吸附选择性有限,很多疾病的治疗需要特异性清除某种致病物质,需要研制相对专一的吸附材料。免疫吸附材料的研究始于 20 世纪 50 年代,将特定的高度专一性的抗原或抗体物质固定在吸附材料表面。常用的载体有琼脂糖凝胶、聚丙烯酰胺凝胶、聚羟乙基异丁烯酸酯凝胶等。通过抗原抗体的特异性结合,免疫吸附材料可以从血液中特异性的清除与免疫有关的致病因子。

(3)血液灌流的临床应用:目前血液灌流的应用主要还是在临床急症抢救的范围内,以抢救各种药物和毒物中毒为主,也包括急性肝衰竭和败血症等。国内外有不少科研单位和企业开展血液灌流吸附材料的研发与应用。

1)药物中毒:解除药物和毒物中毒是血液灌流在临床上的主要应用。对一些深度昏迷而又无特效解毒剂的中毒患者,内科治疗难以奏效。血液灌流对大部分毒物和药物的清除效果更好。三环类抗抑郁药物的分布容积大、脂溶性高,大剂量中毒时及时进行血液灌流,能有效减少死亡率。而对于非脂溶性、伴酸中毒的药物中毒,血液灌流治疗不如常规血液透析效果好,两者联合治疗可取得较好的效果。

2)脓毒血症:血液中内毒素水平明显升高,同时内毒素所诱发的炎症细胞因子水平也明显升高。人们推测正是脓毒症患者血浆中炎症细胞因子的峰浓度决定着脓毒症的严重程度。脓毒症的常规治疗主要是清除内毒素与细胞因子。这些物质很难用常规透析方法有效清除,但是血液灌流比较有效。大量的临床应用显示,血液灌流的临床收益源自对各种不同细胞因子的清除,同时也清除了多种可能影响患者生存的未知的介质。

3)清除代谢废物(尿毒症):已被证明的尿毒症毒素种类高达 200 种以上,常规透析只能清除部分毒素。连续性血液透析滤过和高通量血液透析存在溶质吸附清除饱和及对中分子物质清除不充分等缺点。研究证实,血液透析联合血液灌流的方式提高了对尿毒症毒素,尤其是中分子毒素的清除,明显提高了疗效。

4)联合应用:在某些情况下,如某些中毒导致急性肾衰竭或在原有的肾衰竭基础上又发生急性药物中毒,便可考虑血液灌流与血液透析的联合使用。

(五)展望

目前,全球每年有百万慢性肾衰竭患者依赖血液透析维持生命,常规血液透析虽可清除尿素氮、肌酐等小分子毒素,但对内皮素、瘦素,及 β_2-MG 等中分子毒素不能有效清除,而以上物质蓄积可导致慢性肾衰竭长期血液透析患者常出现全身皮肤瘙痒、失眠、骨痛等症状,严重影响患者的生活质量。因此,越来越多的临床治疗采用血液灌流和血液透析联合的组合型人工肾,其治疗效果明显优于其他血液净化方式,可有效缓解慢性肾衰竭患者的并发症状。

对于采用血液透析进行治疗的慢性肾衰竭患者,每周三次的间隔性透析将消耗患者大量的时间,严重影响患者的正常工作生活。因此,开发一种允许患者在日常生活中完成治疗的小型便携式人工肾,成为研究人员的新目标。已有报道,美国加利福尼亚大学研制成功一款可穿戴式人工肾,它通过导管与人体的静脉连接,从血液内过滤出水、盐分和矿物质。过滤器1周要更换一次,同时每天要清洗一次。患者可以在睡觉、洗澡和其他正常活动的24小时佩戴该设备。用它对病人的血液进行持续过滤,可避免一些透析引起的并发症,从而改变慢性肾衰竭患者的生活,免除每周去医院透析治疗的烦恼。目前该可穿戴人工肾重量为4.5kg,并有望进一步减轻。

此外,血液透析滤过并非完全的肾替代治疗,它们只是提供了肾脏的清除滤过功能,并没有替代肾脏的自我平衡、调节、代谢和内分泌功能。因此,将传统血液透析与组织工程结合,开发出具有长期、完全的肾功能并可植入与体内的仿生肾,使患者能摆脱费时费力冗长的血液透析,也是未来人工肾发展的重要方向。

(薛　骏)

二、人工肝

(一)概述

肝脏是人体内最大的实质性器官,具有合成、解毒、代谢、分泌、生物转化以及免疫防御等多种复杂的功能。当受到多种因素(如病毒、肝毒性物质、药物)等影响而引起严重损伤时,会造成肝细胞大量坏死,导致其合成、解毒、排泄和生物转化等功能发生严重障碍或失代偿,出现以凝血功能障碍、黄疸、肝性脑病、腹水等为主要表现的一组临床综合征,称作肝功能衰竭,简称肝衰竭。目前部分肝衰竭患者内科药物治疗效果差,病死率居高不下,可高达60%~80%,而肝移植是治疗中晚期肝衰竭患者最有效的挽救性治疗手段之一。但由于供肝短缺、费用昂贵以及技术因素的限制,肝移植在未来较长时间内很难普及。随着生物医学工程学科的发展,效率更高、生物相容性更好的新型生物医学材料不断地出现和应用,以血液净化为基础的人工肝支持系统为肝衰竭的治疗带来了新的希望,能为自体肝脏功能恢复创造条件或作为肝脏移植的"桥梁"。

人工肝支持系统(artificial liver support system,ALSS),简称人工肝,是借助体外机械、化学或物理性装置,暂时部分替代肝脏功能,从而协助治疗肝脏功能不全或相关肝脏疾病的血液净化方法。其治疗机制是基于肝细胞的强大再生能力,通过一个体外的机械、理化和生物装置,清除各种有害物质,补充必需物质,改善内环境,暂时替代衰竭肝脏的部分功能,为肝细胞再生及肝功能恢复创造条件或等待机会进行肝移植。

人工肝根据其组成和性质主要分为非生物型人工肝、生物型人工肝和混合型生物人工肝(表 6-8-3)。非生物人工肝是指以机械被动去毒为主的人工肝支持方法和技术。大多是血液净化治疗肝衰竭的方法,包括血浆置换(plasma exchange,PE)、选择性血浆置换(fractional plasma exchange,FPE)、血液灌流(HP)、血浆灌流(plasma perfusion,PP)、血液滤过(HF)、血液透析(hemodialysis,HD)、血浆透析滤过(plasma diafihration,PDF)、白蛋白透析(albumin dialysis,AD)等。生物型人工肝是指通过在体外培养的肝细胞的基础上建立体外生物装置代替衰竭的肝功能;混合型人工肝是联合非生物型人工肝的解毒功能与生物型人工肝的合成和转化等功能,代表了人工肝的发展趋势。目前非生物型人工肝在临床广泛使用并被证明是行之有效的体外肝脏支持方法,而生物型及混合型人工肝尚处于临床试验或动物实验阶段。

表 6-8-3　人工肝的分型及功能

分型	主要技术和装置	功能
非生物型	系统地应用和发展了血浆置换、血浆灌流、血液滤过、血液透析、白蛋白透析、血液透析滤过、配对血浆置换吸附滤过、MARS 和普罗米修斯系统等	以清除有害物质为主,并补充凝血因子、白蛋白等必需物质
生物型	以体外培养肝细胞为基础所构建的体外生物反应装置,主要有 ELAD 系统、HepaMate 系统、BLSS 系统、LIVERX2000 系统等	具有肝脏特异性解毒、生物合成和分泌代谢
混合型	将非生物型和生物型人工肝脏装置结合应用,主要有 HepatAssist 系统、MELS 系统、AMC 系统等	联合非生物型人工肝解毒功能与生物型人工肝合成、转化及代谢功能

(二)非生物型人工肝

非生物型人工肝治疗的适应证:①以各种原因引起的肝衰竭早、中期,凝血酶原活动度(PTA)介于 20%~40% 的患者为宜;晚期肝衰竭患者病情重、并发症多,应权衡利弊,慎重进行治疗,同时积极寻求肝移植机会;②终末期肝病肝移植术前等待肝源、肝移植术后排异反应及移植肝无功能期的患者;③严重胆汁淤积性肝病经内科药物治疗效果欠佳者、各种原因引起的严重高胆红素血症。

非生物型人工肝治疗的相对禁忌证:①活动性出血或弥漫性血管内凝血者;②对治疗过程中所用血制品或药品如血浆、肝素和鱼精蛋白等严重过敏者;③血流动力学不稳定者;④心脑血管意外所致梗死非稳定期者;⑤血管外溶血者;⑥严重脓毒症者。

1. 常规治疗方法

(1)血浆置换/选择性血浆置换(PE/FPE):是临床最常应用的人工肝治疗模式。PE

分为离心式和膜性两类,人工肝多采用后者。治疗原理(图6-8-5):膜性 PE 系利用大孔径(0.30μm)中空纤维膜分离技术,将血液中含有毒素的血浆成分(主要为蛋白结合毒素)滤出膜外丢弃,同时将等量的新鲜血浆或新鲜冰冻血浆与膜内扣留的血液有形成分(如白蛋白等)一起回输体内。可清除肝衰竭毒素和某些致病因子(如病毒、蛋白结合性药物或毒物等),补充肝衰竭所缺乏的凝血因子等必需物质,针对性地纠正肝衰竭导致的代谢紊乱。PE 的不足之处为不能有效清除中小分子的水溶性物质。

FPE 是利用蛋白筛选系数为 0.87 的血浆成分分离器,在清除白蛋白结合毒素的同时,可保留相对分子质量更大的凝血因子、肝细胞生长因子,减少白蛋白的丢失。在不影响胆红素等白蛋白结合毒素清除率的情况下,每次治疗可节省大约 20% 的血浆用量。

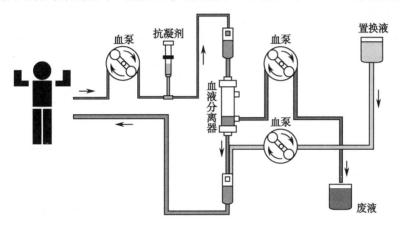

图 6-8-5　血浆置换原理图

(2)血浆(血液)灌流(PP/HP)/特异性胆红素吸附:是血液或血浆流经填充吸附剂的灌流器(吸附柱),利用活性炭、树脂等吸附介质的吸附性能清除肝衰竭相关的毒素或病理产物,对水电解质及酸碱平衡无调节作用。其治疗效果取决于吸附材料的吸附性选择性及生物相容性。吸附材料有活性炭和树脂,因活性炭与血液直接接触会引起血液的有形成分如红细胞及血小板破坏,同时存在炭微粒脱落致血管微栓塞的潜在危险,故目前更多应用树脂,包括离子交换树脂和吸附树脂。由于吸附树脂可以人为控制其理化结构,具有吸附量大、吸附速度快、化学稳定性好等优点,临床应用广泛。特异性胆红素吸附的本质也是PP,主要是所应用的灌注器对胆红素有特异性的吸附作用,对胆汁酸有少量的吸附作用,而对其他代谢毒素则没有吸附作用或吸附作用很小。

1)HP:可清除芳香族氨基酸、短链脂肪酸、γ-氨基丁酸,Na^+-K^+-ATP 酶抑制物等致肝性脑病物质。20 世纪 70 至 80 年代曾采用 HP 包膜活性炭吸附治疗暴发性肝衰竭所致的肝性脑病,对Ⅲ期及以下肝性脑病有一定疗效;但吸附可激活血小板,引起低血压、血小板减少等不良反应,即使应用前列环素(PGI 2)抗凝也不能完全避免。目前已不推荐在肝衰竭治疗中使用。

2)PP:利用血浆分离技术滤出血浆,再经灌流器进行吸附。由于血液有形成分不与吸附介质接触,从而避免了 HP 对血细胞的不良反应,但血浆中的白蛋白和凝血因子仍有部分丢失。目前常用的有中性树脂血浆吸附和阴离子树脂血浆吸附。

中性树脂吸附：中性树脂可吸附相对分子质量为 500~30 000 的物质,除吸附致肝性脑病物质外,对内毒素、细胞因子等炎症介质有较强的吸附作用,亦能吸附部分胆红素。

阴离子树脂胆红素吸附：使用对胆红素有特异性吸附作用的灌流器,以吸附胆红素和少量的胆汁酸为主,而对其他代谢毒素则无作用或吸附作用很小,仅限在 PP 治疗中使用。

双重血浆分子吸附系统(double plasma molecular absorb system,DPMAS)：在血浆胆红素吸附治疗的基础上增加了一个可以吸附中大分子毒素的广谱吸附剂,因此 DPMARS 不仅能够吸附胆红素,还能够清除炎症介质,而不耗费血浆,同时又弥补了特异性吸附胆红素的不足,但要注意有白蛋白丢失及 PT 延长的不良反应。

(3)血液滤过(HF)：是应用孔径较大的膜,依靠膜两侧液体的压力差作为跨膜压,以对流的方式使血液中的毒素随着水分清除出去,更接近于人体肾脏肾小球滤过的功能。主要清除中分子及部分大分子物质,包括内毒素、细胞因子、炎症介质及某些致昏迷物质。中分子物质的清除不是靠膜两侧的浓度差进行弥散清除的,而是靠压力梯度随着水的清除而清除,那么水清除得越多,中分子物质清除得也越多。在治疗中由于大量水的丢失(每次可达20L 以上),因此需要同时补充大量的置换液来维持机体的液体平衡和电解质平衡,这一过程又相当于肾小管的重吸收功能。纠正肝衰竭中常见的水电解质紊乱和酸碱平衡的失调。适用于各种肝衰竭伴急性肾损伤,包括肝肾综合征、肝性脑病、水电解质紊乱及酸碱平衡失调等。

(4)血液透析(HD)：是通过半透膜把血液与透析液隔开,借助膜两侧的浓度及压力梯度,使血液中的毒素弥散到透析液中,而透析液中的有益物质弥散到血液中,从而清除体内毒素,纠正水电解质平衡紊乱。可分为标准透析及高通量透析：标准透析所用膜的孔径较小,只能清除相对分子质量在 300~500 以下的物质,如尿素氮、肌酐、血氨等;而高通量透析则应用聚丙烯腈膜(PAN)透析,该膜孔径较大,可以通过相对分子质量在15 000以内的物质,如胆红素、胆汁酸、芳香族氨基酸等。20 世纪 50 至 70 年代曾用 HD治疗肝性脑病,虽可降低血氨水平、促进部分患者清醒,但不能提高肝衰竭患者的最终生存率。间歇血液透析(IHD)是经典肾脏替代疗法,但用于肝肾综合征患者常因出血、低血压、渗透失衡综合征等严重不良反应导致患者在透析期间死亡。故肝肾综合征患者需要透析支持时,推荐使用连续的而不是间歇的方式。目前,该法在肝衰竭患者中不单独使用,适用于各种肝衰竭伴急性肾损伤包括肝肾综合征、肝性脑病、水电解质紊乱及酸碱平衡紊乱等。

2. 联合治疗方法　由于各种血液净化技术都有各自的优势及缺点。如血浆置换治疗过程中会丢失大量有益物质,消耗大量新鲜冰冻血浆,出现血浆过敏反应,抑制肝细胞再生;血液透析以清除小分子物质为主,对与蛋白结合的各种毒素难以清除;血液灌流对水、电解质、酸碱平衡紊乱者无纠正作用等。因此,多种血液净化方法联合治疗也是目前非生物型人工肝治疗的热点和研究方向,并在国内应用广泛。具体方法见表6-8-4)。

（1）血浆透析滤过（PDF）：是将血浆置换、透析、滤过技术整合的一种治疗方法，可清除向血管内移动较慢的物质，以及小分子及中分子溶质，包括胆红素、肌酐等，维持水电解质的平衡及血流动力学的稳定，并可设定脱水量，控制体内水分量。由于滤器的孔径较血滤器大，在透析滤过中会有血浆丢失，丢失的血浆需用新鲜冰冻血浆补充，是目前常用的方法之一。

（2）血浆置换联合血液滤过（plasma exchange with hemofiltration）：血浆置换主要清除与白蛋白结合的大分子物质以及血浆内的毒素，同时补充白蛋白、凝血因子等生物活性物质，但对水电解质平衡以及酸碱平衡等内环境紊乱的调节作用较小，对中分子物质的清除能力也不如血液滤过。联合治疗既能起到清除大分子物质的作用，又可以清除中分子物质及调节水电解质和酸碱平衡，可用于肝衰竭、急性肾损伤包括肝肾综合征、肝性脑病。

（3）配对血浆置换吸附滤过（coupled plasma exchange filtration adsorption，CPEFA）：有机偶联血浆分离、选择性血浆置换、吸附、滤过四个功能单元，提高循环效能和疗效。先行低容量血浆置换继之血浆胆红素吸附并联血浆滤过，可补充一定的凝血因子，纠正凝血功能紊乱，通过对置换过程中的废弃血浆进行血浆吸附、血液滤过多次循环，使得血浆的净化效率大大提高，可清除中小分子毒物，也可清除循环中过多的炎性介质以恢复机体正常的免疫功能，同时纠正水电解质、酸碱失衡。用于肝衰竭、急性肾损伤包括肝肾综合征、伴有全身炎性反应综合征（SIRS）及水电解质酸碱失衡等危重疾病。

表6-8-4　非生物型人工肝治疗方式的原理及优缺点

类型	治疗方式	原理	优势	缺点
常规治疗方法	血浆置换	通过膜式分离技术清除血浆有害毒素，并补充新鲜血浆或白蛋白等血液有形成分	对蛋白结合毒素清除作用显著；针对性补充凝血因子、白蛋白等必需物质，纠正凝血功能紊乱	不能有效清除中小分子的水溶性溶质；丢失血液中有益物质；消耗大量冰冻血浆；血浆过敏；经血液传播疾病
	血浆灌流	利用吸附剂特殊的孔隙结构将血液中的毒性物质吸附并清除	对中分子及蛋白结合毒素清除效果较好；可特异性快速吸附有害毒素	生物相容性差，不良反应较多；对水、电解质、酸碱平衡紊乱者无纠正作用
	血液滤过	依靠膜两侧液体的压力差作为跨膜压，以对流的方式使血液中的毒素随水分清除	清除中分子及部分大分子毒素效果较好；可纠正水、电解质、酸碱平衡紊乱	需消耗大量置换液；丢失蛋白质等有益物质
	血液透析	借助半透膜两侧的浓度及压力梯度清除血液中小分子毒素，并弥散入有益成分	清除中小分子物质效果较好；可纠正水、电解质、酸碱平衡紊乱	对大分子物质清除效果较差；易出现低血压、消化道出血等不良反应；不推荐单独使用

续表

类型	治疗方式	原理	优势	缺点
联合治疗方	血浆透析滤过	血浆置换、透析、滤过技术整合	维持水电解质的平衡及血流动力学的稳定，并可设定脱水量，控制体内水分量	滤器孔径较大，会丢失血浆，常需补充血浆，产生输注血浆相关的不良反应
	血浆置换联合血液滤过	血浆置换、滤过技术整合	既能清除大分子毒素，又可以清除中分子毒素，可调节水电解质和酸碱平衡	对小分子毒素清除效果较差；产生输注血浆相关的不良反应
	配对血浆置换吸附滤过	有机偶联血浆分离、选择性血浆置换、吸附、滤过四个功能单元	血浆的净化效率大大提高，可清除大中小毒素；可清除炎性介质，调节免疫功能	副作用较少，产生输注血浆相关的不良反应
新型治疗方式	分子吸附再循环系统	由血液循环、白蛋白循环和透析循环组成	降低血清学指标；改善血流动力学；白蛋白循环利用，节约成本；有益成分丢失较少	对于清除胆红素、炎症因子方面作用较小
	普罗米修斯系统	基于血浆分离吸附系统以及高通量血液透析的解毒系统	可高效清除蛋白结合毒素及水溶性毒素；清除胆汁酸、胆红素、氨、肌酐和炎症因子方面较强	对血流动力学的调节作用较小
	连续白蛋白净化治疗	基于 MARS 的原理，采用高通量聚砜膜血滤器作为主透析器，采用血液灌流器作为净化白蛋白的吸附介质	降低治疗成本；可持续有效清除白蛋白结合毒素和水溶性毒素；并纠正水电解质、酸碱失衡	不良反应较少

3. 其他新型非生物型人工肝

（1）分子吸附再循环系统（molecular absorbent recycling sytem，MARS）：由德国 ROSTOCK 大学肝脏病研究中心自 1993 年开始研制，已经成为欧美国家应用最广泛的一类非生物型 ALSS 之一。MARS 由 3 个循环系统组成，即血液循环、白蛋白循环和透析循环。其原理是患者血液流经 MARS FLUX 透析膜，其中的蛋白结合毒素和水溶性毒素被转运至白蛋白透析液中，白蛋白与毒素结合后流经活性炭和阴离子树脂毒素被吸附而白蛋白被"解毒"，从而使白蛋白再生并循环使用，同时 MARS 还连有低通量透析器用以清除水溶性毒素,维持水电解质平衡(图 6-8-6A)。目前大多数研究证实了 MARS 治疗可以降低肝衰竭患者的血清学指标及改善肝性脑病、肝肾综合征的严重程度,可提高平均动脉压、降低门脉压、改善血流动力学,但对其是否能够降低病死率仍存在争议。

(2)普罗米修斯(Prometheus)系统:是一个基于成分血浆分离吸附系统以及高通量血液透析的体外肝脏解毒系统,其原理是患者血液先通过部分血浆分离器,其中白蛋白等物质被滤出后进入吸附装置从而使结合性毒素被清除,而水溶性毒素通过置于体外血液循环末端的高通量血液透析器被清除,游离的白蛋白重新回到患者体内,治疗过程中不需要补充外源性白蛋白(图 6-8-6B)。Prometheus 系统在清除胆汁酸、胆红素、氨、肌酐和炎症因子方面优于 MARS,但 MARS 对血流动力学的改善在 Prometheus 中却没有被发现。

(3)连续白蛋白净化治疗(continue albumin purification system,CAPS):是基于 MARS 的原理,采用高通量聚砜膜血滤器替代 MARS 的主透析器,在白蛋白透析液循环回路中,采用血液灌流器作为净化白蛋白的吸附介质,既有效降低了治疗成本又可有效清除白蛋白结合毒素和水溶性毒素,并纠正水电解质、酸碱失衡。

另外还有单次白蛋白通过透析(single-pass albumin dialysis)(图 6-8-6C)、Biologic-DT 与生物透析吸附血浆滤过治疗系统(Biologic-DTPF)等。

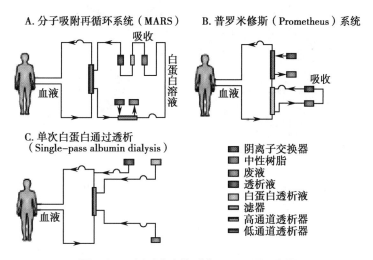

图 6-8-6 新型非生物型人工肝原理示意图

(三)生物型人工肝(bioartificial liver system,BAL)

BAL 是将肝细胞培养技术与血液净化技术相结合的产物,由细胞材料、生物反应器和辅助装置三部分组成。其基本原理是将体外培养增殖的肝细胞,置于特殊的生物反应器内,利用体外循环装置将肝衰竭患者血液或血浆引入生物反应器,通过反应器内的半透膜与肝细胞进行物质交换和生物作用(图 6-8-7)。它利用肝细胞分泌内源性活性物质和转化外源性毒素而发挥作用,其中内源性活性物质包括各种蛋白、代谢酶和活性因子等。生物人工肝是与正常肝脏最为接近的人工肝支持系统,能比较全面地替代肝脏解毒、生物合成和分泌代谢等功能,有望成为重型肝炎、肝衰竭患者最具有创新性与挑战性的治疗措施。

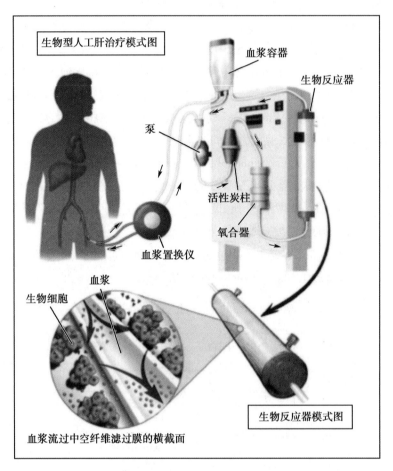

图 6-8-7　生物型人工肝及生物反应器模式图

肝细胞是 BAL 的核心原材料,是生物反应器的主要成分。目前肝细胞来源主要有:

①动物源性肝细胞:目前猪肝细胞是最合适的肝细胞来源,但所有猪细胞中均存在猪内源性反转录病毒,因此有传染动物源性疾病可能。此外猪肝细胞不能代替人体肝细胞全部生理功能,而且存在免疫排斥反应的风险。

②肿瘤来源肝细胞:易传代及易增殖是肿瘤来源肝细胞的明显优势,但存在肿瘤细胞迁移的危险。

③人源性肝细胞:具有相同的生物学功能,能合成白蛋白,凝血因子和肝细胞生长因子等生物活性物质,是 BAL 最理想的肝细胞来源。但目前人胎肝细胞来源缺乏,而且存在伦理方面的问题,严重制约人源性肝细胞发展。

④永生化肝细胞株:获得永生化肝细胞最常用的方法有 SV40T 抗原和 *hTERT* 基因转染,通过永生化使细胞停留在分化过程中的某一阶段,进行无限分裂和增殖,具有长期传代

性，但至今永生化肝细胞还处于基础研究阶段。

⑤肝干细胞：与上述几种肝细胞来源比较，干细胞在安全性和增殖培养方面占明显优势，目前胚胎干细胞、骨髓间充质干细胞和诱导性多潜能干细胞研究均有一定的进展，但因其定向分化机制尚不完善，故尚未应用于临床。其中已用于临床研究的有猪肝细胞以及从人类肝母细胞瘤株（HepG2）获得的 C3A 细胞株，多个临床试验亦证明其安全性和一定的疗效。

生物反应器是生物人工肝的核心部分，其性能直接关系到人工肝支持的效率和效果。生物反应器设计必须满足两个基本功能：一是为肝细胞提供良好的生长、代谢环境；二是为肝衰竭患者血液或血浆与肝细胞作用，进行物质交换提供理想的场所。研究指出，要保持人的生命，生物反应器中肝细胞数量至少是正常人的 10%~30%，成年人至少要 150g~450g 肝细胞，因此，要求生物反应器有一定的培养空间。目前研究及应用的生物反应器主要有以下几种：

①空心纤维生物反应器：在培养过程中将肝脏细胞黏附于空心纤维的外腔，通过内腔循环营养液以及补充氧气，保证细胞生长，同时选择适合孔径的生物膜，避免异种或异体细胞一些产物进入循环引起免疫反应，空心纤维生物反应器是目前应用最广的生物反应器。

②平板单层生物反应器：将细胞种植在平板上培养。其优点是细胞分布均匀，微环境一致，但表面积与体积之比下降。

③灌注床或支架生物反应器：是将肝细胞种植在灌注床或支架上。其优点是血液或血浆可与细胞直接接触，增加了物质的转运，也促进三维结构的形成，同时也容易扩大细胞容量。其缺点是灌注不均匀，易堵塞。

④包被悬浮生物反应器：是将肝细胞用材料包裹，制成多孔微胶囊，然后进行灌注培养。其优点是所有细胞有相同的微环境，有大量细胞培养的空间，减少免疫反应的发生。缺点是细胞稳定性差，物质交换能力受限。

目前已经成熟且进入临床试验阶段的 BAL 系统有 ELAD 体外肝辅助装置、HepaMate 生物人工肝系统、BLSS 生物人工肝支持系统、LIVERX2000 系统和 MC-BAL 生物人工肝等，并取得一定的成果。除去 BLSS 生物人工肝支持系统外，生物人工肝一般为两重循环或三重循环，针对患者血浆进行净化处理（图 6-8-8）。一重循环为血液循环，患者的血液在血浆分离器中被分成血浆和细胞成分，分离出的血浆进入二重循环；二重循环为血浆循环，包括生物反应器，以及生物反应器前可能需要的吸附装置，利用生物反应器中的活性细胞成分对分离出的血浆进行净化处理，进一步去除血氨、乳酸盐、胆汁酸，补充肝细胞分泌的活性物质，并将净化后的血浆与细胞部分混合，重新回输给患者；三重循环一般为生物反应器循环，针对反应器内的肝细胞进行营养液补充、气体补充以及代谢处理。血浆循环与生物反应器循环也可以合并在同一循环中完成，由此三重循环简化为二重循环。

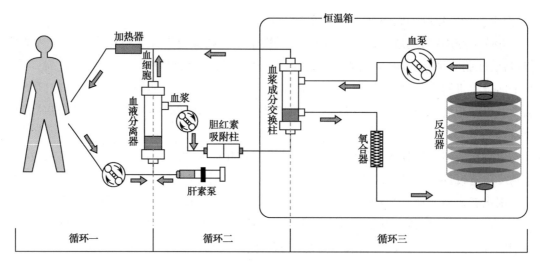

图 6-8-8　生物型人工肝循环过程示意图

（四）混合生物型人工肝（hybrid bioartificial liver support system，HBLSS）

HBLSS 是将生物人工肝与非生物人工肝联合使用,集非生物型人工肝的解毒和生物人工肝的合成、代谢和转化等作用于一体,由肝细胞、血液灌流和生物反应器组成,理想的组合型人工肝是最有希望的人工肝系统。目前 HBLSS 已进入动物实验及临床试验,现有多处文献报道 HBLSS 治疗的肝衰竭患者已得到临床好转或成功过渡到肝移植,效果较好,但仍不能完全替代肝脏功能。

（五）新型人工肝脏的构建

人体肝细胞是表皮细胞源性的,需要细胞间紧密连接以及与非实质细胞接触才能发挥其生理功能,体外培养的肝细胞常常会去分化并失去肝细胞的特异性功能。人工肝脏技术是细胞、生物支架和活性分子三者的有机整合,其中三维生物支架可以为肝细胞提供合适的空间和促进细胞黏附、迁移、增殖和分化的生物信号,将细胞和细胞外基质聚集在一起从而形成有功能的组织和器官,发挥着至关重要的作用。组织工程技术发展为制备具有活性的生物支架提供了可能,去细胞化技术近年来取得良好的成果,该技术可以最大程度地保留原始组织结构,不但有利于细胞的存活更有利于细胞发挥其功能,具体的实验仍需进一步探索与研究。

人工肝脏能够有效地暂时部分替代肝脏功能,除去分离器、吸附器、滤器以及生物反应器能够发挥预期效应外,必须要有相配套的支持装置,包括驱动血液、透析液等流动的动力系统,空气捕获器及容量控制器等安全监控系统,辅助系统等,生物人工肝还需要增加保证反应器内部活性细胞成分的支持和监控系统。随着人工肝治疗模式的不断迅速发展,人工肝支持装置及操作系统也越来越复杂以及多样化,同时也需要临床工作医生及相关技术人员严格遵守 ALSS 治疗的标准化和规范化,并积极防治 ALSS 治疗过程中产生的并发症:如出血、凝血、继发感染、过敏反应、低血压、失衡综合征及高柠檬酸盐血症等,保护患者生命安全。

(刘连新)

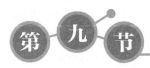

第九节 其他常用医用材料

一、一次性输注器具

一次性输注器具用于将外界环境与人体建立通道形成完整的闭合回路,可用于各种药液、血液的输送。这一类产品包括输血器具,如输血器、输血袋、血液透析器、静脉留置器、中心静脉导管等;药剂投放用具,如注射器、注射泵等。由于以上材料直接或间接与人体接触,对一次性输注材料的要求包括无毒、无害、无致癌源、良好的稳定性、便于携带、不易破碎等。

(一)一次性注射器

注射器是根据 15 世纪意大利人卡蒂内尔提出的原理而设计和制备,主要用于完成药物的注射和抽液。目前,用于注射器制备的材料主要包括玻璃和塑料两种。玻璃制备的注射器通过反复消毒后可进行重复利用。但是,在使用过程中存在交叉感染的现象。塑料制备而成的一次性注射器避免了原有玻璃注射器作为人体皮下、肌内、静脉药物注射而产生交叉感染的现象。与玻璃注射器相比,一次性塑料注射器具有生产容易、质地轻、不易破损、可批量生产等优点。

一次性注射器采用稳定性良好的聚丙烯或高密度聚乙烯材料制备而成,分三件式和两件式。三件式结构为芯杆、胶塞、针筒三件组成,两件式结构是芯杆和针筒两件组成。图6-9-1为三件式注射器结构图。胶塞使用高质量的天然橡胶或合成橡胶制备。为增加胶塞与空筒之间的密闭性,胶塞表面通过聚二甲基硅氧烷润滑。

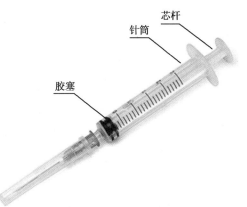

图 6-9-1 三件式注射器结构图

注射器可以按照结构和容量两种方式进行分类。按照注射器出液口所在的位置将其分为中头式和偏头式两种类型。按照注射器容量大小分类,包括 1、2、5、10、20、30、50ml 等规格。

注射器在使用过程中会间接与人体接触,对安全性要求较高。注射器应具有无菌、无异常毒性、无致热原等特性。水溶出物溶液的 pH 值应在标准液 pH 值左右的一个 pH 值单位范围内。重金属溶出物,包括铅、锡、锌、铁的总含量低于 5mg/kg,镉的含量不超过

0.1mg/kg。注射器对密封性要求较高。使用80kPa负压对胶塞和芯杆进行作用60秒,不得产生漏气现象,胶塞与芯杆不得脱离。

一次性注射器是一种广谱性的医疗器具,在我国每年大概消耗10亿支左右。该类产品技术含量要求低,生产规模较大,工艺较为成熟,产品附加值低。塑料制备而成的注射器在运输和使用过程中也存在不足。如包装破损后医护人员再次消毒比较困难;环氧乙烷消毒后残留物质具有一定的毒性或导致原有材料变性;塑料制备的注射器只能使用一次,造成产品成本较高,大量的丢弃物给回收和环境带来难题。

(二)一次性输液器

一次性输液器是在静脉和药液之间建立通道的器械,完成药物由静脉输入的目的。一次性输液器是由空气过滤器、瓶塞穿刺器、滴壶、流速调节器、药液过滤器、输液软管、针头护帽和静脉针或注射针等八个部分连接组成。图6-9-2为一次性输液器装置图。一次性输液器制备所使用的原料主要是聚氯乙烯、聚乙烯、聚丙烯等。

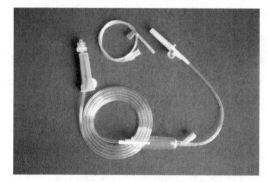

图6-9-2 一次性输液器结构图

一次性输液器长度大于1250mm,导管内径不小于2.5mm。滴斗内深入的滴管长度大于5mm,滴管末端至滴斗出口处的间距大于40mm。输液器内过滤器能过滤15~25μm不溶性粒子,其滤除率大于80%。在1m静压头作用下,输液器在规定10分钟内输出0.9%氯化钠溶液的量大于1000ml。输液器需具备良好的密封性,在20kPa压力气体作用下持续15秒,不应出现泄漏。

药物经过一次性输液器建立的通道直接进入人体血液循环系统,起到治疗疾病的作用。一次性输液器作为药物与静脉之间连接的通道,应具有无菌、无毒、无溶血反应和无致热原等性能。水浸液的化学指数应符合表6-9-1中的规定。

表6-9-1 输液器水浸液的化学指标

检测项目	检测方法	指标
还原物质	水浸液20ml与同量对照	消耗高锰酸钾(0.1N)溶液量之差<1.5ml
重金属	与同批对照	不得超过对照液颜色
铵	铵离子含量为0.21mg/ml与标准液对照	不得超过同量标准液的颜色
氯化物	与氯离子含量为3μg/ml的标准液对照	不得超过同量标准液的浑浊程度
酸碱度	与空白液对照	pH值相差不得超过1.5
不挥发物	水浸液加热挥发	100ml水浸液中,不挥发物总量不得超过2mg

（三）一次性输血器

因外伤、手术、烧伤和大量咯血等引起身体大量失血时，人体循环系统中的血量减少，病人因此而受到安全威胁。在此情境下，应及时进行输血，保持循环系统的正常作用。输血过程中使用的重要医疗器械是输血器。图6-9-3 为一次性输血器实物图。

一次性单头塑料输血器的结构显示在图6-9-4 中。一次性输血器管道和滤滴斗的材质为医用 PVC 塑料，其他零件由聚丙烯、尼龙和涤纶等材料制备而成。产品经环氧乙烷或 γ 射线消毒后进入市场。一次性输血器全长超过 1250mm，导管内径大于 3mm，进气器件的长度不小于 250mm。在 20℃ 环境下，一次性输血器中每毫升蒸馏水形成的液滴速度应为（20±2）滴，形成的重量相当于（1±0.1）g。在 1m 静压的作用下，15 分钟应输送大于 500ml 全血；在 133kPa 绝对压力下，1 分钟内应输送

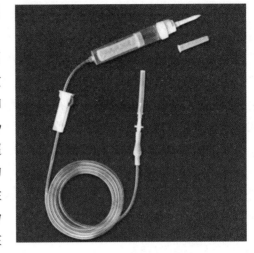

图 6-9-3　一次性输血器实物图

250ml 以上的全血。输液器的滤滴斗主要起到滤血和观察滴速的作用，其孔径为（0.2±0.02）mm，过滤面积应大于 24cm²，滤除率高于 80%。

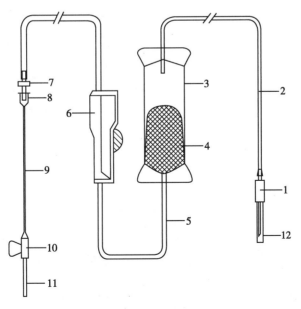

图 6-9-4　一次性输液器结构图

1-引血针,2-上导管,3-滤滴斗,4-滤网,5-下导管,6-滚轮控速夹,7-接针管,8-塑料针座,9-塑料小管,10-静脉输血针,11、12-护针管

由于输血器内的血液直接进入人体血液循环系统,因此要求输血器具有良好的安全性。输血器应具有无菌、无毒、无溶血、无致热原等特性。国家标准 GB 8369—87《一次性使用输血器》对一次性输血器的水浸液中还原物质、重金属含量、氯化物、酸碱度和不挥发物含量进行了严格限定。

(四)一次性输血袋

一次性输血袋也称为采血器,是血液及其成分进行采集、贮存、分离和输入人体的工具。塑料制备的一次性输血袋具有重量轻,密封性好,不易破损,使用安全等优点。一次性输血袋可以进行大批量生产,良好的密封性在后续采(输)血过程中可避免细菌污染,对临床输血安全和快速急救起到重要的作用。

一次性塑料输血袋是由聚氯乙烯增塑后加工而成。包括采血袋(用于采集、分离、贮存、输注全血)、转移袋(用于转移、贮存和输注),由转移管、输血插口、塑料空袋等部件组成,又可分单袋和多袋(由一个血袋和一个或多个转移袋组成)。图 6-9-5、6-9-6 分别为单血袋示意图和二联袋示意图。

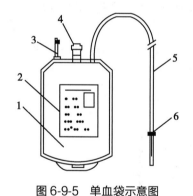

图 6-9-5　单血袋示意图

1-袋体,2-标签,3-导管,4-隔离管和
保护帽,5-采血管,6-采血针的护帽

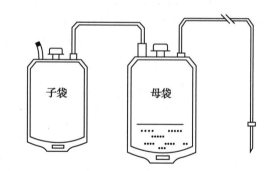

图 6-9-6　二联袋示意图

为保证血液存储和使用的安全性,一次性输血袋应具备无菌、无毒、无致热性、无溶血等特性;使用含有一次性输血袋浸提液的培养基对 L-929 细胞株进行培养,细胞的增殖度不小于 2 级;家兔皮内注射浸提液 72 小后,皮肤表面应无明显的红斑或水肿,过敏反应小于 2 级,过敏率不大于 28%。一次性输血袋对血液的凝固时间无影响。血袋保存血液 21 天后不应溶血,红细胞酵解率应不小于 70%。

(五)一次性真空采血管

真空采血管是一种真空负压的采血管,由真空采血管、采血针(包括直针和头皮采血针)、持针器三部分组成,主要是用于血液的采集和保存。一次性真空采血管主要工作原理是在生产过程上在采血管中预置了一定量的负压,当采血针与血管中血液接触后,借助采血管内的负压作用将血液吸入到采血管内。为满足临床的多项综合的血液检测需要,在采血管内预置各种添加剂。

一次性真空采血管多为普通玻璃管和塑料管。普通玻璃管由于 pH 值较大,容易引起溶血,而拉管工艺制作的玻璃试管线性沟密布,深浅粗细无常导致细胞挂壁。部分公司已经使用中性玻璃。中性玻璃具有耐压,溶出物少,分子排列紧密,拉伸时沟槽少等优点,试管可耐受 1.5 米以上高度自由落体,有效防止采集、运输、试验过程中标本泄漏,污染环境,减少重新采样的几率。并且试管底部经过特殊强化处理,避免离心时产生破损。真空采血管在生产过程中进行了内壁处理,即将硅油或乳液按一定比例稀释,均匀涂覆于管内壁。由于硅油是一种惰性极强的混合物,黏附在试管内壁,降低了血细胞与管壁黏合度。塑料采血管使用 PET 塑料,PET 塑料管具有质量轻,便于运输,管壁破损几率小,泄漏可能性小,使用后可直接高压灭菌或焚烧销毁等优点。好的试管内壁在注塑时经过特殊的处理,能有效降低血细胞与管壁的黏合度,减少纤维蛋白丝的产生。图 6-9-7 为一次性真空采血管。

按照采血管内添加剂的种类不同对一次性真空采血管进行分类,可分为以下四类:

1. 无添加剂的一次性真空采血管　采血管内壁均匀涂覆防止壁挂的硅油,利用血液自然凝固的原理使血液凝固,待血清自然析出后,离心分离,用于血清生化(肝功能、肾功能、心肌酶和淀粉酶等)、电解质(血清钾、钠、氯、钙和磷等)、甲状腺功能、药物检测、艾滋病检测、肿瘤标志物、血清免疫学等。

2. 含促凝剂采血管　采血管内壁涂覆防止壁挂硅油,同时添加了促凝剂。促凝剂能激活纤维蛋白酶,使可溶性纤维蛋白变成不可溶性的纤维蛋白聚体,进而形成稳定的纤维蛋白凝块。此类采血管用于急诊生化。

3. 含有分离胶及促凝剂采血管　采血管内添加分离胶和促凝剂。标本离心后,分离胶能够将血液中的液体成分(血清或血浆)和固体成分(红细胞、白细胞、血小板、纤维蛋白等)彻底分开并完全积聚在试管中央而形成屏障,48 小时内保持稳定。促凝剂可快速激活凝血机制,加速凝血过程,适用于急诊血清生化试验。

4. 含有抗凝剂的采血管

(1)含肝素钠的采血管:采血管内添加肝素。肝素直接具有抗凝血酶的作用,可延长标本凝血时间。适用于血气分析,血细胞比容试验,红细胞沉降率及普通生化测定,不适于血凝试验。过量的肝素会引起白细胞的聚集,故也不适于白细胞分类。

(2)含乙二胺四乙酸及其盐的采血管:乙二胺四乙酸(EDTA,分子量 292)及其盐是一种氨基多羧基酸,可以有效地螯合血液标本中的钙离子,螯合钙或将钙反应位点移去将阻滞和终止内源性或外源性凝血过程,从而防止血液标本凝固。适用于一般血液学检验,不适用于凝血试验及血小板功能检查,亦不适用于微量元素及 PCR 检查。

(3)含柠檬酸钠的采血管:柠檬酸钠通过与血样中钙离子螯合而起到抗凝作用。适用于凝血试验,国家临床标准化委员会推荐的抗凝剂浓度是 3.2% 或 3.8%,抗凝剂与血液的比例为 1∶9。当抗凝剂与血液的体积比为 1∶4 时，一般用于红细胞沉降率检测。

（4）含草酸钾/氟化钠的采血管：氟化钠是一种弱效抗凝剂，一般常同草酸钾或乙碘酸钠合并使用，其比例为氟化钠 1 份，草酸钾 3 份。它是血糖测定的保存剂，推荐用于血糖检测，不能用于尿素酶法测定尿素，也不用于碱性磷酸酶和淀粉酶的测定。

（六）一次性留置针

留置针又称为套管针，因其具有较少重复静脉穿刺、减轻病人痛苦、提高护理工作效率等优点，自 1958 年问世以来，在全世界范围内得到推广。留置针是由钢质针心、软外套管及塑料针座、肝素帽组成，适合于需要长期输液和输注药物的患者，也常用于手术躁患者。

留置针分为开放式和密闭式，开放式分为普通型和安全型（防针刺伤型），密闭式分为普通型和安全型（防针刺伤）。图 6-9-8 为密封式留置针。

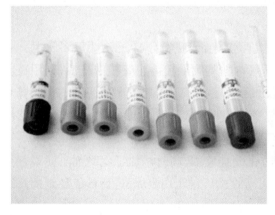

图 6-9-7　一次性真空采血管

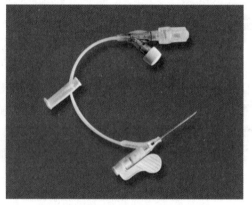

图 6-9-8　密封式留置针

留置针设计经历了从最初的开放式到密闭式，从普通型到防针刺伤安全型。开放式留置针是最早的留置针，顾名思义，导管座的末端是开放的，故在穿刺结束撤出针芯时，容易造成血液外漏，增加医务人员感染血源性传播疾病的风险，即便佩戴手套操作，这种风险依然存在；而密闭式留置针则在设计上避免了这一弊端，它包含延长管、导管和密闭式输液接头的一体式设计。

同时，留置针的导管材料也经历了从普通塑料到聚四氟乙烯再到聚氨酯的变革。导管材质从根本上决定了留置针的留置效果，因此导管不仅要具有一定的强度易于穿刺，还要具有抗弯折性能，使导管打折或扭曲后迅速复原，同时导管表面要光滑，不易形成血栓，从而减少细菌带来的感染风险，更要具有不透 X 线功能，确保导管在静脉中被清晰定位，这些在发生导管断裂等罕见并发症时显得尤为重要。新材料的应用，尤其是聚氨酯能在最大程度上满足上述对导管的要求。经过实验证实，相对聚四氟乙烯材质，聚氨酯能减少并发症，增加留置时间，减少不必要的额外费用支出。表 6-9-2 为留置针的型号及其选择。

表 6-9-2　留置针的型号及其选择

名称	国际型号	国内型号	流速	临床应用
留置针 Y 型	18G	12#	65ml/min	快速/大剂量输液，常规手术/输血
留置针 Y 型	20G	9#	48ml/min	常规手术/输血，常规成人输液
留置针 Y 型	22G	7#	31ml/min	常规成人/小儿输液，小而脆静脉
留置针 Y 型	24G	5.5#	20ml/min	小而脆静脉，常规小儿静脉

（徐卫林）

二、皮肤替代物

（一）皮肤损伤概述

皮肤是包裹在人体肌肉外层最大的器官，总面积为 1.5～2 平方米，占人体总体重的 5%～15%，它主要承担着保护身体、排汗、感觉冷热和压力等功能。皮肤覆盖全身，可有效地使体内各种组织和器官免受物理性、机械性、化学性和病原微生物性的侵袭。皮肤作为身体中分布最广、面积最大的组织，主要是由角化的表皮层、真皮层和皮下组织三部分组成，并且在真皮层与皮下组织之间存在着许多的毛细血管、汗腺及神经等附属器官。

皮肤作为保护体表的重要组织器官，很容易受到外界或其他因素的损伤，其损伤原因主要包括外伤、烧伤、炎症、溃疡、糖尿病坏疽及先天性疾病等。外伤主要是指由外界物体的打击、碰撞或某些化学物质的腐蚀等造成的皮肤损伤。烧伤一般是指由于热力，包括热水、蒸气、火焰等引起的皮肤组织的损伤。皮肤炎症是指由各种内、外部感染或非感染性因素导致的皮肤炎症性疾病，其病因和临床表现复杂。糖尿病坏疽多见于肥胖或病程较长的糖尿病病人。对于糖尿病患者，坏疽可能会突然发生，疼痛剧烈，但多数糖尿病患者的坏疽会缓慢发生，并且伴有严重的神经损害，皮下组织变成黑色或者暗红色，四肢手足溃烂坏死，化脓感染。先天性皮肤疾病主要是由遗传因素所导致的皮肤疾病，种类很多，可根据遗传的方式分为三类，即常染色体显性遗传性皮肤病（如寻常型鱼鳞病、毛囊角化病等）、常见染色体隐性遗传性皮肤病（如白化病、营养不良性大疱性表皮松解症等）、性联遗传性皮肤病（如无汗性先天性外胚叶发育不良）、多种基因遗传性疾病（银屑病、斑秃等）（图 6-9-9）。

（二）皮肤损伤修复

皮肤是人体的第一道防线，它不仅能使人体免受污物或细菌的侵袭，也能保持人体体内的湿润环境。皮肤很容易受到外界的各种损害，通常情况下，当皮肤损伤部位的面积较

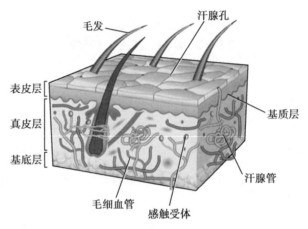

图6-9-9 皮肤结构

小,程度较轻时,皮肤创伤可通过自身的修复能力愈合。而当皮肤损伤部位的面积过大时,其正常皮肤组织所剩无几,自体皮源不能及时封闭创面,新生的皮肤组织并不能完全覆盖伤口,并且伤口面积过大也可能造成感染影响修复,严重的可能会危及生命。因此,医学界一直试图通过自体移植或者使用皮肤替代物来对此类疾病进行有效的治疗。

1. 自体移植 自体皮肤移植是指将患者自己符合移植条件部位的皮肤取下移植至创面处。该方法可有效地解决皮肤损伤处面积过大,无法通过自身修复的方法愈合的难题。自体皮肤移植又可以分为皮片移植和皮瓣移植两种。

皮片移植是指将身体某一部分不含皮下脂肪组织的皮肤层移植到损伤部位。这种方法主要用于体表软组织的浅层损伤,尤其是对于消除瘢痕具有良好的效果。常见的自体皮片主要包括表层皮片、中厚皮片和全厚皮片。在大面积皮肤损伤时,为了得到更多的可移植皮肤,可以首选表层皮片。表层皮片厚度较薄,再生的能力比较强,可反复多次在同一供皮区域取得。但是表层皮片移植也存在一些缺陷,如表层皮片质地较硬、缺少皮肤组织所需的弹性。对于皮肤组织严重损失的患者,若自体皮肤来源充足,中厚皮片可以作为首选,其兼具全厚皮片和表层皮片的优点,如再生能力强,成活效果好等。对于全厚皮片,由于其含有真皮层的组织结构,故移植后成活效果好。但是移植全厚皮片手术过程复杂、风险较高,并且供皮面积有限。

皮瓣移植是指将具有血液供应功能的皮肤连同与其相连的脂肪组织从供体区域取出,移植至受体区域的方式。皮瓣在形成和转移的过程中,蒂部需要与本体相连,以维持血供。皮瓣移植主要是用于修复损伤至皮下组织的慢性溃疡性疾病等。皮瓣移植不仅要求有效修复受损皮肤组织,更要求移植后成活率高,修复后功能好。因此,在皮瓣移植的过程中应遵循"由远及近,以次要组织修复重要组织"的原则。在此原则下,皮瓣选择应以与损伤部位邻近、与损伤质地相近的部位为首选。

2. 皮肤替代物 自体移植虽然可用于修复皮肤大面积损伤,但却常因缺乏可供移植的自体皮肤组织而导致创面难以愈合,从而严重影响机体形态和功能,甚至危及生命。早自1975年,人类表皮细胞培养技术获得突破性进展以来,就有许多学者设计出多种暂时性或者永久性的皮肤替代物,并已经进行了大量的实验及临床研究。在皮肤替代物出现的近30年来,国内外科学家在新型皮肤替代物的研发及临床应用等方面都取得了较大的进展,部分研究成果已成功地应用于临床皮肤损伤的治疗,显示出了良好的治疗效果。由于皮肤组织结构的错综复杂,虽然理论上可构建出正常皮肤的结构,但其生物学表现与正常生理状态下的皮肤组织相比,无论在结构或功能上均存在较大的差距。

理想的皮肤替代物主要包括以下几个特点:①能够吸收创面的渗出液,同时能保持创面处的湿润环境;②能够保护创面免受进一步的损伤;③能够预防感染;④能与伤口形状吻合;⑤能够清除坏死组织;⑥不会浸润周围未损伤的组织;⑦能够止血或减轻创面处水肿;⑧不会引起严重的排斥反应;⑨能最大程度地减少更换的次数;⑩价格便宜,容易获取,保质时间长。理想的皮肤替代物不仅可以为细胞的生长和增殖提供赖以附着的物质基础,还能有效地调控组织的分化,形成新的具有一定功能的组织和器官,因此备受关注。

目前临床使用的皮肤替代物可根据皮肤结构的不同分为表皮替代物、真皮替代物和表皮真皮复合替代物;也可以根据其原材料来源的不同分为生物性替代物和人工合成高分子材料类皮肤替代物。本节主要是以皮肤结构的不同为分类依据介绍不同种类的皮肤替代物。

(1)表皮替代物:损伤部位的再上皮化是损伤愈合的重要指标。表皮可以有效减低体液的损失及降低感染发生的概率。有临床试验表明创面的愈合时间超过3周形成瘢痕组织的概率相应变高,这主要是因为缺少表皮细胞对成纤维细胞的有效调控引起的,故开发具有良好治疗功效的表皮替代物成为众多学者一直以来研究的热点。

1)自体表皮替代物:1975年,Rheinwald等将成纤维细胞作为培养层,大规模培养表皮细胞,并在高钙浓度下连续培养使其形成片状,再将其消化脱落,因其形态与人表皮层相似,故被称作表皮细胞膜片。随后,Green等将这种表皮细胞膜应用于临床大面积烧伤患者取得了良好的治疗效果。1981年,O'Connor等首次在体外培育出人自体表皮细胞膜片,并将其应用于表皮损伤创面上,8周后仍可见移植的细胞膜片,并且组织学实验也证明经表皮细胞膜片修复后的皮肤具有分化完全的基底层、棘层、颗粒层及角质层,但生发层缺乏突起的棘状结构。表皮膜片的优点是使用极少量的自体细胞即可获得大面积表皮替代物,且生物相容性良好、安全性高。但不可否认的是,表皮细胞膜片也存在一些明显的缺陷,如制备耗时(从取材到膜片形成至少需要3~4周)、不易操作、膜片过薄、机械性能差、创面接受率低、预后皮肤组织弹性不佳。基于以上缺陷,表皮细胞膜片至今未在临床推广使用。

2)异体表皮替代物:因为自体表皮细胞膜片培养周期较长,故有学者尝试制备异体表皮细胞膜片用于表皮损伤的治疗。但排斥反应是异体表皮细胞膜片不可回避的一个问题。排斥反应的产生主要是因为主体的免疫系统被异体的细胞或组织激活。1983年,Hefton将异体表皮细胞膜片应用于临床表皮损伤的治疗,取得了良好的治疗效果,受体接受率可达到30%~100%。这种异体表皮细胞膜片能够长期保存,不需要患者的自体细胞,并有效解决了自体表皮细胞膜片培养周期长等缺点。但异体表皮细胞膜片也存在一些相应的缺陷,如经异体表皮细胞膜片治疗后,损伤处收缩严重,易破溃等。

3)表皮生物支架:为了克服表皮细胞膜片所存在的缺陷,学者们将表皮细胞种植于具有良好生物相容性的生物支架上,在体外构建具有功能化成熟的表皮组织。有实验结果表明种植于生物支架上的表皮细胞保持着旺盛的增殖能力,没有因为细胞间接触抑制而降低活力。目前,已经被应用于临床的表皮生物支架主要为人工合成或者半合成薄膜。如由外层硅胶薄膜和内层 I 型胶原组成的商品化表皮生物支架 Biobrane,目前已经被作为临时性敷料应用于临床表皮损伤治疗。同时,一些具有良好生物相容性的天然或合成生物材料也被广泛地研究或开发应用于临床表皮损伤的治疗。如来自于自然界的酸性黏多糖-透明质酸,它广泛分布于动物和人体的细胞外基质中。透明质酸具有良好的保水功能,是天然保水因子,并且它可以有效地改善皮肤的营养代谢,使皮肤光滑。Myers 等利用该类透明质酸膜应用于临床表皮损伤的治疗,实验结果表明该类生物支架在体外对细胞无毒性,具有良好的生物相容性,可以有效地作为支架支持表皮细胞的生长。同时,细胞在该类生物支架上保持了良好的增殖能力,待细胞与生物支架处于亚融合状态时,无需酶消化直接移植至创面。细胞黏附至创面后,可将其从薄膜转移至损伤处,继续增殖分化形成新生的表皮组织,并且在修复的过程中该类生物支架可对细胞起到很好的保护作用。另外,也有学者使用由血浆提取的纤维蛋白原和凝血酶组成的纤维蛋白胶作为表皮损伤替代物,其主要是将表皮细胞悬液与纤维蛋白共混,形成具有一定黏性的纤维蛋白胶。有实验表明,细胞在这种生物支架中可以存活至少 5 天,并且细胞可在该类支架中正常增殖和迁移,最后分化形成具有功能化的表皮组织。近年来,有研究者发现来源于蚕丝的天然活性蛋白-丝胶蛋白也可被制备成表皮细胞生物支架应用于表皮损伤的修复。丝胶蛋白主要是由 18 种氨基酸组成,主要包括丝氨酸、苏氨酸和天冬氨酸三种。丝胶蛋白具有良好的生物活性、生物可降解性、低免疫原性、抗氧化性、细胞黏附性。同时,有研究表明丝胶蛋白可有效支持所载细胞的增殖和分化,十分有利于表皮损伤的修复。另外,海藻酸、壳聚糖、纤维素、丝素蛋白等多种生物材料也正被或者已经被开发作为表皮生物支架应用于临床表皮损伤的治疗。

(2)真皮替代物:真皮位于表皮组织之下,皮下组织之上。在全皮层损伤时,真皮层主要通过瘢痕组织增生来修复损伤的真皮组织。真皮层损伤越深,瘢痕的增生情况越严重。因此在皮肤移植中,真皮的移植在皮肤损伤的治疗中占十分重要的地位。皮肤移植物中,真皮成分越高,创面愈合越快,瘢痕形成越少。临床上经常采用的真皮替代物主要包括天然真皮或人工合成材料真皮。

1)脱细胞真皮基质:1942 年,Brown 等提出应用尸体皮肤作为皮肤损伤创面的临时性覆盖物,并且他们提出异体移植后,创面的免疫排斥反应会保持 3~10 周。1974 年,Burke 等第一次在异体皮肤组织移植中引入免疫抑制疗法。这种方法能够使异体移植皮肤在损伤处存活较长时间,但这种方法同时也可能会引发强烈的感染和脓毒血症。最终这种方法未被大多数人所接受。

1964 年,Grillo 和 McKhann 用连续冻融法去除掉真皮中的细胞,然后将处理后的真皮组织覆盖在损伤处,结果表明这种脱细胞真皮组织能与创面良好结合,促进损伤处愈合。

从此,脱细胞真皮基质的研究受到了广泛的关注,真皮细胞的分离方法也愈发完善。初期常用的脱细胞方法主要包括冻融法、胰酶消化法等,但经该法处理所得的脱细胞真皮基质免疫排斥性较强,移植后容易出现较强的免疫排斥反应。经过众多研究者的不断努力,多种新型脱细胞方法被开发出来,主要包括 NaCl-SDS 法及 Dispase-Triton 法等,该新方法制备的脱细胞真皮基质较传统方法保留了更多的细胞外基质成分,更有利于细胞的黏附和增殖。

2)胶原-糖胺多糖:1980 年,有研究者从牛跟腱中提取了 I 型胶原和糖胺多糖,将两者共混使其发生共价交联,而后在覆盖上一层硅胶膜,制备成了一种具有多孔网状结构的真皮替代物。1996 年,胶原-糖胺多糖被进一步开发作为一种商品化皮肤损伤修复材料应用于临床真皮损伤的治疗。胶原-糖胺多糖内部呈多孔网络结构,当被植入创面后,毛细血管及成纤维细胞可长入形成新的真皮组织。而上层的硅胶膜类似于表皮层的作用,可有效控制水分的蒸发和细菌的侵入。临床实验结果表明,当将胶原-糖胺多糖植入损伤处 2 周后会形成新的真皮组织。此时,将硅胶膜去除,再将自体表皮细胞膜片植入会得到良好的治疗效果。综合多年治疗效果表明,该胶原-糖胺多糖真皮替代物可永久地修复创面,瘢痕的生成减少,伤口收缩加快。

胶原-糖胺多糖真皮替代物不含细胞成分,无免疫排斥反应的风险。但是胶原-糖胺多糖真皮替代物也存在一定的局限性,如胶原-糖胺多糖真皮替代物缺乏正常皮肤组织的免疫防御能力,对创面出血、感染抵御能力差;再者,胶原-糖胺多糖真皮替代物表面的硅胶膜需在 2 周后去除并移植自体表皮细胞膜片覆盖创面,延长了患者的治疗时间,增加了治疗成本。

3)PGA/PGL 人工真皮:聚羟基乙酸(PGA),聚羟基乙酸-共-乳酸(polyglactin,PGL)是常用的聚酯,它们主要是由羟基乙酸聚合而成。两者均具有优异的可生物降解性和生物相容性,其最终降解产物为羟基乙酸、草酸、二氧化碳和水等,可通过机体正常的新陈代谢排出体外。PGA、PGL 目前均已被用于多种组织的再生。

有实验结果表明,将成纤维细胞种植于 PGA/PGL 支架上,2 周后,成纤维细胞大量增殖并分泌胶原、纤维连接蛋白、生长因子等,最终形成人工真皮。同时,动物实验表明 PGA/PGL 人工真皮可以促使创面快速收缩,瘢痕组织生成减少,2 周后可观察到创面已愈合。目前,PGA/PGL 人工真皮已经被广泛的应用于临床烧伤及慢性溃疡创面的治疗。

4)暂时性真皮替代物:目前,临床主要应用的暂时性真皮替代物主要由胶原构成。胶原主要来源于动物结缔组织的纤维状蛋白,它是细胞外基质的主要成分,对机体和脏器起着支持、保护、结合,以及形成阻隔等作用。同时胶原可给细胞提供张力和弹性,也可影响细胞的迁移、分化和增殖,使动物的骨、腱、软骨和皮肤保持一定的机械强度。此外,胶原蛋白因其良好的生物相容性,在烧伤、创伤、眼角膜疾病、美容、矫形、硬组织修复、创面止血等医药卫生领域用途广泛。在皮肤损伤方面,胶原一般会被制备为胶原颗粒,并与硅胶膜组成暂时性真皮替代物。它可以与创面迅速黏附,促进损伤部位真皮层的再生。同时,该类真皮替代物在治疗的过程中可允许生理液体的蒸发,同时也可防止蛋白质等物质的丢失。

另外,也有研究者将新生儿成纤维细胞种植于该类真皮替代物上,所载成纤维细胞在胶原层上黏附、增殖,并分泌细胞外基质。同时,外层的硅胶膜发挥着表皮组织的作用,阻挡细菌的侵入,防止感染。

(3)表皮-真皮复合替代物

理想的组织工程皮肤替代物应包含表皮层和真皮层两层,构建表皮组织和真皮组织复合的皮肤替代物无论是在分子水平还是在功能水平都是十分必要的。

1)胶原表皮-真皮复合人工皮肤替代物:最早出现的复合人工皮肤是由新生儿成纤维细胞与牛胶原混合,并在其表面再接种人表皮细胞制成。这种表皮-真皮复合替代物被覆盖于损伤处,在治疗后第4天,就可以观察到胶原支架的网络结构被表皮细胞所覆盖。5周后,可以观察到多层分化的表皮细胞覆盖创面。移植后50天,80%以上的移植物基本保持原有的大小和形状。其后,又有研究者在牛胶原中混合成纤维细胞,而后再在其表面接种表皮角朊细胞。移植后10天,表皮角朊细胞逐渐长成片状组织覆盖其下的真皮层。同时,有临床实验表明,该类表皮-真皮复合人工皮肤替代物相较于传统治疗方法对静脉性溃疡的治疗更加有效。

2)胶原-乙酰葡萄糖胺表皮-真皮复合替代物:Boyce 等在胶原-乙酰葡萄糖胺膜上种植了成纤维细胞构成真皮组织结构,再在其表面移植上表皮细胞构成一种表皮-真皮复合人工皮肤替代物。这种表皮-真皮复合人工皮肤替代物在临床治疗全皮层损伤上取得了良好的效果,贴附性能好,新生的皮肤组织瘢痕增生较少,基底膜具有明显的棘状结构和良好的抗牵拉性。由于胶原-乙酰葡萄糖胺膜移植入创面后可能会遭到创面附近多种蛋白酶的影响而减弱该复合皮肤替代物的黏附,故有学者改用葡聚糖替代乙酰葡糖胺,改进后的复合人工皮肤替代物具有更好的生物相容性和可降解性,更有利于表皮细胞的黏附和血管的生长,免疫排斥反应较小,并能快速闭合创面。各类人工皮肤替代物的组成及优缺点详见表6-9-3。

表6-9-3 各类人工皮肤替代物的组成及优缺点

		组成	优点	缺点
表皮替代物	自体表皮替代物	自体表皮细胞	可使用少量的自体细胞获得大面积表皮替代物	制备耗时、机械性能差、预后皮肤组织弹性不佳
	异体表皮替代物	异体表皮细胞	长期保存,培养周期短	损伤处收缩严重、易破溃
	表皮生物支架	硅胶薄膜、Ⅰ型胶原	良好的生物相容性	
		透明质酸	良好的生物相容性、促细胞增殖	

续表

		组成	优点	缺点
表皮替代物		纤维蛋白原、凝血酶	促细胞增殖和迁移	
真皮替代物	脱细胞真皮基质	去真皮细胞细胞外基质	存活时间较长	较强的免疫排斥反应
	胶原-糖胺多糖	Ⅰ型胶原、糖胺多糖	可永久地修复创面，瘢痕生成减少，伤口收缩加快	缺乏正常皮肤组织的免疫防御能力
	PGA/PGL	聚羟基乙酸、聚羟基乙酸-共-乳酸	促使创面快速收缩，瘢痕生成减少	
	暂时性真皮替代物	胶原	与创面迅速黏附，促进损伤部位真皮层的再生	
表皮-真皮复合替代物	胶原	成纤维细胞、牛胶原	可快速促进创伤面组织再生	
		成纤维细胞、表皮角朊细胞、牛胶原	对静脉性溃疡的治疗更加有效	
	胶原-乙酰葡萄糖胺	胶原、乙酰葡萄糖胺	瘢痕增生较少、有明显棘状结构、良好的抗牵拉性	

（4）商品化皮肤替代物

因皮肤修复的临床需要，目前已有多种商品化的皮肤替代物被开发应用于临床皮肤损伤的治疗（表 6-9-4），FDA 已批准并公布组织工程皮肤产品主要是以胶原为原材料制备而成。本节主要介绍 Integra、Dermagraft、PELNAC 和 Alloderm 等几种常见的商品化皮肤替代物。

Integra 是一种内部具有网络结构、表面附有硅胶膜的真皮替代物，其主要成分包括牛腱胶原、葡糖胺聚糖和 6-硫酸软骨素等。将 Integra 移植于创面后，其内层的胶原逐渐被降解，患者自体的内皮细胞和成纤维细胞从伤口周围迁移至伤口处，形成新的真皮组织，待真皮组织新生血管生成后，移除表面的硅胶膜即可在新生的真皮组织上移植自体皮片进行表皮修复。

Dermagraft 是一种在聚羟基乙酸纤维网上种植新生儿包皮成纤维细胞的商品化真皮替代物。它主要是通过聚羟基乙酸纤维网上的新生儿包皮成纤维细胞分泌大量胶原，细胞与胶原覆盖聚羟基乙酸纤维网形成的。目前，Dermagraft 已经被成功应用于烧伤创面及糖尿病溃疡创面的治疗。但是产品的活性成分在实际应用中还存在一些问题。

表 6-9-4　常见商品化皮肤替代物的组成及应用

	商品名	主要组成	应用
1	Biobrane	硅胶膜、胶原颗粒	大面积烧伤
2	Alloderm	脱细胞真皮基质	鼻面部整形
3	TransCyte	尼龙网、猪皮胶原、成纤维细胞	烧伤
4	Apligraf	牛胶原、成纤维细胞、角质形成细胞	小腿溃疡
5	Dermagraft	polyglactin910、成纤维细胞	糖尿病足溃疡
6	OrCel	双层细胞外基质	营养障碍性大疱性表皮松解症
7	Integra	牛腱Ⅰ型胶原、葡糖胺聚糖、6-硫酸软骨素	烧伤
8	Oasis Wound Matrix	去细胞猪小肠黏膜下层	烧伤、溃疡等
9	Integra Flowable Wound Matrix	颗粒牛胶原、6-硫酸软骨素	溃疡
10	PriMatrix	去细胞胎牛皮	伤口
11	XelmaMolnlycke	以丙二醇藻酸酯为载体的细胞外基质蛋白	小腿溃疡

　　PELNAC 是一种由免疫原性极低的胶原蛋白和硅胶膜组成的双层结构真皮替代物,它可用于由于某些慢性疾病或机械、理化创伤引起的全层皮肤缺损的真皮重建。当将 PELNAC 移植于创面 2~3 周后,创面处会有成纤维细胞和毛细血管侵入 PELNAC 的胶原蛋白层,胶原蛋白会逐渐被降解并被新生的肉芽组织所替代。一般在 2~3 周内移除硅胶膜,可见在真皮缺损部位有形成新生肉芽样组织,再在新生的肉芽组织上植入薄层表皮即可进行表皮修复。PELNAC 独特的双层结构,既适合创面新生肉芽组织的生长,同时又能有效的保护创面免受感染,同时其主要成分胶原蛋白的降解吸收可有效地减少创面处瘢痕组织的生成。

　　Alloderm 是一种通过将新鲜尸体皮肤组织去除表皮和细胞等成分制备而成的真皮替代物。Alloderm 在制备的过程中去除了皮肤组织中的细胞,有效地降低了其免疫原性,保留下来的细胞外基质又可引导新生细胞的迁移和增殖。目前,已有学者将 Alloderm 应用于面部皮肤损伤的病人,经长期随访观察发现治疗效果良好。

　　目前,国内药品研发企业也开始着手研发具有良好临床治疗效果的皮肤替代物。例如安体肤,它是一种具有表皮和真皮两层结构的商品化皮肤替代物。安体肤的表皮层是由人表皮细胞构成,真皮层是由人成纤维细胞和胶原蛋白构成,同时包含细胞分泌的细胞外基质和多种生长因子,它适用于各种难愈性创面、糖尿病溃疡创面、下肢静脉曲张溃疡创面、褥疮、烧烫伤、取皮区创面及其他原因造成皮肤缺损创面。安体肤的用法基本与 Apligraf 相似,可直接贴附至创面处,修复后的创面会被人体自身的皮肤组织所替代。临床治疗结果表明安体肤可明显缩短创面愈合时间,提高创面愈合率,减轻局部炎症反应,创面愈合后皮肤质量明显提高。

(三)皮肤替代物的发展方向

皮肤替代物的发展与材料科学、物理科学的发展密切相关。制备出结构与表皮或真皮组织相似,机械性能良好,细胞在材料中能均匀分散,正常增殖分化,能有效地传递营养物质、生长因子或药物的生物材料是未来皮肤替代物研发的发展方向。近年来,皮肤替代物的发展较快,目前已经进入商品性应用开发的皮肤替代物已经有很多,其代表产品如 Integra、Dermagraft、PELNAC 和 Alloderm 等在临床治疗深度烧伤、慢性病导致的难以愈合的创伤、皮肤溃疡和某系先天性遗传皮肤疾病等方面都取得了良好的治疗效果。尽管如此,目前皮肤替代物的研发还是处在一个起步的阶段,研究的产品还只是停留在修复损伤阶段,仍然存在诸多制约其开发与应用的问题。例如,制备的皮肤替代物如何能更加仿生,如何进一步扩宽所用细胞的来源,如何使修复后的皮肤组织更加具有功能化等,这些都是皮肤替代物研发中所面临的难题。除此之外,进一步研究皮肤损伤修复的内在机制也是十分必要的,这可能会直接影响到新型皮肤替代物的研究开发方向。

未来新一代的皮肤替代物应该具有更加全面和更加仿生的生理功能,应该在修复效果方面得到进一步的提升。新型皮肤替代物应该选择更具增殖分化性能的细胞,建立完善科学规范的制备流程,为临床皮肤损伤的治疗提供更加稳定、更加安全的材料来源。在选择材料方面,应使材料的降解速率与组织的再生速度吻合,并能通过改进材料性能和技术方法保证其能迅速与创面贴附吻合,尽快完成自身所在细胞的增殖和分化。同时,在治疗的过程中,应尽可能地降低损伤部位的感染,这可以通过外用抗生素或在皮肤替代物中加入抗生素来解决。最后,在新型皮肤替代物研发的过程中,其结构应该尽可能地仿生表皮和真皮。如果能在新型皮肤替代物的结构中进一步囊括皮肤组织中的某些附属器如血管、神经、毛囊等,其治疗及预后效果可能会更好。

目前为止,皮肤替代物的研究和开发已经逐渐成为生物材料领域最具挑战性的前沿科学之一。皮肤替代物的研发来源于临床需要,其成果最终也能服务于临床患者的需求,符合当今科学成果产业化的趋势。加大投入,开发治疗效果更好、价格更加合理的皮肤替代物必将为皮肤损伤患者带来福音。

(王　琳)

三、敷料

随着科学技术的进步,敷料取得了长足发展,出现了各种材质和功能的新型敷料,敷料的应用能明显促进伤口愈合,部分还有减少患者疼痛、减少瘢痕等作用,本节从敷料的发展史和概念,伤口湿性愈合理论与影响敷料选择的因素,敷料的功能和种类,以及常见敷料特性等方面对敷料的基本知识进行阐述。

(一)敷料的发展史、概念和重要性

1. 发展史 人体皮肤的屏障功能可以维持体内环境稳定和阻止微生物侵入,当皮肤受到破坏时,就需要敷料保护受伤的皮肤,为伤口愈合提供有力的环境,等待皮肤重建。4000 年前开始,人们就应用亚麻布包扎伤口,在亚麻布条上涂以植物油、猪油或者蜂蜜就是最初的敷料,1871 年脱脂棉出现,1962 年,Winter 以猪做实验,发现聚氨酯薄膜(polyethylene film)紧盖保护的伤口愈合较快些。随后,人们对伤口愈合的观念开始改变,伤口敷料逐渐发展和普及。

2. 概念 敷料(dressing)是包扎伤口的用品,是用以覆盖创面且能对创面进行保护的材料,用的敷料可以分为直接敷料和间接敷料,直接敷料与创面直接接触,而间接敷料一般被用来把直接敷料固定在伤口上或给直接敷料提供一些辅助的功能,如高吸湿性、除臭、抗菌、防水等作用。

3. 重要性 皮肤是人体的重要器官,具有十分重要的物理、化学及生物屏障功能,包括防止水分及电解质等物质的流失以及免疫、传感等功能,对维持人体内环境稳定和阻止微生物侵入起着重要作用。如果皮肤受到破坏,如在创伤、烧伤及皮肤溃疡等情况下,会引发细菌感染,营养、水分流失,免疫功能失调等一系列问题。敷料不仅可以保护人体,避免更大的伤害,在皮肤重建或者恢复之前,性能优良的创面覆盖物还可以暂时起到皮肤屏障功能的部分作用,为创面愈合提供一个有利的环境,等待创面上皮化或过渡到重建永久性的皮肤屏障。因此,在伤口的治疗和护理过程中,敷料必不可少。

(二)伤口湿性愈合理论与影响敷料选择的因素

1. 伤口愈合的过程及湿性愈合理论

(1)伤口愈合(wound healing):是一个很复杂而有序的过程,涉及细胞参与的炎症反应、细胞运动、迁移和增殖、细胞信息的传递,细胞间的相互作用,各种细胞因子的生成和作用,细胞外基质的参与和调节等。

(2)伤口愈合的分期:伤口的正常愈合主要包括炎症反应期、肉芽期、上皮形成期(图6-9-10),但这种分期也不是截然分开的,在伤口的愈合过程中,几个期可以互相重叠。总体来说,基本过程为:在伤口的早期,局部有不同程度的组织坏死和出血,数小时出现炎症反应,伤口中的血液和渗出液中的纤维蛋白原形成凝块,凝块及痂皮起着保护伤口的作用;大约从第 3 天开始,细胞增生,新的细胞外基质合成,新生血管形成,伤口的底部和边缘长出肉芽组织,随后上皮细胞迁移,出现伤口的再上皮化;伤口闭合后,基质重塑,瘢痕逐渐成熟。

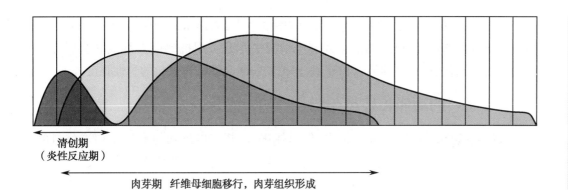

清创期
（炎性反应期）

肉芽期 纤维母细胞移行，肉芽组织形成

上皮形成期 创面逐渐缩小/上皮化

图 6-9-10 伤口愈合的分期

（3）伤口的愈合环境：对于伤口的愈合环境，人们的观念在发生不断地变化，最初认为透气可以使创面更快愈合。但是后来的研究发现，干燥的伤口环境存在很多问题，会影响伤口的愈合，如：创面局部脱水结痂，阻碍上皮细胞爬行；创面与外界无阻隔屏障，增加感染几率；敷料与伤口新生肉芽粘连，更换敷料时会出现再次损伤等。在 1958 年，Odland 首先发现水疱完整的伤口比水疱破溃的伤口愈合速度明显加快。1962 年，英国的 G. D. Winter 博士通过动物实验发现，湿性环境的伤口愈合速度比干性愈合快 1 倍。随后，又有多个实验得出了同样的结论。研究者们逐渐认识到，湿性环境比干性环境更有利于伤口的愈合。20 世纪 70 年代"湿性伤口愈合"观念逐渐被广泛接受。湿性环境促愈合机制可能与以下因素有关：①闭合敷料的湿性环境能调节创面氧张力，促进毛细血管的形成；②湿性愈合时，创面渗出物中的组织蛋白溶解酶有利于坏死组织与纤维蛋白的溶解；③伤口渗出液中的多种生长因子的释放有促愈合的作用；④湿性环境有利于细胞增殖分化和移行；⑤湿性敷料能降低感染的机会；⑥保持创面恒温，有利于细胞有丝分裂。综上，目前研究表明，覆盖封闭伤口，创造湿性愈合环境，使创面保持湿润状态下能促进其愈合（图 6-9-11）。

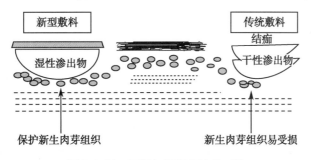

图 6-9-11 干燥与湿润环境的对比

2. 影响敷料选择的因素　在对敷料的选择中，我们应该根据伤口情况，确定伤口的护理需求。在充分了解各种敷料的不同特性后，决定选用的敷料种类。根据不同的伤口类型，选择的敷料不同。同一伤口在不同的分期，所需的敷料也不同。总体来说，选择的原则为:根据伤口的分期和创面的深度选择敷料的种类,根据渗出量选择敷料的吸收能力,根据创面大小选择敷料尺寸,根据局部创面感染情况决定是否用抗感染敷料或联合用负压引流,根据创面位置选择敷料的形状和厚薄,根据皮肤耐受性选择敷料的黏性强度等。

(三)敷料的功能和种类

1. 敷料的功能　敷料的种类繁多,但总体来说,其有以下功能有利于促进伤口的愈合:①屏障功能:是皮肤的重要功能之一,伤口破坏了皮肤的完整性和屏障功能,而敷料能为伤口提供一个物理屏障,一方面避免伤口渗出液污染身体的其他部位,另一方面可以使伤口与人体外环境隔离开来,避免进一步伤害,并阻止细菌和尘粒进入伤口;②提供湿性愈合的环境:目前多项实验研究及临床经验证明了湿性愈合环境的优越性,医用敷料能为伤口提供一个湿润但不过度潮湿的微环境;③敷料能吸收过多的渗出液;④起到止血、支持、充填、保温、固定及止痛的作用;⑤部分有抗菌作用的敷料能控制或减少伤口上的细菌和微生物;⑥控制伤口上产生的气味与恶臭;⑦脱痂作用:医用敷料通过对伤口的潮湿度、pH值、温度等其他状态的调节可以加快脱痂过程的进行;⑧加快伤口的愈合速度,减少瘢痕形成。

2. 敷料的种类　伤口敷料可以按照多种方法分类,比如成分、敷料的结构、包扎技术、敷料应用与伤口的关系等。本文将敷料分成传统敷料、新型敷料、生物活性敷料三类,其中每类又包括数种敷料,其举例和作用见表6-9-5。

表6-9-5　常见敷料种类,举例和作用

敷料的种类	举例	作用
传统敷料	天然纱布、棉垫、合成纤维等	能覆盖创面,吸收渗出物,为创面提供保护作用,可以进行加压包扎,但是干燥环境不利于促进上皮再生,细菌容易繁殖
新型敷料	薄膜敷料、泡沫敷料、水凝胶敷料、藻酸盐敷料以及水胶体敷料	能覆盖创面,吸收渗出液,消除疼痛,减少疼痛和细菌繁殖,敷料与创面之间存在着多种形式的相互作用,从而为愈合创造一个理想的环境
生物活性敷料	纳米银抗菌敷料、生长因子敷料、甲壳素敷料	能抗菌,有活性或者有促进活性物质的释放的作用,加速创面愈合

(四)各种敷料成分、特性、优缺点、适应证和注意事项

本部分对表6-9-5中每种敷料的成分、特点、适应证等进行分别阐述。

1. 传统敷料　这是使用最早,最为广泛的一类敷料,传统或常规的敷料一般由天然、人造或者部分人造材料制成,如棉花、丝、亚麻布或纤维素材质等。脱脂棉被制成棉球或纤维,并织成纱布、填塞垫、包扎带、编织管或扁平毡。由棉花和醋酸纤维素(用以增加吸收

性)组成的基础棉纱布今天仍被广泛使用,可以添加或不添加多种物质。传统敷料虽然相对便宜、容易购买,但需要频繁换药,占用医护人员和病人大量时间,且容易粘连伤口,在换药时易引起二次伤害。

(1)纱布:一般由棉花、软麻布和亚麻布加工而成,是目前我国主要的使用敷料,占市场份额约70%~80%。脱脂棉被制成纱布,具有保护、一定的吸收性、制作简单、价格便宜、可重复使用的优点。但是吸收能力有限,在使用时无法保持创面愈合所需的湿润环境,延迟创面愈合;且容易粘连伤口,在换药时易引起疼痛,同时造成二次损伤;当棉纱敷料被伤口渗出液浸透时,病原体易通过,敷料纤维易脱落引起异物反应,以上都是传统敷料的缺点。而向纱布中添加凡士林等物质可减少伤口渗出,添加聚维酮碘等物质则使其具备一定的抗菌性能,但对于效果的改善都是有限的(图6-9-12)。

(2)人工合成纤维类:后来人们又发明了合成纤维敷料,与传统敷料相比,同样经济,而且吸收性能有了提高,敷料纤维丝也不易脱落,一些产品还具有自黏性,方便使用。但也具备普通纱布通透性高、粘连伤口、难以较好阻隔污染物和病原菌的缺点。

2. 新型敷料(表6-9-6)

(1)薄膜敷料:主要由聚氨酯、聚乙烯、聚丙烯腈、聚乳酸、聚四氟乙烯等材料制成。这种敷料是半渗透性具有弹性的薄透明膜,氧气、二氧化碳和水蒸气可经其交换,但大分子分泌物不能透过。这种特性可使蛋白质、伤口液体的水分以及细菌不穿过敷料,一定程度预防伤口和周围组织的浸渍,同时又维持伤口湿润,促使坏死组织脱落,还可以减轻疼痛。此敷料透明,便于直接观察伤口。但是缺点在于吸收性较差,又很难固定在位,需要在膜上施以均匀的张力,而且容易互相粘连。而其透气性过好,不利于保持伤口的低氧环境。在伤口干燥的过程中换药可能会破坏或剥离尚未与下层组织紧密连接的新生上皮,甚至损伤新移植的皮肤组织。而此类敷料一般在1~2周后可自行脱离,可任其脱落再换药。当渗液量大时可刺破薄膜放出渗液或放置引流管。

该敷料适合封闭手术伤口,常用于低渗出的表皮化伤口,也可用于覆盖轻度的表皮擦伤、烧伤或初期的溃疡伤口、分层厚皮片移植供体部位、激光重建术,莫式(Mohs)手术缺损区等,起到保护伤口防止摩擦的作用(图6-9-13)。

(2)泡沫敷料:是半封闭式的双层敷料,以聚氨酯或聚乙烯醇为基础。聚氨酯(PU)泡沫敷料是由双层泡沫组成,内层为亲水性材料,可以减少伤口粘连的风险,外层为疏水性材料,在某种程度上可抵御外界细菌污染。聚乙烯醇(PVA)泡沫敷料由聚乙烯醇经发泡而成,外表面光滑,具有很强的吸水能力,压缩后吸水可膨胀,且不存在纤维脱落的缺点。泡沫敷料专为吸收渗液设计,具有较强的吸收功能,吸收率高达1000%~1500%,而且透气性也好。能较好保持湿润环境,加速伤口愈合。这就可以解决在有压力状态下液体外渗的问题。还可以起填充作用,对于洞穴型伤口,可以避免伤口的两壁黏合。尽管其吸收性很强,但这种敷料对伤口渗液的吸收还是有限的,没有饱和指示,因此敷料需要凭经验每1~3天换药一次。它不透明也不利于观察伤口情况,且不适用于干燥伤口。另外,组织会长入孔径带来再次创伤,而且会遗留残屑于创面。

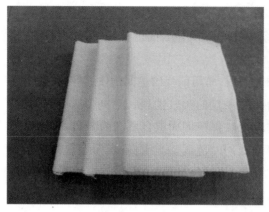

图 6-9-12　纱布

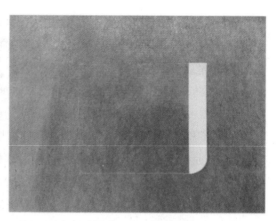

图 6-9-13　薄膜敷料

虽然其被设计用于重度渗出的伤口,但考虑到泡沫的特性使其更适用于轻度到中度渗出的伤口。如适用于削皮术后的伤口和莫式手术伤口、静脉溃疡等的慢性伤口,也适用于易受压迫的部位,如骶骨和足跟(图 6-9-14)。

(3)水胶体敷料:水胶体是希腊语名词,意思是一个双相系统,水溶性的高分子物质(如羧甲基纤维素)可均匀渗透进入胶体结构中。它属于封闭型敷料,不能通过氧气和空气。机体的细胞和组织中都有胶体,创造一个与此类似的环境有助于伤口愈合的过程。常用的水胶体敷料是片状的,内层为基质部分和黏附物质组成,外层由薄的半渗透性材料如聚氨酯构成。当与渗出液接触时,这些水溶性颗粒吸收大量的水分而使整个复合体变成一种水凝胶体,对水蒸气和气体是半渗透性的,由此在伤口上形成一个湿润的愈合环境,可吸收水分直至饱和状态才停止,为可控性吸收。同时也避免了敷料黏附在伤口上,使敷料的去除比较方便。因为外层的半透性,水胶体可以刺激血管生长,与暴露于空气中相比,明显提高愈合率。这种敷料的换药方法也是简单和无痛的。虽然此敷料能隔绝外部细菌,但在敷料下方的湿性环境中,增加了细菌增殖和定居的风险。当其混合脓性分泌物时凝胶会变成棕黄色、黏稠、恶臭。而且作为封闭性敷料,具备引起伤口周围皮肤浸渍可能的共性,过多的组织渗出液的外渗也会发生,污染衣物和床铺。

水胶体适用于治疗表浅性伤口、烧伤、部分厚度伤口、慢性溃疡、大疱性表皮松解和顽固性炎症性疾病(如慢性单纯性苔藓和银屑病)。但不可用于感染性伤口(图 6-9-15)。

(4)藻酸盐敷料:藻酸是一种提取自海藻的天然多糖体,然后加工成为藻酸钙,在与创面血液或渗液接触时,通过离子间交换,使不溶性藻酸钙变为可溶性藻酸钠,从而使大量的水分进入纤维内部而形成可溶性藻酸盐凝胶,填充并完全覆盖伤口,同时不会与伤口粘连,并提供湿性伤口愈合环境。藻酸盐敷料可分为表面用敷料和伤口填充物两大类,其产品形状一般是片状或条状。此类敷料一般有两层,内层为藻酸盐敷料,外层为固定层。敷料使用数天或者渗出物浸透外层时需要换药。藻酸盐敷料吸收性较强,为普通纱布的 5~7 倍。同时其释放的钙离子诱导血小板活化,产生止血因子,起到止血的作用。此敷料是可溶性的,通过盐水冲洗即能去除,因此换药时疼痛感较轻。而残留在伤口的敷料可被人体代谢。

使用至今已40年,没有发现有潜在的海藻毒性,也没有普遍发生的并发症报道。但是藻酸盐的胶体呈黄棕色,可能与脓性分泌物混淆,因此需要仔细观察伤口以发现感染迹象。为了观察伤口、了解敷料脱水情况常须揭开上层敷料观察,需注意在干燥状态下移除敷料可能再次损伤伤口。

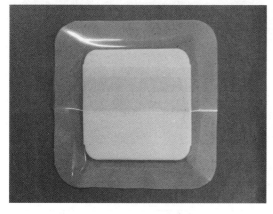

图6-9-14　泡沫敷料

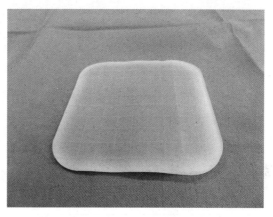

图6-9-15　水胶体敷料

藻酸盐混合了伤口液体而转变为凝胶状,因此是渗出多的伤口的最佳选择。已被广泛地应用在植皮、褥疮和腿部溃疡等伤口中。因遇渗液会膨胀,敷料不可填塞太紧(图6-9-16)。

(5)水凝胶敷料:水凝胶是一种溶胀在水或生理液体中的高分子网络,主要由水分组成,含水量可高达96%。这种网络是一种交联的亲水聚合物网,主要由聚丙烯酰胺、聚丙烯醇、聚氧乙烯、聚乙烯醇等构成。临床常用为片状或无定形凝胶。水凝胶是半透明的,可以对伤口进行观察,有很大的吸收容积,同时可以保持湿性环境。单纯的水凝胶的细菌屏蔽功能很弱,且选择性允许革兰阴性菌生长。水凝胶可以缓冲并降低皮肤伤口的温度,必要时可预冷敷料增强冷却效果。水凝胶的显著优点是可以减轻术后疼痛和炎症,且换药时较易去除。与其他封闭性敷料相比,尽管该敷料能提供持续、长期的吸收作用,但是其吸收性能发挥得比较晚,吸收能力增长缓慢,而其具有半黏附或不黏附的特性,常常导致需要频繁换药。

适用于皮肤表层手术、浅表热烧伤、溃疡以及部分较厚的可能有间断轻至中等量渗出的伤口。还可以预防压力性溃疡(图6-9-17)。

(6)复合敷料:伤口愈合过程是一个复杂的过程,不同的伤口和同一个伤口不同的阶段对敷料有不同的要求。目前任何一种单一材料都难以满足伤口愈合过程的复杂需要,因而复合敷料应运而生,它可以通过对材料的复合,兼具多种材料的优势,更接近理想敷料的要求。复合敷料种类繁多,本节不做详细介绍。如用水凝胶和合成薄膜或泡沫结合使用,还可以通过物理或化学方法在敷料中引入药物,得到药物性敷料,它们可以在保面同时又可起到治疗伤口的作用。

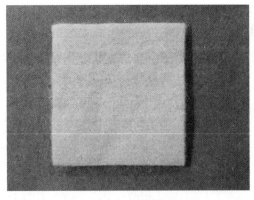

图 6-9-16　藻酸盐敷料

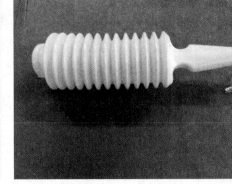

图 6-9-17　水凝胶敷料

表 6-9-6　新型敷料

种类	材料	特性	优点	缺点	应用
薄膜敷料	聚氨酯等	半透性 封闭性	透明 可透水和气体 有弹性 创造细菌屏障	无吸收性 难以固定在位 随伤口干燥可能 粘连	封闭手术伤口 低渗出表皮伤口 静脉注射部位等
泡沫敷料	聚氨酯 聚乙烯醇等	半透性 封闭性	较强吸收性 可透水和气体 填充作用	不透明 不可用于干燥 伤口 无吸收饱和指示	静脉溃疡等慢性伤口 受压迫部位伤口等
水胶体敷料	羧甲基纤维 素钠明胶等	半透性 封闭性	可控性吸收 易用、易去除 可直接附于 伤口 无痛	有周围皮肤浸渍 风险 不透明 外观及气味不佳， 尤其混合脓性分 泌物时 增加细菌增殖风险	慢性溃疡 烧伤 疱病 顽固性炎症性疾病等
藻酸盐敷料	提取自海藻的 多糖	半透性 封闭性	强吸收性 止血作用 可溶性 提供湿润环境	外观和气味不佳 可能影响脓性分 泌物判断 不透明	渗出多的伤口 全层烧伤等
水凝胶敷料	亲水聚合物 （聚丙烯酰 胺、聚丙烯醇 等） 水	半透性 封闭性	半透明 吸收容积大 保持湿润环境 降温 减轻疼痛 较易去除	吸收性能发挥晚 吸收慢 半黏附或不黏附 屏蔽功能弱	溃疡 浅表热烧伤 化学剥脱术等

3. 生物活性敷料

（1）抗菌敷料：由于伤口表面温暖和潮湿的环境有利于细菌的繁殖,而细菌的繁殖又延长伤口愈合。临床上为了控制伤口上的细菌,尝试了各种各样的抗菌材料。但是,需要兼具广谱杀菌和无细菌耐药两大特性一直是难题。

1）银离子（图6-9-18）：可用于多种敷料内,提供广谱的抗菌活性,这些敷料可以持续释放杀菌浓度的银离子达3～7天。银离子通过抑制细菌细胞壁合成和基因转录相关的特异性酶的活性起到杀菌作用。到目前为止尚没有细菌对银离子耐药的证据。基于此制成的含银敷料可以显著降低烧伤伤口伴发败血症和菌血症的概率,缩短住院时间。但也必须注意,银离子在杀菌的同时也杀死正常细胞,需要控制银离子的释放速度,保证安全性,这也是选择银离子敷料需要注意的问题。

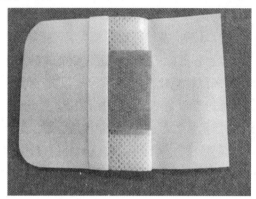

图6-9-18　银离子敷料

2）碘的新型复合物卡地姆碘多聚体：可以从葡聚糖珠上缓慢地释放,可以保持碘低水平,发挥抗菌作用的同时没有或仅有轻微的毒性。而且可以应用在多种封闭性敷料中,包括水胶体和水凝胶敷料。但是需要注意有甲状腺病史的患者慎用,而且儿童、孕妇和哺乳期妇女,有已知或可疑碘过敏的患者,以及桥本甲状腺炎或者Graves病史的患者均禁用。

（2）含生长因子敷料：生长因子是一类能发挥诱导和刺激创面细胞增殖、维持细胞存活等生物效应的蛋白类物质。现已发现用于促进伤口愈合的生长因子主要有表皮细胞生长因子、成纤维细胞生长因子、血小板生长因子、人血管内皮细胞生长因子、转移生长因子等。一方面,急性皮肤伤口的渗出物中含有这类生长因子,使用封闭性敷料可以将这些渗液保留在伤口内。另一方面,外用含这类生长因子的敷料也能促进创面愈合。这需要敷料中的生长因子能够缓慢而均匀地释放,且保持生物活性。近年来,含生长因子的敷料已经成为医用敷料发展的新亮点,但目前如何长时间保持生长因子活性,并有效地将生长因子传输到相应组织,还有调控生长因子的合理释放而不导致过度增殖,降低生产成本价格均是以后研究的方向。

（五）结语

虽然各类伤口敷料发展迅速,但目前没有一种敷料能完全达到理想敷料的要求,随着聚合物和组织工程技术的进步,该领域还会持续快速地发展,因此,在积极研究伤口愈合和再生机制,根据伤口选择合适敷料,研发复合型生物敷料的同时,对各类敷料进行改进研究,扬长避短,在促进伤口愈合的同时,减少其缺点和限制尤为重要。

（雷　霞）

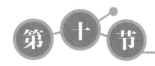

新型生物医学传感材料及应用前景

随着近年来各种新型医疗设备趋向于移动互联、穿戴式设备、大数据和人工智能等新一代技术，各种新兴技术与新商业模式的结合正在"颠覆"传统概念的医疗过程，基于医疗大数据平台智能化的可穿戴医疗设备会逐渐介入人们的健康、预防、诊疗和监护等各个领域，新型医疗设备和工具正在迅猛发展，而生物传感材料是新型生物医学设备中一个重要的决定性元素。

生物传感材料是可以对声、光、力、热等各种物理量进行感知、测量的功能材料，有时也将传感材料称为敏感材料，这类材料的使用构成传感器，传感器是能够感受被测量并按照一定的规律将其转换为可用信号（如电信号、光信号）的器件或装置。生物医学传感技术中使用的敏感材料可以是理化性传感器件（如电子场效应管、压电陶瓷、光敏管等），也可以是生物活性敏感材料（包括酶、免疫物质、细胞、微生物、组织等生物活性物质），鉴于本节主要讨论可穿戴医疗设备中的生物传感材料，我们只讨论基于材料的物理化学效应的非活性材料。

一、生物传感材料及相关技术的工作原理

生物传感材料又称为敏感材料，是基于材料的物理化学特性对待检测物理量产生相互作用而发生变化的原理制成的信息转换器材，其工作原理可能涉及了材料的物理效应、化学反应和生物效应。利用材料的压阻效应或压电效应可以把被测物体应变量或力学特性变换成电量输出，从而达到测量目的。而一些具有湿敏效应的材料可以将湿度变换为电量输出，进行湿度测量。与此类似，具有光敏、热敏、磁敏或气敏效应的材料就可以检测光学、温度、磁场和气体等信息。下面简单介绍几种常用的传感技术工作原理：

1. 压阻效应 大多数半导体材料（如 P 型硅、N 型硅）在受到外力作用时，原子点阵排列发生变化，即其晶格间距改变，导致禁带宽度变化，随之载流子迁移率及载流子浓度发生变化，从而改变了材料的电阻率，这种现象被称为压阻效应。利用这一效应，合理地设计压阻感应材料，使得器件的电阻率和被测物体应变或应力成固定关系（线性关系最佳），这种器件就可以进行应力、应变的测量。进一步设计，还可以用于进行加速度、重量、拉力、流量、真空度等测量。

2. 压电效应 有一些电介质材料，在受外力作用产生形变后，会在电介质的两个表面上产生电荷，这些电荷在外力撤除后可恢复到零电位状态，这种物理效应被称为压电效应。我们将具有压电效应的材料称为压电材料，常见的有天然材料石英晶体，合成材料种有铌酸锂、镓酸锂、锗酸铋等单晶材料，以及广泛使用的钛酸钡压电陶瓷、锆钛酸铅系压电陶瓷

（PZT）。在可穿戴传感技术中，最为常用的是以高分子压电薄膜（如聚偏二氟乙烯）制作的压电半导体。理想的压电材料产生电荷与所受压力成正比，产生电荷的极性取决于变形的形式（压缩或伸长）。利用压电效应制成的压电式传感器，可将力、压力、振动、加速度等非电量转换为电量。

3. 光电效应　材料在光的作用下释放电子的现象称为光电效应。释放出来的电子称为光电子，其在电场中运动所形成的电流称为光电流，这类材料称为光电材料。光电材料主要有硫化镉（CdS）、锑化铟（InSb）、硒（Se）和化合物半导体等，不同光电材料的工作原理又分为光电子发射效应、光导效应和光生伏特效应三类。

4. 电磁效应　一些电磁感应性材料在磁场中会产生电磁转化效应，包括霍尔效应和磁阻效应。霍尔效应是指当电流通过导体或半导体薄片，而此薄片与外磁场相垂直时，薄片垂直于电流和磁场方向的两侧表面会产生电位差，利用这一效应制成霍尔式传感器，可用来测量位移、转速、加速度、压力、磁场、电流等。常用的霍尔材料主要有 Si、Ge、InAs（n型）等。磁阻效应是指半导体或磁性金属薄片通过电流时，其电阻值随外磁场增强而加大的现象。锑化铟就是一种具有明显磁阻效应的半导体材料。

5. 热电效应　也被称为温差电效应。它是温差转换成电的物理效应。两种不同的金属串接成闭合回路，当它们的两个结点处于不同温度时，则在回路内有电流产生，亦即两结点间产生电动势，这种由于温度不同而产生电动势的现象就是温差电效应。

还有许多其他的物理化学效应可以构成传感材料，如约瑟夫逊效应、热磁效应、多普勒效应、科顿效应、电泳效应等。合理与巧妙地使用材料的不同效应，可以组成不同的传感材料，用于生物医学信号的检测。

二、生物医学传感技术与材料的发展趋势

近年来，随着互联网、无线通信、云端科技和智能硬件的飞速发展，传感技术也随之发生变革，其发展趋势和动向主要表现在如下几个方面：

1. 生物医学传感器的智能化　传统的传感器将被检信号转换为电信号，经过放大处理后通过仪表显示出来。而现代的信息化技术大多为数字化信息处理，我们所称的智能传感器就是将传感器的拾取信息功能和现代信息技术的计算机、互联网、无线通信相结合，将检测信息单向传输模式变为检测与控制互动的双向信息流。例如电子血压检测与云端无线连接可以构成血压定期检测、自动调节量程控制和自动诊断，大数据云计算下的预警预测，成为中央监护系统种一种简易、方便、实用的新型监护系统。

2. 生物医学传感器的微型化　21 世纪的微电子工业发展了以 IC 制造技术为基础的微细加工，在过往的 50 年里，微细加工缩短了三个数量级，从十微米级到数十纳米级，集成芯片完成了从微米级向纳米级的跨越，从而可以制造出超小型而价格便宜的传感器，极大地方便了生物医学传感器在智能医疗器械、可穿戴医疗电子产品以及可植入的医疗产品中的应用。

3. **多功能集成生物医学传感器** 传感技术的微型化带来的另外一个优势是传感器的多功能集成,传统传感器多为单一地测量某一种特定生理参数,而新型微加工技术可以将各种不同的传感器集成到一个芯片上,并集信号转换、采集和数据处理于一体。例如一种集成血液离子传感器,可以制作成为直径 0.5mm 的心导管直接用导管送到心脏内进行测量,可同时检测血液中的钠、钾和氢离子浓度,对诊断心血管疾患有很大的意义。

4. **新材料、新功能的开发** 随着材料科学的不断进步,许多新材料、材料的新型处理技术,使得许多传统敏感材料更适于传感器的微型化、集成化、多功能化和智能化。例如高分子有机敏感材料,可制成热敏、光敏、气敏、湿敏、力敏、离子敏和生物敏等元件,同时由于其体积小重量轻和柔性特征,可以更广泛地应用于生物医学领域。例如,聚氟乙烯 PVDF 压电薄膜具有灵敏度和分辨力高、成型方便、机械强度和加工性能好等特点,可用于可佩戴式血压、脉搏、胎心音等检测仪器。

三、新型医用生物传感材料的应用实例

在手外科康复治疗中,通常需要对手指关节运动进行测量,图 6-10-1 所示为传统的角度测量器进行手指关节活动检测。以滑线变阻原理制作的动态关节角度计(图 6-10-2)可以将关节运动数据采集到计算机,进行定量化检测。

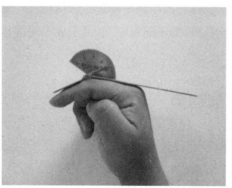
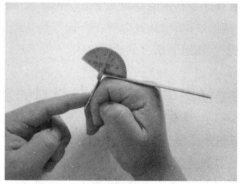

图 6-10-1　用于手指关节活动检测的角度测量器

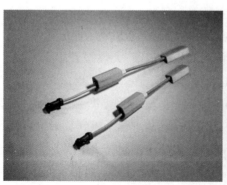
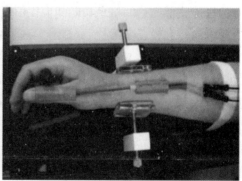

图 6-10-2　动态关节角度计

　　但是,随着可打印碳颗粒导电磁材料的研制成功,我们可以采用3D打印技术很方便地制作柔性变阻式传感器,当这种柔性传感材料被弯曲时,其电阻会发生变化。而且,该传感材料对弯曲动作具有很高的灵敏度和准确度。基于该材料的新型弯曲传感器的制作原理如图6-10-3所示,先利用3D打印机将传感材料打印成应变敏感材料,再将其置入硅胶基材上。新型传感器弯曲时,敏感材料层会被拉伸(图6-10-4),确保了传感部分始终附在测量节点上,从而避免了传统弯曲传感器在使用时由于传感部分滑动所导致的测量误差(图6-10-5)。

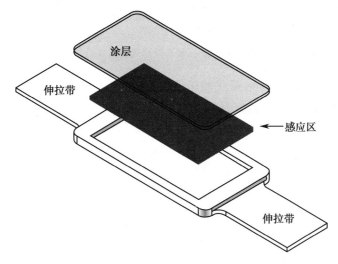

涂层

伸拉带

感应区

伸拉带

图6-10-3　新型传感器的设计原理

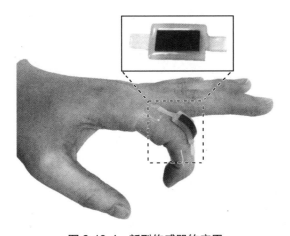

图6-10-4　新型传感器的应用

　　这种新型传感材料如同一层柔软的人造皮肤,不会给使用者带来任何不适;而分离式的传感器带设计大大降低了制作的难度。同时,造价低廉,与传统动态关节角度计相比,其成本仅为其10%或更低。

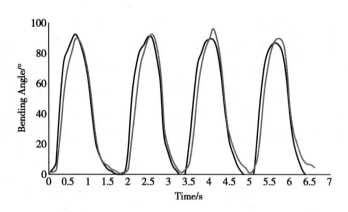

图6-10-5　新型传感器（蓝色）与传统动态关节角度计（红色）的角度测量结果比较

　　新型敏感材料可以改变许多传统的传感器设计，可以更薄、更易于加工、更适宜于人体，为新的医疗器械设计和可穿戴生物医学测量提供新的技术。

（胡　勇）

第七章

生物医用材料展望

　　生物医用材料是现代科学技术领域中设计学科最为广泛的分支，是现代医学应用的重要支撑学科，是临床医学两大支柱——生物技术和生物医学工程的重要基础学科。　随着材料科学、精密加工技术、细胞生物学、分子生物学等学科的迅速发展，材料与机体不同层次（器官、组织、细胞等）的相互作用逐渐被人们深入解密，加之现代医学的快速发展，未来生物医用材料展现出更加广阔的研究前景。　我们也需要对生物医用材料的研究趋势和热点有一个总体把握。

（一）生物材料调控技术

利用生物材料调控细胞生长活性是近年来的研究热点，并取得了许多突破性进展。众所周知，生物活性材料对于种植其上细胞的整个演化过程（包括黏附、增殖、迁移、分化、成熟）等都有重要的调控作用，因此，对于组织工程生物活性材料，研究其在细胞生长过程中的活性调控作用和手段具有重要意义。生物活性材料偶联生物活性分子以提高材料的生物相容性和生物活性的研究在许多方面取得了进展。例如，生物正交点击化学由于其高选择性、多样性、反应简单、产量高，大大丰富了生物活性材料结构设计的多样性和灵活性，推动了生物材料分子结构设计的发展。这些有机反应能够在类似生物和生理的环境下进行，从而能够允许在细胞存在的条件下，激活生物活性因子，并对其生物活性和释放动力学进行调控。精确的体外选择和定向演化技术的应用促进了亲和介导释放系统的发展，这种体系借助了多种非共价键合作用，诸如离子间作用力、疏水作用力、范德华力和氢键。随着复杂生物分子传递系统的建立以及传递途径的丰富，我们能够将多种蛋白质和生长因子复合在一起，使其具有在人体内的生物活性功能。

生物医学材料的物理作用对细胞响应调控的影响成为了研究的热点。早期的研究通常采用是在各种材料的平面上开展，然而随着干细胞定向分化技术和需求的发展，三维支架材料的应用和研究也得到迅速发展。通过对细胞生长过程中材料降解调控的研究，我们发现种植干细胞的分化是在局部细胞牵引力作用下进行的，与整体材料的力学性能无关。而生物化学的研究线索也表明，干细胞对牵引力刺激具有记忆功能，当再次给干细胞施加力学刺激时，干细胞会在牵引力小于原值时发生逆向行为，而牵引力大于原值时发生不可逆行为。这些生物力学方面研究的积累为我们在传统生物化学研究策略的基础上，开辟了新的研究视角。

另外一个研究趋势是，应用免疫调控的手段促进生物活性材料与宿主之间的相互作用，最典型的是在可植入生物活性材料领域的应用。如果不经过免疫调控，宿主微环境发生的炎性反应会导致一系列排异反应，诸如炎症、产生巨噬细胞、纤维化，甚至破坏植入组织及周边宿主组织。大量研究致力于生物活性材料的尺寸及化学性能对宿主免疫的作用，以期降低宿主对外来植入物的生物响应。例如，当植入球体的直径大于 1.5mm 时，相较于较小直径的植入球体，其引发的宿主排异反应和纤维化明显减少，这种现象在一系列不同种类生物活性材料的研究中都被证实，包括水凝胶、陶瓷、金属和高分子材料植入物，究其原因，很可能是大直径球体不利于巨噬细胞的聚集。另外，一些啮齿动物和灵长动物的试验表明，三唑结构修饰的藻酸盐能够消除宿主的排异反应，原因在于这种化学修饰能够阻止巨噬细胞对藻酸盐的识别。在炎症反应中，就是细胞分化为两种类型，M1 免疫反应细胞主要产生促炎症反应细胞因子，而 M2 型巨噬细胞则往往同抗炎症反应有关。随着人们对 M2 型巨噬细胞研究的不断深入，我们可以设想这样一种途径，通过直接调控原位和募集的巨噬细胞的显型来控制排异反应。因此，可以说通过诱导特定的生物信号来调控巨噬细胞的亚型是降低促炎症反应的一条最可行的路径之一。

（二）3D 打印技术

生物医学材料精确三维结构的设计和制备也是今后研究的热点领域。尤其是对于组织工程领域,三维支架的制备主要有两大方向:可控分子自组装技术和 3D 生物打印技术。可控分子自组装技术提供了一种构建复杂人造结构的简易途径。在适宜的生理条件下,以 DNA 链为模板,等位基因可以配对组装成自组织结构。这个概念被借鉴到宏观领域,生物材料和通过可控 DNA 胶修饰的组织位点之间发生自组装,其长度可以从几百微米至几厘米。同样,在自组装过程中,将可降解的 DNA 胶固定在单个细胞上,当自组装过程完成后,通过特定的酶降解 DNA 连接点,从而释放自组装的组织。尽管不可降解 DNA 能够长期保持生物活性材料同组织之间的组装结构,但可降解 DNA 的应用更具前景,因为在很多情况下,当活细胞自身形成完整结构时,就不再需要 DNA 来维持其结构的稳定了。

3D 生物打印技术是从已有的 3D 打印技术发展而来,它提供了一种前所未有的途径,以细胞和生物大分子(如蛋白质和细胞外基质等)为材料进行加工制备,通过精确控制它们的构成和空间分布,再现人体正常组织中细胞和生物大分子的形状、结构和布局。自从细胞装载喷墨打印技术首次问世以来,经历了十几年的发展,3D 生物打印技术已经广泛应用于组织工程领域,许多医学生物材料都可以通过 3D 生物打印形成多种组织形式。特别是,牺牲层技术能够在水凝胶基质材料中制造微管网系统;嵌入式技术能够通过组织在生物墨水沉积过程中由于重力发生的材料崩塌现象,实现任意形状的生物打印;安装有多个针头的生物打印机能够同时挤出细胞和基质材料,能够制备多种细胞-材料复合物。最近,一种新的 4D 生物打印技术随着智能生物材料的应用而出现。这些智能生物材料能够通过预设的方式,在特定刺激(如湿度、pH 值、温度等)下改变形状。4D 生物打印技术在空间层面控制组织制备之外,独有地引入了时间维度,能够实现对制备组织的动态时间节点控制。

（三）纳米医用材料

在纳米生物医用材料领域,近年来,通过纳米材料递送药物、蛋白、基因等功能活性物质,从而达到临床诊断和治疗的目的成为研究的热点领域,虽然目前许多研究还处于实验室阶段,但可以预测,在未来,纳米材料作为载体承担功能物质的体内递送系统将成为临床研究和应用的重要方向。纳米生物医用材料的研究重点方向包括:①通过纳米材料的结构设计,提高对目标疾病和目标病灶治疗的针对性、靶向性和可调控性;②针对肿瘤细胞,如何提高纳米材料在其表面的聚集能力,降低材料扩散至正常组织的趋势,从而提高肿瘤部位药物的有效浓度、降低药物对正常组织器官的毒副作用;③降低纳米材料自身潜在的毒副作用,寻找达到临床应用标准的无毒副作用的纳米材料载体;④通过对纳米材料结构、成分、表面活性等性能的改进,进一步提高材料的生物相容性、生物安全性和生物活性;⑤针对不同的功能物质,如不同溶解性的药物,有针对性地开发特定载体和功能支架,增加细胞和组织对材料递送功能物质的摄取和利用;⑥将物理、化学、生物等材料合成方法相结合,将有机材料和无机材料进行功能化组合,形成复合材料,拓展材料的生物学功能,开发集检测、治疗于一体的多靶点、多功能生物医学材料。

我们相信,在未来,随着生物医用材料的迅速发展,人类将实现诸如人体组织再生的重大科学突破,从而打开无生命材料转化为有生命组织的科学大门。未来 20~30 年将是我国生物医用材料科学与产业快速发展的关键时期,提升我国生物医用材料的整体创新能力,能够为振兴我国大健康产业,赶超世界先进水平赢得机遇。

（王云兵）

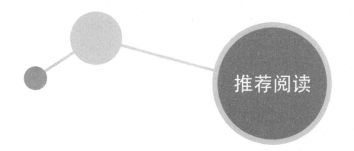

推荐阅读

1. 材料科学技术百科全书编辑委员会．材料科学技术百科全书.北京：中国大百科全书出版社，1995.

2. Jonathan P.Garino，Pedro K.Beredjiklian.成人关节重建与置换 骨科核心知识.吕厚山，译.北京：人民卫生出版社，2009.

3. 顾忠伟，刘伟，俞耀庭，等.生物材料科学：医用材料导论，科学出版社，2011.

4. 李世普.生物医用材料导论.武汉：武汉工业大学出版社，2000.

5. 曾戎，屠美.生物医用仿生高分子材料.广东：华南理工大学出版社，2010.

6. 熊党生.生物材料与组织工程.北京：科学出版社有限责任公司，2016.

7. 孙皎.口腔生物材料学.北京：人民卫生出版社，2011.

8. Herth，Felix JF，Eberhardt，et al.Airway stent：what is new and what should be discarded.Current Opinion in Pulmonary Medicine.2016（22）：252-256.

9. 范志宁，李兆申，厉有名.消化道支架.江苏科学技术出版社，2011.

10. 冯庆玲.生物材料概论.北京：清华大学出版社，2009.

11. 赵长生.生物医用高分子材料.北京：化学工业出版社，2009.

12. 胡盛寿.中国心血管病报告 2015.中国大百科全书出版社，2016.

13. 胡蓉，王亚莉.冠状动脉支架材料学特性、生物相容性与置入后并发症.中国组织工程研究与临床康复，2010，14（16）：2999-3002.

14. 程茂波，史新立，贾健雄，等.全降解高分子冠状动脉支架临床研究进展及境内临床试验建议.生物医学工程与临床，2014，18（6）：609-612.

15. 许海叶，杨红军，王维慈，等.肝素化丝素/聚氨酯共混膜的制备及其缓释性能.武汉科技学院学报 2008，21（07）：1-5.

16. 王笑云，陈靖.血液净化关键技术.南京：江苏科学技术出版社，2012.

17. Black J，Hastings G.Handbook of biomaterial properties.London：Chapman & Hall，1998.

18. Doppalapudi S，Jain A，Khan W，et al.Biodegradable polymers—an overview.Polym Advan Technol，2014，25（5）：427.

19. Sherman，Vincent R.The materials science of collagen.J MechBehav Biomed，2015，52：22-50.

20. Erik CD，Alaaldin MA，Huang XH，et al.The golden age：gold nanoparticles for biomedicine.Chem Soc Rev，2012，41（7）：2740-2779.

21. Chia HN，Wu BM.Recent advances in 3D printing of biomaterials.Journal of Biological Engineering，2015，9（1）：1-14.

22. 陈志民.高分子材料性能测试手册.北京：机械工业出版社，2015.

23. Ratner B D，Hoffman A S，Schoen F J，et al.Biomaterials science：an introduction to materials in medicine.3rd，2013.

24. 雷敏娟.高分子材料医疗器械的灭菌方法研究进展，广东化工，2015，42（13）128-129.

中英文名词对照索引